Essentials of Family Medicine

Seventh Edition

家庭医学基础

（第七版）

〔美〕明迪·A. 史密斯（Mindy A.Smith）

〔美〕莎丽娜·施拉格（Sarina Schrager）　　　主编

〔美〕文斯·温克勒普仁斯（Vince WinklerPrins）

〔美〕钟丽萍（Liping L. Zhong）　　　　　　译

U0194238

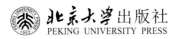
北京大学出版社
PEKING UNIVERSITY PRESS

北京大学医学出版社

著作权合同登记号　图字：01-2020-3147

图书在版编目（CIP）数据

家庭医学基础：第七版 /（美）明迪·A. 史密斯，（美）莎丽娜·施拉格，（美）文斯·温克勒普仁斯主编；（美）钟丽萍译. —北京： 北京大学出版社，2022.3

ISBN 978-7-301-32714-2

Ⅰ.①家… Ⅱ.①明… ②莎… ③文… ④钟… Ⅲ.①家庭医学–基本知识 Ⅳ.①R499

中国版本图书馆CIP数据核字（2021）第237297号

This publication is a simplified character Chinese translation of *Essentials of Family Medicine, Seventh Edition*. Published by arrangement with Wolters Kluwer Health Inc., USA.

威科医疗（Wolters Kluwer Health）未参与本出版物从英文到简体中文的翻译工作，不对翻译中的任何错误、遗漏或其他可能的翻译缺陷负责。

本出版物中提到的适应证、不良反应和药物剂量可能会发生变化。请读者务必查看本出版物所提及药物的包装信息。作者、编辑、出版者不对本出版物中的信息应用所造成的错误、遗漏和其他后果负责，也不对出版物的内容做出任何保证。作者、编辑、出版者对因本出版物造成的任何人身伤害或财产损失不承担任何责任。

书　　　名	家庭医学基础（第七版）	
	JIATING YIXUE JICHU（DI-QI BAN）	
著作责任者	〔美〕明迪·A. 史密斯（Mindy A. Smith）　〔美〕莎丽娜·施拉格（Sarina Schrager）　〔美〕文斯·温克勒普仁斯（Vince WinklerPrins）　主编　〔美〕钟丽萍（Liping L. Zhong）　译	
策划编辑	姚成龙	
责任编辑	桂　春　胡　媚　李　晨	
标准书号	ISBN 978-7-301-32714-2	
出版发行	北京大学出版社	
地　　　址	北京市海淀区成府路205 号　100871	
网　　　址	http : //www. pup. cn　　新浪微博：@北京大学出版社	
电子信箱	zpup@ pup. cn	
电　　　话	邮购部010-62752015　发行部010-62750672　编辑部010-62704142	
印　刷　者	北京九天鸿程印刷有限责任公司	
经　销　者	新华书店	
	787毫米×1092毫米　16开本　32印张　679千字	
	2022年3月第1版　2022年3月第1次印刷	
定　　　价	198.00元	

译者团队简介

翻译：

[美]钟丽萍（Liping L. Zhong, MD/PhD）：美国联合家庭治疗中心创始人，方济会联盟主治医生，曾任爱得沃凯特康戴尔医院家庭科主任，并拥有伊利诺伊大学芝加哥分校生理博士学位。2004年荣获美国顶尖家庭医生殊荣；2012年荣获患者选拔奖和慈爱医生奖。有超过20年临床家庭科工作经验。

校译团队：

[美]陈晓群：美国伊利诺伊大学生物化学及信息系统管理硕士，企业资源管理系统评估及安装咨询师，资深商业系统分析师。

谢兴伟：北京大学医学部硕士，北京交通大学医院全科医生，主要从事社区常见慢性病及精神卫生防治工作。

张金冉：陕西延安大学附属医院心身科医师，心理治疗师（中级），美利华在线健康大学培训部讲师，华佑美利华公益心理热线督导、国家二级心理咨询师。

李高飞：北京中医药大学附属北京市中西医结合医院精神卫生科医生。

[美]许思诺：美利华在线健康大学技术部总监，芝加哥大学生物医疗信息学硕士。

王立颖：北京市海淀区精神卫生防治院医生。

凌永红：河北雄安新区安新县医院精神心理门诊副主任医师。

译者序

家庭医学（又称全科医学、初级保健）在中国虽然还是一门相对新兴的医学专业学科，但在美国已经有近 50 年的发展历史，其在美国的医学领域占有稳固和重要的地位。

2019 年美国的统计数据表明：美国每十个成年人中就有六个患有慢性疾病，每十个成年人中就有四个患有两种或两种以上的疾病。在美国，造成死亡和残疾，以及每年高达 3.7 万亿美元的医疗支出的主要疾病有：心血管疾病、癌症、慢性肺病、阿尔茨海默病、卒中、糖尿病和慢性肾病。年龄 65 岁及以上者平均每天服用 4 种或 4 种以上的药物。由各个专科来管理这些人群已经变得极不现实。而家庭医生（全科医生、初级保健医生）就像是患者的一个医学管家，掌握患者的所有健康信息，包括所有的疾病、做过的手术、使用的药物、过敏史、药物副作用等；家庭医生能综合各专科的意见，统一管理患者的所有信息，并在各个专科之间进行协调；家庭医生还是患者健康生活的倡导者，是所有专科医生中最了解患者的人；家庭医生还经常会照顾患者的全家，包括年轻的夫妇以及他们的孩子，有时甚至是爷爷奶奶辈；家庭医生与其患者之间会建立一种如家人般的信任和亲密关系。患者对家庭医生的信任会增加他们对治疗的依从性，使治疗效果更理想。美国 2016 年的统计数据显示，54.5% 的门诊访问由家庭医生担任。总之，家庭医学、家庭医生在美国医学中的地位变得越来越重要。

人们对疾病发病的原因和治疗也有了全新的认识，从传统的生物医学模式发展到生物 – 心理 – 社会模式；从单纯的药物治疗发展到心理治疗、社会参与和多学科综合治疗。疾病的发生除了与我们的基因有关，大部分还取决于我们的物理环境、社会环境、经济因素，以及每个人身体对这些因素的反应。能否控制疾病不仅需要医生有高超的医术，而且在很大程度上要依靠患者自己对疾病的认识和参与，这涉及到患者的教育程度、经济能力、依从性、对医生的信任度等因素。医学院的教育和培训大多局限于对疾病的描述、诊断和治疗，并没有考虑心理因素、社会因素对疾病的影响。而家庭医学的教学尤其具有挑战性，因为家庭医生会接触各种疾病的患者，在大多数情形下，患者总是拜访自己的家庭医生。一本好的家庭医学教科书既要包括临床中全科常见的疾病，还要包括怎样用生物 – 心理 – 社会模式来管理疾病，真正做到没病防病、有病治病，从而阻止疾病的进程，最大限度地利用我们的资源，公平公正地对待每一位患者，使社会中每一个成员都享有同等的医疗服务，《家庭医学基础》（第七版）就是能起到这样作用的一本教科书。它与以往的家庭医学教科书不同的是：除了介绍临床中常见的疾病，还介绍了社会心理因素对疾病的影响，以及我们如何使用生物－心理－社会模式来更好地为患者服务。

2019年中国的统计资料表明，造成残疾和死亡的主要原因为：卒中、慢性阻塞性肺疾病、肺癌、胃癌、阿尔茨海默病、高血压、心脏病、结直肠癌、食管癌、交通事故。而造成死亡和残疾的危险因素有：吸烟、高血压、不健康饮食、空气污染、高血糖、高低密度胆固醇、酒精使用、职业风险、肾功能不全、营养不良。社会老龄化和不健康生活方式（如缺少体育活动、不健康的饮食以及吸烟）更使非传染性疾病不断升高。建立一个高效的初级卫生保健体系对于实现"健康中国2030"的目标和满足人民群众的需求将是至关重要的。随着医学科学的不断创新，治疗手段越来越先进，人活得越来越长，健康寿命即有生活质量的寿命也变得尤为重要。我们都希望在晚年还能有健康的体魄和高质量的生活。这些既需要有强大的经济基础，又需要科学的疾病管理，而慢性疾病管理尤为紧迫。

如何培训合格的家庭医生是很多医学院校和医院努力的方向。医学院校和医院在改进课程设置的同时，还应该给学生们提供一个不断接受再教育的机会。学习教科书、上网课、向有经验的第三方学习等都是可行的方法。我们如何借鉴美国家庭医学的经验，少走弯路，这也非常关键。《家庭医学基础》（第七版）是美国初级保健教育中不可多得的、极有价值的教科书，书中对不同年龄段出现的健康问题进行分类介绍和阐述，倡导家庭医生采取生物－心理－社会模式赋予患者健康管理的能力，使他们改变不健康的生活方式，成为健康管理的主人。更重要的是，书中还涉及家庭医生怎样与时俱进，不断提升自我技能和掌握新知识等相关内容。我们真心希望通过引进这类教科书，为中国读者的工作实践提供一些参考，也为其了解其他国家是如何在有限的经济资源下管理大量人群健康、提高全民健康水平打开一扇窗。因此，《家庭医学基础》（第七版）中文版将成为中国的医学生、住院医生以及家庭医生学习或培训的最佳资源之一。

钟丽萍

2021 年 10 月

为方便读者，我们已将本书中提及的所有网址链接转换为二维码，读者可扫描右边的二维码，关注微信公众号"未名创新大学堂"，在对话框回复"家庭医学基础"获取。

——编者

● 教学服务
● 编读往来

主编简介

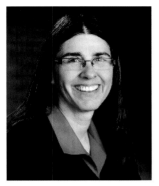

明迪·A. 史密斯

［美］明迪·A. 史密斯（Mindy A. Smith, MD, MS），密歇根州立大学人类医学院家庭医学系临床教授，威斯康星大学医学和公共卫生学院家庭医学和社区卫生系名誉助理。美国家庭医师学会 *FP Essentials* 医学副编辑，*Essential Evidence Plus* 副主编。出版了数百个教科书章节，参与多篇文章同行评审，并编辑了几十本专著和 12 本其他图书。教学和写作是她同时兼顾的两大爱好。

［美］莎丽娜·施拉格（Sarina Schrager, MD, MS），威斯康星大学家庭医学和公共卫生系教授。她于 1996 年成为该大学教员。她的学术重点包括教师发展、妇女健康和共同决策。她有两个十多岁的男孩，喜欢在业余的时候带他们踢足球和打冰球。

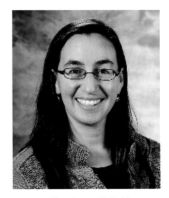

莎丽娜·施拉格

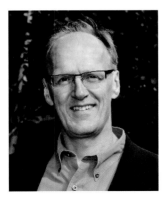

文斯·温克勒普仁斯

［美］文斯·温克勒普仁斯（Vince WinklerPrins, MD, FAAFP），乔治敦大学负责学生健康的副校长助理。乔治敦大学医学院和密歇根州立大学人类医学院的医学生教育和家庭医学轮科培训主任。他是个不可多得的多面手，自行车运动员，令两个男孩骄傲的父亲。

参编人员

伊兰娜·R. 班纳曼（Elana R. Bannerman, MD）：马萨诸塞大学家庭医学系初级保健运动医学研究员（马萨诸塞州，伍斯特市）。

杰森娜·卡尔森（Jensena Carlson, MD）：威斯康星大学医学和公共卫生学院家庭医学和社区卫生系助理教授（威斯康星州，麦迪逊市）。

詹妮弗·G. 张（Jennifer G. Chang, MD）：健康科学大学军警服务部家庭医学系助理教授（马里兰州，贝塞斯达市）。

贝丝·乔比（Beth Choby, MD, FAAFP）：田纳西大学医学院医学教育系，临床医学原理联合主任，卡普兰临床技能中心主任，副教授（田纳西州，孟菲斯市）。

莫莉·科恩·欧舍（Molly Cohen-Osher, MD, MMedEd）：波士顿大学医学院家庭医学系，医学科学与教育系助理教授，家庭医学教职主任，兼医学生教育主任（马萨诸塞州，波士顿市）。

艾米·C. 德纳姆（Amy C. Denham, MD, MPH）：北卡罗来纳大学教堂山分校家庭医学系副教授（北卡罗来纳州，教堂山市）。

马克·H. 埃贝尔（Mark H. Ebell, MD, MS）：佐治亚大学公共卫生学院教授（佐治亚州，雅典市）。

南希·C. 埃尔德（Nancy C. Elder, MD, MSPH）：辛辛那提大学医学院家庭和社区医学系教授（俄亥俄州，辛辛那提市）。

拉德哈·拉玛娜·穆尔蒂·戈库拉（Radha Ramana Murthy Gokula, MD, CMD）：托莱多大学家庭医学系临床副教授（俄亥俄州，托莱多市）。

埃德妮·汉普顿（Adrienne Hampton, MD）：威斯康星大学医学和公共卫生学院家庭医学和社区卫生系助理教授（威斯康星州，麦迪逊市）。

辛西娅·哈克（Cynthia Haq, MD）：加利福尼亚大学欧文分校家庭医学系教授和主任；威斯康星大学医学和公共卫生学院（威斯康星州，麦迪逊市）。

罗尼·海恩 （Ronni Hayon, MD）：威斯康星大学医学和公共卫生学院家庭医学和社区卫生系助理教授（威斯康星州，麦迪逊市）。

米丽亚姆·霍夫曼（Miriam Hoffman, MD）：塞顿霍尔－卡肯萨克（Seton Hall Hackensack）子午线医学院医学教育副院长，家庭医学副教授（新泽西州，南橙市）。

帕特里克·哈弗（Patrick A. Huffer, MD）：马奎特家庭医学住院医生培训计划助理主任（密歇根州，马奎特市）。

米兰达·M. 霍夫曼（Miranda M. Huffman, MD）：密苏里大学堪萨斯城分校社区和家庭医学系副教授（密苏里州，堪萨斯城）。

罗伯特·杰克曼（Robert Jackman, MD）：俄勒冈州健康和科学大学卡斯塔斯东部家庭科住院医培训计划副主任兼医学主任，家庭医学系助理教授（俄勒冈州，波特兰市）。

夕美·西塔玛·加里斯（Yumi Shitama Jarris, MD）：乔治敦大学医学院家庭医学系教授，人口健康和预防助理院长（华盛顿特区）。

亚历山大·凯辛（Alexander Kaysin, MD, MPH）：北卡罗来纳大学教堂山分校家庭医学系助理教授（北卡罗来纳州，教堂山市）。

克杰斯蒂·诺克斯（Kjersti Knox, MD）：威斯康星大学医学和公共卫生学院家庭医学和社区卫生系临床兼职助理教授（威斯康星州，麦迪逊市）；威斯康星大学奥罗拉医学组奥罗拉家庭医学住院医培训计划（威斯康星州，密尔沃基市）。

肯尼斯·W. 林（Kenneth W. Lin, MD, MPH）：乔治敦大学医学院家庭医学系副教授，健康政策研究生计划小罗伯特·L. 飞利浦（Robert L Philips, Jr.）主任，美国家庭医生杂志副主编（华盛顿特区）。

安德烈·伊尔迪科·马顿菲（Andrea Ildiko Martonffy, MD）：威斯康星大学医学和公共卫生学院家庭医学和社区卫生系副教授（CHS）（威斯康星州，麦迪逊市）。

珊瑚·马图斯（Coral Matus, MD, FAAFP）：托莱多大学家庭医学系助理教授（俄亥俄州，托莱多市）。

甘尼什·梅鲁古（Ganesh Merugu, MD）：托莱多大学家庭医学系助理教授（俄亥俄州，托莱多市）。

拉杜·莫伊萨（Radu Moisa, MD）：俄勒冈州健康和科学大学家庭医学系助理教授（俄勒冈州，克拉马斯福尔斯市）。

小唐纳德·E. 尼斯（Donald E. Nease, Jr., MD）：科罗拉多大学医学院家庭医学系副教授兼研究副主席，格林-埃德尔曼（Green-Edelman）临床研究主席（科罗拉多州，奥罗拉市）。

玛丽·B. 诺尔（Mary B. Noel, MPH, PhD, RD）：密歇根州立大学人类医学院家庭医学系教授（密歇根州，东兰辛市）。

克里斯滕·P. 佩奇（Cristen P. Page, MD, MPH）：北卡罗来纳大学教堂山分校家庭医学系威廉·B. 艾考克（William B. Aycock）杰出教授兼主席（北卡罗来纳州，教堂山市）。

琳达·普林（Linda Prine, MD）：纽约家庭健康研究所妇女健康主任和研究生主任，伊坎医学院西奈山分校家庭和社区医学系、西奈山市中心和哈林家庭医学住院医生培训教授（纽约州，纽约市）。

亚历克斯·J. 里德（Alex J. Reed, PsyD, MPH）：科罗拉多大学医学院家庭医学系助理教授（科罗拉多州，奥罗拉市）。

莎丽娜·施拉格（Sarina Schrager, MD, MS）：威斯康星大学家庭医学和公共卫生系教授（威斯康星州，麦迪逊市）。

H. 拉塞尔·西尔特（H. Russell Searight, PhD, MPH）：苏必利尔湖州立大学心理学系教授（密歇根州，苏圣玛丽市）。

艾伦·F. 肖内西（Allen F. Shaughnessy, PharmD, MMedEd）：塔夫茨大学医学院家庭医学系教授、特级教师研究生主任（马萨诸塞州，波士顿市）。

金柏莉·锡库（Kimberly Sikule, MD）：马萨诸塞大学家庭医学系初级保健运动医学研究员（马萨诸塞州，伍斯特市）。

玛莎·A. 西蒙斯（Martha A. Simmons, MD）：纽约家庭健康研究所家庭医学住院医生培训计划，伊坎医学院西奈山分校家庭和社区医学系助理教授（纽约州，纽约市）。

大卫·C. 斯劳森（David C. Slawson, MD）：弗吉尼亚州健康系统大学 B. 小刘易斯·巴内特家庭医学教授，信息科学部主任（弗吉尼亚州，夏洛茨维尔市）。

菲利普·D. 斯隆（Philip D. Sloane, MD, MPH）：北卡罗来纳大学教堂山分校家庭医学系伊丽莎白和奥斯卡·古德温（Elizabeth and Oscar Goodwin）杰出教授（北卡罗来纳州，教堂山市）。

明迪·A. 史密斯（Mindy A. Smith, MD, MS）：密歇根州立大学人类医学院家庭医学系临床教授（密歇根州，东兰辛市）。

琳达·斯佩尔（Linda Speer, MD）：托莱多大学家庭医学系教授（俄亥俄州，托莱多市）。

J. 赫伯特·史蒂文森（J. Herbert Stevenson, MD）：马萨诸塞大学医学院骨科系兼职，家庭和社区医学系副教授，运动医学主任，运动医学研究生项目主任（马萨诸塞州，伍斯特市）。

阿里安娜·桑迪克（Arianna Sundick, MD）：全科医生，泰威努阿和赫勒陶恩加[①]（新西兰，黑斯廷斯市）。

玛格丽特·E. 汤普森（Margaret E. Thompson, MD）：密歇根州立大学人类医学院家庭医学系副教授（密歇根州，东兰辛市）。

理查德·P. 乌萨汀（Richard P. Usatine, MD）：得克萨斯大学圣安东尼健康科学中心，医学人文与伦理中心，学生—教师合作诊所医学主任；皮肤病学和皮肤外科学教授，家庭和社区医学教授，杰出教学教授（得克萨斯州，圣安东尼奥市）。

安东尼·J. 维埃拉（Anthony J. Viera, MD, MPH）：北卡罗来纳大学教堂山分校家庭医学系教授（北卡罗来纳州，教堂山市）。

亚当·J. 佐洛托（Adam J. Zolotor, MD, DrPH）：北卡罗来纳大学教堂山分校家庭医学系副教授（北卡罗来纳州，教堂山市）。

---

① 泰威努阿和赫勒陶恩加是新西兰的一个为毛利人提供广泛的健康、教育和社会支持的组织。

学生顾问小组

在本书的编写过程中，我们的学生顾问小组包括丹尼尔·麦考瑞（Daniel McCorry）、约瑟夫·布罗丁（Joseph Brodine）和拉切利·勋伯格（Racheli Schoenberg），他们均为乔治敦大学医学院四年级的学生，以及林赛·安德森（Lindsey Anderson）、奈特·巴格特（Nate Baggett）和布赖恩·埃比（Brian Eby），他们均为威斯康星大学医学院四年级的学生。这些学生审阅了所有的章节大纲和草稿，他们极具价值的反馈帮助高级医学编辑者们聚焦重点并使书中的内容与医学生的需求相一致。

前言

献给我们的老师和学生。

为什么是这本书？ 根本的原因是我们有一个好的开端。30 年来，"家庭医学基础"一直是家庭医学培训的主要内容，因为它的重点是预防医学和常见的门诊疾病处理。除了例行的更新，这本书经历了 6 个版本的演变，增加了更多的基于循证的内容，使用更加精简的形式，并通过使用诊疗图和表格更方便学生学习——我们将继续维持这些功能。我们还集结了优秀的作者和一个了不起的编者团队。最后，我们还为学生们提供了轮科和专科考试备考试题。

我们坚信，教科书对于提供必要的背景资料仍然有意义（见第三章）。同时，我们认识到前景问题需要与时俱进的信息，获得这些信息的最佳方法是通过不断更新的资源。因此，我们为第七版制定了一个稍有不同的课程——强调如何 / 怎样的问题（例如，如何最好地接触患者？如何让患者参与行为改变？如何评估有健康问题的患者？）而不是过多地在是什么的问题上（例如，什么是治疗 X 的最佳药物？什么是 Y 的最佳检测？）。对于学生在家庭医学和其他门诊护理轮换中可能看到的最常见的急性病、慢性病、皮肤病和肌肉骨骼疾病，我们回答了"该怎么做"的问题，我们通过在线、定期更新的二级数据源和指南，来强化学生在医学院已经养成的习惯。

为何采用这种形式？ 我们意识到，在当前信息丰富的环境中，我们需要创造一些为集中学习提供指导的东西。我们必须更加精简，在提供基于门诊的医疗护理的基本方面保持不变的同时，提供有关如何综合医疗信息、如何在医疗团队内工作、如何接触不同年龄患者、如何预防医疗和用药错误，以及支持行为改变的指导。我们同时也意识到大多数学生都属于千禧一代——精通电脑，接受多样化，喜欢团队合作和社区建设；他们也习惯于快速简洁地获取信息。为了达到这个目的，我们召集了一个由医学专业四年级学生组成的团队作为我们的顾问。我们的学生参与了这本书的整个创作过程，讨论章节大纲，建议所用资源，并对完成的章节进行了内容、表达和相关性的审核。

这本书里都有什么？ 我们用 24 个章节介绍了我们所认为的家庭医学的要点。我们将这些概括为对医学生教育至关重要的直接护理、护理背景和社区。

直接护理： 家庭医学的实践是针对患者的。我们的办公室必须能赋予患者力量并提供安全的环境。我们创建了两个新的章节：一个是关于行为改变的方法，另一个是关于患者安全的。我们介绍了：信息的掌握；预防性护理；针对男性、女性和儿童的护理，包括妊娠护理和老年患者护理；最常见的急性和慢性问题；营养；常见皮肤问题；慢性疼痛；常见的心理社会问题；以及成瘾问题。

护理背景：与健康和疾病相关的护理背景也很重要，这包括患者的家庭背景（关于人际关系问题和家庭暴力的章节）以及他们所处更大的社区背景（关于美国医疗服务系统和人口健康的章节）。第二章介绍了健康公平的概念和健康的社会决定因素。

社区：我们的行医是作为我们和患者生活的更广泛社区的一部分。除了了解健康的社会决定因素外，作为医生，我们还有机会影响和推动我们的社区朝着更健康的生活和社会公正的方向发展。第二十四章不仅介绍了学生如何参与他们的临床实践和促进社区改变，还介绍了如何照顾自己和建立专业上的支持。

我们欢迎教师和学生们利用这些资源来提高家庭医学的学习体验，更好地为我们的患者服务，并更充分地参与创造强大、公平、基于循证和服务质量的治疗场所。

[美] 明迪 · A. 史密斯（Mindy A. Smith）

[美] 莎丽娜 · 施拉格（Sarina Schrager）

[美] 文斯 · 温克勒普仁斯（Vince WinklerPrins）

目录

第一章

初级保健及不断发展的美国医疗服务系统

本章要点

1 ▶ 家庭医学的原则包括：及时就诊，自主协调，个体医疗，服务延续，人口管理，资源管理，预防为主，循证医疗。

2 ▶ 功能健全的医疗服务系统具有高效的初级保健服务，并遵循家庭医学原则。

3 ▶ 美国的医疗服务指标在大多数工业化国家之下，但是人均医疗支出却高于其他国家。尽管情况有所改善，但健康方面的差距仍然存在。

4 ▶ 质量改进是优质服务的重要特征，包括确认优先权、基准和可测量的结果，监测，设立质量改进目标，并定期报告。

5 ▶ 四重目标——同时优化患者就医体验、质量结果、医务工作者体验和价值——现在被认为是医疗服务改革的基石。

2005 年的麦考利家庭

10 年前，萨拉·麦考利（Sara MaCauley）第一次去找卡罗尔·柯林斯（Carol Collins）医生做产前检查。萨拉明显超重［体重指数（Body Mass Index, BMI）53 kg/m^2］，陪伴她的是她的丈夫赫伯（Herb）、他们 3 岁的儿子伊桑（Ethan）和 9 个月大的安娜（Anna）。她是由当地急诊室的一个护士推荐来的，两周前她在那里的妊娠试验呈阳性。急诊室的工作人员称这家人为"常客"，因为他们几乎每个月都会因为中耳炎、皮疹、腹泻，以及上呼吸道感染来急诊室。孩子们最近刚拿到低收入医疗卡，所以急诊室的护士希望他们能在家庭医学门诊接受更完整的医疗服务，而不是通过零星造访附近的卫生部门和亚急诊中心得到有限的服务。

柯林斯医生为怀孕期间的萨拉提供产前保健，也因此了解她的整个家庭。她得知萨拉在附近一家家具公司有一份稳定的记账员工作，而且这份工作是家庭的主要收入来源。赫伯因为高中没有毕业，而且有学习障碍及注意缺陷障碍，所以从来无法维持一份稳定的工作。萨拉的工作给她提供了健康保险，但是无法包括家庭的其他成员，所以当扩大医疗补助项目为她的家庭提供了选择时，萨拉就注册了。他们住在一个活动房屋中，在过渡期间，朋友和家人经常就住在沙发或地板上。

这是萨拉第六次怀孕。除了伊桑和安娜，她还有两个 7 岁大的双胞胎儿子，有过两次流产。双胞胎儿子安迪（Andy）和埃里克（Eric）读二年级。因为埃里克在班上的捣乱行为，老师已经往家里送了好几张便条了。安迪的体重超过了 98% 的同龄人。萨拉和赫伯对健康和营养的知识很有限，比如，他们没有意识到在家里抽烟会造成伊桑的耳朵反复感染。图 1.1 是麦考利家庭在 2005 年的基因图谱。

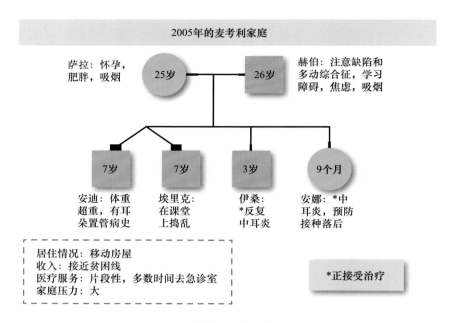

图 1.1 ▶ 麦考利家庭的基因图谱

构建基因图谱的资料来源包括 www.genpro.com 及 www.genogramanalytics.com。

一、医疗服务组织及初级医疗的角色

麦考利家庭显示了目前美国医疗工作者、管理人员，以及政策制定者所面临的许多问题，它们包括：

▶ 慢性病问题；

▶ 急性疾病；

▶ 不健康的习惯和生活方式；

▶ 心理健康问题；

▶ 贫困 / 有限的经济来源；

▶ 健康素养低；

▶ 健康保险覆盖不一致；

▶ 缺乏持续或者协调的医疗服务。

从 2005 年的麦考利家庭这个案例，可以看出一系列的医疗、社会心理和经济问题，也说明了为什么改变健康状态会如此具有挑战性。

然而，其他工业化的富裕国家能够比美国更好地处理与健康有关的各种问题。[1] 事实上，尽管美国人均医疗支出最高，但在预期寿命和婴儿死亡率等医疗指标上，美国几乎排在世界上所有其他工业化的富裕国家之后（见表 1.1）。[2-4]

如表 1.1 所示，美国的人均医疗和药物支出最高，医疗支出占国内生产总值（GDP）的比例最高。然而，收益与成本并不相称，因为许多其他国家的社会健康成果更好。比如美国报告的人均寿命最低，婴儿死亡率最高，肥胖发病率最高。此外，与其他国家相比，美国公众对本国医疗服务系统的不满程度更高。

表 1.1 ▶ 美国与部分发达国家医疗服务系统的比较

衡量指标	美国	加拿大	法国	德国	瑞士	日本	澳大利亚
人口健康结果							
出生时的预期寿命 [d]	78.8	81.5[c]	82.3	80.9	82.9	83.4	82.2
婴儿死亡率 /1000 活婴 [d]	6.1[c]	4.8[c]	3.6	3.3	3.9	2.1	3.6
肥胖发病率（BMI>30 kg/m² ）	35.5%	25.8%	14.5%[b]	23.6%	10.3%[b]	3.7%	28.3%[c]
65 岁以上人口百分比	14.1%	15.2%	17.7%	21.1%	17.3%	25.1%	14.4%
65 岁以上有两种或更多慢性疾病的人口百分比	68%	56%	43%	49%	44%		54%
所提供的医疗服务							
医生数 /1000 个人	2.56	2.48[b]	3.10	4.05	4.04	2.29[b]	3.39
平均住院天数	5.4[c]	7.6[b]	5.7[b]	7.7	5.9	17.2	4.8[b]
对临床结果进行数据分析的初级保健诊所百分比	52%	23%	43%	44%	9%		35%
成人平均处方药的数目	2.2	1.8	1.5	1.6	1.3		1.4
医疗服务价格							
人均总支出 [a]	$9086	$4569	$4361	$4920	$6325	$3713	$4115[b]
医疗服务占 GDP 的百分比	17.1%	10.7%	11.6%	11.2%	11.1%	10.2%	9.4%[b]
个人支出 [a]	$1074	$623	$277	$649	$1630	$503[b]	$771[b]
人均药物支出 [a]	$1034	$761	$662	$678	$696	$756[b]	$509[b]
公众意见							
认为花销大是医疗保健障碍的成人百分比	37%	13%	18%	15%	13%		16%
认为健康系统需要重建的公众百分比	27%	8%	11%	10%	7%		9%

除非特别标明，否则所有的数据都是来自 2013 年。

[a] 单位是美元，根据生活水平的差距做了调整。

[b] 2012 年数据。

[c] 2011 年数据。

[d] 2015 年数据。

造成此现状的原因很复杂，但在很大程度上反映美国在影响健康的各种因素上存在巨大差异，最明显的是个人健康习惯和行为、收入、教育程度、医疗服务的获得与提供，以及住房和社区的质量和安全等（第二十四章）。[2, 5, 6]这些因素中有许多是可以改进的，因为其他国家的例子可以为我们改善学校和家庭营养、产假制度、儿童保育补贴制度，以及改革包括廉价或免费上大学在内的教育系统，争取更好的工作时间和更好的报酬等提供政策依据。

可以说，美国历来就没有过很好的健康体系，由于其零散且常常不完整的保险覆盖，各个健康体系间缺乏整合，只强调治疗急症和手术操作，而不重视预防和慢性病管理。然而，近几十年来，特别是自《平价医疗法案》（Affordable Care Act, ACA）通过以来，人们越来越重视慢性病管理、预防和不同医疗系统间的过渡，因此，与过去几十年相比，现在美国的医疗系统看起来更像一个健康的系统。然而，如图 1.2 所示，美国医疗系统仍然是一个相当混乱的、功能欠佳的，以支付计划和医疗提供者为主的网络。

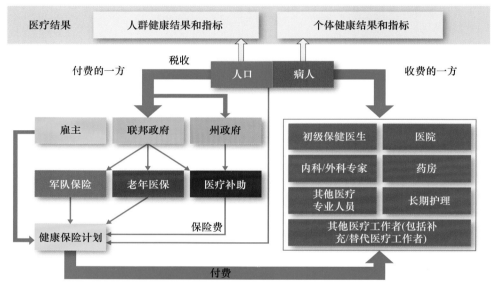

图 1.2 ▶ 美国医疗服务系统图

正如模型所示，美国医疗服务系统有三个主要版块：

▶ 通过政府和私人医疗保险支付医疗费用的复杂系统；

▶ 一系列的机构和医务工作者提供的医疗服务，直到最近，都是独立操作和付费的，几乎没有协调性；

▶ 人群和患者个体水平的健康结果。

医疗服务的获得和保险覆盖存在很大的差异，某些部门服务大量重复（比如磁共振扫描仪），而其他部门的服务严重不足（例如心理健康），造成了巨大的个体健康结果差异，最终造成了人群健康结果不佳。"三重目标法"（改善患者的就诊体验，降低成本，改善人群健康水平）试图使这三方面协调起来，以便使每一个方面都发挥最佳作用。

与心理社会变量和生活环境等其他因素相比，正规医疗服务（比如孕期保健、专科医生的使用、儿童免疫接种）对健康差异的影响似乎不大。大部分原因是许多穷人有美国最好的医疗保险，即医疗补助保险。由于其综合性和免费的特点，医疗补助保险为美国穷人提供了重要和有价值的健康服务。然而就像麦考利家庭一样，许多家庭并不符合医疗补助保险的条件，而工作又不能提供保险，有限的收入又付不起保险费。只有正规的医疗服务是不够的，一个有正常功能的医疗服务系统必须能超越"医学"的范围，来强调其他影响健康的因素（第二十四章）。在我们的医疗服务中，这些应该可以由初级保健最有效地完成。

二、初级保健的作用

初级保健工作者（Primary Care Clinician）需要为他们相应的社区广泛的医疗服务负责，因而是医疗领域的基石。初级保健医生（Primary Care Physician, PCP）包括那些从事家庭科、普通内科、儿科，某些情况下也包括妇科的医生——但是所有初级保健医生具有同样的责任：通过使用以病人为中心的健康服务，来满足他们大部分患者的个人健康需求。[10, 11]

为了强调像麦考利家庭一样的各种问题，初级保健诊所必须雇用一个跨学科团队来提供综合医疗服务，这即使在今天的健康系统中有时仍然为一种挑战。而且初级保健医生有责任协调医疗服务，包括但不限于在需要时转诊到其他的专科医生。[12]

因为初级保健在美国医疗系统框架中的关键性，所以定义"高效率的初级保健"尤其重要。这包括敬业的领导、数据驱动的改进、对患者群的责任感、基于团队的医疗服务、患者-团队合作关系、医疗服务的连续性、全面性、协调性和可获得性。因为初级保健医生的成功需要与患者形成密切的关系，很明显健康服务的连续性是高质量初级保健极具影响力的部分。而健康服务的连续性依赖于成功地使用服务团队，两者相得益彰，使其具有全面性和协调性，这样才能使提供的服务足以满足即使不是所有的但也是大部分的病人的需求。[11]

2014 年的麦考利一家

在接下来的 9 年中，科林斯医生和她诊所的成员为麦考利一家经历的无数变更提供了帮助。萨拉的妊娠得到了有效的管理，生了一个 8 磅①重的健康女婴，取名为卡洛琳（Caroline）。两年后他们的第六个孩子夏洛特（Charlotte）出生了。到这时，科林斯医生与萨拉和赫伯已经建立了足够的信任，这样她能够教他们如何使用药物包括避孕药，萨拉决定放避孕环来帮助他们达到计划生育的目的。

他们很少再去急诊室，孩子们也及时得到免疫接种，而不是像以前他们的双胞胎一样，在进幼儿园之前需要临时急急忙忙地预约。

萨拉仍然肥胖，现在已经有糖尿病和高血压，她通过常规的口服药来控制病情。赫伯领取残疾人福利，并定时见一位精神健康咨询师，服用选择性 5-羟色胺再摄取抑制剂（Selective Serotonin Reuptake Inhibitor, SSRI）控制焦虑。他能够更好地照顾小孩了。萨拉和赫伯仍然吸烟，但是现在他们会在前廊吸烟，这样就减少了他们最后两个孩子耳朵感染的次数。

---

① 1 磅 ≈ 0.455 千克。

三、家庭医学的原则

好的初级保健的原则，正如表 1.2 所示，体现在家庭医学诊所的关键原则中。

表 1.2 ▶ 家庭医学诊所的关键原则

原则	描述	评语
服务可获得性	服务的组织安排让每个患者的问题都可以得到及时解决	用开放式就诊[a]，网上预约，24 小时值班制，远程医疗，安全电子邮件回复来提高
自主协调	无论健康还是疾病，引导患者，增强他们的能动性，促进自我保健和社区支持	了解现有的服务、建议，适当的转介，收集和解释外部检测报告和专科医生的访问，确保理解，倡导自理和知情选择
适合年龄和家庭背景的服务	在适合年龄和家庭关系背景的前提下提供疾病治疗和预防服务	理解和提供的指导应与患者的生活背景（如年龄、工作、家庭生活、健康、文化）相符
服务的连续性	随着时间的推移，在不同环境和过渡期提供个人和团队的持续服务	显示了良好结果[13, 14]；促进更全面、更令人满意的医患关系[15]；通过使用完整的共享病历和小型医疗团队得到提高
人口管理	不仅强调个人，而且强调诊所和人群，使用数据系统来扩大服务范围和提高服务质量	需要时刻获得和关注有关患者群的数据信息系统，以及进行市场营销的步骤（第二章）
社区重点	把重点放在他们诊所社区内最常见和迫切的问题上，以及对工作进行相应调整，以满足这些需求	注意社区内的紧迫健康问题，并根据这些需要来调整工作和服务的范围（如增加平时无法提供的检测或者增加医务人员），志愿者活动（第二十四章）
资源管理	在社会公正和人口健康的背景下，负责对每个病人进行最佳管理	通过预防、检查（一个检查会不会影响疾病管理？）、转诊，为病人提供建议来控制医疗费用
预防	所有病人的访问都把它看成是提供预防服务的一个机会	有些访问的重点是预防，如产前护理、成人和儿童健康体检、就业前和运动前体检（第七章）
明智地使用证据	医疗工作者知道并使用科学证据，同时也认识到主观和个人认知对疾病和健康的影响	利用现有文献指导实践（第三章）；根据逻辑、临床直觉以及对患者、家庭和社区的了解来整合不同类型的证据，以做出最佳决策

[a] 一个为当天预约保留时间，使用电话确定病情缓急，对病人进行分类，根据消费者的需求来分配工作日程的系统。[16]

四、家庭医学中的质量监测

为了帮助家庭诊所更好地促进和监测病人的健康状况，这个领域采取了定期监测、跟踪和报告患者情况的措施。到目前为止，这种质量的监测集中在预防医学和慢性病管理方面，因为这些是初级保健的重要基础，而且许多诊所也监测他们如何处理家庭医学中的其他原则问题，如服务的连续性和可获得性。

图 1.3 提供了一些典型的质量监测元素的示例，正如北卡罗来纳大学教堂山分校家庭医学中心所实施的那样。这些措施不仅要向部门经理，而且要向所有的医务工作者，包括护理人员每月报告一次。某些措施有全国的标准，诊所通常会对关键的措施设立每年改进的目标，作为努力提高质量的重点。诊所的糖尿病监测可用于发现萨拉升高的血压或者A1c 水平，来触发更严格的治疗。通过这种方法，家庭医学和其他初级保健科寻求持续地改善医疗服务过程和结果。

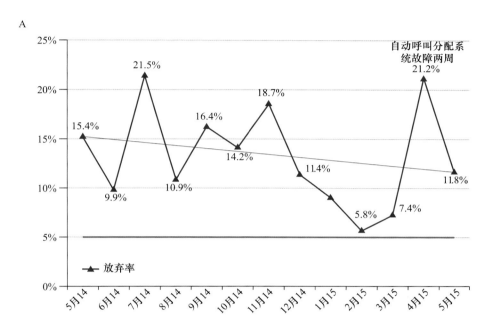

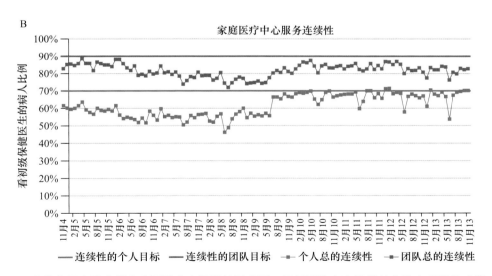

图 1.3 ▶ 由北卡罗来纳大学家庭医学中心提供的示意图，用于跟踪家庭医学某些选定项目的成效，
作为质量监测和改进活动的一部分

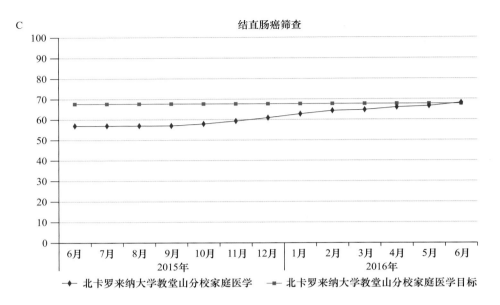

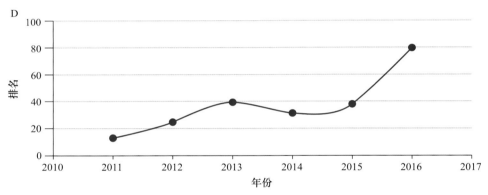

图 1.3 ▶ 由北卡罗来纳大学家庭医学中心提供的示意图，用于跟踪家庭医学某些选定项目的成效，作为质量监测和改进活动的一部分（续）

A. 通过电话呼叫者挂断电话的速度来衡量获得服务的容易度，通常是因为接线员反应太慢（放弃）。目标是 <10% 的放弃率。值得注意的是，这个目标很难达到。趋势是好的，但是 4 月份两周的系统故障导致了情形暂时恶化。B. 服务的连续性，以患者在其初级保健医生（蓝线）和初级保健团队（红线）中的就诊比例来衡量。因为很多医务工作者都是半职（包括住院医师），诊所的目标是 70% 的门诊由初级保健医生提供，90% 由团队提供。该示意图显示在过去几年中有逐渐的改善。C. 预防，用结肠癌筛查的比例来衡量。将这一指标作为实践目标，能够达到目标水平的比率。D. 患者满意度，基于由外部机构提供的调查报告，该机构签订合同对诊所提供反馈。与其他的诊所相比，图中显示满意度升高。病人的满意度是一个好的整体标杆，因为它可以反映诊所在多种服务质量指标的表现。（来自北卡罗来纳大学教堂山分校家庭医学系。2016 年质量改进图。未出版。由北卡罗来纳大学教堂山分校家庭医学系主任医学博士汤米·库恩斯提供。）

五、加强美国的医疗服务系统：三重和四重目标

在寻求强化美国的医疗服务系统时，美国医疗服务改进研究所（the Institute for Healthcare and Improvement）（www.ihi.org）提出了一个新的三点式框架，也被称为"三重目标"。该方法涉及系统中三个主要问题的优化：**病人体验，人均费用和人口健康。**[8]

虽然呈现为三个不同的目标，但三重目标描述了它们之间的相关性，初级保健在实现这三重目标中发挥着关键作用。对初级保健的研究，不仅描述了初级保健对这些目标的有益影响，而且还描述了这些目标是如何相互依赖的。[17-19]

尽管有一系列的研究揭示了三重目标的积极作用，但三重目标仍可能存在缺陷。尤其是它不包括医务工作者的健康和福祉——如果医务工作者压力过大，工作过度，因而精疲力竭或换工作，整个医疗服务系统将受到影响。因而，许多医疗服务领导者强调，需要通过增加第四个目标来扩展质量改进框架，即提高医务工作者的工作生活质量。[20]

> ### 2017 年麦考利一家：他们的家庭医生回顾了这十年的服务
>
> "每一个家庭科医生都有像麦考利家一样的病人和家庭。他们面临的问题是慢性、普遍而相互关联的。他们代表了一系列经济、社会、心理和医疗问题。"
>
> "你同情他们所面临的挑战，而且尽你最大的能力，希望能改善局面。你甚至根据他们的需要来调整你的日程，比如你知道他们的车常常不能发动；或者他们缺乏组织能力，可能在最后一分钟打电话到诊所，也可能因为学校有一个健康表需要填写。如果你不把他们加进来，赫伯的焦虑症可能让他直接进急诊室，接着是一系列不必要的检查，很可能不必要的处方。你和工作人员花额外的、无报酬的时间为他们提供服务，否则他们无法通过与我们复杂的医疗体系周旋来得到他们所需要的服务。"
>
> "我在过去 10 年中给这个家庭带来了什么影响？在很多方面你可能会说没有太多。他们仍然挤在一个有 4 个小睡房的加宽的流动房里，仍然开一辆破车，入不敷出。他们的双胞胎——现在已经 20 多岁了——仍然待在家里做时有时无的临时工。赫伯因为精神健康的原因仍然领救济，萨拉的体重指数还是 43 kg/m²，而且开始出现双膝关节炎的症状。"
>
> "但是他们仍有一个完整的家，萨拉的糖尿病和高血压控制得相当好，而且这 10 年孩子们都按时接受了预防服务。父母抽烟少了，而且几个月时不时戒烟。小的孩子更加健康而且学习也更好。这关键都是因为他们有一个主心骨：一个能聆听、帮助他们获得所需服务，而且提供更多的信息和正面引导他们的初级保健医生。对我来说这是作为一名家庭医生最大的殊荣——即与我的病人共享他们的生活经历。"

六、初级保健和家庭医学在美国未来医疗服务中的作用

健康政策专家已经注意到美国正面临初级保健医生的短缺，而且在将来这 10 年中这一需求会更大。[21-23] 这一担忧的背后是人口老龄化和日益增强的意识——即一个强大的初级保健系统能够更好地控制成本，并产生比专家主导的医疗保健更好的结果。[20, 24]

因为这些问题，《平价医疗法案》在实施中已经包括了让初级保健更具有魅力的条款，包括扩大奖学金，以及免除学生贷款的计划，还有对家庭医生、内科医生、老年科医生、从业护士，以及参与初级保健的医生助理给予奖励。然而把家庭医学作为住院医师培训的兴趣并没有因为需求大和提供的奖励而有所增加。因此，有必要客观地看待家庭医学这一职业，找出什么对学生有吸引力，什么没有吸引力，它能或将提供什么选择，以及进入该领域的家庭医生是否满意，以及他们的满意度。

1. 谁进入家庭医学以及为什么？

没有一个单独的背景、目标或者人格类型来描述家庭医生；然而研究表明与选择其他专业的医学生相比，进入家庭医学和其他初级保健专业的学生有一些共同点。进入初级保健专业的学生倾向于：

▶ 更重视人际关系的技能而非技术技能。

▶ 对社会问题表现出更大的关注。

▶ 希望他们的工作多样化。

▶ 已婚或维系着长期的情感关系。

▶ 来自非职业家庭。

▶ 有在发展中国家从事志愿者工作的经历。

▶ 希望获得短期的住院医师培训。

▶ 对科学研究缺乏兴趣。

相比之下，进入其他专业的学生更注重科学和技术技能而不是人际交往技能，更专一的实践范围，希望在医疗行业中享有声望，并希望相对于其他专业和 / 或工作时间有更高的报酬。[25-27]

在收入的问题上仍有争议。许多人认为收入是学生职业选择的一个重要驱动力，或者至少是一个调节因素，而家庭医生和其他初级保健专业的收入较低。[28] 根据医景网（Medscape）2015 年 4 月关于不同专业医生报酬的报告，家庭医生平均年收入为 19.5 万美元，仅高于儿科医生（18.9 万美元）。最赚钱的是骨科（42.1 万美元）、心脏科（37.6 万美元）、胃肠科（37 万美元）、麻醉科（35.8 万美元）、整形外科（35.4 万美元）、放射科（35.1 万美元）等以操作为核心的专业。[29]

所以，与其他专业相比，尤其是在许多医学院毕业生背负的 6 位数学生贷款债务的背景下，家庭医生的收入是微薄的。然而，考虑到美国中等家庭收入为 56516 美元，[30] 在医疗界之外，抱怨初级保健医生"收入低"很少能得到人们的同情。结果是，减少医师收入差距的政策举措往往更多地侧重于降低专家工资，而不是显著提高初级保健医生的补偿标准。

2. 初级保健和家庭医学的职业选择

对于进入家庭医学的医生而言，职业选择比任何其他医学领域都要多样化。家庭医学毕业生占很大比例的少数医学领域是农村初级保健诊所、市中心和 / 或健康中心，以及郊区门诊服务。家庭医学职业中的其他选择如图 1.4 所示。

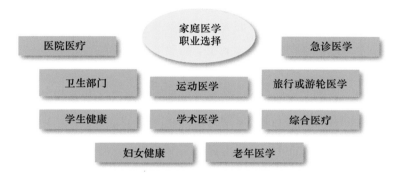

图 1.4 ▶ 考虑从事家庭医学的医生的职业选择

由于他们的人际交往能力和广泛的培训，家庭医生通常在健康部门、保险计划和管理型医疗机构占据领导职位。做兼职也很常见，医生把自己的服务限于一个区域，如门诊，也很常见。于是家庭医生在一生职业生涯中可能有多个不同的"职业"，而不需要换专业。家中有小孩的医生，如果愿意可以做兼职。

3. 家庭医生的满意度如何？

有证据表明，总体而言，他们处在中间位置。在所有专业中，满意度的差异不大，而且似乎在很大程度上与收入无关，因为一些最赚钱的专业往往满意度最低。[31, 32] 在执业家庭医生中，整体职业满意度与将医学作为职业的选择、对工作场所的满意度、具有服务意识和利他主义的实践能力，以及广泛而深入的培训等方面的满意度呈正相关。[33]

问题

1. 与加拿大、法国、德国、瑞士、日本和澳大利亚相比，以下哪一项关于美国医疗系统的描述是正确的？

A．预期寿命最高

B．婴儿死亡率最低

C．每 1000 人中医生的数量最高

D．对临床结果进行数据分析的初级医疗诊所百分比最低

E．人均总支出最高

2．美国医疗系统的要素包括保险公司、各种环境中提供的服务，以及人口和个体患者健康结果的一个复杂系统。以下哪一项是这些要素的结果？

A．服务的大量重复

B．几乎包括所有美国人的医疗保险

C．几乎所有美国人都能得到服务

D．尽管个体健康结果受到影响，但人口健康结果是最佳的

3．以下哪一项描述美国初级保健医生（PCP）的服务是正确的？

A．初级保健医生都是家庭医生

B．初级保健医生使用以病人为中心的医疗保健来满足病人的大量健康需求

C．初级保健医生要求患者对预防保健负责

D．初级保健医生提供转诊而不是跨学科团队的服务

E．初级保健医生团队很少提供连续性的服务

4．质量监测的要素，如提供预防性服务和慢性病管理的基准，由许多家庭科医生定期进行。

A．正确

B．错误

5．关于学生进入家庭医学专业，以下哪一项最为正确？

A．他们大多是单身

B．他们往往对从事科学研究很感兴趣

C．他们在发展中国家经常有志愿者工作的经历

D．他们来自职业家庭

E．进入家庭医学的医学生没有更普遍的特征

答案

问题 1：正确答案是 E。

如表 1.1 所示，美国人均医疗和医药支出最高，医疗支出占 GDP 的比例最高。然而，健康效益与成本不相称，因为许多其他国家的社会健康成果更好。例如，美国报告的预期寿命最低，婴儿死亡率最高，肥胖患病率最高。

问题 2：正确答案是 A。

其结果是，服务获得和保险覆盖存在很大差异，某些部门（如磁共振扫描仪）的大量服务重复，其他部门（如精神卫生部门）的服务严重不足，总体结果是，个人健康结果存在很大差异，导致不理想的人口健康结果。

问题 3：正确答案是 B。

初级保健医生（PCP）包括家庭医学、一般内科、儿科和某些妇科的医生，但初级保健医生有相同的责任：利用以病人为中心的医疗保健来满足病人的大部分个人健康需求。如表 1.2 所示，家庭医学诊所的关键原则包括服务的连续性和协调性。

问题 4：正确答案是 A。

为了帮助家庭医学诊所更好地促进和监测患者的健康状况，该领域已经包含了定期监测、跟踪和报告患者健康状况的必要性。迄今为止，这项质量监测的重点是预防保健和慢性病管理，因为这些是初级保健的重要基石。此外，许多诊所监测他们如何处理家庭医学的其他一些原则，如服务的连续性和可获得性。

问题 5：正确答案是 C。

研究表明，在进入家庭医学和其他初级保健学科的医学生中，某些特征比选择专科的学生更常见。其中包括重视人际关系的技能而非技术技能的倾向，对解决社会问题表现出更大的关注，希望工作多样化，已婚或维系着长期的情感关系，来自非职业家庭，有在发展中国家从事志愿者工作的经历。

参考文献

1. Ginsburg JA, Doherty RB, Ralston JF Jr, et al. Achieving a high-performance health care system with universal access: what the United States can learn from other countries. *Ann Intern Med*. 2008;148:55–75.

2. Avendano M, Kawachi I. Why do Americans have shorter life expectancy and worse health than do people in other high-income countries? *Annu Rev Public Health*. 2014;35:307–325.

3. Mossialos E, Djordjevic A, Osborn R, Sarnak D. *International Profiles of Health Care Systems*. The Commonwealth Fund; 2017. Available from: http://www.commonwealthfund.org/publications/fund-reports/2017/may/international-profiles

4. Squires D, Anderson C. *U.S. Health Care from a Global Perspective: Spending, Use of Services, Prices, and Health in 13 Countries*. New York, NY: The Commonwealth Fund; 2015. Available from: http://www.commonwealthfund.org/publications/issue-briefs/2015/oct/us-health-care-from-a-global-perspective

5. Chen A, Oster E, Williams H. Why is infant mortality higher in the US than in Europe? *Am Econ J Econ Policy*. 2016;8(2):89–124.

6. Murray CJ, Kulkarni S, Ezzati M. Eight Americas: new perspectives on U.S. health disparities. *Am J Prev Med*. 2005;29(5 suppl 1):4–10.

7. Sloane PD, Warshaw GA, Potter JF, et al. Principles of primary care of older adults. In: *Primary Care Geriatrics*. 5th ed. Chicago: Mosby-Yearbook; 2014.

8. Berwick DM, Nolan TW, Whittington J. The triple aim: care, health, and cost. *Health Affairs*. 2008;27(3):759–769.

9. Asch SM, Kerr EA, Keesey J, et al. Who is at greatest risk for receiving poor-quality health care? *N Engl J Med*. 2006;354(11):1147–1156.

10. Sloane PD, Green L, Newton WP, et al. Primary care and the evolving U.S. health care system. In: Sloane PD, Slatt L, Ebell M, Viera A, Power D, Smith M, eds. *Essentials of Family Medicine*. 6th ed. Baltimore, MD: Lippincott, Williams & Wilkins; 2011:3–11.

11. Phillips RL Jr, Bazemore AW. Primary care and why it matters for US health system reform. *Health Aff (Millwood)*. 2010;29(5):806–810.

12. Bodenheimer T, Ghorob A, Willard-Grace R, et al. The 10 building blocks of high-performing primary care. *Ann Fam Med*. 2014;12(2):166–171.

13. Cabana MD, Jee SH. Does continuity of care improve patient outcomes? *J Fam Pract*. 2004;53(12):974–980.

14. Saultz JW, Albedaiwi W. Interpersonal continuity of care and patient satisfaction: a critical review. *Ann Fam Med*. 2004;2(5):445–451.

15. Hall MN. Continuity: a central principle of primary care. *J Grad Med Educ*. 2016;8(4):615–616.

16. Parente DH, Pinto MB, Barber JC. A pre post comparison of service operational efficiency and patient satisfaction under open access scheduling. *Health Care Management Rev*. 2005;30(3):220–228.

17. Bodenheimer TS, Smith MD. Primary care: proposed solutions to the physician shortage without training more physicians. *Health Affairs*. 2013;32(11):1881–1886.

18. Nielsen M, Gibson L, Buelt L, et al. *The Patient-Centered Medical Home's Impact on Cost and Quality: Annual Review of Evidence, 2014–2015*. Washington, DC: Patient-Centered Primary Care Collaborative; 2017. Available from: https://www.milbank.org/publications/the-patient-centered-primary-care-collaborative-releases-5th-annual-evidence-report/

19. Shi L. The impact of primary care: a focused review. *Scientifica (Cairo)*. 2012;2012:432892.

20. Bodenheimer T, Sinsky C. From triple to quadruple aim: care of the patient requires care of the provider. *Ann Fam Med*. 2014;12(6):573–576.

21. Fodeman J, Factor P. Solutions to the primary care physician shortage. *Am J Med*. 2015;128(8):800–801.

22. Phillips RL Jr, Bazemore AM, Peterson LE. Effectiveness over efficiency: underestimating the primary care physician shortage. *Med Care*. 2014;52(2):97–98.

23. AAMC predicts significant primary care physician shortage by 2025. *Am Fam Physician*. 2015;91(7):425.

24. Starfield B, Shi LY, Macinko J. Contribution of primary care to health systems and health. *Milbank Q*. 2005;83(3):457–502.

25. Newton DA, Grayson MS, Whitley TW. What predicts medical student career choice? *J Gen Intern Med*. 1998;13(3):200–203.

26. Scott I, Gowans M, Wright B, et al. Determinants of choosing a career in family medicine. *CMAJ*. 2011;183(1):E1–E8.

27. Senf JH, Campos-Outcalt D, Kutob R. Factors related to the choice of family medicine: a reassessment and literature review. *J Am Board Fam Pract*. 2003;16(6):502–512.

28. Phillips J. The impact of debt on young family physicians: unanswered questions with critical implications. *J Am Board Fam Med*. 2016;29(2):177–179.

29. *Medscape Physician Compensation Report* 2015. Available at: http://www.medscape.com/features/slideshow/compensation/2015/public/overview#page=2. Accessed October 2016.

30. Proctor BD, Semega JL, Kollar MA. *Income and poverty in the United States, 2015*. Washington: United States Census Bureau; 2016. Available from: http://www.census.gov/content/dam/Census/library/publications/2016/demo/p60-256.pdf. Downloaded October 28, 2016.

31. Leigh JP, Tancredi DJ, Kravitz RL. Physician career satisfaction within specialties. *BMC Health Serv Res*. 2009;9:166.

32. Kearns M. *Which specialty produces the happiest doctors?* Medical Practice Insider; 2015. Available from: http://www.medicalpracticeinsider.com/news/which-specialty-produces-happiest-doctors. Accessed October 2016.

33. Young R, Webb A, Lackan N, et al. Family medicine residency educational characteristics and career satisfaction in recent graduates. *Fam Med*. 2008;40(7):484–491.

第二章　人口健康

本章要点

1 ▶ 不良的健康结果和费用的增加正在推动一项全国性的改善人口健康的倡议。

2 ▶ 为了提高健康水平，我们必须超越医疗环境，扩大医疗服务的范畴来改善健康 – 社会经济因素、自然环境、健康行为、可及性和医疗质量等可控的社会决定因素。

3 ▶ 医学生可以通过评估健康的社会决定因素，整合人口健康数据，确定社区健康需求，从社会生态模式的角度考虑各个层面的干预措施，为患者获得更好的健康做出贡献。

4 ▶ 政策干预对人口健康的影响最大。

一、什么决定健康？

美国在医疗服务方面的支出高于任何其他发达国家，但在几乎所有重要的国际卫生成果衡量标准中，我们都落后于经济合作与发展组织（OECD）的大多数国家（第一章）。[1,2] 在我们的历史上，第一次出现我们抚养的孩子可能比其父母身体更弱、寿命更短的情况。[3] 为什么我们没有更健康？我们能做些什么来为我们所有的患者创造机会，让他们更长寿、更健康？

二、人口健康

人口健康是指一个人群中个体的健康结果，包括这些结果在群体内的分布。人口健康领域包括健康结果、健康决定因素的模式以及将这两者联系起来的政策和干预措施。[4]

人口的定义取决于你在系统中所处的位置。对于医务工作者或医疗诊所而言，人口将是他们的患者群。对于一家医院来说，它将是那些住在医院服务辖区的人群。对于保险公司来说，它将是购买它们保险计划的人群。对于一个市、县或州卫生部门来说，它将是生活在该行政区域内的所有人。然而，值得注意的是，人口不仅包括寻求医疗照顾的患者，而且还包括那些因各种原因不就医的健康或不健康人群。[5]

为了改善人口健康，我们必须解决最有需求的亚人群健康不平等的问题。健康公平是"当每个人都有机会充分发挥其健康潜力时，没有人因为社会地位或其他社会决定因素而处于不利地位"（https://www.cdc.gov/chronicdisease/healthequity/）。为了提高人群健康和消除健康差异，我们必须把资源集中在最需要的地方，而不是将资源平均分配（图2.1）。健康公平将在第二十四章具体讨论。

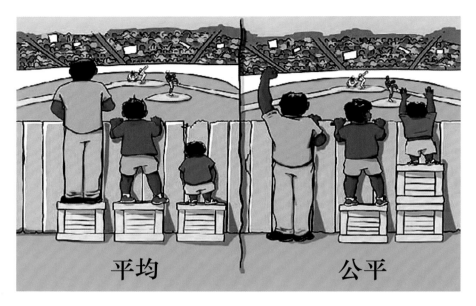

图 2.1 ▶ 平均与公平的区别

图片来源：Interaction Institute for Social Change ｜艺术家：Angus Maguire（interactioninstitute.org and madewithangus.com）。

健康差异是指不同人群健康状况的差异。健康差异为 "因种族或族裔、宗教、社会经济地位、性别、年龄、心理健康、认知、感觉或身体残疾、性取向或性别认同、地理位置或历来受到歧视或排斥的其他特征的原因，这个群体在健康上系统地经历了更大的阻碍，从而严重影响了他们的健康"。[6]制度化的种族主义和针对弱势群体的歧视性做法造成了获得优质教育、住房、就业和医疗服务的不平等，进而导致了更差的健康结果。[7]

> 汤姆（Tom）和鲍勃（Bob）这两个表亲是在哥伦比亚特区长大的。他们都有 2 型糖尿病，都有健康保险，并接受定期医疗服务。华盛顿特区被划分为 8 个称为 "选区" 的行政区域。汤姆住在第 8 选区，鲍勃住在第 2 选区。住在第 8 选区的成年人的糖尿病死亡率几乎是住在第 2 选区的 5 倍。第 2 选区和第 8 选区的预期寿命差异可高达 15 年。哪些因素会导致这些健康差异？（图 2.2）

社会决定因素与健康结果密切相关：

▶ 大学毕业生的预期寿命比那些高中肄业的人至少长 5 年。

▶ 美国穷人因慢性疾病而遭受生理限制的可能性是美国中上阶层的 3 倍多。

▶ 即使有健康保险，中等收入者比收入较高者健康状况差、寿命短（RWJF，Commission to Build a Healthier America, 2009）。

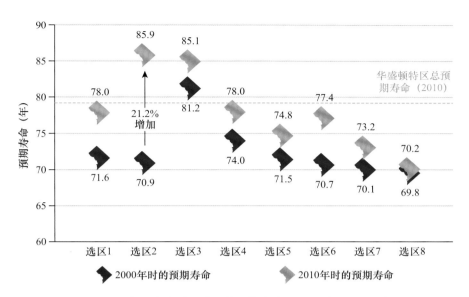

图 2.2 ▶ 根据出生地和选区的预期寿命，2000 年和 2010 年

资料来源：District of Columbia Community Health Needs Assessment, Vol 1, p17, revised Mar 15, 2013。Data Management and Analysis Division, Center for Policy, Planning, and Evaluation, DC Department of Health。https://doh.dc.gov/sites/default/files/dc/sites/doh/page_content/attachments/2nd%20Draft%20CHNA%20(v4%202)%2006%2004%202013%20-%20Vol%201.pdf。

以汤姆和鲍勃这两个表兄弟为例，汤姆的选区几乎没有杂货店，他必须乘公共汽车去一家杂货店。他的社区不适合户外活动。如果我们建议汤姆像鲍勃一样多吃新鲜食物，限制他的快餐摄入量，多运动，那么我们在帮助汤姆实现最佳糖尿病控制方面的成功率可能要低得多。

医学生活动

使用县健康排名和路线图互动网站：http://www.countyhealthrankings.org/。

▶ 选择你居住的社区。将健康排名与你所在州的其他县进行比较。

▶ 你们州哪些县的健康结果排名最低？哪些社会决定因素（来自健康行为、临床服务、社会和经济因素，或自然环境）对健康状况的影响最大？

▶ 采取哪些干预措施可能解决这些问题？

三、用人口健康途径管理患者

当在诊所照护患者时，医学生可以按照 SOAP 的每个步骤处理人口健康问题。

▶ 主观的（Subjective）—— 采集包括决定健康的社会因素在内的病史信息。

▶ 客观的（Objective）—— 整合人口健康和社区层面的数据。

▶ 评估 （Assessment）—— 扩大评估范围，包括健康的社会决定因素和社区健康需求评估（见下文）。

▶ 治疗计划（Plan）—— 考虑社会生态模式各个层面的干预措施（图 2.3）：个人、人际、组织、社区和政策。多层次干预对健康的影响最大。对汤姆来说，他的医疗计划可能需要包括帮助他确定下班回家途中购买食物的地方，以及在当地健身房或工作单位锻炼的机会。

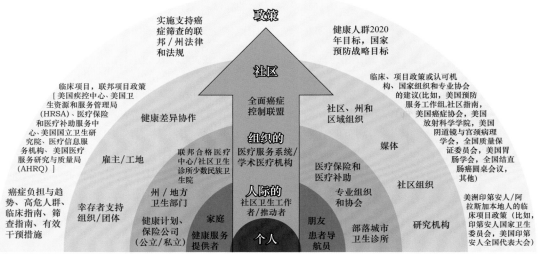

* 有些团体可能适合这个模式中的多个层面

图 2.3 ▶ 美国疾病控制与预防中心（CDC）对结直肠癌的预防所采取的社会生态模式
资料来源：http://www.cdc.gov/cancer/crccp/sem.htm。

1. 主观的：社会决定因素的病史

除了"传统的"社会病史，包括烟草、酒精和药物使用等健康相关行为，饮食，运动，性生活史，还要询问社会和经济因素，如教育、就业和环境因素（如接触霉菌和空气污染物），出行交通方式和住房状况，和社区安全（第二十四章）。健康线索筛选工具包问卷（The Health Leads Screening Toolkit questionnaire）（可在 https://healthleadsusa.org/resources/tools/ 免费下载并使用），提供了一系列可能影响患者健康的社会需求问题。下列问题是从中选出的例子。其他的工具例如 WellRx，是一个 11 个问题的问卷，用来在门诊环境中筛查患者的社会需求。[8]

- ▶ 在过去的 12 个月里，你是否因为钱不够买食物而少吃？
- ▶ 在接下来的 2 个月里，你会担心可能没有稳定的住房吗？
- ▶ 在过去的 12 个月里，你是否因为交通问题而不得不放弃就医？

> 诊室的病例管理员筛查汤姆的健康社会决定因素，得知他最近失去了工作，因此一直没有吃药。自从他因付不起房租而被逐出公寓后，他一直睡在朋友的沙发上。病例管理员开始帮汤姆申请失业救济和医疗补助，并把汤姆的情况通知了他的家庭医生，医生通过医药公司援助计划为他提供了 3 个月的免费药品。试想如果没有了解患者的生活背景，这些隐患可能在患者健康恶化之前很难被发现。

2. 客观的：整合人口健康数据

基于诊所的人口健康数据

医疗保健服务正从按服务计费的模式转变为按照服务质量计费的模式，以改善患者体验、降低医疗成本和改善人群健康。[9]电子健康档案（the Electronic Health Record，EHR）可用于支持人口健康管理功能，如[10]：

- ▶ 识别亚群体。
- ▶ 发现医疗服务漏洞。
- ▶ 鼓励患者参与。
- ▶ 管理和协调医疗服务。
- ▶ 衡量结果。

患者登记记录可以发现有"医疗服务漏洞"的亚群体，包括需要预防医疗服务的患者、逾期未查或未达到治疗目标的患者、可能从降低风险中受益的患者或在提醒后未随访的患者。电子健康档案应该能够根据诊断代码、化验室结果、药物或其他编码数据列出患者名单。通过亚群体来缩小这个名单范围以确定那些最需要服务的人，例如糖化血红蛋白水平超过 9% 的糖尿病患者，或过于频繁地使用急救喷雾剂的哮喘患者。然后，根据这些数据发通知提示患者预约或提醒医务人员患者的需求。这些数据也可用于追踪绩效指标，这是根据服务质量付费的一个关键组成部分。越来越多的医疗机构可以利用这些数据来关注有最大需求的患者。

> **门诊数据**：你诊所的糖尿病登记显示汤姆的糖化血红蛋白从 8.3% 升到了 9.5%。作为家庭医生的你知道这是因为他失去了工作后停药造成的。如果你没有进行早期筛查，这一变化将不会提醒我们与汤姆联系，并有机会帮助他获得药物和服务。正因为这样才为汤姆安排了一次随访。

社区人口健康数据

典型家庭科诊所人群（患者群）将是市、县或医疗系统人口的子集，他们可能有不同类型的需求。为了帮助诊所确定可供患者使用的社区资源，美国家庭医生学会（American Academy of Family Physicians, AAFP）开发了一个名为"社区健康资源导航仪"的地图工具（http://www.aafp.org/patient-care/social-determinatives-of-Health/chrn.html）。该工具用图形说明了社区一级的统计数据，如经年龄调整后的急性和慢性疾病发病率和死亡率、吸烟和肥胖率、未达到体育活动标准的成年人百分比、中等家庭收入和失业率。它还能让诊所发现当地资源，如农贸市场、杂货店、公园和公共体育馆，以及娱乐场所。在汤姆的案例中，社区资料表明，他家 1 英里① 内没有杂货店，公园和公共体育馆也很少，犯罪率很高，而且缺乏经济适用房的选择。一些电子健康档案正在开始整合这些社会决定因素数据。[11, 12]

3. 评估：扩大到包括健康社会决定因子和社区健康需求评估

诊所可以应用社区健康需求评估（Community Health Needs Assessment，CHNA）来确定人口健康的优先项目，并与社区机构协调采取某些干预措施。

社区健康需求评估

《平价医疗法案》要求非营利医院和医疗系统与公共卫生机构和其他组织合作，至少每三年进行一次社区健康需求评估，并采取措施来解决发现的问题。社区健康需求评估应确定现有的医疗资源，并优先考虑社区卫生需求。

社区健康需求评估流程的第一步是建立一个包含一套衡量标准的人口健康状况档案，其衡量标准是限定的，但很全面、连贯、重要，并随着时间的推移是可测量的。一旦建立了档案，就可以根据公开的数据来源将其测量结果与州或国家标准相比较，以便优先考虑需要改进的具体领域。

改善社区健康是一项共同的责任，因此需要共同承担。对于发现的每一个结果，与健康社区利益相关的所有各方都应使用一套商定的绩效指标，以确保责任明确。表 2.1 显示了烟草使用和健康绩效指标样本。

> 根据病例管理员的笔记，你在汤姆的问题清单上，除了糖尿病，还添加了患者由于经济困难（ICD 10 代码 Z91.120）、失业（ICD 10 代码 Z56.0）和住房受限（ICD 10 代码 Z59.1）而有意降低药物剂量。
>
> 从医院的社区健康需求评估中，你了解到无家可归是汤姆所在社区的主要问题。认识到帮助像汤姆这样的人找到并保留经济适用房是预防健康问题的好方法，你将进一步了解到你所在社区无家可归问题的严重程度以及正在采取的应对措施。

---

① 1 英里 =1609.344 米。

表 2.1 ▶ 一套烟草使用和健康绩效指标样本	
指标	责任
与烟草相关的死亡	与社区共同承担
与抽烟相关的住宅区火灾	与社区共同承担
成年人中的抽烟率	与社区共同承担
年轻人中开始抽烟的比例	与社区共同承担
控制吸烟环境的措施	市法律顾问
向未成年人出售烟草的地方执行法	商家，警察
学校里预防烟草使用的课程	学校董事会
健康工作者提供的咨询和干预	卫生健康工作者
为戒烟计划提供方便	当地机构
健康保险负担的戒烟计划	保险公司，雇主

资料来源：Stoto Ma. Population health measurement: applying performance measurement concepts in population health settings. EGEMS (Wash DC). 2015;2(4):1132 (Table 5)；网址：https://www.ncbi.nlm.nih.gov/pmc/articles/PMC4438103/。

4.计划：考虑从社会生态模式的各个层面来进行干预

个体服务——提供适当的预防服务、行为以及临床干预（第五、七、十二、十三章）。

▶ 人际层面——调动朋友、家人、医疗协调员和 / 或社区健康工作者。

▶ 组织层面—— 包括医疗服务计划、卫生部门、学术医疗中心、医疗责任机构（Accountable Care Organization, ACO）共同负责改善人口健康。

▶ 社区层面——通过社会工作者、护理协调员或网络资源将患者与一系列的社区服务联系起来 (https://www.auntbertha.com/)，积极进行社区参与和宣传（第二十四章）。

▶ 政策层面——倡导地方、州和联邦出台政策改善健康。

在对汤姆的后续访问中，你得知他收到了邮寄的药物，他感谢病例管理员的帮助。你为汤姆介绍了社区社会工作者和员工援助，并推荐了当地的无家可归者收容所，同时向他提供了一份为低收入者提供租赁援助的社区代理名单。

汤姆以前的雇主没有提供健康保险，但由于他的收入水平，他通过州立健康保险市场购买了带补贴的私人保险。当汤姆失业后，他付不起私人保险费，好在他已经参加了一项医疗补助计划。汤姆很幸运，你的诊所接受医疗补助卡。当患者失去私人保险后，他们可能需要另找医生，有时预约可能要等几个月。

医学生活动

　　伯莎姨妈（Aunt Bertha）是一个互动网站，它将患者与社会服务联系起来，提供食物、住房、商品、交通、健康、金钱、医疗、教育、工作和法律服务。试一试输入你诊所的邮政编码来搜索社区资源。给你的患者提供这个链接，让他们在居住或工作的地方找到相应的资源。https://www.auntbertha.com/

四、保险动荡对人口健康的负面影响

　　《平价医疗法案》通过扩大医疗补助资格和建立联邦和州的医疗保险市场，将美国的未投保率从 2010 年的 16% 降到 2015 年的 9.1%，没有雇主或其他医疗保险来源的成年人可以购买有税收补贴的私人计划。随着时间的推移，由于许多低收入者的收入波动较大，导致购买商业保险或补贴保险的资格发生变化，最终导致保险覆盖的变化，这被称为保险"动荡"。2015 年肯塔基州、阿肯色州和得克萨斯州对低收入成年人的调查发现，25%的人在过去 12 个月内保险覆盖发生了改变，而"动荡与医疗服务中断和药物依从性差、急诊室使用量增加以及自我报告的医疗质量和健康状况的恶化有关。"[13]

　　该研究的作者提出了几种政策措施，可以减少动荡或改善其对健康的负面影响：让成年人连续 12 个月获得医疗补助资格；使用一个州立计划覆盖低收入者，不管他们是否符合医疗补助条件；以及增加使用多市场计划（在医疗补助和健康市场上使用同一医疗提供者网络和福利设计的计划）。

五、改善人口健康的政策干预

1. 医院和医疗责任组织对社区的投资

　　美国的一些医院和卫生系统与社区合作，投入社区福利基金，以改善健康社会决定因素，如食物短缺、经济适用房和健康专业教育。为了鼓励更多的医院参与"社区建设"，美国医院协会（the American Hospital Association）主张美国国税局（the Internal Revenue Service）应该明确提出这些社区活动和那些直接提供医疗福利的免税医院一样合法，"事实上，对稳定住房或获得健康食品的支持就是对健康的支持"。[14]

　　受医疗保险和医疗补助服务中心的财政激励，医疗责任机构（由医生、医院和其他医务工作者组成的合作团队，进行协调医疗服务，提高质量和降低成本）在确保它们负责人群健康的同时，扩大了传统医疗服务的范围。[15] 然而，最近的一项全国性调查显示，不同的医疗责任机构采取了广泛的人口健康的办法，58% 的医疗责任机构报告说它们正在努力改善所服务的整个地理区域（包括非医疗责任机构参与者）的健康结果，只有 37% 的医疗责任机构投入了资源来改善社区内的健康状况（如安全，获得健康食品）。[16]

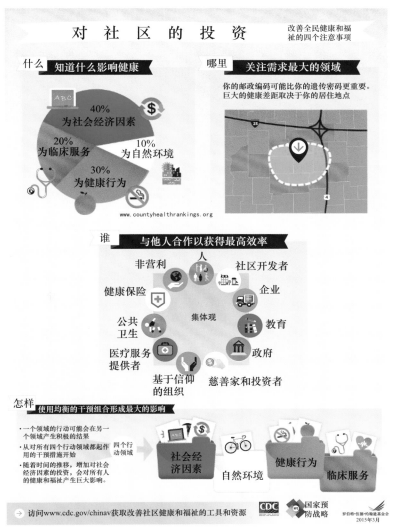

资料来源：https://www.cdc.gov/chinav/docs/chi_nav_infographic.pdf。

2. 基于循证的社区干预：哪些有效?

如果不是基于强有力的证据证明其设计是有效的，那么初心良好的社区卫生干预可能会失败。美国疾病控制与预防中心（the Centers for Disease Control and Prevention, CDC）设立了一个"社区健康改善导航仪"网站（http://www.cdc.gov/chinav/），为追求改善社区健康的个体或组织提供了资源、工具、常见问题和成功干预数据库。

　　自 1996 年起，美国疾病控制与预防中心（以下简称"美国疾控中心"）召集了由一批独立的非隶属于联邦政府的人口和公共卫生领域专家组成的社区预防服务特别工作组，负责编辑社区指南，提供基于循证的关于人口健康干预措施的建议（https://www.thecommunityguide.org/）。所提建议（也称为"调查结果"）基于对每项干预措施的有效性和经济影响的支持证据系统审查，并按照推荐、不推荐或证据不足进行分级。[17]

　　社区指南包括特定健康状况（如哮喘、癌症、心血管疾病、糖尿病和性传播感染）预防策略的建议、慢性疾病的危险因素（如过度饮酒、肥胖和烟草使用）、社会决定因素（如健康不平等、营养和暴力）等 (表 2.2)。

表 2.2 ▶ 精选社区指南主题和建议

主题	建议	
心血管疾病	• 自测血压监测干预	推荐
	• 社区健康工作者参与的干预	推荐
	• 临床决策支持系统	推荐
	• 降低患者的费用	推荐
酗酒	• 电子筛查和短程干预	推荐
	• 公开戒酒筛查点方案	推荐
	• 零售酒类销售的私有化	不推荐
	• 负责任的饮料服务培训	证据不足
烟草使用和二手烟暴露	• 全面烟草控制计划	推荐
	• 大面积的健康宣传干预	推荐
	• 基于网络的戒烟干预	证据不足
	• 提高烟草价格的干预	推荐
	• 无烟区政策	推荐
健康公平	• 基于学校的健康中心	推荐
	• 基于早教中心的儿童教育	推荐
	• 校外学习计划	推荐
	• 全日制幼儿园项目	推荐

资料来源：https://www.thecommunityguide.org/。

　　使用美国家庭医生学会的社区健康资源导航仪，你可以了解到，你的机构所服务的县无家可归率高于整个州。然后，你可以访问美国疾控中心的网站，以确定相关的循证干预措施。社区预防服务工作组建议实施基于租户的租赁援助（或代金券）方案，让低收入家庭居住在更安全和 / 或资源更充足的社区，因为根据系统审查发现，这些方案与减少犯罪和社区混乱有关。一项随机试验发现，允许低收入家庭从高贫困地区迁移到低贫困地区的住房券，导致 10 ～ 15 年后体重指数和糖化血红蛋白水平降低。[18] 因此，提倡租房援助政策，不仅有利于像汤姆这样的个人，也有利于改善社区的健康。你将在第二十四章学到更多关于健康倡导的知识。

问题

1. 马里奥（Mario）是一位家庭医生，试图将人口健康思想的要素融入他的医疗实践。他正准备界定他的患者群。为了这个目的，下面哪个是他最好的患者群？

   A. 他诊所所在地区的所有患者

   B. 所有住在这个县的人

   C. 他诊所现有患者，也包括那些无论出于什么原因，应该是患者但还不是患者的人

   D. 所有参加健康计划的人，包括他的大多数患者

2. 对人口健康而言，平均和公平意义相同。

   A. 正确

   B. 错误

3. 以下哪个因素对健康结果影响最大？

   A. 你的基因

   B. 与最近一家医院的距离

   C. 保险自付部分

   D. 你的邮政编码

   E. 医疗补助保险与商业保险

4. 你所在的农村社区有严重的物质使用问题，通过健康中心董事会成员的反馈，你决定要做更多的工作来解决酒精使用的问题。使用美国疾控中心的"社区指南"（https://www.thecommunityguide.org），在解决过度饮酒问题时，不建议使用以下哪一项？

   A. 限制酒类销售天数

   B. 零售酒类销售私有化

   C. 电子筛查和短程干预

   D. 公开戒酒筛查点方案

答案

问题 1：正确答案是 C。

    人口健康指的是一群人中每个个体的健康结果，包括在群体内这些结果的分布……对于医生或医疗机构，这些人口将是他们的患者群……然而，千万要记住，患者群不仅包括寻求治疗的患者，也包括那些无论出于什么原因、健康或不健康、没有寻求治疗的人。

问题 2：正确答案是 B。

由于医疗服务的差异很大程度上决定了不同的医疗结果，因此仅仅使每个人享有相同的待遇是不够的（平均）。相反，如图 2.1 所示，我们必须以区别对待或公平的方式分配服务，以给那些最需要帮助的人提供改善其健康结果的机会。

问题 3：正确答案是 D。

邮政编码是衡量健康的社会决定因素的替代指标，健康的社会决定因素，无论好坏，是健康结果的最大贡献者。与基因编码相比，邮政编码在决定寿命方面更重要。

问题 4：正确答案是 B。

"社区指南"有一份"什么有效"的情况介绍：防止过度饮酒，其中按照绿色、黄色和红色划分基于社区的建议。不建议零售酒类销售私有化。

参考文献

1. Health at a Glance 2017: OECD Indicators. 2017; Available from: http://www.oecd-ilibrary.org/social-issues-migration-health/health-at-a-glance-2017_health_glance-2017-en

2. How does health spending in the US compare. 2015; Available from: http://www.oecd.org/unitedstates/Country-Note-UNITED STATES-OECD-Health-Statistics-2015.pdf. Accessed January 2017.

3. Beyond Health Care: New Directions to a Healthier America. 2009; Available from: http://www.commissiononhealth.org/PDF/779d4330-8328-4a21-b7a3-deb751dafaab/Beyond%20Health%20Care%20-%20New%20Directions%20to%20a%20Healthier%20America.pdf

4. Kindig D, Stoddart G. What is population health? *Am J Pub Health*. 2003;93(3):380–383.

5. Washington AE, Coye MJ, Boulware LE. Academic health systems' third curve: population health improvement. *JAMA*. 2016;315(5):459–460.

6. Disparities. 2016; Available from: https://www.healthypeople.gov/2020/about/foundation-health-measures/Disparities. Accessed January 2017.

7. Jones CP. Levels of racism: a theoretic framework and a gardener's tale. *Am J Pub Health*. 2000;90(8):1212–1215.

8. Page-Reeves J, Kaufman W, Bleecker M, et al. Addressing social determinants of health in a clinic setting: the WellRx pilot in Albuquerque, New Mexico. *J Am Board Fam Med*. 2016;29(3):414–418.

9. Berwick DM, Nolan TW, Whittington J. The triple aim: care, health, and cost. *Health Affairs*. 2008;27(3):759–769.

10. Population Health Management. A Roadmap for Provider-Based Automation in a New Era of Healthcare. 2012; Available from: http://www.exerciseismedicine.org/assets/page_documents/PHM%20Roadmap%20HL.pdf

11. Bazemore AW, Cottrell EK, Gold R, et al. "Community vital signs": incorporating geocoded social determinants into electronic records to promote patient and population health. *J Am Med Inform Assoc*. 2015;23(2):407–412.

12. Hughes LS, Phillips RL Jr, DeVoe JE, et al. Community vital signs: taking the pulse of the community while caring for patients. *J Am Board Fam Med*. 2016;29(3):419–422.

13. Sommers BD, Gourevitch R, Maylone B, et al. Insurance churning rates for low-income adults under health reform: lower than expected but still harmful for many. *Health Aff (Millwood)*. 2016;35(10):1816–1824.

14. Hostetter MK. In Focus: Hospitals Invest in Building Stronger, Healthier Communities. The Commonwealth Fund, Transforming Care newsletter; Available from: http://www.commonwealthfund.org/publications/newsletters/transforming-care/2016/september/in-focus. Accessed January 2017.

15. Goldman LR, Kumanyika SK, Shah NR. Putting the health of communities and populations first. *JAMA*. 2016;316(16):1649–1650.

16. Performance evaluation: what is working in Accountable Care Organizations? Report #1: How ACOs are addressing population health. 2016; Available from: https://www.premierinc.com/wp-content/uploads/2016/10/What-Is-Working-In-ACOs-Report-10.16.pdf. Accessed January 2017.

17. Briss PA, Zaza S, Pappaioanou M, et al. Developing an evidence-based guide to community preventive services–methods. *Am J Prev Med.* 2000;18(1):35–43.

18. Ludwig J, Sanbonmatsu L, Gennetian L, et al. Neighborhoods, obesity, and diabetes—a randomized social experiment. *New Engl J Med.* 2011;365(16):1509–1519.

第三章 信息掌握

本章要点

1 ▶ 并非所有的信息资源都具有同等价值，在评估信息资源时，应考虑信息的相关性和有效性，寻求答案所涉及的工作量以及获取信息过程的透明度。

2 ▶ 确定你提出的临床问题是背景问题还是前景问题。将问题类型与该问题的最佳信息资源匹配。

3 ▶ 熟悉工作中使用的不同的即时更新医学资源。选择一些你最喜欢的，并开发一个系统，将新的信息整合到你的实践中。

4 ▶ 利用统计工具，如需要治疗的数量（NNT），使研究信息对你和患者最具有临床相关性和实用性。

5 ▶ 循证医学是支持高质量临床实践的工具。它不是为了替代共同决策，而是为此提供信息。

循证医学（Evidence-Based Medicine，EBM）是现代医学的一个核心特征。这种方法包括"承认证据是有高低之分的，由对照实验证据获得的结论比基于其他证据的结论更可信"。[1]

基于证据的方法意味着临床医生已经努力识别最有力、最有效的数据，临床医生会根据证据来改变自己的实践，如果证据有力，则采纳，如果证据不太理想，他们也会承认。有时我们有高质量的证据来支持医疗实践，有时我们没有多少有用的信息来帮助指导实践。其目的是了解现有证据的强度，在做出决定时承认证据的水平，并利用这些信息帮助患者根据自己的具体情况选择最佳方法。

在服务患者的过程中，使用现有的最佳证据来指导医疗决策的一个主要障碍是，大多数医生都没有接受过如何快速有效地制定医疗决策的培训。过去循证医学培训的重点是阅读原始期刊文章。随着每天发布的新数据数量增加，以及考虑到批判性评价一篇文章所需的技能和时间，这种知识更新法是站不住脚的。截至 2017 年 2 月 20 日，PubMed（生物医学文献数据库）中的记录总数为 26935290 条；此外，医学文献也随着每天出版 75 项试验和 11 项系统综述而扩展。[2]

随着信息掌握的概念提出，医生现在正在利用那些将医学文献进行评估、整合并构建成有效、可靠且使用时不需要太费力的数据库之类的资源。因此，临床医生能够在实践中快速发现和使用现有的最佳证据。本章将给医生提供怎样提出和整理问题的概念和工具，帮助他们找到适合不同类型问题的资源类型，并且提供用于评估资源的有用性的概念和技术。我们还将简短地介绍一些最实用的统计工具，可用于将研究信息转化为临床有用信息。

一、信息时代的医学实践

医学文献中的、互联网上的和来自世界各地的海量信息给你寻找患者照护的最佳信息带来了挑战。

> 德文（Devon）太太是一位 68 岁的女性，长期患有膝关节退行性疾病。她用口服药止痛，但最近她的症状影响了她正常活动的能力，她需要别的途径来减轻痛苦。她的一个有膝盖痛的朋友在注射了类固醇后疼痛确实得到了改善，但是德文太太告诉你她害怕针头，所以她只愿意在你认为有效的情况下注射。你怎么能找到你需要的信息来给她提供建议呢？

你快速搜索问题的答案，并意识到结果可以是两个不同方向中的一个：

▶ 你在一项研究中发现注射类固醇对治疗膝关节骨关节炎有显著的益处，或者在你曾经使用过的一个网络资源中找到一个答案。

▶ 你得到数百个看似相关的结果。

这种二分法——要么快速但不系统地或不可靠地查找信息，要么被大量信息淹没——是信息时代医学实践的核心挑战。要提供最佳的患者照护，必须能够将你的特定临床问题与回答该问题的最佳信息资源相匹配。为此，你需要具备以下知识和技能：

▶ 快速找到现有的最好证据。

▶ 确定有用的信息资源以协助信息获取。

▶ 了解不同类型信息资源的优势和局限性。

▶ "揭开面纱"，以确定资源是否透明、可靠和有效，并确定该资源最适合哪类问题。

二、信息管理

为了有效地管理信息，你通常需要执行以下步骤：

▶ 提问。

▶ 识别合适的资源来回答你的问题。

▶ 查找信息。

▶ 学以致用。

你可以根据德文太太的情况提出一个问题。例如，你可能会问："与口服非甾体抗炎药（NSAIDs）相比，老年膝骨关节炎患者关节内注射类固醇是否能减轻疼痛和改善功能？"

搜索这个问题的答案，为了找到正确的信息资源，你需要知道你所问问题的类型。

1. 背景和前景问题

背景问题给你提供了询问前景问题所需要的信息（方框 3.1）。前景问题是在患者服务过程中出现的问题，你需要回答这些问题以决定如何治疗你的患者（例如，什么是最好的治疗建议？）

正如你将在下面看到的，对你的问题进行正确分类是将该问题与最合适的信息资源相匹配的关键。

方框 3.1　背景和前景问题	
问题类型	
背景问题	**前景问题**
▶ 谁（Who）、什么（What）、在哪里（Where）、何时（When）、为什么（Why），以及详情如何（How），比如疾病或药物 ▶ 比如：造成成年人的膝关节疼痛的诊断有哪些？戒烟的药物种类有哪些？	▶ 询问特定信息以便指导临床决策 ▶ 比如：抽烟的患者中安非他酮或伐尼克兰（varenicline）哪个戒烟成功率更高？

2. 寻找信息结构

如图 3.1 所示，寻找信息结构（Finding Information Framework，FIF）是一个可以帮助你的工具：

▶ 对你的问题进行正确分类。

▶ 了解不同类型的信息资源。

▶ 将你的问题与最佳信息资源进行匹配。

从问题的一开始就使用 FIF。你的医学问题是背景问题还是前景问题？如果是背景问题，是基础科学还是临床问题？如果是临床问题，常见还是罕见？

对于新手临床医生来说，很难区分哪些问题是常见的，哪些问题是罕见的/具有学术价值的。由于绝大多数问题都可以用临床背景（Clinical Background）和服务点的医学资源（Point-of-Care Resources）来快速回答，我们建议你首先从这些资源开始，只有在找不到答案的情况下才转到文献搜索资源。

三、信息掌握

回到我们为德文太太提出的问题：

"与口服非甾体抗炎药相比，老年膝骨关节炎患者关节内注射类固醇是否能减轻疼痛和改善功能？"

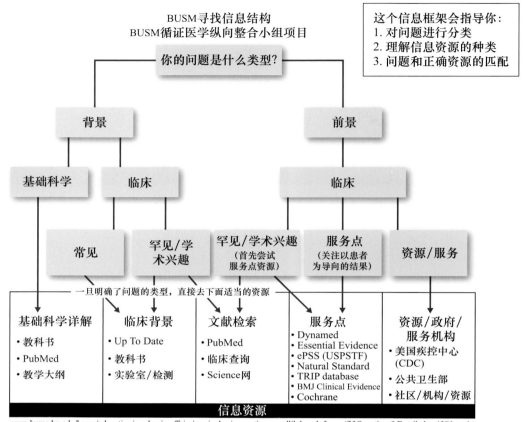

www.bumc.bu.edu/busm/education/academic-affairs/curricular-innovations-medlib.by.edu/busm/fif.Questions? Email ebmtif@bu.edu
APP: 在iOS应用软件店中搜索 "BUSM Finding Information Framework"

图 3.1 ▶ 寻找信息结构

摘自 Boston University School of Medicine, BUSM Finding Information Framework；http://medlib.bu.edu/busm/fif/。

　　如果你用 FIF 来定义这个问题，你会发现这是一个临床前景问题。这就引出了信息掌握的概念，即如何快速有效地找到最佳的循证答案，从而在真正实践中即时告知你临床决策。最好的方法是学习如何提出好的临床问题。

1. 构建临床前景问题

　　构建临床前景问题最好采用 PICO（发音为 pee-koh）格式（方框 3.2）。

　　将 PICO 的每个部分放在一起就可以形成一个恰当的临床前景问题："与口服非甾体抗炎药相比，老年膝骨关节炎患者关节内注射类固醇是否能减轻疼痛和改善功能？"

2. 以患者为导向的证据和以疾病为导向的证据

筛选信息的另一个关键方法是找到以患者为导向的研究报告。

▶ 以患者为导向的证据（Patient-Oriented Evidence，POE）是衡量患者关心的结果的证据，例如症状、发病率或死亡率。

▶ 以疾病为导向的证据（Disease-Oriented Evidence，DOE）是衡量疾病的标志物结果的证据，如血压、肺功能的峰值流量、细菌学治疗或血清肌酐。

方框 3.2　PICO

P= 人群（Population）

使用的人群既要有普遍性，以便找到结果（例如，患有膝关节骨关节炎的老年人，而不是患有 15 年骨关节炎的 68 岁美国黑人女性）；也要具体，以适合于你的患者（例如，老年人膝关节骨关节炎，而不仅仅是成年人）。

I= 干预（Intervention）

你所考虑的治疗、测试或其他干预措施（例如关节内注射类固醇）。

C= 比较组或对照组（Comparison or Control group）（如口服非甾体抗炎药或物理疗法）。

O= 结果 （Outcome）

你的结果应该以患者为导向（更多内容见下文）（例如，减轻疼痛或改善功能）。

尽管 DOE 对临床研究者来说至关重要，但它并不总能转化为临床医学。以疾病为导向的信息假设了一系列因果关系，看起来可能令人信服，但当以患者为导向来研究这个主题时，这些联系往往会缺失或断裂。

例如，研究表明，严格控制血糖可以降低糖尿病患者的血红蛋白 A1c 水平。这种 DOE 已经影响了我们治疗糖尿病患者的方式，它遵循一个相当令人信服的因果链——如果严格的血糖控制降低 A1c，它一定能通过减少心肌梗死、卒中和肾衰竭来帮助延长寿命。然而，随后的研究表明，严格的血糖控制不会降低 POE 的死亡率，并可能增加死亡率，部分原因是低血糖。[3,4] 至于德文夫人，我们对研究表明注射类固醇引起的炎症标志物、滑膜体积或膝关节软骨的变化（DOE）不会特别感兴趣，但我们将重点搜索疼痛和功能结果（POE）。

有时 DOE 会与 POE 保持一致，但有时 POE 可能会否定似乎很有希望的基于 DOE 的治疗方案。对值得注意或能改变治疗的 POE，我们将其称为有意义的以患者为导向的证据（Patient-Oriented Evidence that Matters，POEM）。表 3.1 举出了许多很有希望的 DOE 结果与 POE 并不一致的例子。

表3.1 ▶ 常见疾病中以疾病为导向的证据（DOE）与有意义的以患者为导向的证据（POEM）的比较

疾病或状况	以疾病为导向的证据（DOE）	以患者为导向的证据（POE）
急性心肌梗死后抗心律失常药 [5]	抑制心律失常	死亡率增加
婴儿俯卧或侧卧睡姿 [6]	从解剖和生理学角度表明这种姿势会降低吸入的风险	增加婴儿猝死综合征
维生素 E 预防心脏病 [7]	降低自由基水平	死亡率没有变化
激素替代疗法预防心脏病 [8]	降低低密度脂蛋白胆固醇，增加高密度脂蛋白胆固醇	心血管或全因死亡率没有降低，心血管事件增加
β 受体阻滞剂治疗心力衰竭 [9]	心输出量减少	中重度疾病死亡率降低

3. 你在服务患者时会有多少问题？

在日常的医疗服务中，医生大约会有 15 ～ 20 个临床问题。诊疗过程中医生平均花费不到 2 分钟（！）来寻找这些问题的答案，研究表明其中大约三分之二的问题没有得到解答。[11] 尽管大多数医生希望提供循证服务，以增进他们自己的理解和能力，但有许多原因使这些问题永远得不到回答，其中包括缺乏时间、资源，缺乏找到答案的能力，或者医生干脆认为这些临床问题没有很好的答案。[12]

此外，当医生花时间查找临床问题的答案时，他们经常使用谷歌、电子教科书、UpTo Date 或与同事交谈。[13,14] 尽管他们的问题可能会得到解答，但搜索引擎可以把他们带到不一定包含有效或可靠信息的网站——电子教科书很快就会过时，同事们也会受到他们自己的偏见的影响。

历史上，当医生接受循证医学的培训时，他们被要求使用 PubMed 或类似的搜索引擎去阅读原始文献寻找他们问题的答案，考虑到与任何 PICO 问题相关的研究数量，以及评估和综合一系列关于某个主题的文献所需的技能，这种方法非常耗时，使医生不太可能实时找到答案，信息掌握的核心概念是使用能以最少的工作量获得最高相关和有效信息的来源。这就是"有用性"（usefulness）的概念。

四、确定有用性

信息掌握的一个关键概念是认识到并非所有的信息来源都是均等的——它们的有用性各不相同。

信息的有用性 =（相关性 × 有效性）÷ 工作量

▶ 相关性（Relevance）是指信息对临床实践或问题的适用性。

▶ 有效性（Validity）是指信息的科学性和无偏见程度。

▶ 工作量（Work）是指回答问题所需的时间和精力。

1. 相关性

在确定相关性时，考虑是否需要这些信息来帮助你为特定患者做出决定。有三个问题可以帮助你确定信息是否为 POEM：

① 信息是否为 POE，比如症状、发病率或死亡率？
② 这些信息跟你的实践有关系吗？问题/疑问在你的实践中是否常见，干预是否可行？
③ 如果信息是真的，调查结果会要求你改变你的日常做法吗？

2. 有效性

没有正规的培训和大量的实践，评估研究的有效性既费时又困难。已有若干已经建立的辅助性信息资源被用于评估研究的有效性，并且列出证据的方式既透明又易于评估。这些资源列在 FIF 服务点的医学资源下，如 DynaMed（http://www.DynaMed.com/）、Essential Evidence Plus（http://www.essentialevidenceplus.com/）和 BMJ Clinical Evidence（http://clinicalevidence.bmj.com）。这些资源减去了你自己耗时评估每项研究有效性的步骤。

3. 工作量

工作量是找到问题答案所需的时间和精力。你必须做的工作越多，信息资源有用性就越小。当你将在 PubMed 上搜索问题答案所需的时间（包括查找相关文章、批判性地评估所有文章、评论和综合信息体系所需的时间）与从主治医生或同事处获得答案或使用在线搜索引擎服务所需的时间进行比较时，工作量大不相同。

那么，为什么你不总是采取快捷的方式，比如打电话给专家或使用在线搜索引擎？为了回答这个问题，你需要看看有用性方程式的其他部分：相关性和有效性。如果你使用一个在线搜索引擎来寻找一个治疗儿童哮喘的答案，它把你带到一个回答你具体问题的家长博客上，找到答案可能只需要很少的工作量，但很有可能是不科学的。电子教科书可能有有用的信息，但是可能过时了。请看下文，了解为什么与专家交谈并不总是最好的方法。记住相关性和有效性是相乘关系：如果信息是无效的，那么它的有用性就很低。

你决定花点时间回答关于注射类固醇和膝关节骨关节炎的问题。你使用 PubMed，发现一篇旧的科克伦（Cochrane）综述（2006）和许多其他文章，并得出结论，注射类固醇可能提供短期（2～3 周）疼痛缓解，类似关节内注射非甾体抗炎药物；效果不如使用透明质酸持久。这个过程大约花了 15 分钟。你还查阅了一个辅助信息来源，根据该来源得出结论，注射类固醇对短期（至少 1 周）缓解膝骨关节炎疼痛有效，证据强度等级为 B。这个过程花了 3 分钟。你打算在德文太太的后续预约中和她讨论这些选择。

五、不同的资源适合不同的问题

沃克（Walker）先生是一位 77 岁的老人，两个月前被你的带教老师诊断为高血压，前来随访。他自上次就诊以来一直在尝试改变生活方式，但还没有开始任何药物治疗。你看了他的记录，发现他有脊髓灰质炎后综合征的病史。在进入房间前你还察看了他的生命体征，并注意到他的血压今天是 160/94 mmHg，两个月前就诊时是 155/92 mmHg。

你可以从这个案例中提出一些问题：

▶ 什么是脊髓灰质炎后综合征？

▶ 我什么时候需要给病人开降压药？

▶ 对于成人高血压患者，氢氯噻嗪或 β 受体阻滞剂对降低卒中和心脏病发作概率哪一个更有效？

使用 FIF 对这些问题进行分类，并确定最合适的资源来回答你的问题。你将注意到有许多资源可用，每种资源都有优点和缺点。没有一个完美的信息资源，尽管有些会比其他更好，这取决于你的问题。这种情况经常发生。

1. 背景问题的资源

你为上面的沃克先生提出的前两个问题是背景问题。记住背景问题问的是谁，什么，在哪里，何时，为什么，以及如何做某件事（一条途径、一种疾病、一种药物），你可以把背景资源看作教科书式的资源。当你需要扩展对某个主题的基础知识时，你会阅读这些资源。请参见图 3.1 中列出的背景资源示例。这些资源不适合在实践中即时做出循证决策。

你当然希望你的背景资源有效、可靠且易于使用，但是背景资源本身的结构允许它比所需的服务点资源的阅读效率稍低一些。例如，当你试图学习和理解一种疾病时，在背景资源中连篇累牍地阅读并不是一个问题。不过，一个服务点资源最好能罗列重点条目信息，以便快速评估基本要点。

此外，虽然你希望背景资源中的信息尽可能有效和可靠，但与试图回答前景问题的着重于临床的服务点资源相比，背景资源中使用可信度和透明度较低的证据是可以接受的；这是因为背景信息是理解的基础，而前景信息直接影响患者的治疗决策。表 3.2 回顾了一些背景资源的分类。

表 3.2 ▶ 背景资源的分类

背景资源	
评论文章摘要（比如，《美国家庭医生》或《新英格兰医学杂志》评论文章）	是学习一门学科的整体结构、性质和基础内容的有效工具。理解为什么这种类型的文章对看病时的前景问题毫无作用尤为重要。摘要评论文章涉及面广，不可能深入讨论个别问题，因此，很难评估结论背后信息的有效性，而作者无意识的偏见往往也会渗透到这些评论中。综述可能不是最前沿的，尤其是在快速变化的医学领域。此外，在密密麻麻的文字中搜索某一特定即时问题的答案及其支持性证据，需要大量的工作和时间。
教科书/电子教科书	可以看成是摘要评论的集合。它们通常代表最起码的知识，有时很难评估其有效性。搜索信息的低效率也会增加使用信息所需的工作量。
教学大纲	老师为学生编写的信息资源。因此，对它们的有效性、透明度和过时性很难做评估。作为丰富学生在某一学科的基础知识，以及达到学习目的是非常有用的。

2. 前景问题的资源

其他关于沃克先生的问题还有"对于成人高血压患者，氢氯噻嗪或 β 受体阻滞剂对降低卒中和心脏病发作概率哪一个更有效？"，这是一个前景问题。

在临床中，当你需要实时查找指导患者治疗决策的信息时，你需要快速获得现有的最佳信息。正如你在 FIF 中看到的，对于大多数前景问题，你应该使用辅助数据库或服务点医学资源。运用有用性方程式来评价和分析服务点医学资源。

最有用的资源会根据多个研究，将每个研究的有效性和推荐证据的强度进行分级。这些系统非常重要，因为它们为你提供了一种快捷的方法来判断你所阅读信息的有用性，以及信息资源本身的透明度。

虽然有许多系统对证据进行评级和排序，但在 2004 年，许多期刊和组织采用了一种通用的分类法（表 3.3），称为推荐强度分类法（Strength of Recommendation Taxonomy，SORT）（https://www.aafp.org/afp/2004/0201/p548.html）。[15]

并非所有的信息资源都使用 SORT，但是它和其他证据分级系统是评价信息和指导临床决策的有力工具。

除了证据的分级外，更有用的服务点医学资源是透明的，这意味着它们描述了收集和综合证据的过程、包含的信息和排除标准以及与研究赞助者的任何利益冲突。

考虑到实时有效地回答临床问题的重要性和难度，你需要有一批你能理解、信任和知道如何使用的可靠资源。

尽管 FIF 提供了回答临床前景问题的资源列表，但重要的是开发你所需的技能，以确定信息资源是否适合即时使用。这一点很关键，因为前景问题直接影响到你为患者提供的服务。此外，鉴于信息和信息资源本身每天都在变化和发展，你需要知识和技能来评估你所使用的资源。

要确定资源对前景问题的可靠性，你需要确认：

▶ 资源告诉你什么样的信息。

▶ 资源从哪里获取的信息。

▶ 信息的质量（有效性）。

▶ 资源如何评价和整合信息。

一个好的辅助数据库/服务点医学资源应该有一个易于访问的网页，并清楚地对以下问题进行解释：

▶ 如何审查医学文献，确保它们与时俱进并且是全面的。

▶ 如何评估文献的有效性。

▶ 如何整合信息。

方便地找到对这些问题清晰易懂的回答是信息资源透明度的标志。如果没有这种透明度，你就无法知道该资源中的信息是有效的、最新的或完整的。如果你不能很快确定这三个问题的答案，你应该谨慎使用该资源来回答你的临床前景问题。

表3.3 ▶ 推荐强度分类法（SORT）

推荐强度	推荐依据
A	一致的、高质量的、以患者为导向的证据
B	不一致的，或质量有限的，以患者为导向的证据
C	共识，疾病导向证据，常规做法，专家意见，或对病例诊断、治疗、预防或筛查的系列研究

六、证据分级

作为医生，我们反问自己时可能会陷入错误的非此即彼的情形——这些信息是，还是不是基于证据？评估临床实践的证据并非黑/白、是/否、不是/就是的问题。相反，证据类属于一个范围。某些类型的证据比其他证据具有更高的可信度，因为它们能够更好地控制偏差。[16] 图3.2说明了证据的等级。

以下是对证据等级中某些类型证据的解释，按最低质量到最高质量排列。

1. 病理生理推理

当我们使用疾病的一种特征，并假设它与一个以患者为导向的结果有因果关系时，这就是病理生理推理。病理生理推理的联系多数情况被证明是正确的。然而，也有许多以患者为导向的结果与病理生理推理相悖的情形（表3.1）。例如，几十年以来病理生理推理支持女性使用激素替代疗法，理由是，由于女性更年期心肌梗死的发生率增加（随着雌激素水平的降低），雌激素治疗通过降低心肌梗死的发生率进而降低死亡率。然而，在收集并分析了以患者为导向的数据，并观察到诸如静脉血栓形成和死亡等结果后，发现情况并非推理的那样。

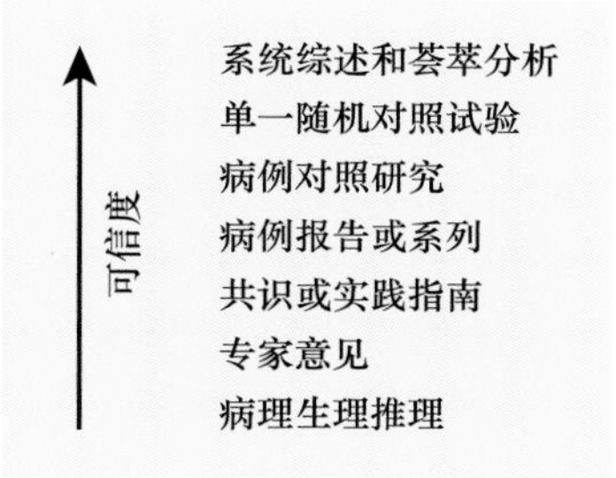

系统综述和荟萃分析
单一随机对照试验
病例对照研究
病例报告或系列
共识或实践指南
专家意见
病理生理推理

可信度

图 3.2 ▶ 临床医学的证据分级

2. 专家意见

当我们有问题的时候，我们经常求助于在某一领域有更丰富经验和知识的人。来自某一领域专家的信息是主观的。即使是在精细的专业领域，专家也很难达成一致。[17] 一篇评论文章的作者越是专家，文章的方法论严谨性就越低。[18] 专家们不能因为这些差异而被指责，因为医学本身就有其内在的不精确性，最困难的往往是涉及人类诠释的领域。此外，专家们通常会有基于其自身信念的诊断或治疗方法，而这些方法的证据并不像他们的意见那样令人信服。所有这些问题都使专家的意见受到质疑，尽管有时毫无疑问是相当有用的。

3. 共识或实践指南

实践指南（也称为政策、共识报告或实践参数）的目标是帮助临床医生提高他们提供的服务质量，减少不应有的实践差异。尽管有些指南来自仔细地综合现有的所有证据，但有些则是通过问询一些选定的专家寻求一致意见而制定的。后者可以减少实践中的差异，但不一定提高服务质量。当评估一个指南时，使用与你对服务点医学资源相同的标准来评估其有用性，特别是有效性、相关性和透明度。临床指南的最佳使用方法是将它作为一个建议，帮助指导大多数情况下的实践，而不是作为一个不可改变的程序。国家指南交流中心（the National Guideline Clearinghouse）（https://www.guideline.gov/）是一个值得利用的找到各种临床实践指南的良好资源。

你查阅了第八届全国联合委员会关于高血压的循证指南，找到了第二个问题的答案：在 60 岁或以上的普通人群中，在收缩压为 150 mmHg 或更高，或舒张压为 90 mmHg 或更高的情况下开始药物治疗，并以达到低于 150/90 mmHg 为治疗目标。[19] 他们建议使用噻嗪类利尿剂、钙通道阻滞剂、血管紧张素转换酶抑制剂，或血管紧张素受体阻滞剂进行初步治疗（有关高血压的更多信息，请参阅第十二章）。

4. 系统综述和荟萃分析

系统综述（systematic reviews）和荟萃分析（meta-analyses）只关注一个或两个临床问题。良好的系统综述分四步：

（1）确定一个或两个高度集中的临床问题。

（2）对世界范围内的医学文献进行详尽检索。

（3）对每篇文章进行评估，只纳入符合质量标准的文章。

（4）数据合成：

a．定性（文字描述的基本标准）。

b．定量（使用特定的统计方法将不同研究的数据进行组合，最终形成一个总结性效果评估，这种技术称为荟萃分析，只有当不同研究的结果衡量方式大体相同，且其研究设计相似时才能进行）。

系统综述和荟萃分析之所以可以成为有力的工具，是因为它们比单个文章更能得出有效的结论。

这类高质量综述的最佳来源之一是科克伦（Cochrane）图书馆（http://www.cochranelibrary.com/），其中包括科克伦系统综述数据库。

▶ 每个综述都旨在回答一个特定问题。

▶ 综述中概述了用于鉴别与这一问题相关的所有研究的方法。

▶ 通常只有临床研究最强有力的类型——随机对照试验的结果才被用于综述。

不是每一个临床决定都会有一个系统综述来指导你。

虽然我们尽可能追求最可信的 POE，但我们在临床医学中并非所做的每一件事都有系统综述、荟萃分析，甚至随机试验来支持它。这就是为什么透明度以及能够快速确定临床实践的证据如此重要的原因。我们，以及我们的患者，经常假设我们的临床实践都有高度可信的证据，因为我们在患者服务中就是这样想当然的！这种停滞不前的思维会阻止我们成为终身学习者。我们需要不断地提出问题、学习并努力改进我们的实践，以造福我们的患者。然而，缺乏高度可信的 POE 并不应该妨碍你治疗你的患者。在你了解了证据的等级并告知患者的情况下，建议一种较少或没有证据支持的治疗是可以接受的。

七、循证医学的系统方法

1. 跟上文献的步伐

除了具备在问题出现时有效搜索问题答案的技能外，你还需要有一个系统来帮你跟上那些改变临床实践的新信息。考虑到每周发布的新信息量，你需要有一个过滤器来筛选与你的实践相关的信息。关于新的 POEM 的重要研究正在迅速产生，但是除非你知道这些新信息的存在，否则你不知道是否有必要改变你既往的做法。因此，医学生和医生必须开发一个系统来跟上相关 POE 发展的步伐。

这方面最有用的工具将为你"推送"这些信息（例如，每周的电子邮件），并且透明度高，清晰地描述纳入和排除的标准，以及隶属关系或利益冲突。电子邮件服务，如基本证据＋（Essential Evidence plus）的 Daily InfoPOEMs 只提供过滤后的信息，这些信息具有相关性和有效性，并以小段文字形式呈现出来。（https://www.essentialevidenceplus.com/product/features_dailyip.cfm）。Dynaned 主题提示（Dynamed Topic Alerts）只有在与实践相关主题有新证据更新时才发送电子邮件。这允许用户根据特定主题和学科量身定制相关更新（https://help.ebsco.com/interfaces/DynaMed/DynaMed_user_guide/set_up_alert_DynaMed_topic）。还有一些博客（podcast）可以帮助人们了解最新的 POEM，如 InfoPOEMs 博客（https://www.essentialevidenceplus.com/subscribe/netcast.cfm）和 American Family Physician 博客（http://www.aafp.org/journals/afp/explore/podcast.html），二者都是免费的。

2. 临床实践设计

到目前为止，我们所讨论的知识和技能适用于个体执业医师。今天，医生很少单独执业，即便一个小诊所也自成体系。虽然医生个体需要利用信息来提供有效的医疗服务，但每个临床实践机构都需要开发系统来促进和支持这一点。这包括使用可整合到电子健康记录中的临床决策支持工具，以及重新设计临床实践（见第四章）。

八、研究解析

阅读一份原始的研究报告可能很有启发性，但是对于在任何患者护理场景中出现的大多数临床前景问题，原始的研究报告都不是患者服务决策的最佳信息来源。你偶尔需要使用原始的研究报告来回答你的临床问题，为此你需要理解和熟悉常用的概念和术语，以便你能有效地解释和引用这些报告。

对研究的设计和解释是大多数医学院临床前课程的一部分，超出了本章的范围。可以在下列网站查看含此内容的课程材料：http://medicine.tufts.edu/Education/Academic-Departments/Clinical-Departments/Family-Medicine/Center-for-Information-Mastery/Teaching-Materials。

以下统计工具能帮助将临床研究转化为与患者沟通和指导临床决策的信息：

▶ 需要治疗的数量（Number Needed to Treat，NNT）和需要伤害的数量（Number Needed to Harm，NNH）

使用 NNT、NNH 或笑脸的图形描述的优点（图 3.3）更容易让人理解，尤其是在比较不同的干预措施时。

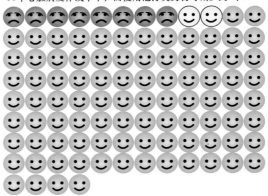

如果不使用他汀类药物，在100个可能的结果中，10年内将有10个心脏病发作或卒中，而使用他汀类药物可减少到8个。

😟 无论如何都不可避免

☺ 被他汀类药物拯救的

☺ 无论如何都能避免的

图 3.3 ▶ 使用图形描述需要治疗的数量（NNT）

经许可，来自：Spiegelhalter DJ, Pearson M. 2845 ways to spin the Risk. 2010，获取渠道：http://understandinguncertainty.org/node/233。

NNT 和 NNH 也有助于与患者沟通风险和益处。当某个预后的可能性很低时，NNT 将很高。NNT 会随着结果可能性的增加或治疗的益处的增加而减少。请参阅 http://www.thennt.com/ 了解 NNT 资源和信息。表 3.4 列出了一些常见治疗的 NNT 和 NNH。

表 3.4 ▶ 一些常见治疗的 NNT 清单

治疗	预防的事件	NNT	NNH
服用 5 年降压药	死亡	125	1：10（药物副作用，停药）
服用他汀类药物 5 年预防心脏病(无已知HD者)	死亡	没有帮助（没有拯救生命）	1：50（发展成糖尿病） 1：10（肌肉损伤）
益生菌与抗生素一起服用	难辨梭状芽孢杆菌相关性腹泻	25	无人受害
溶栓剂治疗严重心脏病发作（STEMI）	死亡	43（6 小时内给药） 200（12 ～ 24 小时内给药）	1：143（大出血） 1：250（出血性卒中）
预防老年人跌倒的力量与平衡训练计划	预防跌倒	11	无人受害
系统性类固醇治疗慢性阻塞性肺疾病急性发作	预防治疗失败	10	7（药物不良反应）

HD，心脏病；NNH，需要伤害的数量；NNT，需要治疗的数量；STEMI，ST 段抬高型心肌梗死。

资料来源：The NNT Group, 2010–2017: Quick summaries of evidence-based medicine；

获取渠道：http://www.thennt.com/。

对沃克先生来说，根据科克伦综述，使用噻嗪类利尿剂对其高血压进行治疗可在 4.5 年内使心血管死亡率和发病率绝对风险降低 2%（NNT=50），冠心病死亡率和发病率绝对风险降低 1.0%（NNT=100）。

▶ 阳性预测值（Positive Predictive Value，PPV）和阴性预测值（Negative Predictive Value, NPV）。

PPV 和 NPV 比敏感性和特异性对临床医生更有用，因为它们反映了不同疾病流行程度下的诊断测试性能（验前概率）。PPV 是测试阳性的患者中真正患病的比例，而 NPV 是测试阴性的患者中真正没有病的比例。

▶ 似然比（Likelihood Ratios, LR）。

LR 描述了阳性或阴性测试结果增加或减少患病可能性的程度（表 3.5）。每个测试都有自己的 LR。LR 大于 1 表示患病的可能性增加，而 LR 小于 1 则表示患病的可能性降低。LR 与 1 的距离越远，测试就越能表明有可能存在或不存在某种疾病。LR 可用于描述具有多种结果的测试的准确性，例如将患者分类为低、中、高和非常高风险的测试。

表 3.5 ▶ 似然比的解释

似然比	解 释
>10	诊断疾病的证据强
5 ~ 10	诊断疾病的证据中度
2 ~ 5	诊断疾病的证据不足
0.5 ~ 2	疾病可能性无明显变化
0.2 ~ 0.5	排除疾病的证据不足
0.1 ~ 0.2	排除疾病的证据中度
<0.1	排除疾病的证据强

九、利用信息自信地改变你的做法

作为一名医学生或临床医生，你应该不断反思自己的表现，学会重视日常实践中出现的临床问题，努力用现有的最佳证据来回答这些问题。最好的医生会问更多的问题，而不是更少的问题。

你应该为自己开发一个系统来跟踪你的临床问题；让自己熟悉有用的资源（高有效性、可靠性和透明度，低工作量），以便在实践期间或之后很快回答问题；找到高质量的工具和系统，帮助你与时俱进；调整你的临床实践，发现高质量信息并使用它们来指导治疗。

虽然具备为临床实践找到最佳证据的知识和技能对提供高质量医疗服务极为关键，但是最佳的循证答案只是与患者交谈的起点。共同决策必须考虑到患者的目标、价值观和背景（第五章）。正如问题的答案并不总是非黑即白一样，利用信息帮助患者是行医的一门核心艺术。

问题

1. 在回顾证据强度来支持你今天患者服务中产生的临床问题时，你判断 SORT 级别为 C。你应该如何解释这一点？

    A. 证据有效的概率很高

    B. 证据的相关性很高

    C. 具有一致、高质量、以患者为导向的证据

    D. 具有质量有限的、以患者为导向的证据

    E. 具有共识、疾病导向证据、常规做法、专家意见或系列病例

2. "降低高血压患者血压的最佳方法是？" 这是背景问题还是前景问题？为什么？

    A. 这是一个前景问题，因为它处理的是与你的患者相关的情形

    B. 这是一个前景问题，因为它是 PICO 格式

    C. 这是一个背景问题，因为它在回答一个 "谁" 的问题

    D. 这是一个背景问题，因为它在回答一个 "什么" 的问题

    E. 这是一个背景问题，因为它回答一个 "为什么" 的问题

3. 请按照证据的正确分级，按可信度从最低到最高，将单一随机对照试验（1）、共识 / 实践指南（2）、系统综述 / 荟萃分析（3）、专家意见（4）和病例报告 / 系列（5）进行排序。

    A. 1，2，3，4，5

    B. 3，2，5，4，1

    C. 5，2，4，1，3

    D. 4，2，5，1，3

4. 你有一个常见的临床疾病的临床背景问题。根据寻找信息结构，答案的最佳来源可能是：

    A. 教科书

    B. PubMed

    C. DynaMed

    D. TRIP 数据库

    E. Science 网站

5. 最能帮助你的临床工作，而且与临床相关的资源是：

    A. 有效的

    B. 便宜的

    C. 工作量大的

    D. 回答背景问题的

E．利用专家意见的

答案

问题 1：正确答案是 E。

虽然许多系统被用来对证据进行评级和排序，但在 2004 年，许多期刊和组织采用了一种共同的分类法（表 3.3），它被称为推荐强度分类法。表 3.3 表明 C 类是基于共识、以疾病为导向的证据，常规做法，专家意见，或用于病例诊断、治疗、预防或筛查的系列研究。

问题 2：正确答案是 D。

背景问题回答谁，什么，在哪里，为什么，以及详情如何，如疾病或药物。例如"成人膝关节疼痛的诊断类型有哪些？"，还有"戒烟的药物种类有哪些？"。

问题 3：正确答案是 D。

证据的层次结构如图 3.2 所示。可信度从低到高依次为病理生理推理、专家意见、共识或实践指南、病例报告或系列、病例对照研究、单次随机对照试验、系统综述和荟萃分析。

问题 4：正确答案是 A。

如图 3.1 所示，回答常见临床问题的背景问题的适当来源是：Up To Date、教科书或实验室 / 检测。

问题 5：正确答案是 A。

信息掌握的一个关键概念是认识到并非所有的信息来源都是均等的，它们在有用性方面是不同的。有用性 =（相关性 × 有效性）÷（工作量）。

参考文献

1. Hurwitz B. How does evidence based guidance influence determinations of medical negligence? *BMJ*. 2004; 329:1024–1028.
2. Bastian H, Glasziou P, Chalmers I. Seventy-five trials and eleven systematic reviews a day: how will we ever keep up? *PLoS Med*. 2010;7(9):e1000326. doi:10.1371/journal.pmed.1000326
3. Duckworth W, Abraira C, Moritz T, et al.; for the VADT Investigators. Glucose control and vascular complications in veterans with type 2 diabetes. *N Engl J Med*. 2009;360(2):129–139.
4. Gerstein HC, Miller ME, Byington RP; for the Action to Control Cardiovascular Risk in Diabetes (ACCORD) Study Group. Effects of intensive glucose lowering in type 2 diabetes. *N Engl J Med*. 2008;358: 2545–2559.
5. Echt DS, Liebson PR, Mitchell LB, et al. Mortality and morbidity in patients receiving encainide, flecainide, or placebo. *N Engl J Med*. 1991;324:781–788.
6. Dwyer T, Ponsonby A. Sudden infant death syndrome: after the "back to sleep" campaign. *Br Med J*. 1996; 313:180–181.
7. The HOPE Investigators. Vitamin E supplementation and cardiovascular events in high risk patients. *N Engl J Med*. 2000;342:154–160.
8. Writing Group for the Women's Health Initiative Investigators. Risks and benefits of estrogen plus progestin in healthy postmenopausal women. Principal results from the Women's Health Initiative randomized controlled trial. *JAMA*. 2002;288:321–333.

9. Heidenreich PA, Lee TT, Massie BM. Effect of beta-blockade on mortality in patients with heart failure: a meta-analysis of randomized controlled trials. *J Am Coll Cardiol*. 1997;30:27–34.

10. Covell DG, Uman GC, Manning PR. Information needs in office practice: are they being met? *Ann Intern Med*. 1985;103:596–599.

11. Ely JW, Osheroff JA, Ebell MH, et al. Analysis of questions asked by family doctors regarding patient care. *BMJ*. 1999;319(7206):358–361.

12. Ebell MH. Information at the point of care: answering clinical questions. *J Am Board Fam Pract*. 1999;i2(s):225–235.

13. Beck JB, Tieder JS. Electronic resources preferred by pediatric hospitalists for clinical care. *J Med Libr Assoc*. 2015;103(4):177–183.

14. Kosteniuk JG, Morgan DG, D'Arcy CK. Use and perceptions of information among family physicians: sources considered accessible, relevant, and reliable. *J Med Libr Assoc*. 2013;101(1):32–37.

15. Ebell MH, Siwek J, Weiss BD, et al. Strength of Recommendation Taxonomy (SORT): a patient-centered approach to grading evidence in the medical literature. *Am Fam Physician*. 2004;69(3):548–556.

16. Howick J, Chalmers I, Glasziou P, et al. "The 2011 Oxford CEBM Evidence Levels of Evidence (Introductory Document)." *OCEBM*. Available from: http://www.cebm.net/index.aspx?o=5653. Accessed March 2017.

17. Slawson DC, Shaughnessy AF. Obtaining useful information from expert based sources. *BMJ*. 1997;314: 947–949.

18. Oxman AD, Guyatt GH. The science of reviewing research. *Ann New York Acad Sci*. 1993;703(1):125–134.

19. James PA, Ooparil S, Carter BL, et al. 2014 evidence-based guideline for the management of high blood pressure in adults report from the panel members appointed to the Eighth Joint National Committee. *JAMA* 2014;311(5):507–520.

20. Musini VM, Tejani AM, Bassett K, et al. Pharmacotherapy for hypertension in the elderly. *Cochrane Database Syst Rev*. 2009;(4):CD000028.

第四章 在门诊部工作

本章要点

1 ▶ 由于每个门诊部的职能不同，医学生应定期提出问题并寻求反馈，以确保达到预期目的。

2 ▶ 家庭医生使用生物–心理–社会模式治疗患者，这是一种整体医疗模式。

3 ▶ 门诊部通过关注养生和管理慢性病，以及诊断和治疗急性问题来优化健康状况。

4 ▶ 在门诊环境中工作可以为医学生提供机会，使他们在病史询问、体格检查、鉴别诊断、门诊小手术，以及为患者提供教育和咨询的技能方面得到提高，同时学习提供医疗服务的过程。

你在巴特勒（Butler）医生的家庭诊所工作。在这一天开诊前，巴特勒医生看了看他当天的日程安排。他建议你早上去看以下患者：

（1）普里亚·乔杜里（Priya Chaudhry），一个 3 岁的孩子，因为咳嗽和发热而来就诊。

（2）布莱恩·克莱姆（Brian Clem），57 岁，因高血压和慢性阻塞性肺疾病（Chronic Obstructive Pulmonary Disease, COPD）而来随访。

（3）奥克塔维亚·约翰逊（Octavia Johnson），一位 29 岁的妇女，她预约了一次妇女健康检查。

（4）弗兰克·牛顿（Frank Newton），一位 78 岁的男子，他来切除颈部的一个很可能是基底细胞癌的病变。

一、为什么需要门诊服务培训？

医学生通常在医院完成大部分训练，但多种因素决定了门诊诊疗经验将纳入医学院的培训中。[1-3]

现如今的患者将在门诊接受大部分的治疗。此外，门诊部还提供最基本的预防保健和慢性病管理。医学生可能会发现在门诊学习比在医院学习更容易，因为在门诊部就诊的患者一般健康状况都很好，可以自我表达，并提供准确的病史。患者也更能配合体格检查。医学生也很感激有机会与老师一对一地工作，通常是历经几天到几周。[4] 表 4.1 从患者流量、患者类型、医疗团队构成方面比较了住院部和门诊部的差别。

特征	住院部	门诊部
患者流量	低流量（医学生看 1～3 个患者 / 天）	高流量（医学生看 8～10 个患者 / 天）
患者类型	关注急性疾病，患者很可能无反应或者有神志改变，更可能是卧床	关注健康和慢性疾病，患者通常清醒，有定向力，行动自如
医疗团队构成（会因地点而异）	主治医生 住院医生 专科研究生 执业护士 医生助理 楼层护士 社会工作者 临床药剂师	主治医生 执业护士 医生助理 临床护士 医学助理 患者健康教育者 行为健康专家 社会工作者 临床药剂师 办公室经理

表 4.1 ▶ 住院部与门诊部的不同特征

二、具备初级保健医生的思维

1. 疾病与患病

疾病（Disease）是一种明确的生化异常，如在痰培养中发现肺炎链球菌，由其导致的左下叶肺炎，或甲状腺激素抑制所致的自身免疫性甲状腺炎。反过来说，患病（Illness）是一种患者定义的概念，融合了他们的感知和文化经历。换言之，患病令患者去医生那里就诊，而疾病则是患者在看完医生后带回家的诊断。[6] 当初级保健医生试图通过一组症状和体征来诊断疾病时，他们也会考虑患者的患病经历。

你的第一个患者普里亚的咳嗽和发热（患病）很可能是由于病毒感染（疾病）。她的父母可能担心病情严重，可能睡眠不足。如果你的检查证实了你所怀疑的诊断，你就需要多加宽慰，也许还要用镇咳药来帮助孩子（和她的父母）入睡。

一个社区获得性肺炎（Community-Acquired Pneumonia, CAP）的患者如果其姐姐死于肺炎，他很可能会认为自己患的病意味着死亡。相反而言，一个甲亢患者可能认为病情轻微，不需要治疗。经验丰富的初级保健医生会认识到疾病和患病之间的差异，并帮助患者解决认知偏差。

2. 生物 - 心理 - 社会模式

根据生物 - 心理 - 社会模式（Biopsychosocial Model），我们认识到，做出正确的诊断和提供有效的治疗只是医生角色的一部分。医生同时必须重视这些症状和疾病对患者及其社交网络的心理影响。[7, 8] 患者也会受到心理状态和社会环境的影响。初级保健医生必须清楚这些因素之间的相互作用，可能导致疾病状态，也可能影响患者对治疗建议的依从性。比如，你的第二个患者克莱姆先生，如果他的高血压控制不佳，或者慢性阻塞性肺疾病（COPD）导致了其他症状，那么除了药物依从性之外，探询心理社会因素（如压力、职业暴露和治疗费用问题）可能会发现导致疾病的其他原因。

使用生物 – 心理 – 社会模式提供服务的建议包括：

▶ 了解患者的生活状况、就业状况、宗教偏好和社会支持系统，以及药物使用情况。

▶ 在病史采集和讨论治疗计划时询问患者关心的问题和担忧。

▶ 考虑推荐评估和治疗的费用（使用 https://www.goodrx.com/ 上的 GoodRx 来确定哪些药房的药物最便宜，或使用 Epocrates 或 Up To Date 来比较药物费用）。

▶ 记住没有任何疾病是纯心理或纯生物的，它们往往相互作用，而表现为不同的症状。

3. 医患沟通

尽管沟通对医疗团队的所有成员都很重要，但患者与其初级保健医生之间的长期关系使得良好的人际沟通技能变得更加重要。由于初级保健的性质，你的带教老师通常对患者的个人和家庭生活有很多了解。他们可能也护理患者的其他家庭成员。诸如同理性倾听、幽默和治疗式触摸[9]等技能对确保良好的沟通和促进健康至关重要。

初级保健医生使用各种交流技巧来帮助患者管理他们的慢性病（第五章）。[10, 11]诊所，尤其是拥有训练有素的患者培训师和行为健康咨询师的诊所，也是你学习和实践共同决策和动机面询的理想场所。你的第三个患者是一位 29 岁的妇女，这个年龄的女性可能有在异性性关系中避孕的需求——这是共同讨论不同避孕方法，并作出决定的最佳时期。

4. 慢性病管理

慢性病管理需要建立一个以积极参与的患者为中心的团队。[12]慢性病管理的重点不是诊断和开治疗处方，而是注重鼓励患者采用健康的生活方式并坚持，这通常是一个复杂的治疗方案。对克莱姆先生来说，吸烟可能是过去的一个问题，并可能继续被关注。他可能还有至少一种药物处方，可能造成按时服药的困难。因此，初级保健医生（和患者的其他健康服务团队成员）通常被要求充当教练而不是发号施令者。慢性病管理通常包括由医生、护士、药剂师和行为健康专家在诊室外所做的工作。

5. 非特定主诉的鉴别诊断

初级保健医生通常是第一个看到患者出现新症状的人。他们用来作出诊断的主要策略有两种：疾病脚本和系统的鉴别诊断。疾病脚本是基于以前看病的经验，允许医生快速将症状和体征与诊断联系起来。[13]然而，偏见会影响疾病脚本的准确性，脚本需要丰富经验的积累（参见表4.2）。[14]

疾病脚本示例：

▶ 晚上咳嗽，有湿疹病史的儿科病人 = 哮喘。

▶ 脚部灼痛，尿频的肥胖病人 = 糖尿病。

▶ 刚刚完成一次国际旅行的孕妇，有胸膜样胸痛 = 肺血栓。

表 4.2 ▶ 影响疾病脚本的偏见类型

偏见	描述
可利用性	更可能考虑容易记住的诊断，不管发病率如何
忽视基本发病率	追逐"斑马"现象
代表性	忽略与首选诊断不一致的非典型特征
确认偏差	不是反驳最初的假设，而是寻求数据来证实
过早下结论	过早终止诊断过程

在开发疾病脚本的同时，医学生将受益于使用更系统的技术来获得鉴别诊断。这些包括流程图和临床决策支持工具。鉴别诊断的资源参见表4.3。

表 4.3 ▶ 鉴别诊断的资源

在线 / 移动资源（需要订阅，可以通过研究机构获得）

- BMJ Best Practices http://bestpractice.bmj.com/
- Diagnosaurus http://accessmedicine.mhmedical.com/diagnosaurus.aspx
- DynaMed http://www.dynamed.com/home/
- Epocrates http://www.epocrates.com/
- Essential Evidence Plus http://www.essentialevidenceplus.com/
- Isabel Dx http://www.isabelhealthcare.com/
- UpToDate http://uptodate.com
- VisualDx https://www.visualdx.com/

教科书

- 5 分钟临床会诊（*5-Minute Clinical Consult*）https://5minuteconsult.com/（也可以通过应用软件提供）
- Ferri 的临床顾问（*Ferri's Clinical Advisor*）http://store.elsevier.com/Ferris-Clinical-Advisor-2017/Fred-Ferri/isbn-9780323280488/
- 从症状到诊断（*Symptom to Diagnosis*）http://www.langetextbooks.com/0071496130.php?c=home

6. 自我校准

初级保健医生认识到，与患者的每一次相遇都有一个特定的背景。[15] 除了认识到患者对其疾病的感知和当前精神状态是如何影响患者之外，初级保健医生还认识到他们自己目前的疲劳程度、情绪储备，对患者的态度会影响患者的就诊。[16, 17] 自我反省以及与同伴和带教老师的讨论可以帮助学生和医生学习如何有效地管理与病人相处时遇到的棘手问题（第二十四章）。

三、在门诊环境中出色地工作

对于每一次的实习，你应该熟知所要达到的目的以及你将如何被评估。在实习开始前，全面复习教学大纲以及任何评估的工具。

当考虑在任何科室轮转中获得成功的建议时，你要考虑其来源和他们的意图。与来自同伴或在线资源的建议相比，你应更多地依赖轮换主管和带教老师对你的表现提出建议。

一般来说，你应该做到以下几项：

▶ 准时（或者最好提前到）；

▶ 向医疗团队的所有成员（包括患者）专业地展示自己的外貌、语言和态度；

▶ 用你的患者作为你阅读的指南，并计划在你的临床职责之外花大量的时间来了解你的患者；

▶ 经常寻求反馈并做出相应的回答；[18, 19]

▶ 尊重诊所的文化，以其作为你的行动指南；如果怀疑自己的行为是否恰当，请提出来，不要想当然！

1. 你的第一天

你应该预计第一天会带你全面参观，并把你介绍给其他工作人员。对下列事项做记录：

▶ 辅助医疗设备的位置（比如测血压袖带、压舌板）；

▶ 诊室里设备的功能（比如耳镜、检查床）；

▶ 诊室的布局；

▶ 洗手池和洗手液的位置；

▶ 门诊部里人员的名字和职责；

▶ 患者和工作人员各自使用的盥洗室；

▶ 允许饮食的区域；

▶ 允许安全放置个人物品的区域。

你要向你的带教老师请教他们对你在诊所中角色的期望，特别是如果诊所中有其他实习者，你们的职责可能有所不同。随着时间的推移，你也可以要求与健康团队中其他非医护人员一起工作，以便了解每个人对患者服务的贡献。

2. 你的每一天

与你的带教老师分享当天要达到的目标，然后在一天结束时寻求他们对这些目标的反馈。在每天开始工作前或中途与带教老师审阅当天的工作日程。你要找到任何可以帮你达到目标和弥补你知识缺陷的患者。虽然巴特勒医生为你选定了四个患者（急性、慢性、预防性以及小手术各一个），如果你对糖尿病患者的管理更不自信的话，你可以要求看糖尿病患者，而不是慢性阻塞性肺疾病患者。同时确定带教老师不要你参与的是哪些患者。向安排患者房间的工作人员介绍自己，并让他们转告患者可能会有医学生来看他们。

根据你现在的受训水平做好准备跟医生一起看病，或是自己单独看病。你的带教老师每天都需要花一些时间处理患者信息，并给患者回电话。你可以利用这段时间来阅读自己已经看过或将要看的患者资料。

保持积极的态度并灵活应对每一天将有助于你和带教老师拥有一段良好的共同工作经历。与大多数医学教育一样，你在门诊部的体验质量大部分取决于你在学习中付出的努力。

3. 病例报告

当你单独看病人时，你需要向医生简要地汇报病史和体格，以及你的评估和计划。根据带教老师的偏好，汇报病例可能发生在患者房间，也可能在别的房间。你应该问你的带教老师对病例报告的要求，因为每个人对病历的完整性和报告顺序的要求有很大不同。SNAPPS 是一种以学习者为中心的速记法，可以帮助医学生在门诊环境中向老师报告病例（方框4.1）。[20]

方框 4.1　SNAPPS，一种以学习者为中心的速记法，在门诊环境中向老师报告病例

医学生将会：

1. Summarize（总结）：简短总结病史和临床发现。
2. Narrow（浓缩）：将鉴别诊断缩减到 2～3 个相关的可能性。
3. Analyze（分析）：通过比较和对比可能性来分析、鉴别、诊断。
4. Probe（探询）：询问带教老师那些不确定的、有难度的或是有其他解决方法的问题来进一步探询。
5. Plan（计划）：对患者的医疗问题做出管理计划。
6. Select（选择）：选择一个与病例相关的主题来自学。

［选自：Wolpaw TM, Wolpaw DR, Papp KK.SNAPPS: A learner-centered model for outpatient education. Acad Med.2003;78(9):893–898.］

4、病历档案

看完患者后，你应该在病历档案上记录自己的发现、评估以及计划。大多数门诊都有电子健康档案（EHR）。不同的诊所可能使用不同的电子健康档案，而且可能与你在住院部用的电子健康档案也不一样。你可能需要参加电子健康档案的培训，或者自学。你不一定有自己的电子健康档案登录号，尽管许多国家级机构都建议这样。[21] 虽然医生可能允许你使用他们的登录号来查看病历记录，但不应要求你在没有签署姓名的情况下进行记录，或者在没有医生最终共同签署的情况下输入医嘱。

虽然医疗保险不限制医学生记录病历，但只有医务工作者的病史、体格检查和医疗决策可用于计费目的。

根据学校和诊所的政策，医学生还可以（也应该！）做如下的事情：

▶ 下达将由医生联合签署的医嘱；

▶ 核对药物清单与患者实际服用的药物；

▶ 更新过敏史；

▶ 在医生问病史以及体格检查时，边观察边做记录；

▶ 添加出院说明。

你可以选择边看病人边记录。首先确保你能够熟练地使用电子健康档案，然后通过向患者解释你的操作并示意患者注意你要他们关注的关键部分，以确保你在电子健康档案上正在看的内容和正在做的事情与患者的就诊过程保持一致。[24]

5. 使自己成为不可或缺的人员

你在诊所里的主要任务是学习如何在患者最常去的环境中提供服务。如果你在诊所内努力履行某些角色，你的带教老师将有更多的时间授课，你将有更丰富的学习经验。你的任务事先可能由教学大纲以及工作的诊所来决定。但是，你越主动融入诊所的工作，你就越有机会学习和发展你的技能。

久而久之，就像表 4.4 显示的那样，你将会在很多领域承担更大的责任。

表 4.4 ▶ 医学生承担更多责任的机会

患者教育	患者随访	教学	疾病管理
使用血糖仪	2 天后电话询问急症患者的病情进展情况	对常见疾病的新指南进行综述	致力于临床实践改进项目，增加流感疫苗接种的人数
使用拐杖或包扎扭伤的脚踝	联系逾期尚未接受推荐健康筛查的患者	采用循证资源来回答临床问题	识别没有按时接受监测的 2 型糖尿病患者，并且安排随诊
戒烟的策略	通过 EHR 给患者发送新计划或药物的信息	对临床中的罕见疾病提供综述	筛查续药的要求，以决定是否应该常规续药还是需要患者预约随诊
饮食指导	对出院患者的随访	为准备进行国际旅行的患者拨打卫生部门的电话，咨询所需注射的疫苗及价格	识别有困难的慢性病患者，并为他们联系资源
审核术后医嘱，以及随诊方案	与已就诊的患者讨论正常检查结果	给团队成员报告一个质量提高项目的结果	
康复锻炼示范			
编写患者教育手册			
提供随访的书面总结			
帮助患者去采血站、放射科以及卫生间			

四、服务患者的一般方法

一般来说，门诊部看病大概分成四类，以你将会看到的四个患者为代表，分别是：

▶ 急症或生病就诊；

▶ 慢性病随访；

▶ 健康体检；

▶ 门诊手术。

患者的每次就诊都要求医学生使用稍微不同的处理方法。此外，很多患者带着不同于接诊类型的要求来就诊。比如，本来预约做健康体检的患者，可能同时想解决一个新的症状。预约糖尿病随访的患者可能需要乳房 X 线检查。

1. 急症或生病就诊

由于既往病史采集方面的训练，医学生可能对这种类型的就诊最为得心应手。患者一般是最近预约的，而且想着解决几个关键问题。医学生应该围绕患者的主诉询问相关的病史并进行体格检查，然后根据患者的主诉形成鉴别诊断（第十一章）。比如评估一个新发疼痛症状，可以使用 OLD CARTS 助记法采集病史（表 4.5）。

表4.5 ▶ OLD CARTS 助记法评估新发疼痛

O	Onset（起病）	什么时候开始？疼痛是如何开始的？
L	Location（位置）	用手指出疼痛点
D	Duration（时间长短）	疼痛持续了多久？是变好了、恶化了，还是没有变化？
C	Character（特征）	是什么样的疼痛？
A	Aggravating/Alleviating（加重/缓解）	什么使疼痛缓解？什么使疼痛加重？为了缓解疼痛你做了哪些尝试？
R	Radiation（放射）	疼痛是否放射到其他部位？
T	Timing（时间性）	疼痛发生的频率？
S	Severity（严重度）	从 1～10，疼痛对你造成的困扰是多少分？

在你进入检查室看第一个患者之前，你回顾了儿科患者发热的鉴别诊断。3 岁的普里亚的病史是咳嗽 2 天和发热 102.3℉[①]。她以前很健康。妈妈没有给她使用任何药物。普里亚的哥哥在上周也有类似症状，被诊断为病毒性支气管炎。你完成了针对耳朵、鼻子、喉咙和胸部的检查，然后报告给巴特勒医生，你认为是病毒感染，并建议对症治疗。

---

① 0℃ =32℉。

2. 慢性病随访

这些通常是家庭科和内科诊所中最常见的就诊原因。慢性病管理需要一个团队，而且大部分工作很可能都是由团队的其他成员担任的，这取决于你所工作的诊所。[25,26] 患者有已知的诊断，来诊所进行跟踪随访。这些访视主要集中在以下方面：

▶ 疾病控制——患者是否有与潜在疾病相关的新的或恶化的症状？患者是否接受了推荐的检查来评估病情的控制？

▶ 并发症的发展——患者是否出现了潜在疾病并发症的症状？患者是否接受了推荐的诊断检查来监测这些并发症？

▶ 药物依从性——患者服药有无任何阻碍，或有无药物的副作用？是否需要续药？

▶ 生活方式遵从性——患者对于控制疾病和预防并发症的建议是否有任何障碍？是否需要更多的教育或支持？

慢性病管理也是医学生在照料患者中可以发挥积极作用的一个领域。对慢性病患者进行有效照顾的一个环节就是充分利用患者的自我管理。[27] 随着学生对患者教育越来越娴熟，他们可以开始提供患者教育，以促进患者进行更有效的自我管理。[28,29]

一个慢性病患者的成功随访需要学生回顾医生之前的病历记录，并帮助完成之前就诊时要求的转诊、实验室检查或测试（第十二章）。

> **布莱恩·克莱姆的下一步计划**。通过病历回顾和病史采集，你总结出如表 4.6 所示的信息。你计划与巴特勒医生讨论以下几个问题：与克莱姆先生讨论戒烟的策略，控制血压的其他方法，比如换成一天一次的药物。克莱姆先生的慢性阻塞性肺疾病在没有长效药的情形下似乎稳定，但你计划讨论哪些资源可以帮他解决药物费用的问题。

表 4.6 ▶ 克莱姆先生的病史

特点	高血压	慢性阻塞性肺疾病
疾病控制	血压 143/92 mmHg。否认头痛，视力改变，胸痛，或者气短	上个月肺功能检测显示，FEV_1/FVC 是 0.67，他报告呼吸"良好"
并发症的发展	他否认胸痛、尿液量或运动耐受力的改变，或者有周围水肿 他的心率和节律规则，无额外心音	他否认痰量增加或气短，肺音清晰，没有杵状指和紫绀
药物依从性	他经常忘记晚上服药，但是早上会规律地服药	他一周使用 3 次急救喷雾剂，他没钱购买长效的抗胆碱能药
生活方式遵从性	他在努力降低食物中盐的含量	他每天抽半包烟，但是有戒烟的打算

3. 健康体检

患者通常称健康体检为"查体"，医生通常称其为"维护健康的体检"。健康体检是确认患者是否完成了该做的筛查检测，并且给患者有益健康生活方式的建议的机会。虽然没有科学依据证明成人健康体检的有效性，但这些检查在医务工作者的工作中占了相当大的一部分。掌握这些体检的重点可以确保对患者的有用性和有效性。孕妇的产前护理和儿童健康保健是特殊的体检类型。表 4.7 列举了健康体检时需要强调的内容。

表4.7 ▶ 健康体检时需要强调的内容——RISE 助记法

活动	举例
R (Risk factor identification) 识别危险因素	肥胖筛查 血压筛查
I（Immunization need/review） 疫苗需求 / 审核	流感和肺炎疫苗
S（Screen tests to consider） 考虑哪些筛查	癌症筛查 血脂筛查 性传播疾病筛查
E（Education） 教育	锻炼咨询 鼓励建立生前医嘱和授权书

《平价医疗法案》（ACA）明确申明，保险需包含由美国预防服务工作组（the United States Preventive Services Task Force，USPSTF）推荐的 A 级或 B 级预防服务，而不需患者自付费用。[30] 所以，这些就诊是保证所有患者接受推荐的疫苗、癌症筛查、心血管危险因素确定以及生活方式咨询的一个机会。虽然许多机构都提出了筛查的建议，但是《平价医疗法案》及大部分家庭科医生还是遵循美国预防服务工作组的建议（www.uspreventiveservicestaskforce.org）。

网站 https://epss.ahrq.gov/PDA/index.jsp 上可以找到美国医疗服务研究与质量局（Agency for Healthcare Research and Quality，AHRQ）预防服务电子选择器（Electronic Preventive Services Selector，ePSS）或者使用智能手机的应用程序，帮助你根据患者的年龄和性别匹配建议（图 4.1）。

在准备奥克塔维亚·约翰逊的健康体检时，你从美国预防服务工作组找到了 A 级和 B 级的建议。你查看了她的病历，确定她已经做过的项目，并列出了此次就诊需要涉及的事项。这些事项包括生命体征、生活方式、性传播疾病的感染风险以及亲密伴侣暴力的问题。

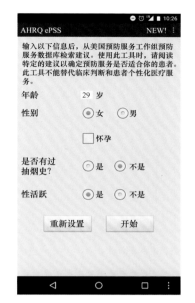 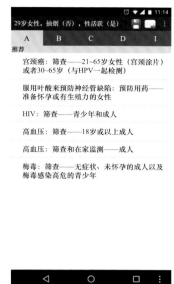 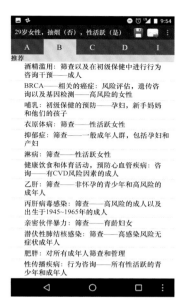

图 4.1 ▶ 为 IOS 系统设计的 AHRQ 软件截屏

4. 门诊手术

手术类型将根据所服务的患者群体和医生的培训而有所不同。小手术可以是事先安排好的，也可以根据患者病情的需要来确定。

在观摩或协助手术之前，在线查看手术的视频可能会对你有帮助。

小手术通常需要书面知情同意：与患者讨论推荐手术的风险、益处和替代方案，以及由患者、获得知情同意的工作人员和手术医生签字的文件。对于健康素养较低或母语非英语的患者，用书面文件或在线决策工具，可能有助于你获得真正的知情同意。[31]

医学生可以与诊所的其他工作人员协作，保证所有的器械齐全，患者了解手术步骤，以及随访计划。根据医学生训练水平的不同、手术的复杂性，在征得患者和带教老师的同意后，医学生也可以协助手术。如果协助门诊手术，其需预习无菌操作。

> 在阅读了带教老师以前的电子健康档案（EHR）后，你注意到牛顿先生脖子上的皮肤病变有所变化。在确定巴特勒医生的器械齐全后，你给牛顿先生讲解了手术步骤，并分享你在 YouTube 上找到的视频。你与巴特勒医生一起，成功地进行了一个削切法活检。1 周后病理报告证实为基底细胞癌，而且被全部切除。

问题

1. 在与患者合作方面，体现生物－心理－社会模式力量的最好例子是：

   A．通常通过社会工作者来确定疾病的社会背景

B. 医疗服务不再只是做诊断，而是将个人、医学和心理综合考虑

C. 它将医疗保健服务定义为需要一个团队来提供优质的医疗服务

D. 它解决了我们思维中常见的偏见

2. 医学生和住院医师向主治医师提供的患者的病例报告通常遵循传统模式。SNAPPS 鼓励采用不同的病例演示风格。下列哪种 SNAPPS 元素是正确的：

A. 说出你要介绍的患者的名字

B. 注意其他学生在报告中使用的风格

C. 在收集病史的同时注意患者的反应

D. 用一系列你需要回答的问题来作为报告的开始

E. 对患者的医疗问题进行计划管理

3. 所有的医学生都应努力寻求方法，使自己成为工作团队中不可或缺的一员。在这类学生中，随着技能的发展，他们通常可以在患者照护方面承担更大的责任，包括：

A. 患者转诊

B. 家访

C. 治疗

D. 疾病管理

E. 组织后续随访

4. 在健康体检时会涉及许多问题。虽然建立融洽关系和心理社会模式是成功诊疗的重要因素，但 RISE 助记法，可以：

A. 安排就诊以帮助我们将注意力集中于要解决的问题上

B. 帮助我们的患者提高精力

C. 分解生物－心理－社会模式中的每一步

D. 提供有关患者免疫需求的详细信息

E. 可靠地降低成本并改善结果

5. 穆仁利（Renleigh Mu）今年 45 岁，患有高血压。今天她和你约了 15 分钟的时间来评估她最近发生了变化的腹部病变。她还想做一个乳房 X 线检查。她今天没有更多的时间，只想让你对皮肤病变提供意见。你认为这次检查的特点是什么？

A. 慢性病随访

B. 门诊手术

C. 健康体检

D. 急症或生病就诊

E. 没有必要

答案

问题 1：正确答案是 B。

根据生物 – 心理 – 社会模式，我们应该认识到，做出正确的诊断和开出有效的治疗处方只是医生角色的一部分，医生还必须解决症状和疾病对患者及其社会关系的心理影响。

问题 2：正确答案是 E。

SNAPPS 是以学习者为中心的速记法。S 代表简短总结病史和临床发现；N 代表将鉴别诊断浓缩到 2 ～ 3 个相关的可能性；A 代表通过比较和对比可能性来分析鉴别诊断；P 代表探询，通过询问带教老师那些不确定的、有难度的或有其他解决方法的问题来探究；P 代表对患者的医疗问题做出管理计划；S 代表选择一个与病例相关的主题来自学。

问题 3：正确答案是 D。

表 4.4 表明随着医学生的技能发展，他们可以在患者教育、患者随访、教学和疾病管理方面承担更大的责任。无论在任何工作和学习环境下，医学生都可以努力使自己变得不可或缺，记住这些领域非常有用。

问题 4：正确答案是 A。

RISE 助记法，如表 4.7 所示，是用来帮助你在进行健康体检时，更好地安排你需要关注的主题。它们包括识别危险因素（体重、酒精、多个性伴侣、食品不安全性……），免疫需求，筛查检测（基于年龄、性别、吸烟等）以及教育需求，比如锻炼咨询。

问题 5：正确答案是 D。

由于以往问病史的训练，医学生可能对急症或生病就诊这种类型的患者最为得心应手。一般患者是近期预约的，而且希望把重点放在几个关键问题上。对穆女士这次访问最好归类为急症或生病就诊。她今天没有时间做手术，这也不是一个慢性病随访，虽然乳房 X 线检查被传统地认为是健康体检的一部分，但此次随访的主要目的是想评估一个皮肤的病变，所以这是一个急症或生病就诊。

参考文献

1. Bowen JL, Salerno SM, Chamberlain JK, et al. Changing habits of practice: transforming internal medicine residency education in ambulatory settings. *J Gen Intern Med*. 2005;20(12):1181–1187.
2. Irby DM. Teaching and learning in ambulatory care settings: a thematic review of the literature. *Acad Med J Assoc Am Med Coll*. 1995;70:898–931.
3. Williams CK, Hui Y, Borschel D, et al. A scoping review of undergraduate ambulatory care education. *Med Teach*. 2013;35:444–453.
4. Lawrence SL, Lindemann JC, Gottlieb M. What students value: learning outcomes in a required third-year ambulatory primary care clerkship. *Acad Med*. 1999;74:715–717.
5. Helman CG. Disease versus illness in general practice. *J R Coll Gen Pract*. 1981;31:548–552.
6. Cassell EJ. *The Healer's Art: A New Approach To The Doctor-Patient Relationship*. London: Penguin Books; 1978
7. Borrell-Carrió F, Suchman AL, Epstein RM. The biopsychosocial model 25 years later: principles, practice, and scientific inquiry. *Ann Fam Med*. 2004;2:576–582.

8. Burkett GL. Culture, illness, and the biopsychosocial model. *Fam Med*. 1991;23:287–291.

9. Egnew TR. The art of medicine: seven skills that promote mastery. *Fam Pract Manag*. 2014;21:25–30.

10. Stewart EE, Fox CH. Encouraging patients to change unhealthy behaviors with motivational interviewing. *Fam Pract Manag*. 2011;18:21–25.

11. Boxer H, Snyder S. Five communication strategies to promote self-management of chronic illness—family practice management. *Fam Pract Manag*. 2009;16:12–16.

12. Funnell MM. Helping patients take charge of their chronic illnesses—family practice management. *Fam Pract Manag*. 2000;7:47–51.

13. Lubarsky S, Dory V, Audétat MC, et al. Using script theory to cultivate illness script formation and clinical reasoning in health professions education. *Can Med Educ J*. 2015;6:e61–e70.

14. Stern SDC, Cifu AS, Altkorn D. *Symptom to Diagnosis: An Evidence-Based Guide*. New York: McGraw-Hill Medical; 2010.

15. Helman CG. The role of context in primary care. *J R Coll Gen Pract*. 1984;34:547–550.

16. Adams J, Murray III R. The general approach to the difficult patient. *Emerg Med Clin North Am*. 1998; 16:689–700.

17. Hull S, Broquet K. How to manage difficult patient encounters—family practice management. *Fam Pract Manag*. 2007;14:30–34.

18. 10 Unwritten rules about surviving the third year. *Medscape*. Available from: http://www.medscape.com/viewarticle/742090. Accessed December 8, 2016.

19. Tips on making the most of each rotation. Available from: http://www.aafp.org/dam/AAFP/documents/medical_education_residency/fmig/tips_rotations.pdf. Accessed December 8, 2016.

20. Wolpaw T, Wolpaw D, Papp K. SNAPPS: a learner-centered model for outpatient education. *Acad Med*. 2003;78(9):893–898.

21. Hammoud MM, Dalymple JL, Christner JG, et al. Medical student documentation in electronic health records: a collaborative statement from the alliance for clinical education. *Teach Learn Med*. 2012;24(3):257–266.

22. AAMC Compliance Advisory: Electronic Health Records (EHRs) in Academic Health Centers (2014). Available from: https://www.aamc.org/download/316610/data/advisory3achallengefortheelectronichealthrecordsofacademicinsti.pdf. Accessed December 8, 2016.

23. CMS Manual, Transmittal 2303. Teaching physician service (2011). Available from: https://www.cms.gov/Regulations-and-Guidance/Guidance/Transmittals/downloads/R2303CP.pdf. Accessed December 8, 2016.

24. Ventres W, Kooienga S, Marlin R. EHRs in the exam room: tips on patient-centered care—family practice management. *Fam Pract Manag*. 2006;13:45–47.

25. White B. Improving chronic disease care in the real world: a step-by-step approach—family practice management. *Fam Pract Manag*. 1999;6:38–43.

26. Kibbe DC, Johnson K. Do-it-yourself disease management—family practice management. *Fam Pract Manag*. 1998;5:34–42.

27. Von Korff M, Glasgow RE, Sharpe M. Organising care for chronic illness. *BMJ*. 2002;325:92–94.

28. Gorrindo P, Peltz A, Ladner TR, et al. Medical students as health educators at a student-run free clinic: improving the clinical outcomes of diabetic patients. *Acad Med*. 2014;89:625–631.

29. Bell K, Cole BA. Improving medical students' success in promoting health behavior change: a curriculum evaluation. *J Gen Intern Med*. 2008;23:1503–1506.

30. HHS.gov. About the ACA, Preventive Care. Available from: https://www.hhs.gov/healthcare/about-the-aca/preventive-care/index.html

31. Cordasco KM. *Obtaining Informed Consent from Patients: Brief Update Review. Making Health Care Safer II: An Updated Critical Analysis of the Evidence for Patient Safety Practices*. Rockville (MD): Agency for Healthcare Research and Quality; 2013.

第五章　行为改变

本章要点

1 ▶ 医生沟通技巧可以预测患者的依从性，并且在慢性病（如糖尿病和高血压）患者中良好的医生沟通会对临床结果有所改善。

2 ▶ 虽然生物医学传统上侧重于疾病，而以患者为中心的医疗服务则不仅考虑疾病的病理生理学，而且还包括患者对其疾病过程和症状的体验。

3 ▶ 发病率和死亡率的原因已经发生了历史性的转变，由原来的传染病转变为受行为、依从性以及受可调节危险因素强烈影响的慢性病。这个转变也改变了医患关系。

4 ▶ 有效的慢性病预防和管理需要医患合作，发展有效的咨询技能已成为初级保健工作者的核心能力。

以患者为中心的医疗服务是医学研究所（Institute of Medicine）质量标准的六大要素之一。[1] 本章介绍了三种以患者为中心、适合初级保健工作者的咨询模式。第一种 BATHE，它不仅对心理健康问题有效，而且对急性和慢性疾病的社会心理方面也很有用。第二种和第三种模式，即**行为改变阶段咨询**和**动机面询**，是通常用于侧重在依从性、抽烟、酒精使用、饮食改善及锻炼等与健康相关的行为的干预方法。

> 30% ～ 60% 的门诊病人的症状有社会心理因素。

一、BATHE

家庭医学作为一个专科，最突出的特征之一就是把生物 – 心理 – 社会模式及其相互作用作为重点来对待患者。[2, 3] 而且，以患者为中心的服务不仅考虑疾病的病理生理学，还包括患者对其疾病的过程和症状的体验。[4]

BATHE 是由一位做家庭医生的心理学家发明的，通常只需 5 ～ 10 分钟。[5] BATHE 是几个单词的首字母的缩写词，其中每个字母都与医生连续提出的问题或陈述有关，如下页所示。接受 BATHE 咨询的患者对他们的医疗服务更满意，更可能把自己的医生介绍给别人。[6, 7]

BATHE 的问题通常是医生在清楚掌握患者的现有病情之后立即提出的，发生在体格检查之前。

约翰斯顿（Johnston）女士是一位 44 岁的非裔美国妇女，因为头痛和疲劳的问题来看雷迪（Reddy）医生的门诊。在过去的 2 个月里，她整体感到疲劳和精疲力竭，几乎每天都头痛，感觉前额有一根带子紧紧地箍在那里，无恶心、呕吐、惧光。她还指出自己整夜难以入睡，每晚至少醒来两次，每次持续约 1 个小时。最近 3 年来，她服用氯沙坦和氢氯噻嗪治疗高血压，血压控制良好。今天约翰斯顿女士的血压是 165/90 mmHg。

BATHE 的使用要素如下：

▶ 背景（Background）。从开放式问题开始，允许患者提出与生理、心理和社会相关的问题。医生有时担心开放式问题需要患者冗长、耗时的回答，但是大多数研究表明，这种担心是没有根据的——大多数患者在 60 秒钟以内，而且高达 90% 的患者会在 2 分钟以内表达他们主要的担忧。[8]

雷迪医生说："这听起来很痛苦，多跟我谈谈发生了什么……"约翰斯顿女士报告说，大约 4 个月前，她的母亲去世了。从那以后，她一直负责管理她母亲的遗产。约翰斯顿女士表示，她是 6 个成年子女中最年长的一个，她的兄弟姐妹"对我该怎么做都各有主张"。

▶ 情感（Affect）。患者的情感提供了生活事件对患者产生的主观意义的信息，同时也影响医患关系的建立。临床医生不应该臆断他们知道患者的感受，而是应该询问。例如，对于一个正在办理离婚的患者，你或许会以为他们因为关系破裂而悲伤。但是，如果这段关系是虐待性的，那么患者最显著的情绪反应可能是解脱。医生对患者情感状态的关注与患者慢性病的自我管理和减少焦虑呈正相关。[9]

雷迪医生问："发生了这些事，告诉我你的感觉如何？"约翰斯顿女士报告说，她感到既悲伤又恼怒，"我对我的丈夫、我的孩子们大发雷霆——实际上他们真的没有做错什么，他们不应该承受这些。"

▶ 烦恼（Troubles）。医生现在应该问："这件事最困扰你的是什么？"这个问题引出了患者最关心问题的特定层面，当患者感觉全面崩溃时尤其有用——"我不知道从哪开始，简直是一团糟。"

你不应该臆断自己一定知道患者最烦恼的是什么。例如，如果一个人发现自己的配偶有婚外情，你可能会认为无法信任这个伴侣和背叛的感觉是可能的反应。但是，患者可能已经决定终止这段关系，目前更担心的是经济状况和单亲抚养孩子。

雷迪医生问："这件事最困扰你的是什么？"约翰斯顿表示，最让她烦恼的是，她的弟弟妹妹们现在都向她寻求建议和经济支持。她的母亲以前担任这个角色，作为最大的孩子，她的弟弟妹妹现在都希望她能担任这个家长角色。

▶ 应对（Handling）。这一项可以评估患者的应对能力。虽然患者通常尽最大努力来解决问题，但是也会感激医生对他们努力的肯定。

应对可分为两大类——以情绪为中心的应对（emotion focused）和以问题为中心的应对（problem focused）。[10] 当情况无法控制时，以情绪为中心的应对会给患者带来更好的结果。遇到无法控制的情况下，比如父母去世，医生最初的工作重点应该是询问患者过去如何处理类似情况。情绪管理可以采取多种形式，包括定期锻炼，与朋友交谈，或者参与娱乐活动，如看电影。

医生要鼓励患者自己想办法解决问题。当患者可以直接采取行动改变困难处境时，医生应鼓励患者解决问题。例如，对于家庭暴力的受害者，获取有关经济适用房的信息，或者，如果有必要，如何申请对施暴者的限制令，都是主动采取行动的积极应对策略。

雷迪医生说："这听起来非常不容易。你觉得你是如何应对这些挑战的？"约翰斯顿女士说，她在教堂里有一些朋友，还有一个支持她的社交网络。她觉得应该向弟弟妹妹们传达她的感受：她也在悲痛中，虽然她关心他们的幸福，但她不能取代母亲的角色。

▶ 同理心（Empathy）。通过认同患者的处境和伴随的情感反应，医生肯定了他们的体验，并证实自己确实在倾听。同理心的表达方式可简可繁。在 BATHE 中，医生可以用表达共情的语句来结束这次短暂的心理咨询。在典型的门诊中，临床医生随后会进行以症状为中心的询问和体检。

雷迪医生说："在这种情况下，我完全理解你为什么会有这种感觉。"约翰斯顿女士说，她在和医生讨论这件事之前，完全没有意识到自己对这件事如此难过。她承认，自从母亲去世后，她可能就没有坚持服用降压药了。她也不知道她的头痛是否与压力有关。

二、行为改变阶段（跨理论模式）

行为改变阶段源于对 18 种心理治疗模式的深入研究。虽然我们对改变患者的特殊干预方法已相当的清楚，但是普罗恰斯卡（Prochaska）和同事 [11] 发现我们对患者实际改变的过程知之甚少。作为研究的一部分，他们从戒烟的成功者和失败者那里获得了对改变过程的一些描述。虽然我们通常认为戒烟是一种有或无的事件（"突然戒掉"），成功者把他们戒烟的过程描述成一系列的阶段。这些阶段包括前意向期（precontemplation）、意向期（contemplation）、准备期（preparation）、行动期（action）和维持期（maintenance）（参见表 5.1）。

表 5.1 ▶ 改变的阶段和询问患者的问题

阶段	准备改变	询问患者的问题
前意向期	没有兴趣改变；没有想过做出改变。临床医生应该限制所花的时间，但要留下伏笔，以便将来讨论	• 你介意我问一下你吸烟的事吗？ [a] • 你有没有想过要减少吸烟？ • 吸烟是否给你带来了任何问题？ • 什么情况下是时候考虑减少或停止吸烟了？
意向期	接下来的 6 个月里考虑做出改变。临床医生应该肯定这种想法，给予支持并提供准备信息	听起来你已经在认真考虑戒烟了。 • 你怎么看待戒烟的好处？ • 戒烟可能会让你失去或不得不放弃什么？ • 戒烟过程中预期遇到的最大挑战是什么？ • 生活中的其他人如何看待你的戒烟？
准备期	患者计划在未来 30 天内开始改变，临床医生可以帮助患者设定戒烟日期，提供支持和信息以提高成功率，必要时提供药物治疗，并进行随访	听起来你已经下定决心戒烟了。请和我详细谈谈，好吗？ • 我能帮什么忙吗？ • 是什么促使你做出了这个决定？ • 你有什么具体计划防止吸烟？
行动期	患者已经做出了行为改变，但是还没有持续超过 6 个月。临床医生此时应该聆听、支持，在需要时帮助解决问题并安排随访	你已经坚持戒烟 2 个月了，真棒！令人佩服。 • 有没有想抽一口的渴望？ • 如果烟瘾上来了，你是如何控制的？ • 有没有遇到任何你未曾料想的障碍？ • 你身边其他人是如何支持你坚持行为改变的？ • 目前为止最具挑战性的是什么情况？你又是如何处理的？

维持期	行为改变已经坚持超过 6 个月了。临床医生应告诫患者可能会有行为反复，并根据需要提供支持和随访	• 你有没有行为反复的时候？
		  ◦ 这种时候持续了多久？
		  ◦ 诱因是什么？
		  ◦ 你是如何让自己回到正轨的？
		  ◦ 你从中吸取的经验教训是什么？
		• 很难预测一个人将面临的所有挑战，还有没有其他情况似乎尤其具有挑战性？

　　马丁代尔（Martindale）先生是一位 47 岁的白人，今天因持续约 6 周咳嗽并伴有无色黏液前来就诊。你在他的病历中注意到，在过去的 2 年里，他曾多次出现过类似的问题。他的症状越来越频繁。他有吸烟史，曾经是 44 包 / 年，目前每天抽 2 包烟。他以前多次被建议戒烟。他拒绝服用任何药物。今天的血压是 145/90 mmHg，体温 99.40 °F（37.40 ℃）。体格检查提示湿啰音与哮鸣音。

马丁代尔先生咳嗽和支气管炎的加重很可能与他吸烟有关，这提供了一个机会，临床医生可以借此提高他戒烟的兴趣，在行为改变阶段上更进一步。经询问，他认为这些咳嗽发作与吸烟有关，现在他可以看到戒烟的好处，他一直在考虑戒烟，但过去都失败了，所以有些犹豫。

有些患者不能保持有节制的行为，而且很快又回到了他们以前的行为模式。在戒烟（或戒酒）中，一个常见的认知模式是"违反节制效应"（abstinence violation effect）[12]：患者将偶尔的无节制行为复发视为无助和无力改变的证据。在此情形下，非常重要的一点是，临床医生应避免表达对他们的失望或者暗示他们的失败，相反，应该肯定患者以前取得的成功。例如，临床医生可以说："我不认为你无可救药——你有 10 个月没有吸烟——这是一个了不起的成绩。很明显你做了许多对的事情。"或者临床医生应该探索患者行为不能保持节制的原因。"告诉我，在那之前你表现很好，是什么原因诱发了你再次吸烟——听起来一定有什么事让你措手不及——可能是你没有预料到的情况。"

> 复发是改变过程的一部分：曾吸烟者报告平均有 4 ～ 5 次戒烟尝试。[13]

由于马丁代尔先生每天吸烟的数量以及烟龄，他很可能在戒烟时出现明显的尼古丁戒断现象。所以，他使用口香糖、尼古丁贴片、安非他酮或伐尼克兰等药物作为尼古丁的替代会增加成功的机会。在讨论了他之前戒烟的成功经历和隐患之后，你开了在戒烟前几周开始使用安非他酮的处方，并建议马丁代尔先生从他的环境中去除任何与吸烟有关的刺激因素，这可能包括彻底清洁他家的地毯和窗帘，以及给汽车做深度清理。

在 3 个月随访时，马丁代尔先生描述了一个聚会上的场景，他发现几个朋友在抽烟，一个朋友递给他一支烟。马丁代尔先生说，这让他为难，因为他觉得不加入他们是对朋友的无礼。以前和朋友在走廊上抽烟是马丁代尔先生的习惯。所以，他的第一反应是接受这支香烟，但最终还是谢绝了，并告诉朋友他已经戒烟了，然后回到屋里。

三、动机面询

> "动机面询（Motivational Interviewing）是一种协作式的谈话方式，它能增强一个人改变的动机和决心。"[14]

动机面询最初是为治疗物质滥用而开发的，它与由来已久的咨询实践差距甚远。与 20 世纪 90 年代流行的针锋相对的、基于羞耻感的治疗方法相反，威廉·米勒（William Miller）发现，当治疗师给予同情和支持时，患者在减少药物和酒精使用方面更为成功。[15, 16] 自从米勒创始了动机面询后，动机面询已经被广泛应用于各种医疗场所，包括急诊室、肾病诊所、初级保健门诊。[14] 动机面询已被证明有助于提高糖尿病和哮喘治疗方案的有效性以及饮食、运动和戒烟的依从性。

1. 基本假设

与行为改变阶段相似，动机面询能帮助医生认识到人们在进行重大的生活方式改变时会产生相当大的矛盾心理。然而，医生与其直接说教戒烟或减少饮酒的益处，动机面询通过使用专注的、苏格拉底式提问来引出患者自己的"求变话题"。动机面询同时能使医生意识到因为这种矛盾心理，患者有可能拒绝改变。动机面询并没有将拒绝改变视为患者的问题，而是将它描述为患者保持自主性的一种方式，同时也是向医生发出的关于患者在矛盾两极之间摇摆的信号。

2. 动机面询的精神

医生有效实施动机面询不仅仅是学习一套访谈技巧，相反，医生的世界观必须超越理性的、指导性的患者教育，而成为一个富有同理心的倾听者和提问者。医生保持一种尊重、好奇的态度常常是一种挑战，尤其是当患者并没有认识到自身行为的风险时。

为了领会动机面询的精神，医生需要融会贯通动机面询的四个基本维度：

▶ 抵制纠正患者的冲动：当患者的行为明显对自己的健康有害，或者对酒精滥用、高脂饮食、吸烟以及久坐生活方式造成的影响有错误概念时，医生正常的反应就是强调这些问题，然后提出建议，试着去"纠正它"。然而，在很多情况下，患者其实很清楚过量饮酒、吸烟对他们的健康有害。自相矛盾的是，医生过多的健康教育很可能会引起患者的抵触情绪——在被劝说时患者顽固不化。为使动机面询有效，患者必须自己挖掘出改变的理由。临床医生的工作就是保持与患者对话，以及避免这种急于纠正患者的冲动。

纠正冲动的迹象

1. "你应该……"
2. "我想让你……"
3. "你真的必须要……"

▶ 理解患者的价值观：虽然减少饮酒可能有助于维持健康和降低罹患肝脏疾病的风险，但患者可能有与此不同的改变动机，而且实际情况经常如此。通常，促使患者做出健康行为改变的关键价值是为了维持或强化与家庭、同事或朋友的关系。出于合理的医学原因而改变不一定是患者优先考虑的。

▶ 仔细倾听：被一个善解人意的人仔细而真诚倾听是一种很有影响力的体验，而且能很快地建立一种信任关系。在忙碌的门诊环境中，当患者说话时，我们通常在考虑鉴别诊断的方案，或者下一个与症状有关的问题。当你因解决临床问题而分散了对患者的注意力时，提醒自己仔细倾听——从长远来看，这将节省时间。

▶ 鼓励并强调患者自主选择：在考虑戒烟、减重、2型糖尿病饮食改变或者透析的最佳时间时，患者通常知道什么对他们最合适。为了增加患者的决心，直接询问患者如何才能最好地实施生活方式的改变通常是有帮助的，这会建立一种协作关系，可能会增强患者的依从性。

3. 动机面询的关键原则

表达同理心

动机面询不是一种旨在让患者坚持医嘱的操纵式咨询，也不是让医生充当啦啦队的角色鼓舞士气。相反，使患者自身的价值和关注重点成为让患者改变的驱动力。构建有效的苏格拉底式提问需要理解什么东西对患者最重要。此外，患者如果感觉不被理解，就不太可能接受新的建议。虽然戒烟和代谢综合征患者的饮食干预似乎是合乎逻辑的、直截了当的，但是患者可能会将这些视为主要的生活挑战，并怀疑自己是否有能力成功。

产生差异

认知失调是促使患者改变健康相关行为的一个主要动力。在回应医生娴熟的苏格拉底式提问时，患者会在阐述个人的价值观或目标的同时意识到这些愿望与他们当时的健康相关行为自相矛盾。这种认知层面的不协调让患者感到不舒服，并产生改变的动力。只有核心价值观的改变（这一般不太可能）或当前行为的改变与患者目标不一致时，才能解决问题。同样，通过医生的提问，患者自己会道破这种不一致。

应对抵触

当患者觉得自己的自主性受到外部影响的威胁时，自然会试图保持独立性。当面对医生的纠正冲动时，许多患者会自动地走向矛盾连续体的"否决"端。抵触的陈述（"我现在不能戒酒——绝对不是在我每天必须与专横的主管打交道的时候"）通常表示患者感觉到医生没有真正听到他们的心声，或理解他们挣扎的程度。换言之，医生还没有学会如何与患者合作。

提高自我效能

患者要想改变命运，必须自己做出改变，医生无法代替。医生通过帮助患者认识自己的优势和决心，鼓励患者探索并认识到自己的目标必能实现。正如米勒所指出的，患者有一个供医生激活的"智慧和经验的源泉"。患者知道大量吸烟或酗酒有害，但是可能感到没有足够的自信去改变自己。

询问患者他们在生活中曾经克服的挑战是有帮助的。在一段时间内，已经成功戒烟、戒酒的患者，他们增加了体力活动，保持了健康的饮食或者坚持了慢性病的药物治疗方案，这就有了成功的经验。但是，除非医生特意询问他们，否则患者可能无法认识到这些优势。例如，在复发前坚持戒烟 3 个月的患者，已经成功地度过了身体的煎熬以及渴望烟草的顶峰时期。对这一成功经历的讨论可能会增加下一次戒烟的尝试。

4.OARS：动机面询的特殊访谈技巧 [17]

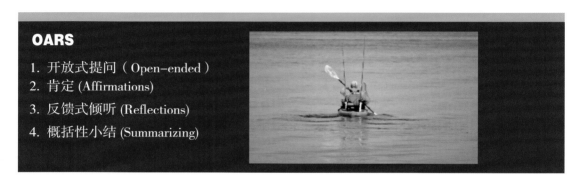

OARS

1. 开放式提问（Open-ended）
2. 肯定 (Affirmations)
3. 反馈式倾听 (Reflections)
4. 概括性小结 (Summarizing)

▶ 开放式提问：从开放式提问开始会谈。与针对症状的提问不同（"你痛了多长时间了？"或者"哪里最痛？"），开放式提问（"今天是因什么而来？"或者"再说说你是怎么处理这件事的？"）鼓励患者在自己的疾病管理中成为一个主动的合作者。对开放式提问的回答不仅可以表明患者的来意，而且也可以表明症状对患者的意义以及隐含的价值。

▶ 肯定：动机面询使用肯定来激活患者的能力。医生通过指出患者过去如何战胜逆境，或者他们想要改变生活方式的真诚愿望，强调患者的能力和可以开发的潜力。（"我佩服你决定把运动作为你日常生活的一部分。"）医生的表达应该真诚而不是假意恭维，这一点非常重要。即使是很小的进步也应该得到真诚的肯定。比如，谈论饮酒的利弊会引起患者的不愉快，他们愿意忍受这些不愉快应该被认为是一项成就，应该得到表扬。

▶ 反馈式倾听：即使只是简单的重复患者所说的话也表明你在倾听。对患者关注问题的理解做出反馈也是让谈话"切题"以及确保你是否准确理解患者所提供信息的有用方法。更成熟的反馈可以同时强调患者心理矛盾的两面。

▶ 概括性小结：好的总结可以把患者寻求服务的原因、症状的意义以及对他们的病情／症状的解释有机地结合起来，为下一步打下基础。总结患者所说的也表明医生在仔细倾听。此外，一个有效的总结整合了患者所要表达的观点，希望能引导他们采取下一步行动。（"在我们今天讨论之前，你并没有真正意识到每天使用大麻对你学习专注力的影响。在大学里表现出色对你来说显然也很重要。那么你认为减少大麻使用最好的办法是什么？"）

5. 如何在动机面询中提供信息

到目前为止，重点一直放在重视患者的观点上。然而，医生也有责任提供相关信息。动机面询的重点是让患者产生想要改变的理由和动机，但是患者可能对危害健康的错误信息并不知晓，甚至在错误信息的指导下生活。

医生在提供信息前获得患者的允许（"我分享一些关于怀孕期间饮酒的信息，可以吗？"）可以令他们感到有主动权。由于患者有意识地选择接受信息，他们在讨论中可能会更投入。在得到许可后，医生应该以一种中立的、实事求是的方式提供信息。描述完之后，如果患者没有回应，医生应该进一步询问："你怎样看待这些信息？"

> 理查森（Richardson）是一位28岁的女士，今天就诊的目的是做健康体检。护士的记录表明她也想讨论停止节育的问题，因为她已经决定要怀孕了。理查森女士和丈夫拥有一家餐馆，在餐馆下班后，他们惯常会与几个员工一起喝上3～4杯酒。
>
> 过去，你曾向她指出，女性一次喝3杯以上的酒被认为是过度饮酒。理查森女士的回答是："我不是酒鬼，这只是下班后我们放松的方式，如果不喝上几杯酒，我认为在餐馆紧张营业整晚之后我无法入睡。"要想避免孕期饮酒，你需要解决目前相互矛盾的两个价值观——一个是工作中需要暂时"减压"，另一个是想要一个健康的婴儿。
>
> 运用最佳动机面询，你这样说道："理查森女士，在我们讨论停止使用避孕药之前，我想总结一下我所听到的。工作后饮酒是7～8年前养成的一种习惯，而且是你在忙碌一天后一贯用来减压的一种方式。虽然它让你放松，但是第二天早上你也开始意识到那种"犯糊涂"的感觉可能是因为酒精的原因。另外你也想一年内怀孕。"
>
> 得到可以讨论酒精和怀孕的许可后，你继续说："建议女性在怀孕或者积极备孕期间不要饮酒。怀孕期间饮酒会使婴儿有生理问题和发育迟缓，而且这些不会因孩子长大而消失。你对这些信息有什么看法？"

注意，故意省略了"你的孩子"或"你不应该……"这样的措辞，以降低患者的抵抗心理。

6. 对抵触作出反应或与之"较量"

有时患者会公开或隐晦地表示不同意临床医生的说法，即他们的健康相关行为存在问题。他们可能是通过非言语信号来表达，如看地板、叹气、翻白眼或者查看手表。如果患者表现出没兴趣参与讨论，非常重要的一点是，医生应该以非批评的方式指出这种行为。如果你没有对患者的这种反应加以重视，依从性或行为改变的可能性会大大地降低。

> **暗示医患"失联"的行为**
> ▶ 非言语性表达对医生的忽视
> ▶ 打断
> ▶ 争论
> ▶ 淡化
> ▶ 沉默

医生和患者之间经常出现"失联"，因为患者没有明确表达他们不同意治疗计划。他们可能会表现为心不在焉、沉默或者干脆改变话题。（"好了，医生——对我喝酒的事情我已经清楚了，但是你能否看看我脚上的老茧——他们真的很痛。"）当这种行为出现时，以下几种回答会对你有帮助。直接说"我注意到你的沉默。我说的话有没有让你感到不安或不舒服？"或者"当我们讨论你的吸烟问题时，我感觉我可能错过了一些对你来说重要的事情，能告诉我是什么吗？"或者说，"我感觉我们几分钟前分心了。我们在哪里岔开的？"

这些互动表明医生可能错过了某些重要的事情。你可能错误判断了患者在跨理论过程中的阶段，高估了患者以前成功的经历，或者未经患者同意直接进入了说教的模式。如上所述，提高你的观察力通常会使你们的谈话回到正轨。

四、结论

医生的沟通技巧可以预测患者的依从性，医生良好的沟通可以改善糖尿病和高血压等慢性病患者的临床结果。[18] 本章提供了几种在门诊环境中与患者合作时有针对性的咨询策略。虽然 BATHE、行为改变阶段以及动机面询有各自的方式，但是这些技术通常会有重叠。接受初级保健服务的患者通常并不属于特定的类别。比如，患者的目的可能是戒烟，但是可能同时因为家庭或工作的原因，他正在与抑郁症、焦虑症做抗争。在实际情况中，你可能要考虑在诊疗开始和结束时使用这些策略。为了鉴别诊断和收集资料，你需要提出封闭式的问题，并要求患者进行适当的体格检查。然而，开放式提问通常可以获得更多信息，并让患者和医生更深入地参与治疗工作。

活动

▶ 练习动机面询：我们很多人都有需要改变的习惯。我们可能要改变自己的饮食习惯，加强锻炼，甚至是改变每天的液体摄入量。这种活动最好有三个参与者。让一个人提出问题——可以是真实的或假想的——另外一个人使用动机面询的原则来解决问题。第三个人作为旁观者注意动机面询的精神和具体技巧的准确实施程度。每个场景5～10分钟，加上反馈。咨询者和"患者"双方都应该记住，自相矛盾是任何生活方式改变的重要因素。

问题

1. 对动机面询最好的描述是：
   A. 说服患者改变他们的生活方式
   B. 啦啦队
   C. 试着让患者接受医生的观点
   D. 防止改变了生活方式的患者复发
   E. 促进改变的对话，强化一个人改变的动机

2. 在一次关于患者体重的讨论中，医生说："我真的认为你应该设定一个在未来3个月内减掉15磅的目标。"这个例子是?
   A. 纠正的冲动
   B. 改变阶段的"行动期"对话
   C. 动机面询
   D. 理解患者的价值
   E. 发展分歧

3. 你正在治疗的患者试图减少或停止饮酒，为了促使这个在意向期的患者进一步考虑改变，下面哪项为最佳选择?
   A. "你有没有想过减少饮酒?"
   B. "在减少饮酒方面你考虑了什么计划?"
   C. "看起来你在严肃的考虑减少饮酒或者戒酒……"
   D. "从上一次想要戒酒中你学到了什么?"

4. 关于 BATHE 技术，下面哪一个是正确的?
   A. B 等于行为
   B. A 等于情感
   C. T 等于想法

    D．H 等于帮助

    E．E 等于举例

5. 在治疗一位想要改变吸毒行为的患者时，一位擅长促进行为改变的医生，可能想帮助患者表达自己的价值观和目标，并让他们意识到这些愿望与他们的健康相关行为不一致。这个过程被称为？

    A．应对抵触

    B．纠正的冲动

    C．提高自信心

    D．产生差异或认知失调

答案

问题 1：正确答案是 E。

    动机面询是一种协作式的谈话方式，旨在强化一个人对改变的动机和决心。动机面询使用专注的、苏格拉底式提问来引出患者自己的"改变话题"。

问题 2：正确答案是 A。

    当患者的行为明显有害于他们的健康，或对酒精使用、高脂肪饮食、吸烟或久坐的生活方式的影响产生误解时，正常的反应是强调问题并提出建议，试图"纠正它"（纠正的冲动）。纠正冲动的标志是以"你应该……""我想让你……"或"你真的必须要……"开头的表述。

问题 3：正确答案是 C。

    如表 5.1 所示，对于处于意向阶段的患者，临床医生应肯定其想法，并给予支持和提供准备信息。在这一阶段向患者提出的问题包括："听起来你在认真考虑戒烟。你认为戒烟的好处是什么？"

问题 4：正确答案是 B。

    BATHE 是一种访谈的技术。BATHE 的缩写字母代表背景（Background）、情感（Affect）、烦恼（Troubles）（最大的）、应对（Handling）以及同理心（Empathy）。

问题 5：正确答案是 D。

    认知失调是促使患者改变健康相关行为的主要动力。针对医生巧妙的苏格拉底式的问题，患者在表达个人价值观或目标的同时，逐渐认识到这些愿望与他们的健康相关行为不一致。

参考文献

1. Institute of Medicine (IOM). *Crossing the Quality Chasm: A New Health System for the 21st Century.* Washington, DC: National Academy Press; 2001.
2. Friedman CP, Slatt LM, Baker RM, et al. Identifying the content of family medicine for educational purposes: an empirical approach. *Acad Med.* 1983;58(1):51–57.
3. Engel G. The need for a new medical model: A challenge for biomedicine. *Science.* 1977;196:129–136.
4. Kleinman A. *The Illness Narratives: Suffering, Healing, and the Human Condition.* New York, NY: Basic Books; 1988.
5. Stuart M, Lieberman. *The Fifteen Minute Hour: Therapeutic Talk in Primary Care* 5th ed. Abdington, UK: Radcliffe Publishers; 2015.
6. Leiblum SR, Schnall E, Seehuus M, et al. To BATHE or not to BATHE: Patient satisfaction with visits to their family physician. *Fam Med.* 2008;40(6):407–411.
7. Kim JH, Park YN, Park EW, et al. Effects of BATHE interview protocol on patient satisfaction. *Korean J Fam Med.* 2012;33(6):366–371.
8. Roter DL, Stewart M, Putnam SM, et al. Communication patterns of primary care physicians. *JAMA.* 1997; 277(4):350–356.
9. Kalavana TV. Responding to emotions. In: Brown J, Noble LM, Papageorgiou A, Kidd J, eds. *Clinical Communication in Medicine.* Chichester, UK: John Wiley & Sons, Ltd; 2015.
10. Bond FW, Bunce D. Mediators of change in emotion-focused and problem-focused worksite stress management interventions. *J Occup Health Psychol.* 2000;5(1):156–163.
11. Prochaska JO, DiClemente CC, Carlo C. Transtheoretical therapy: Toward a more integrative model of change. *Psychother Res.* 1982;19(3):276–288.
12. Curry S, Marlatt GA, Gordon JR. Abstinence violation effect: Validation of an attributional construct with smoking cessation. *J Consult Clin Psychol.* 1987;55(2):145–149.
13. Borland R, Partos TR, Yong HH, et al. How much unsuccessful quitting activity is going on among adult smokers? Data from the International Tobacco Control Four Country cohort survey. *Addiction.* 2012;107(3):673–682.
14. Miller WR, Rollnick S. *Motivational interviewing: Helping people change.* 3rd ed. New York, NY: Guilford; 2013.
15. Miller WR, Rose GS. Toward a theory of motivational interviewing. *Am Psychol.* 2009;64(6):527–537.
16. Smith J, Carpenter K, Wain R, et al. Motivational interviewing. In: A. Mack, et al. *Clinical Handbook of Addictive Disorders.* New York, NY: Guilford; 2016.
17. Rollnick S, Miller W, Butler C. *Motivational Interviewing in Health Care Settings.* New York, NY: Guilford; 2008.
18. Haskard Zolnierek KB, DiMatteo MR. Physician communication and patient adherence to treatment: A meta-analysis. *Medical Care.* 2009;47(8):826–834.

第六章 初级保健中的患者安全

本章要点

1 ► 医疗差错是指在治疗患者过程中所发生的差错。医疗差错出现的原因有两种，一是因为正确的决定或行动没有得到正确的执行，二是因为最初的决定或行动就是错误的。

2 ► 不良事件是医疗保健中对患者造成的有害结果。如果是由于差错引起的，则称为可预防的不良事件。

3 ► 家庭医学中最常见的差错类型是药物差错、检查过程差错和诊断差错，导致这些差错的原因包括沟通、系统和思维问题。

4 ► 家庭科诊所是一个临床微系统，医生、工作人员、患者和工作流程汇聚于此，旨在为患者提供高质量的医疗服务。高质量的临床微系统更有可能及早发现差错，更少发生差错和可预防不良事件。

5 ► 当差错和可预防的不良事件发生时，医生应如实地通知患者，同时也要关心照顾自己和团队成员。

现在是家庭科诊所早上工作汇报的时间。在开始工作之前，医生琼斯（Jones），她的学生马克(Mark)，前台职员琳达(Linda)和你，很快地回顾了今天的日程安排。赫尔加·约翰逊（Helga Johnson）约了上午 10 点的糖尿病随访。她已经 6 个月没来诊所了，上次来的时候情况还不错。马克看了看电子病历后说："琼斯医生，你 6 个月前对她的皮肤病变做了穿刺活检，结果显示是皮肤癌。我看我们从来没有通知过患者。"所有人细看了一下患者的电子病历，确认这个结果从未告知患者。

这种经历对医生、医学生、诊所工作人员和患者来说都是可怕的。患者可能会因为出现的这些问题和差错而受到伤害。虽然以往人们更关注发生在医院内的差错，但是近年来，诊所内的差错也越来越受到重视。本章的目的是讨论门诊环境中最常见的差错，如何预防这些差错，以及如何处理差错的受害者（包括"第二受害者"——差错涉及的医护人员）。但首先我们需要准确理解医疗差错的真正含义，差错、安全和不良事件之间的关系，以及与门诊患者服务的关系。

有时，患者会有不良后果。如果不良后果是由于医疗服务造成的，而不是疾病或患病本身，则称为不良事件（图 6.1A）。有些不良事件是不可避免的，正如我们事先预见的一样，比如癌症化疗后脱发，或者抗生素治疗一个疗程后可能出现念珠菌性阴道炎。因为出错而导致的不良事件是可以预防的，如给青霉素过敏的患者开阿莫西林后出现的皮疹。

医疗差错是指在提供医疗服务过程中发生的差错。我们可能会做出错误的决定，比如开错药物，做出错误的诊断，或者忘记开治疗医嘱等。我们也可能做了正确的决定，但是医疗系统出了问题，比如药开对了，但是药房把剂量搞错了。

幸运的是，许多医疗差错被及时发现和纠正了，而没有伤害到患者（图 6.1B）。患者或其他医务工作者，如药剂师或护士，可能会对决策提出问题或进行观察，然后发现差错并予以改正（图 6.1B，屏障），这叫未遂事故。有时差错确实会影响到患者，但不会造成伤害（图 6.1B，屏障）。例如，我们没有收到患者的检查结果，但结果是正常的，不会改变治疗决策。虽然犯错了，但由于运气好，因此没有对患者造成任何伤害。

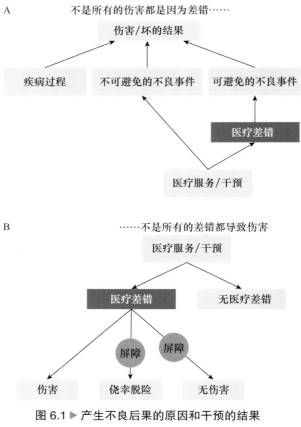

图 6.1 ▶ 产生不良后果的原因和干预的结果
（A）产生不良后果的原因。（B）干预的结果。

患者安全包括我们在医疗上为了减少差错和不良事件并维护患者的安全所做的一切工作。虽然这些定义看起来似乎简单明了，但实际上，医疗差错、失误、不良事件和不良事故常常被互换使用。这有时会让人困惑，所以在谈论或阅读有关医疗差错的内容时，你应该注意讨论的是医疗过程还是医疗结果。我们的目标是改善结果，但我们需要强调过程来达到目的。

一、初级保健门诊中最常见的差错

在门诊动态环境中识别最常见的差错是困难的。研究审查了医生、护士和诊所工作人员的报告，分析了事故报告、医疗事故索赔、医疗记录、账单和质量数据库，以及提交到卫生系统和政府的报告。有些统计数据只包括对患者造成重大伤害的事故，而另一些则包括"不应该在我的诊所发生，我不想再发生"的差错。这导致差错的频率低至 0.005%，高达 24%。[1-5] 初级保健中最常见和有最佳研究报告的差错是：

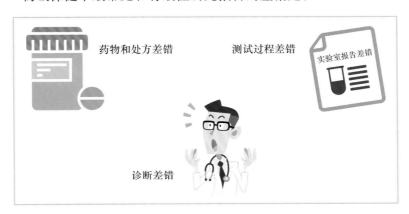

造成差错的三大原因是：

▶ 沟通：医生与患者、诊所工作人员与患者、医生与诊所工作人员、医生与医生之间每天都在进行沟通。在有些研究中，沟通是造成差错和可预防的不良事件的首要原因。[6]

▶ 系统：电子病历显然是我们在医疗上最常使用的系统，但是诊所所做的每件事的协议和程序也是重要的系统。

▶ 思维差错和偏见：医生使用模式来帮助识别和诊断疾病，但有时医生可能也会因为我们都有的一些偏见而做出差错的诊断。许多就诊患者的病情并没有特异性，在医疗服务中我们既想提高效率又想降低成本，这使思维错误成为初级保健中的常见风险。

1.药物差错

史密斯（Smith）女士今天来看琼斯医生。她上周一直在抱怨自己的身体出现恶心、呕吐、腹泻和无力的症状。2 周前，她开始服用氢氯噻嗪（Hydrochlorothiazide，HCTZ）治疗高血压。首先，你要回顾史密斯女士病历中的所有药物，包括琼斯医生开的奥美拉唑和社区心理健康诊室开的西酞普兰。然而，史密斯女士说她的精神科医生在几个月前就让她停吃西酞普兰并开始给她服用锂盐，因为他认为她患有双相情感障碍。医学生看了看病历，并没有看到她的药物清单上记录了这一变化。琼斯医生和你意识到可能因 HCTZ 与锂盐的相互作用导致患者发生锂中毒。

　　常见的药物差错包括执行差错（开错了药、开错了剂量或药物之间相互作用）和遗漏差错（没开所需药物）。在上述情况中，药物清单差错引起了严重的药物相互作用，使患者遭受了一次本可以避免的不良事件。显而易见，沟通和系统方面的问题是造成医疗差错的原因。临床医生使用一种根本原因分析（Root Cause Analysis，RCA）方法系统地评估发生的不良事件（甚至是未遂事件）。RCA 可能涉及很多人，特别是在医院环境中，但 RCA 也可以在诊所环境中使用简单的"5 个为什么"来进行分析。先从已知的差错开始问"为什么"，然后对每一个答案进一步询问"为什么"。通常到第 4 ～ 6 个"为什么"的时候，你就差不多知道医疗差错的原因了。图 6.2 显示了通过"5 个为什么"分析该问题的示例。你能想象导致这种药物相互作用的其他情形吗？你可以在患者安全网（PSNet）上找到关于 RCA 的更多信息 (https://psnet.ahrq.gov/primers/primer/10/root-cause-analysis)。

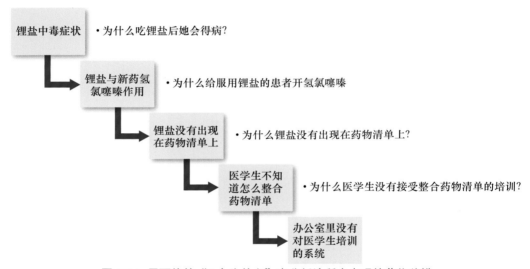

图 6.2 ▶ 用可能的"5 个为什么"来分析诊所中出现的药物差错

　　想要预防药物差错就意味着需要改进我们的系统和沟通，以及我们的记录。我们输入的信息怎样，我们的电子病历就会怎样！数字处方仅仅意味着我们不太可能因为潦草的笔迹而犯错，但我们不仅会因为药物清单不准确而错过潜在的相互作用，还会因为"警报超载"而错过潜在的相互作用，因为电子病历经常会针对一些小问题，如药物相互作用之类，而弹出警告，我们开始习惯忽略这些东西。更何况在美国，医生们使用的电子病历系统多达数百种，医生们在使用这些复杂的系统时，会有一个漫长的学习过程。

　　一个很好的预防差错发生的工具是"再次审核"。药剂师在给药前反复检查处方就是如此，我们也可以要求我们的患者充当双重核对者，鼓励他们把药物带到诊室，并且在取药时检查他们的药物，每次就诊时，我们也询问患者服用的任何新药以及药物的变化（包括非处方药和草药）。你还能想出类似通过再次审核来帮助减少药物差错的其他方法吗？https://www.ismp.org/pressroom/Patient_Broc.pdf 是由安全药物实践研究所提供给患者的一本很好的教育小册子。

2. 测试过程差错

在这个例子中，我们读了关于皮肤活检的病理报告，但从未与患者分享过。家庭科诊所常常做一些实验室检查，有些检查（如尿检、血糖、链球菌筛查）"当场"进行，其他的在参考实验室完成。图 6.3 中的模型显示了从决定开处方做测试到患者跟进的许多步骤。一些医疗系统可能会在向医生提供结果的同时向患者提供结果。这可能会增加患者快速查看测试结果的能力，但你可以想象当医生还没有来得及查看和解释他们的测试结果之前患者已经获得了结果时会出现的问题吗？

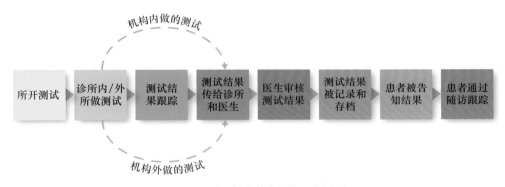

图 6.3 ▶ 门诊测试过程的一个例子

改自：Planning for Improvement。Agency for Healthcare Research and Quality, Rockville, MD. http://www.ahrq.gov/ professionals/quality–patient–safety/quality–resources/tools/office–testing–toolkit/officetesting–toolkit5.html。

测试过程中的任何地方都可能发生差错。早期研究报告称，在测试过程中，大多数差错发生在开测试单和进行测试的过程中，[7,8] 但最近的报告发现在通知患者和跟踪异常结果方面的差错比以前想象的更常见（2009 年研究中有 7.1% 未通知患者，一个 2010 年研究显示 34% 在异常结果后没有跟进适当的治疗）。[9,10] 也可能因为延迟告诉患者，而引起患者焦虑和影响临床结果。测试过程中出错最少的环节是实验室检查的实际操作，尤其是在参考实验室中做的测试。

测试过程是一个很好的例子，它可以用来说明"工作系统"是如何创造既安全又危险的患者护理环境的。一个工作系统不仅包括人，还包括技术（电子病历、患者门户、血糖仪等）以及医疗服务的实体和组织环境。在这个工作系统中，我们提供临床护理并达到临床效果（以及其他结果，如创建一个良好的工作和学习环境）。[11]

要做到测试过程既安全又无错，我们不仅需要一个好的测试过程，而且还需要一个好的工作系统。家庭科诊所是大型医疗系统中的"临床微系统"。临床微系统是一种工作系统，包括一小团队人常规性地合作去为一个特定的患者亚人群提供服务。[12] 临床微系统的详细信息，请访问 http://clinicalmicrosystem.org。高效的微系统成功的组成部分指导我们如何预防系统差错，如测试过程中的那些差错。

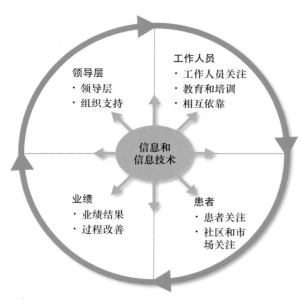

那么为什么琼斯医生没有通知赫尔加·约翰逊的异常活检结果？诊所可能会用"5 个为什么"的 RCA 来找出问题，并在工作系统中查看他们的测试过程，寻找改进的方法。也许结果送到了另外一个医生的电子邮箱后被那个医生忽略了，他认为琼斯医生会处理的。那么信息技术、教育和培训、相互依赖和患者关注的领域可能需要加强。或者因为计算机处理结果的格式使琼斯医生在查看结果时忽略了异常值，那么信息技术、患者关注和流程改进可能是下一步需要改善的地方。

改自：Nelson E, Batalden PB, Huber TP, et al. Microsystems in health care: Part 1. Learning from high-performing front-line clinical units. Jt Comm J Qual Improv. 2002;28(9):472–493。

3. 诊断差错

由于测试过程中的差错，赫尔加·约翰逊的癌症诊断被延误了。系统差错，尤其是测试过程（实验室检查和影像检查）中的差错是导致诊断延迟和误诊最常见的原因之一。在一项关于门诊医疗的研究中，它们占了诊断差错的 44%。[13] 根据改善医学诊断协会（http://www.improvediagnosis.org）的估计，十分之一的患病诊断是不正确的，常见的诊断（如心脏病发作、癌症和卒中）最常发生诊断差错。除了系统差错外，认知或思维差错是导致诊断差错和延迟的另一个主要原因。认知差错很少是由于知识缺乏造成的，而是因为每个人的大脑对信息的理解和处理方式不同而造成的。

我们的头脑用两种不同的思维系统来做决定。一种系统（分析推理或类型 2）是有意识的、深思熟虑的、明确的、理性的和可控的。另一种（非分析推理或类型 1）系统是无意识的、联想的、隐含的、凭直觉的和自动的。[14,15] 最近被时髦地称为"思考，快和慢"。[16] 要成为成功的医生，我们需要两种思维系统。模式识别：快速识别从上呼吸道感染到阑尾炎的关键诊断标准是专家决策的一个标志，它令有经验的医生在相对较短的时间内快速查看、诊断和管理大量患者。然而，这种思维方式可能导致认知差错，从而可能导致诊断差错。医学上已经描述了近一百种认知差错或偏见，但其中最常见的有以下三种：

▶ 情景差错（context errors）：医生不恰当地将考虑范围仅限于一组诊断可能性，而不是其他可能性。比如，在患者呈现胸痛时，没有考虑胃肠道的原因。

▶ 可用性差错（availability errors）：医生选择最有可能的而不是较为罕见的诊断，或者选择他们最熟悉的或者最近看到的。比如有主动脉瘤夹层的胸痛患者被认为是肌肉骨骼扭伤。

▶ 过早下结论（premature closure）：一旦发现一个合理的病情，不再全面考虑其他的可能性；我们干脆停止思考。这类似于锚定（anchoring）。

或许你会想起曾经经历过类似的思维差错。最近的研究表明，需要把医学教育和工作系统设计成培养和帮助医生使用最恰当的思维方式，即所谓的"元认知"或认知的认知，而不是建议所有的医生采取一种缓慢、深思

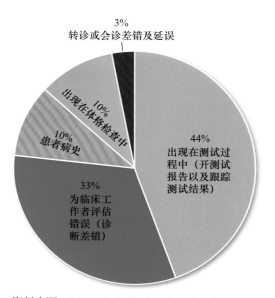

资料来源：Eder M, Smith SG, Cappelman J, et al. Improving Your Office Testing Process. A Toolkit for Rapid-Cycle Patient Safety and Quality Improvement. AHRQ Publication No. 13‐0035. Rockville, MD: Agency for Healthcare Research and Quality; August 2013。

熟虑和分析的方式来处理每一个患者的担忧。这就要求医学生学习什么是思维偏差，并在出现偏差时获得反馈。这需要我们警惕那些使我们更容易犯认知差错的情绪和情况，比如不喜欢某个患者（或者太喜欢某个患者）。在临床实践中，学习用于诊断的指导性结构化反思过程和使用认知强迫策略（例如，必须考虑替代性诊断）显示了改进诊断决策的希望。然而，怎样提高医生的思维仍然是一个相对新的领域。[14]

二、医疗差错披露和第二受害者

琼斯医生这一周过得不好！她现在必须告诉史密斯女士，由于她的团队未能正确调整药物清单，在没有适当监测的情况下给她开了 HCTZ 的处方。她还必须告诉赫尔加·约翰逊患有皮肤癌，他们错过了 6 个月前的检查结果。幸运的是，琼斯医生接受了关于如何披露医疗差错的良好培训，虽然谈话会很困难，但她知道，如果她开诚布公，她与患者之间的关系更有可能是积极的。

　　30 年前，医学界采取的是"否认和辩护"的方法来处理医疗差错；医生和其他医务工作者避免谈论所犯的差错，也否认曾经犯过差错。今天，在患者安全的文化氛围下，找到差错，减少和预防差错，以及向患者披露差错已蔚然成风。向患者披露差错不仅在道德上是正确的，而且绝大多数研究都显示了在医患关系、对医生的信任方面仍然是积极的，至少是中性的，以及在披露发生后患者仍然愿意选择自己的医生。PSNet 在 https://psnet.ahrq.gov/primers/primer/2/error-disclosure 上有一个披露差错的样板。过去 20 年涌现了一些关于如何披露差错的基本指南，通常包括以下部分：

▶ 当患者受到严重伤害时，通知保险公司、风险管理部门和医疗团队。

　　• 不要因为等待获得统一意见、指导或决定而过度拖延披露的时间。

　　• 必要时对于延迟披露应该立即道歉：

　　　　◦ 对伤害表示道歉，你相信差错已经发生但是你还不知道所有细节。

　　　　◦ 与患者和家属在近期预约时间对差错进行全面披露。

▶ 争取主动，不要等患者打电话询问。

▶ 只解释你所知道的。

　　• 酌情承担个人责任。

　　• 不要责怪他人，同时也不要隐瞒别人的差错。

　　• 使用非技术语言。

　　• 尽可能提供调查和寻找信息。

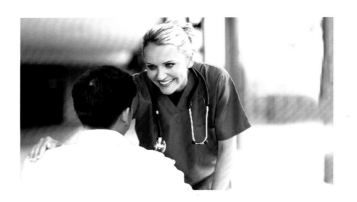

▶ 道歉。

　　• 表达悲伤和同情。

▶ 表明已采取行动预防此类事件再次发生。

　　• 确保类似事件不再发生并已采取行动。

▶ 考虑：提供适当的经济赔偿。

- 不收诊费。
- 与保险公司、风险管理和 / 或律师合作提供赔偿。

医学生和其他学习者不应该单独向患者披露差错，他们应该与主治医生或带教老师一起进行，但责任仍然在于患者的主治医生。如果学生观察到差错，但主治医生不承认或不向患者透露时，该怎么办？这是一个非常棘手的情况，因为学生自然会担心他们的评估，而且他们会认为主治医生可能更加懂行。在这种情况下，学生应该试着用诚实而不是挑战的方式和主治医生交谈。如果这一尝试失败或无法实现，学生应去找课程主管或学院领导。当学生犯错时，他们也应该向主治医生披露，并与主治医生一起向患者披露。

在处理医疗差错时，虽然患者始终应该是第一位的，但也必须关注医务工作者，包括医生、诊所工作人员和医学生，这些人被称为"第二受害者"。[17] 至今为止，对此种情况的描述仍会在医生和医学生中引起共鸣：

> "几乎每个从业者都知道犯错时那种令人恶心的感觉。你会有一种被孤立和暴露无遗的感觉，本能地想看看有没有人发现。你为该做什么，该告诉谁，该说什么而苦恼。后来，这个事件在你的脑海里一遍又一遍地重演。你质疑自己的能力，又害怕被人发现。你知道你应该坦白，但是害怕潜在的惩罚和患者的愤怒。你可能会对患者或家人过于关注，后悔之前没有这么做，如果你没有告诉他们，想知道他们是否知道。"[18]

不幸的是，虽然在过去的 10 年中，关于医疗差错的示范教学有所增加，但学生很少得到卷入医疗差错后自我关照的重要角色示范。积极的应对机制包括寻求社会支持、接受决策过程的验证、重新获取业务能力的肯定和确信自我价值。这意味着你要花点时间和你的同伴、咨询师和 / 或朋友或爱人谈论这件事，以及你的感受。不幸的是，消极的应对机制也常发生，包括与他人疏远、逃避、丧失信心，甚至放弃行医。一定要记住，医疗差错会发生，但通过改善沟通技巧和系统，花时间"思其所思"，可能会防止一些差错的发生。患者总是第一位，但"第二受害者"也需要时间和资源。

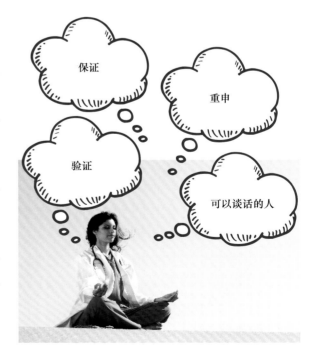

更多关于"第二受害者"的信息，可以在 PSNet 网站找到 https://psnet.ahrq. gov/ primers/primer/30/support–for–clinicians–involved–in–errors–and–adverse–eventssecond– victims。在这里，你可以了解到"第二受害者"不仅可以在医疗差错中生存，还可以通过获得所需的支持和在临床上做一些调整，吸取教训，从而茁壮成长。

> 琼斯医生知道她和她的团队需要处理最近由这些差错造成的影响。他们组织了一次员工会议来讨论出现差错的原因，以及如何使用质量改进过程来防止将来出现类似的差错。但他们也花了一些时间来了解彼此的感受，个人以及整个团队彼此认可。作为诊所的领导者，琼斯医生承认差错难以避免，同时承诺诊所会尽其所能来防止差错。

问题

1. 下面哪一个是遗漏差错的例子？
   A. 给某种药物过敏的患者开此种抗生素
   B. 用错误的方法敲击腹部
   C. 给一年前血脂检查正常的患者做血脂检查
   D. 给胸痛的患者做盆腔检查
   E. 没有为胸痛和心电图改变的中年吸烟患者开阿司匹林

2. 你在医院接诊了杰米森（Jamison）太太，她在服用华法林时直肠出血，INR 为 10.6。你想知道这是怎么造成的，你决定做"5 个为什么"的根本原因分析。在这种情况下，哪个"为什么"是最好的开始？
   A. 为什么杰米森太太的 INR 是 10.6?
   B. 为什么她的检查是 3 个月前做的，而不是更早？
   C. 为什么我的诊所没有每个月叫她来做血液检查？
   D. 为什么我们没有考虑对血液检查随访有困难的患者使用其他的口服抗凝剂？
   E. 为什么华法林的剂量调整这么困难？

3. 初级保健医生（像所有的医生一样）容易产生思维差错和偏见。初级保健医生产生思维偏见的最重要的原因是：
   A. 我们不如其他专科医生聪明
   B. 我们的很多患者症状不典型，我们必须用模式识别来做决定
   C. 我们没有良好的电子病历
   D. 我们的思维效率低下
   E. 我们要解决的问题太多了

4. 我们在照顾一位晚期痴呆的女性患者时犯了一个相当严重的差错，可能导致了她的过早死亡。我们应该采取以下哪种策略？

    A. 等待患者家人询问发生了什么

    B. 解释但不道歉

    C. 告知保险公司、风险管理和医疗团队

    D. 否认发生了任何严重事故。她的晚期痴呆预示着早逝

答案

问题 1：正确答案是 E。

    常见的药物差错包括执行差错（开错了药、开错了剂量、药物相互作用）和遗漏差错（不开所需药物）。

问题 2：正确答案是 A。

    根本原因分析可以在诊室环境中简单地使用"5 个为什么"来进行分析。先从已知的差错开始问"为什么"，然后对每一个答案进一步询问"为什么"。通常到了第 4 ～ 6 个"为什么"的时候，你就差不多知道医疗差错的原因了。

问题 3：正确答案是 B。

    医生使用模式来帮助识别和诊断疾病，但有时医生可能也会因为我们都有的一些偏见而做出错误的诊断。许多患者就诊的病情并没有特异性，在医疗服务中我们既想高效率又想低成本，这使思维差错成为初级保健中的常见风险。

问题 4：正确答案是 C。

    最近 20 年涌现出一些如何披露差错的基本指南，通常包括下列部分：当对患者造成严重伤害时，通知保险公司、风险管理及医疗团队，应采取主动——不要等待患者打电话和询问，只解释你知道的，要道歉，并说明已采取行动避免再次发生，以及考虑适当的经济赔偿。

参考文献

1. Elder N, Dovey S. A Classification of medical errors and preventable adverse events in primary care: A synthesis of the literature. *J Fam Pract.* 2002;51:927–932.
2. Elder N, VonderMeulen M, Cassedy A. The identification of medical errors by family physicians during outpatient visits. *Ann Fam Med.* 2004;2(2):125–129.
3. Phillips R, Dovey S, Graham D, et al. Learning from different lenses: Reports of medical errors in primary care by clinicians, staff and patients. *J Patient Safety.* 2006;2(3):140–146.
4. Phillips RL, Jr., Bartholomew LA, Dovey SM, et al. Learning from malpractice claims about negligent, adverse events in primary care in the United States. *Qual Saf Health Care.* 2004;13(2):121–126.
5. Sandars J, Esmail A. The frequency and nature of medical error in primary care: understanding the diversity across studies. *Fam Pract.* 2003;20(3):231–236.

6. Fernald D, Pace W, Harris D, et al. Event reporting to a primary care patient safety reporting system: A report from the ASIPS Collaborative. *Ann Fam Med.* 2004;2:327–232.

7. Hickner J, Graham D, Elder N, et al. Testing process errors and their harms and consequences reported from family medicine practices: A study of the AAFP National Research Network. *Qual Saf Health Care.* 2008;17(3):194–200.

8. Nutting PA, Main DS, Fischer PM, et al. Toward optimal laboratory use. Problems in laboratory testing in primary care. *JAMA.* 1996;275(8):635–639.

9. Casalino LP, Dunham D, Chin MH, et al. Frequency of failure to inform patients of clinically significant outpatient test results. *Arch Intern Med.* 2009;169(12):1123–1129.

10. Chen E, Eder M, Elder N, et al. Crossing the finish line: Follow up of abnormal test results in a multi-site community health center. *J Natl Med Assoc.* 2010;102:720–725.

11. Holden RJ, Carayon P, Gurses AP, et al. SEIPS 2.0: a human factors framework for studying and improving the work of healthcare professionals and patients. *Ergonomics.* 2013;56(11):1669–1686.

12. Mohr JJ, Batalden PB. Improving safety on the front lines: the role of clinical microsystems. *Qual Saf Health Care.* 2002;11(1):45–50.

13. Schiff GD, Hasan O, Kim S, et al. Diagnostic error in medicine: Analysis of 583 physician-reported errors. *Arch Intern Med.* 2009;169(20):1881–1887.

14. Lambe KA, O'Reilly G, Kelly BD, et al. Dual-process cognitive interventions to enhance diagnostic reasoning: a systematic review. *BMJ Qual Saf.* 2016;25(10):808–820.

15. Croskerry P. From mindless to mindful practice–cognitive bias and clinical decision making. *N Engl J Med.* 2013;368(26):2445–2448.

16. Kahneman D. *Thinking, Fast and Slow.* New York: Farrar, Straus and Giroux; 2011.

17. Seys D, Wu AW, Van Gerven E, et al. Health care professionals as second victims after adverse events: a systematic review. *Eval Health Prof.* 2013;36(2):135–162.

18. Wu AW. Medical error: the second victim. *BMJ.* 2000;320:726–727.

第七章 预防与筛查概述

本章要点

1 ▶ 临床预防服务包括免疫接种、咨询（如戒烟）、筛查和药物预防（即服用药物以预防不良健康后果）。

2 ▶ 免疫接种是最有效的预防策略之一；家庭医生应解决患者和家长对疫苗安全性和免疫接种原因的担忧。

3 ▶ 筛查的目的不仅是发现疾病，更是为了甄别尚无症状的人，施加干预以减少早期病情加重或避免不良事件。

4 ▶ 在考虑药物预防（如阿司匹林预防心肌梗死）时，重要的是平衡潜在的治疗获益和风险。

5 ▶ 在临床实践中，预防活动的有效性应在实施前得到证明。大多数预防措施也有可能造成伤害。

　　史密斯（Smith）是一位 56 岁的女士，她造访一位新来的初级保健医生，目的是建立医疗关系并做常规体检。史密斯女士是一位护士助理，在经历了 7 年间隔后最近才获得医疗保险。既往 7 年时间里由于没有医疗保险，她除了去急诊科处理急性症状外很少寻求医疗服务。在填写门诊表格时，她在家族史里标注了一位姨妈 60 多岁时被诊断为乳腺癌，祖父在 72 岁时死于直肠癌。史密斯女士有吸烟史，2 周抽一包烟，她的体重指数是 34 kg/m^2。目前她已经绝经了，无其他疾病或手术史，无药物使用史。她目前未婚，与 3 个月前认识的新伴侣有性关系。

　　利用本章中的信息和资源，设计你自己个性化的疾病预防方案和咨询策略，来帮助这个患者达到更理想的健康和幸福状态，同时减少急性和慢性疾病。为了引导你的思路，请考虑以下几点：

　　▶ 列出美国预防服务工作组（USPSTF）关于疾病预防和筛查的 A 级和 B 级建议。以史密斯女士为例，当务之急可能是戒烟（SOR A）、高血压筛查（SOR A）和乳腺钼靶检查（SOR B）。其他的选择可能是抑郁症筛查（SOR B）、高脂血症筛查（SOR A）、关注心血管危险因素，如存在风险，则提供针对肥胖的行为咨询（SOR B）以及所需的免疫接种。

　　▶ 关于 C、D 和 I 级建议，考虑如何使用医患共同决策模式来讨论这些话题。考虑到她的新伴侣，性传播感染（Sexually Transmitted Infections, STIs）的筛查和预防可能也很重要。

　　▶ 确定你可能希望帮助这位患者设定的短期和长期目标，并考虑适当的随访间隔，以帮助患者保持行为改变，同时监测她的进展。在上述问题中，对史密斯女士而言好处最大的可能是戒烟，但这可能不是她优先考虑的重点（见第五章）。

▶ 确定能够提供重要服务和专业知识的同事和辅助人员，以便帮助患者获得实现自己目标的能力。你的诊所可能包括为帮助史密斯女士戒烟的健康教练，或者为节食提供帮助的营养师。

一、什么是预防？

预防医学的目标是在预防疾病、残疾和过早死亡的同时，保护、促进和维护健康和幸福。传统上预防分为三类：一级预防、二级预防和三级预防。对于一级预防，目标是在疾病或伤害发生之前预防它们。在二级预防中，我们的目标是在事件发生后降低疾病、残疾或伤害的发病率和死亡率。在三级预防中，干预措施旨在降低疾病的持续进程或伤害的影响或残疾。示例如表 7.1 所示。

表 7.1 ▶ 预防医学的分类

预防方法	疾病	干预分层	示例
一级预防	肺炎	个体 / 临床	在儿童健康体检时提供常规的免疫接种
		群体	各州规定学龄期儿童入学前要进行全面接种
二级预防	乳腺癌	个体 / 临床	对有乳腺癌风险的女性提供定期乳腺钼靶检查
		群体	组织群众宣传活动，提高对乳腺癌的认识和有效筛查
三级预防	心血管疾病	个体 / 临床	转介 MI 恢复期患者进行心脏康复
		群体	与当地社区领导和政策制定者合作，为 CVD 发病率最高、食物匮乏的地区增加新鲜农产品的获取和供应，并致力于改善环境设施，以方便更多的 CVD 患者锻炼

CVD，心血管疾病；MI，心肌梗死。

由于家庭医生的工作重点是对患者整个生命周期的医疗照护，因此家庭医生的大部分工作都涵盖在上述预防医学的某一类别之中。患者的每一次就诊都是一个提供个体化预防的机会，以降低健康风险，保持当前的健康状态，提倡健康行为，并考虑如何尽量减少现有疾病的不良后果。

二、什么时候开始考虑预防？

作为一名临床工作者，在进行预防时，你必须清楚地了解你要避免的健康问题或不良事件是什么。谨记，预防的目标是帮助人们活得更长或有更好的生活质量，而不仅仅是及早发现疾病。我们还必须认识到，预防不是万能的，并非所有的健康问题都可以预防。

常规预防服务获益评估标准是：

▶ 衡量由健康相关痛苦造成的负担。这取决于人口中某一特定健康问题的普遍性和严重性。健康问题的严重性可以用"6个D"来衡量。

> 死亡（Death）、疾病（Disease）、残疾（Disability）、不适（Discomfort）、不满（Dissatisfaction）和贫困（Destitution）

这些相关因素越多，健康问题就越严重。另一个考虑健康问题严重性的有用方法是采用伤残调整生命年（Disability Adjusted Life Years，DALYs）。健康问题的DALYs是指因该问题过早死亡而丧失的生命年数与因该健康问题而发病造成患者失能的年数之和。整个人口的DALYs之和可以被认为是衡量当前健康状况与理想健康状况之间的差距，在理想健康状况下，整个人口都活到了高龄，没有疾病和残疾。

▶ 改善结果的安全有效干预措施是否存在？在一级预防中，干预必须起到延缓或预防健康问题的作用。对史密斯女士来说，戒烟是一级预防。在二级预防（即筛查）中，必须有一种有效的治疗方法来防止疾病的进展，并且在疾病尚无症状时采用这种方法比在患者出现症状时使用更有效。对史密斯女士而言，通过筛查早期发现乳腺癌，或者发现高血压或性传播疾病，很可能就是如此。因为大多数预防干预措施必须提供给许多人，而可能只有少数人受益，我们必须确保益处明显大于任何潜在风险。

▶ 成本效益。虽然预防工作有助于降低卫生系统的长期费用，但大多数预防措施最初都会增加成本。必须提出的问题是，从挽救生命、预防残疾或提高生活质量的角度来看，是否值得付出代价进行干预。当有多项可用于干预特定健康问题的措施时，成本效益是一个特别要考虑的因素。

▶ 群体层面的预防活动。要求许多患者必须参与预防活动，以降低疾病的发生率和流行率。通常情况下，预防性干预只会为极少数参与者带来显著的好处。对大多数参与者带来轻微的伤害、不便和费用，而更多的实质性伤害和费用将累积到一个可变的数字。例如，一项乳腺造影筛查试验的荟萃分析发现，在1904名40～49岁接受10年乳腺造影筛查的妇女中，一名妇女的乳腺癌死亡得到了预防。[1] 她就是那个唯一的受益者。所有1904名妇女都经历了不舒服的检查和一些辐射暴露的轻微伤害，而许多妇女则经历了更大伤害，比如活检，担心假阳性检查，甚至对过度诊断的乳腺癌进行不必要的治疗。1904名妇女也都承担了乳腺钼靶检查的费用（或费用分摊），有些妇女还有进一步评估和治疗的费用，包括活检等诊断程序。

三、什么是筛查？

筛查（screening）是指人在没有公认的健康问题或危险因素的迹象或症状时进行检测。筛查的目的不仅仅是发现问题。筛查的目的是确定一个无症状的人，干预措施将有助于减少早期疾病的进展或预防不良健康事件。对已经有症状的患者进行检查不是筛查。表7.2显示了指导筛查方案评估时必须要考虑的标准。

 表7.2 ▶ 指导筛查方案评估的标准

目标健康问题造成极大的痛苦负担
存在可检测的临床前期
现有的筛查检测具有充分的敏感性、特异性和预测价值
在可检测的临床前期干预比在症状出现时更有效
筛查方式被患者接受
该项目对受筛查人群具有成本效益，利大于弊

并非所有的筛查检测都是实验室检查。你在回顾无症状患者各个系统的情况时，你询问患者的问题可以视为筛查"检测"。对无症状患者进行的体检操作是筛查干预措施。在某些情况下，问卷调查、放射学研究和各种流程都用作筛查检测。筛查最初可以是干预措施，由此导致一系列后续事件，这些事件最终可以通过预防疾病进展或不良健康后果来帮助一个人。以史密斯女士的血压测量为例，大约三分之二的肥胖患者患有高血压，高血压患者患心脏病和卒中的风险增加（见第十二章）。重复测量血压具有足够的特异性和预测价值，能被患者接受，并且干预和药物治疗对预防疾病有效。

换言之，通过筛查开始的一连串事件可能不会产生任何益处（例如，对无症状妇女进行盆腔检查），甚至在某些情况下，可能导致伤害。例如，史密斯女士的乳腺钼靶检查可能异常，结果又做了一次检查，证明她的乳腺钼靶检查呈假阳性——这是一个极其令人紧张的事件。筛查检测的净益处与伤害是一对重要的概念，但在临床咨询过程中往往难以阐明。临床医生可以利用美国预防服务工作组等资源，根据同行评审文献中的可用证据制定明确的建议。这些建议是根据一系列健康问题的标准化指标进行分级的。寻求建议请参见 https://www.uspreventiveservicestaskforce.org/BrowseRec/Index/browse-recommendations；关于评分系统的解释请参见 https://www.uspreventiveservicestaskforce.org/Page/Name/grade-definitions。提供 A 级和 B 级服务，因为可以确定这些服务的净益处是显著的。

以美国国家癌症研究所（the National Cancer Institute）的前列腺癌筛查为例（https://www.cancer.gov/types/presta/psa-fact-sheet），了解不断增长的关于筛查干预的风险和益处的证据如何戏剧化地左右国家指南和临床实践。

要了解更多关于预防保健服务的筛查和个体化方法的信息，请查看美国疾控中心（CDC）预防清单：http://www.cdc.gov/prevention/。为了帮助初级保健工作者使用现有的指南，已经开发了电子预防服务选择器等移动应用程序，并可在多个平台上使用。有关更多详细信息，请访问 http://epss.ahrq.gov/PDA/index.jsp。

1. 可检测的临床前期

筛查要识别的病情必须有一个可以通过筛查检测到的临床前（无症状的或潜在的）阶段。一个在发病后立即或相对较短时间内引起症状的健康问题不适合成为筛查项目的候选对象。例如，流感是一种常见疾病，可以通过预防来降低发病率和死亡率。然而，没有一个临床前阶段可以检测到"流感前期"。因此，流感的预防工作必须采用其他一级预防策略，如免疫接种、洗手和戴口罩等。

筛查方案的有效性最终取决于：在可检测的临床前阶段给予的干预是否比一旦患者出现症状并被临床确诊后给予的干预更有效。如上所述，在图 7.1 中也描述了（见肿瘤 B），前列腺癌是一个很好的例子，它通常有一个很长的临床前阶段，但在那个阶段的治疗并没有明显改善结果。

2. 检测的性能

筛查检测本身必须按照规定的标准进行。筛查检测应具有高灵敏度和足够的特异性（见第三章）。回想一下，检测的预测值与所考虑的疾病或状况的发病率密切相关。通过筛检，这种疾病的患病率通常很低，甚至在所谓的"高危"人群中也是如此。因此，需要进行高度敏感的检测，以避免在实际存在疾病的情况下遗漏少数病例（即尽量减少假阴性）。筛查检测也需要有很高的特异性，以避免对没有这种疾病的人进行额外的检测（"诊断性检查"）或治疗（即尽量减少假阳性）。当应用于人群时，即使采用高敏感性和高特异性的筛查检测，也可能会出现大量的假阳性（需要进一步检测）。

要想快速计算任何给定临床试验的上述统计参数，请访问 https://www.medcalc.org/calc/diagnostic_test.php。

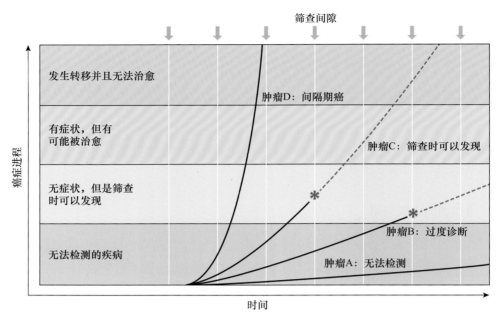

图 7.1 ▶ 了解病程长短 – 时间偏倚

在这个假设的例子中，发现疾病的概率与每种肿瘤的生长速度有关。肿瘤 A 仍然是微观的，并且用目前的筛查方法无法检测到。肿瘤 B 最终通过筛查（＊）可被发现，但其生长速度太慢，在个体生命中不会引起症状，其检测将导致过度诊断。肿瘤 C（本例中唯一可能受益于筛查的癌症）有转移的能力，但它生长得足够慢，因此可以通过筛查来检测（＊）；对某些人来说，这种早期检测将让他们存活下来。肿瘤 D 生长很快，因此通常不能通过筛查发现。它将出现在两次筛查之间，预后不良。红色虚线代表这些肿瘤的自然史，而不是通过筛查发现的。来自 Gates TJ. Screening for cancer: Concepts and controversies. Am Fam Physician. 2014;90(9):625 – 631; http://www.aafp.org/afp/2014/1101/p625.html。

3. 患者的接纳度

患者对成功的筛查试验具有良好的耐受性，所以具有较高的利用率。患者通常可以接受验血和简短的问卷调查。结肠镜检查是一个很好的例子，它虽然是一个有效的筛查检测，但是一些患者不能接受。包括粪便免疫化学检测（Fecal Immunochemical Test，FIT）在内的技术发展提供了一种侵入性更小、价格更低廉的选择来帮助提高结直肠癌筛查率。[2]

四、疾病预防措施

除了筛查，临床医生还使用其他四种方法来解决预防性健康问题。理想情况下，这些干预措施由协调良好的跨学科团队进行，包括免疫接种、药物预防、咨询和社区健康计划。

1. 免疫接种

免疫接种是有史以来最有效的预防策略之一。天花、麻疹和脊髓灰质炎等之前导致高发病率和死亡率的疾病，要么已经被根除，要么由于广泛接种疫苗而得到了更好的控制（表7.3）。除了极其有效外，免疫接种也是所有初级预防活动中最具成本效益的活动之一。

表 7.3 ▶ 疫苗可预防的疾病在疫苗发明前后估计的发病率和死亡率比较

疾病	疫苗发明时期	疫苗发明前估计的年平均值		疫苗发明后的报道		下降（%）	
		病例	死亡	病例（2010）	死亡（2004）	病例	死亡
白喉	1928～1943 年	21053(1936～1945年)	1822(1936～1945年)	0	0	100	100
麻疹	1963 年，1967 年和 1968 年	530217(1953～1962年)	440(1953～1962年)	63	0	>99	100
腮腺炎	1940 年，1967 年	162344(1963～1968年)	39(1963～1968年)	2612	0	98	100
百日咳	1914～1941 年	200752(1934～1943年)	4034(1934～1943年)	27538	27	86	>99
脊髓灰质炎（瘫痪性）	1955 年，1961～1963 年，1987 年	16316(1941～1950年)	1879(1941～1950年)	0	0	100	100
风疹	1969 年	47745(1966～1968年)	17(1966～1968年)	5	0	>99	100
先天性风疹综合征	1969 年	152(1966～1969年)	无资料	0	0	100	不适用
天花	1798 年	29005(1900～1949年)	337(1900～1949年)	0	0	100	100
破伤风	1933～1949 年	580(1947～1949年)	472(1947～1949年)	26	4	96	>99

数据来源：Hinman AR, Orenstein WA, Schuchat A; Centers for Disease Control and Prevention (CDC). Vaccine-preventable diseases, immunizations, and MMWR—1961‐2011. MMWR Suppl. 2011;60(4):49‐57; Roush SW, Murphy T V. Historical comparisons of morbidity and mortality for vaccine-preventable diseases in the United States. JAMA. 2007;298(18):2155‐2163。

尽管许多可预防的儿童疾病在美国实际上已经被消除了，但继续大力推广疫苗仍然很重要。随着越来越多的国际旅行者和移民，传染病特别是空气传播的病原体，在跨境人群中传播的风险比以往任何时候都更大。例如，中国在 2008 年报告了 131441 例麻疹病例（9.84%），日本 2007 年的一次大规模爆发导致了 18000 多例（14.07%）的病例报告。[3]

免疫接种在个体暴露的情况下提供保护。此外，群体免疫的概念也适用，即在人群中高水平的免疫可保护少数未经免疫的人免受感染。当个人拒绝为自己或家人接种疫苗时，群体免疫功能减弱，因此未接种疫苗的人更容易受到感染，感染流行病的风险增加，特别是非常年幼、年老和免疫功能低下的人。你应该准备好回应患者和父母对疫苗的常见误解（表7.4）。

表 7.4 ▶ 对疫苗的常见错误观念

错误观念	来龙去脉和医生可能的回答
儿童可能因接种疫苗而患自闭症	1998 年发表在《柳叶刀》上的一个病例系列暗示 MMR 疫苗与自闭症之间存在联系 [a]。随后的几项研究一致表明没有这种联系。在 2010 年，《柳叶刀》正式全面撤回了 1998 年的研究，原因是报道不诚实和其他违反道德的行为 [b]
疫苗可以引起他们本应该预防的疾病	一个常见的例子是关于流感疫苗引起流感的谣传。这可能源于一种巧合，把疫苗的副作用（如轻度疼痛、低热）视为"流感"与病毒感染的症状发生混淆了。现在生产的大多数疫苗是由灭活的病毒制成的，这些病毒无法繁殖并引起感染。即使是由活病毒或细菌制成的疫苗，也只含有部分病毒或细菌。你不能从流感疫苗中得到流感，因为疫苗是由一种被杀死的病毒制成的
疫苗会引起汞中毒	硫柳汞用于开发某些疫苗，其中含有汞成分。硫柳汞中的汞含量很小，不会在体内蓄积，比其他形式的汞毒性小得多。今天，流感疫苗是唯一一种含有硫柳汞的疫苗，而无防腐剂（不含硫柳汞）的流感疫苗可用于幼儿
疫苗是危险的，没有经过检验	疫苗的研发和生产遵循标准的安全流程。在投放市场之前，疫苗要经过严格的测试。在投放市场后，疫苗的安全性仍然受到严密的监控

[a] Wakefield AJ, Murch SH, Anthony A, et al. Ileal-lymphoid-nodular hyperplasia, non-specific colitis, and pervasive developmental disorder in children. Lancet. 1998;351(9103):637 - 4。

[b] Retraction - Ileal-lymphoid-nodular hyperplasia, non-specific colitis, and pervasive developmental disorder in children. Lancet. 2010;375(9713):445。

有关免疫接种和增强患者咨询技能的资源的更多信息，请访问美国疾控中心网站 http://www.cdc.gov/vaccines/。关于史密斯女士，假设她在儿童期接种了所有疫苗，美国疾控中心网站显示，对于她这个年龄组的成年人，可能需要接种的疫苗包括流感和破伤风 / 白喉 / 百日咳，可能还包括基于健康状况和风险的其他疫苗。

2. 药物预防

药物预防（chemoprophylaxis），也称为化学预防（chemoprevention），是指使用药物预防疾病或不良健康后果。如表 7.5 所示，[4, 5] 许多治疗实际上是药物预防。例如，给胆固醇升高或糖尿病患者提供他汀类药物是为了降低心血管事件和卒中的风险。对于史密斯女士来说，她有一个已知的心血管危险因素（吸烟），如果她 10 年心血管疾病事件的风险为 10% 或更高（见第十二章），她将受益于他汀类药物。提供给骨质疏松症患者双磷酸盐，实际上是为了防止脆弱性骨折。在考虑任何药物预防时，重要的是平衡潜在的风险降低和副作用可能造成的危害。

表 7.5 ▶ 药物预防的示例

药物	预防用途	潜在危害
阿司匹林（Aspirin）	降低 45 ～ 79 岁男性心肌梗死风险；降低 55 ～ 79 岁女性缺血性卒中风险	胃消化道出血，出血性卒中
叶酸（Folic acid）	降低育龄妇女神经管缺陷发生的风险	无
他莫昔芬（Tamoxifen）	降低高危妇女患乳腺癌的风险	肺血栓，深静脉血栓形成，潮热，子宫内膜癌

3. 咨询

临床医生努力建议人们锻炼身体、健康饮食、减肥、戒烟、限制饮酒，这些都是鼓励个人改变行为的预防性干预措施的例子。这些咨询应与其他预防干预措施一样应该接受有效性的审查。戒烟咨询是一个成功的干预措施，有证据支持。[6]即使临床医生给吸烟者一个简短的戒烟建议，也会导致更多的戒烟尝试和更高的戒烟率。使用"5A"和动机面询（见第五章）是鼓励人们采取更健康行为的技巧。强化咨询可能对一些有其他疾病的患者有效（例如用于肥胖患者的减重）。

4. 整合式社区卫生

理想情况下，疾病预防和健康促进的临床方法应纳入利用公共卫生、卫生政策和社区发展和规划活动的综合性和多学科的方案中。通过促进积极的健康行为（例如，增加可用绿化空间）和抑制消极的健康行为（例如，在公共场所限制吸烟），健康成果则有更大的机会得到可持续地改善。

以下来自美国疾控中心的案例研究证明了在临床空间之外投资社区干预措施的重要性：

▶ 做生意的案例：社区健康投资的收益结果 https://www.youtube.com/watch?v=Cl-3FGAqoa4&list=PLvrp9iOILTQaklFMK28M7_0mju-qXnjjV&index=2。

▶ 提出预防理由：社区伙伴关系造福学生、学校和健康 https://www.youtube.com/watch?v=baJxYum63l4&index=7&list=PLvrp9iOILTQaklFMK28M7_0 mju-qXnjjV。

▶ 预防的商业案例：在食物匮乏区（Food Desert）中销售健康食品 https://www. youtube.com/watch?v=mU5lJQpJFMc&list=PLvrp9iOILTQaklFMK28M7_0mju-qXnjjV&index=10。

五、筛查和预防的证据

临床医生需要确定一项预防服务不会是弊大于利。过度诊断、给患者贴疾病的标签、不必要的验证性检查、治疗的副作用，甚至死亡都可能是预防性干预的直接或间接结果。一旦一种预防性干预被引入并广泛采用，就很难扭转临床医生和患者与这项干预相关的行为。例如，改变患者和医生与前列腺癌筛查相关的行为就很困难。这种筛选是在更高质量的证据存在之前，基于观察研究而被采用和推广的。不幸的是，在研究筛查时，观察设计是有问题的。

筛查研究中的偏倚来源

筛查效果的观察研究通常有两个主要的偏差：领先时间偏倚（lead-time bias）和病程长短偏倚（length-time bias）。当通过筛查确诊的患者似乎比那些因出现症状或体征而确诊的患者存活时间更长时，即使实际寿命没有延长，也会出现**领先时间偏倚**（图 7.2）。这种明显的差异是因为"存活率"是从诊断时开始计算的。因此，接受筛查的人可能比未接受筛查但绝对寿命并无延长的人更早被确诊。

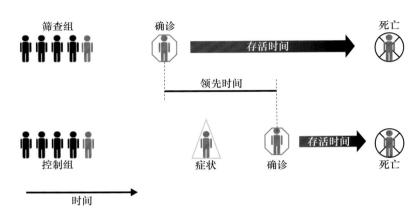

图 7.2 ▶ 理解领先时间偏倚

以遗传病亨廷顿病为例，这种疾病被认为是进行性的，不可治愈的。尽管基因检测允许检测已知的 DNA 突变，但在临床前阶段检测出这种疾病不会改变其进程。

过度诊断可以被认为是病程长短偏倚的一种极端形式。过度诊断与假阳性检查不同。在过度诊断中，组织学上的癌症实际上是被检测出来了，但这种癌症是一种永远不会有临床意义的癌症（图 7.1 中的肿瘤 B）。过度诊断可能是目前乳腺癌和前列腺癌筛查项目未能降低死亡率的原因之一。[7]只有发现并充分降低侵袭性癌症的死亡率，筛查才会起作用。同时，对于那些筛查出的疾病几乎没有或根本没有真正的恶性变倾向的患者，重要的是制定策略减少对他们不必要的治疗。

减少这两个重要偏倚的方法是进行随机对照筛查试验。充分的随机化将确保两组（筛查组和未筛查组）中有惰性和侵袭性疾病的患者达到平衡。此外，在两组中，以人们被随机分配的时间点为标志作为相同筛查开始的时间，这样就避免了领先时间。然而，考虑到不进行筛查检测的伦理问题，以及随机对照研究设计中固有的时间、财务和其他技术挑战，这些研究很难进行。

六、指南和资源

美国预防服务工作组是一个独立的包括家庭医生在内的预防专家小组，他们对科学证据进行严格、公正的评估，以证明广泛的临床预防服务的有效性，包括筛查、咨询和药物预防。由于其严谨、明确的方法和公正性，美国预防服务工作组的建议被许多人认为是临床预防服务的"金标准"（gold standard）。随着新证据的积累，美国预防服务工作组定期更新他们的建议。美国预防服务工作组还提供了几个方便患者的选项来指导预防性决策。他们的建议、系统评价和证据摘要（也发表在同行评议的期刊上）可在 http://www.ahrq.gov/CLINIC/uspstfix.htm[8] 上查阅。

在指南制定过程中，避免利益冲突对建议制定的影响是非常重要的。拥护某些疾病患者的组织即使没有充分的证据，也可能对推荐预防策略过于热情。类似地，由于测试或药物治疗而产生的潜在经济利益可能会影响指导方针的制定，因此需要加以防范。例如，美国预防服务工作组和美国眼科学会（the American Academy of Ophthalmology，AAO）关于是否筛查成人青光眼的现行指南明显不同。[9,10] 美国预防服务工作组的结论是证据不足，而美国眼科学会建议将成人青光眼筛查作为综合眼科护理的一部分。这些差异究竟是由于既得利益还是对证据的不同解释，目前尚不清楚。

1. 当指南有冲突时

不幸的是，关于预防服务的指导方针有时也会发生冲突，从而使临床医生和患者陷入某种窘境。在大多数情况下，当证据不足时，这种冲突就会发生。美国预防服务工作组通常会以这种方式对缺乏高质量证据的服务进行分类。作为一名临床医生，你应该熟悉与服务相关的有争议的问题，如果证据不足，建议你考虑使用与患者共同决策的策略。也就是说，你们将讨论预防性服务及其对患者帮助的大小以及潜在的风险，目标是考虑患者的健康偏好以及他们的个人危险因素达成一个双方都同意的决定。

2. 预防保健在临床实践中的应用

第四章讨论的 RISE 助记法［风险（Risk）、免疫（Immunization）、筛查（Screening）、教育（Education）］，是在日常实践中帮助临床医生记住应用预防医学原则的一种方法。

七、服务系统

预防服务通过纳入医疗服务体系而得到改善。许多预防措施不一定由家庭医生直接提供。例如，筛查检测的提醒可以通过自动发邮件或发短信给患者。诊室工作人员可以接受培训，以确定需要推荐的预防性服务的患者，这些患者的病历可以标记出来供医生审查。几乎所有医疗系统的工作人员都可以帮助实施筛查计划，比如对所有烟草使用者采取"5A"或鼓励免疫接种。电子病历系统比以前的手写病历更容易跟踪预防服务。然而，任何系统都需要随着指南的变化、新的有效性证据的出现或新技术的出现而频繁更新，以加强早期检测。

问题

1. 下面哪一项包括在临床预防服务中？
   - A. 免疫接种
   - B. 家族史
   - C. 认知行为疗法
   - D. 治疗药物

2. 一个有效的筛查检测将执行下列哪一项？
   - A. 在临床症状出现之前发现一种疾病
   - B. 检测一种没有治愈方法的疾病
   - C. 发现一半的病例
   - D. 发现发病率很低的疾病

3. 以下哪一个是药物预防的例子？
   - A. 治疗肺炎的抗生素
   - B. 治疗高血压的抗高血压药物
   - C. 治疗糖尿病的胰岛素
   - D. 预防心肌梗死和卒中的阿司匹林

答案

问题 1：正确答案是 A。

本章要点 1. 临床预防服务包括免疫接种、咨询（如戒烟）、筛查和药物预防（即服用药物以预防不良健康后果的出现）。

问题 2：正确答案是 A。

筛查的目的是确定一个无症状的人，干预措施将有助于减少早期疾病的进展或预防不良健康事件。

问题 3：正确答案是 D。

药物预防（chemoprophylaxis），也称为化学预防（chemoprevention），是使用药物预

防疾病或不良健康后果。如表 7.5 所示，阿司匹林可降低 45 ～ 79 岁男性的心肌梗死风险，降低 55 ～ 79 岁女性的缺血性卒中风险。

参考文献

1. Nelson HD, Tyne K, Naik A, et al. Screening for breast cancer: systematic evidence review update for the U. S. Preventive services task force. Ann Intern Med. 2009;(74):95. http://www.ncbi.nlm.nih.gov/books/PMH0005880/

2. Allison JE, Fraser CG, Halloran SP, et al. Population screening for colorectal cancer means getting FIT: the past, present, and future of colorectal cancer screening using the fecal immunochemical test for hemoglobin (FIT). Gut Liver. 2014;8(2):117–130.

3. Centers for Disease Control and Prevention (CDC). Progress toward measles elimination–Japan, 1999–2008. MMWR Morb Mortal Wkly Rep. 2008;57(38):1049–1052.

4. Wolff T, Witkop CT, Miller T, et al. Folic acid supplementation for the prevention of neural tube defects: An update of the evidence for the U.S. preventive services task force. Ann Intern Med. 2009;150(9):632–639.

5. Wolff T, Miller T, Ko S. Aspirin for the primary prevention of cardiovascular events: an update of the evidence for the U.S. Preventive services task force. Ann Intern Med. 2009;150(6):405–410.

6. Patnode CD, Henderson JT, Thompson JH, et al. Behavioral counseling and pharmacotherapy interventions for tobacco cessation in adults, including pregnant women. Agency *for Healthcare Research and Quality (US)*. 2015. http://www.ncbi.nlm.nih.gov/pubmed/26491759. Accessed October 26, 2016.

7. Esserman L, Shieh Y, Thompson I. Rethinking screening for breast cancer and prostate cancer. *JAMA.* 2009;302(15):1685–1692.

8. Clinical guidelines and recommendations | agency for healthcare research & quality. http://www.ahrq.gov/professionals/clinicians-providers/guidelines-recommendations/index.html. Accessed October 23, 2016.

9. Get Screened at 40 - American academy of ophthalmology. http://www.aao.org/eye-health/tips-prevention/screening. Accessed October 23, 2016

10. Final recommendation statement: Glaucoma: Screening - US Preventive Services Task Force. https://www.uspreventiveservicestaskforce.org/Page/Document/RecommendationStatementFinal/glaucoma-screening. Accessed October 23, 2016.

第八章 产前护理

本章要点

1 ► 家庭医生执业范围广，提供连续性的服务，是理想的产前护理工作者。

2 ► 全面的风险评估和教育有助于优化产前护理。

3 ► 存在高危情况时，家庭医生可以与其产科顾问密切合作。

　　家庭医生的知识、执业范围和综合培训使他们特别适合为妇女及其家庭提供产前护理。在孕妇护理期间，家庭医生与家庭之间形成的纽带可以转化为家庭医生与家庭的终身关系。由于这种特殊的连续性关系，产前护理成为家庭医学中非常重要的一部分。虽然仅有 9.7% 的重新认证的家庭医生提供产前护理，[1] 但仍有相当一部分妇女（34.4%）在怀孕期间接受了家庭医生的某种形式的护理。[2]

一、家庭医生的产科护理方法

　　虽然家庭医生和妇产科医生都能够提供高质量的产科护理，但从传统来讲，从事产科工作的家庭医生往往使用较少的干预措施；在最近的一项医院数据研究中，家庭医生的剖宫产率较低，剖宫产后阴道分娩率（Vaginal Birth After Cesarean Section, VBAC）较高，而且家庭医生具有较高的真空助产率和相似的引产率。[3]

　　安（Ann）是一位 25 岁的教师，她到诊所来建立医患关系。她没有严重的医疗问题，也否认吸烟、酗酒或吸毒。她订婚了，计划明年结婚。她目前与伴侣有性行为，并使用避孕套避孕。她计划在未来几年内怀孕。安同时表明，她的姐姐有一个患有先天无脑畸形的孩子，因此他们家很受打击。

二、孕前访视

　　孕前访视针对准父母的健康，最好在怀孕前 3 ~ 6 个月进行。即使安并不打算在近期怀孕，但安提到了她姐姐有一个罹患先天无脑畸形的孩子，且她的避孕方法不太有效，她提早进行孕前访视是十分有益的。非正式的孕前指导包括利用妇女健康检查、避孕或阴性妊娠检查、曾经不良分娩的随访等机会。在本章的最后，对孕前访视的建议进行了总结。

1. 职业风险

在孕前和 / 或孕期的职业暴露均可能影响妊娠。不良反应与发生暴露时的胎龄有关。对胎儿有不利影响的环境暴露包括各类溶剂（如杀虫剂、油漆稀释剂 / 剥离剂、肥料）和各类重金属（如铅、汞或砷）。在医院工作的妇女应避免接触电离辐射、化疗药物和米索前列醇。尽管作为教师的安并没有显著的职业风险，但她的爱好可能会使她暴露在某些风险之中。

2. 叶酸

服用叶酸能够降低神经管缺陷（Neural Tube Defects, NTDs）的风险。方框 8.1 列出了叶酸的补充建议。考虑到安的姐姐的孩子的病史，安应该使用更高剂量的叶酸。患有某些特定疾病（如糖尿病、吸收不良、癫痫病），与神经管缺陷相关的基因型，以及高危族群（如凯尔特人、锡克人或中国北方血统）的妇女也可从高剂量叶酸中获益。

方框 8.1 美国叶酸补充建议
▶ 育龄妇女：在富含叶酸饮食的基础上每天摄入 0.4 mg（400 μg）叶酸（维生素形式）或强化食品。
▶ 孕期服用量应增加至 0.6 mg/d，哺乳期服用量应增加至 0.5 mg/d。
▶ 有神经管缺陷（NTD）妊娠史的妇女（如脊柱裂）应服用 4～5 mg/d 叶酸（需要处方），应在孕前至少 1 个月开始服用。

3. 基因筛查和咨询

孕前进行遗传病咨询的目的包括为那些有胎儿畸形或有遗传病风险的妇女提供咨询，并给予夫妇筛查建议（表 8.1）。已知有家族性疾病的患者可以在怀孕前进行携带者检测。孕妇在怀孕前也应进行镰状细胞病、地中海贫血或囊性纤维化（Cystic Fibrosis, CF）的筛查。

4. 健康问题

孕前护理为有健康问题的妇女提供了一个优化治疗方案和提高健康怀孕可能性的机会。

糖尿病

如果母亲患有糖尿病，则婴儿患先天性畸形（如心脏畸形和神经管缺陷）的风险会增加四倍。孕妇的血糖升高增加了出现异常的可能性。由于许多人怀孕是没有提前计划的，在怀孕前控制血糖就显得至关重要。建议空腹血糖的范围为 4～7 mmol/L；理想情况下血红蛋白 A1c（HgA1c）应小于 6。

表 8.1 ▶ 孕前筛查特殊疾病的建议

疾病	原因	遗传性	流行病学	现有筛查	筛查建议
泰萨二氏病（Tay-Sachs 病）	己糖氨酶-A 缺陷	隐性遗传溶酶体贮积病	阿什肯纳齐犹太血统和法裔加拿大人中的携带风险为 1:30	己糖氨酶-A 检测	对有风险者进行常规孕前筛查[a]
镰状细胞贫血	染色体 11 血红蛋白 B 基因上的氨基酸缬氨酸代替了谷氨酸	常染色体隐性	10% 的非洲裔美国人是携带者；印度-巴基斯坦和阿拉伯族裔	血红蛋白电泳	筛查孕前高风险女性以及高风险女性的性伙伴[a]
α 和 β 地中海贫血	血红蛋白合成异常，造成载氧功能不足和贫血	常染色体隐性	亚洲或地中海后裔的人群携带比例为 1:12	对低平均红细胞体积、正常血红蛋白电泳的女性检测异常地中海血红蛋白 DNA	筛查孕前有风险的女性及带异常血红蛋白基因女性的性伴侣
囊性纤维化（CF）	囊性纤维化跨膜转录调节因子（CFTR）的变异	常染色体隐性	北欧血统的白人携带率为 1:25	DNA 检测	筛查所有孕前患者：非西班牙裔白人和阿什肯纳齐犹太人群的筛查最有效[a-c]
脊髓性肌萎缩症（SMA）	位于染色体 5q11.2～13.3 的运动神经元（SMN1）存活基因的突变	最常见的常染色体隐性神经病变疾病	携带率为 1:25～1:50；没有特定的族裔高风险；黑人中携带率最低	DNA 检测	不管人种，种族或病史，对所有配偶在孕前/孕期提供携带者筛查[a,b]

[a] 由美国妇产科医师学院（ACOG）推荐。

[b] 由美国医学遗传学院推荐。

[c] 由美国国立卫生研究院（NIH）推荐。

癫痫

患有癫痫的妇女生出的婴儿出现异常的风险更高（6%，普通人群为 2%～3%），[5] 尤其是心脏病和神经管缺陷。目前尚不清楚这些异常是由癫痫引起还是抗癫痫药物引起的。丙戊酸、卡马西平和苯妥英钠等"古老"药品与先天性畸形的关系更为密切；多种药物联用则会进一步增加风险。

5. 吸烟和饮酒

吸烟与前置胎盘、胎盘早剥、早产胎膜早破、宫内生长受限、死产和宫外孕有关（第二十三章）。鼓励那些吸烟的妇女在怀孕前戒烟。

饮酒对胎儿的影响取决于饮酒量、饮用时间和怀孕时间。暴饮（一次超过 5 杯酒）对胎儿神经发育更具危害。虽然人们普遍认为妇女在怀孕期间不应过度饮酒，但仍不清楚酒精产生危害的确切剂量是多少。美国的许多部门建议孕妇不要在怀孕期间饮酒。

6. 用药史

患者使用的所有处方药和非处方药、草药补充剂和维生素都应在孕前访视时进行审核和记录。当医生询问患者正在使用的药物时，像安这样不服用处方药的患者可能会忘记提及非处方药和其他补充剂。如果妇女必须使用某些可能致畸的药物（如米索前列醇、异维甲酸、华法林或 HMG–CoA 还原酶抑制剂），必须获得患者的知情同意并与其讨论是否有更安全的选择。

为了进一步改进处方药标签内容和格式，美国食品药品监管管理局（the Food and Drug Administration, FDA）（以下简称"美国食药监局"）目前使用新的妊娠和哺乳标签规则（PLLR）取代妊娠标签分类（A、B、C、D 或 X）。在这一制度下，字母名称将被叙述性总结所取代，以表明怀孕和哺乳期间已知药物 / 生物制剂风险。[6]

7. 免疫接种

孕前访视是更新患者免疫接种状况的有效时机。可以根据相应的病史、接种史或血清学筛查患者的风疹易感性，如果没有免疫接种，则接种麻风腮疫苗（MMR）。同样，通过病史或血清学记录查询水痘免疫（85% ～ 90% 否认患过水痘的人实际上是免疫的），如果效价为阴性，则应在受孕前接种水痘疫苗（Varivax）。在过去，尽管医生曾建议妇女在接种麻风腮疫苗后 3 个月内不要怀孕，但因接种麻风腮疫苗而使胎儿患先天性风疹综合征的可能性在很大程度上仍是理论上的。[7]美国疾控中心（CDC）建议孕妇接种流感疫苗，且可在任何妊娠期接种。

> 在讨论了安的姐姐的怀孕经历后，你做了一个简短的孕前访视，并建议她每天服用 4 ～ 5 mg 的叶酸（方框 8.1）。此外，你审核她的药物和草药补充剂。安并不确定她是否得过水痘，所以你要检查一下相应效价。安的麻风腮疫苗和流感疫苗仍是有效的，在安的姐姐生下孩子后，安接种了百日咳增强剂。

三、产前护理

1985 年，医学研究所意识到产前保健应该成为一个国家政策。之后，国会颁布了扩大孕妇医疗补助覆盖范围的立法。2007 年，70.5% 的美国妇女接受了早（妊娠早期）而充分的产前护理。[8]

尽管产前护理在美国被广泛使用，但仍然缺乏足够的证据证明其有效。早产率和低出生体重（Low Birth Weight, LBW）在过去几十年中没有改善。尽管美国是人均医疗支出最高的工业化国家之一，但孕产妇和婴儿死亡率仍然落后于其他大多数工业化国家（第一章）。主要的种族差异仍然存在，黑人妇女的孕产妇死亡率是白人妇女的四倍（黑人孕产妇死亡率为41.1/10万，白人孕产妇死亡率为11.8/10万，其他种族孕产妇死亡率为15.7/10万），2015年黑人妇女的早产率比白人妇女高50%（黑人为13%，白人为9%）。[9, 10] 一些研究表明，产前护理可能无法改变分娩的最终结局，因为绝大多数妊娠并发症是由产前行为或孕妇的生活环境造成的，而这些行为和生活环境很难逆转。[11] 然而，妇女在怀孕时可能更容易接受健康的生活方式。

28岁的丹尼斯（Denise），是一个会计，因为担心自己的月经来晚了而到你的办公室就诊。她的周期非常规律，但此次她的月经几乎晚了一个月。丹尼斯性活跃，但却不避孕，因为她担心激素会对她的身体产生影响。在过去的一周里，她发现乳房有些触痛，并感到恶心。同时，丹尼斯感到"精疲力尽"，于是她在家里做了一个妊娠测试，结果呈阳性。她为自己怀孕感到高兴。

1. 妊娠诊断与怀孕日期（妊娠确认）

早孕最常见的症状是闭经、恶心、疲劳和乳房压痛。虽然这些单独的症状对妊娠诊断的敏感性不高，但妊娠恶心症（也称为晨吐）的特异性为86%，[12] 多种症状组合比单一症状更具预测价值。

最近月经周期的第一天通常用于计算预产期（Estimated Date of Delivery, EDD）。有可靠月经史和规律周期的妇女可用那格尔（Naegele）法则估计预产期。

那格尔法则：EDD =（末次月经 - 3个月）+ 7 天。

妊娠试验采用尿液或血清检查 β - 人绒毛膜促性腺激素（β-HCG）。β-HCG 在受孕后几乎立即可以在血液中被检测到。尿检几乎总是在患者错过第一个月经周期时呈阳性。β-HCG 浓度在 25 ~ 50 mIU/mL 时可从尿液中定性检测。血清妊娠检测则可检测到低至 10 ~ 15 mIU/mL 的 β-HCG 水平。β-HCG 水平：

▶ 在妊娠早期与胎龄密切相关。

▶ 在 8 ~ 10 周前呈指数增长，然后趋于平稳。

▶ 健康妊娠每 1.4 ~ 2 天翻倍，每 48 小时至少增加 53%。

在两次间隔 48 小时的定量（血清）妊娠试验中，适当升高的 β-HCG 水平代表着妊娠过程正常。

经阴道超声是记录和确定宫内妊娠日期最准确的检查。通过测量胎囊及胎冠至臀长，妊娠早期阴道 B 超可确定胎龄 ±4 天。

在特定的 HCG 水平（估计胎龄）下的超声发现：

- 当 HCG>1000 mIU/mL（4.5～5 周 EGA）时可看到妊娠囊；
- 当 HCG>2500 mIU/mL（6 周 EGA）时可看到卵黄囊；
- 当 HCG>5000 mIU/mL（7 周 EGA）时可看到胎极。

2. 早期妊娠流产和异位妊娠

10%～15% 的临床确认的妊娠以胎儿流产结束。孕产妇年龄增加、自然流产史、吸烟、某些传染病和免疫功能紊乱都是危险因素。

大约四分之一的妇女在妊娠早期发生阴道出血。这些妇女中有一半左右最终平安无事。痉挛和腹痛增加了自然流产（流产）的可能性。经阴道超声和系列 β-HCG 水平有助于评估存活力。

在妊娠早期出血的病例中，排除宫外孕至关重要。异位妊娠占总妊娠的 2%，是导致孕产妇早期死亡的主要原因。危险因素包括既往的盆腔炎、异位妊娠史、输卵管手术、辅助生殖技术和目前使用的宫内节育器。患者可能有妊娠早期出血和/或盆腔疼痛或无症状。应用定量 β-HCG 和经阴道超声增强早期诊断。超声可显示子宫腔外可见的胎极或心跳，或无卵黄囊或胎极的厚壁附件肿块。

3. 风险评估

本章最后总结了基于相应证据的产前护理建议。

产科病史

以往产科病史的记录包括所有怀孕、分娩和子女数量（表 8.2）。目前妊娠期早产的最大危险因素是早产史。

表 8.2 ▶ 产科病史记录

孕期	定义	举例
孕次	怀孕次数，不管有无活产	未孕妇（G0） 初孕妇（G1） 再孕妇 = 怀孕超过 1 次（G 怀孕次数）
产次	超过 20 周的怀孕次数	未产妇 = 怀孕从未超过 20 周 初产妇 =1 次怀孕超过 20 周 多胎妊娠算 1 个产次
足月	37 周后分娩的次数	
早产	37 周前分娩的次数	
流产	自然流产（流产）以及人流的总数	
活胎	活着的小孩数目（对多胎妊娠，1 个存活的孩子算 1 个）	

举例：对于一位 32 岁的妇女，她在足月时生了 1 对双胞胎，有 1 次自然流产、1 次人流。她的妊娠和产次是多少？答案：她是 G3（3 次妊娠）以及 P1（1 次足月分娩），0（无早产），2（2 次流产），2（2 个成活的小孩）——所以是 G3P1022。

现病史和既往手术史

了解医学、外科、家庭和社会史有助于产前护理。产前护理新病人表，通常用于帮助指导医生了解患者相关的病史，包括：慢性病，药物使用，先前的子宫 / 其他手术，烟草、酒精和其他物质使用，职业风险和免疫接种。

> 丹尼斯的尿妊娠定性检测呈阳性。因为她的月经周期规律，所以你计算她的预产期。经阴道超声显示卵黄囊在正常形状的妊娠囊内。进一步询问病史，你注意到她每天抽半包烟，偶尔喝酒。丹尼斯问你怎样能帮助她戒烟，以及在怀孕期间喝多少酒是安全的。

健康习惯

孕妇应接受戒烟行为方法的咨询。安非他酮和尼古丁贴片在妊娠期间均可使用，且可能有效。[13] 与吸烟相比，尼古丁贴片可以降低早产和小胎龄婴儿的风险，安非他酮可以降低早产风险。于是，丹尼斯决定试试尼古丁贴片，同时避免喝酒。

营养

怀孕期间所需的额外营养素包括叶酸、铁（每天 30 mg）和钙（每天 1200 mg）。服用铁或铁加叶酸的孕妇在分娩时不太可能贫血或缺铁。[14] 特别对于发展中国家，补充营养可以帮助减少或降低早产儿、低体重儿、围产儿死亡率、死产和新生儿死亡率。

4. 产前检查

在怀孕期间，产妇从同一个医师或一个小团队获得持续性服务是非常有利的。和接受多位医生服务相比，接受单一医生服务的妇女可能会接受更多的产前护理，这与母亲体重增加和婴儿出生体重增加有关。[15] 科克伦综述得出结论，尽管妇女对家庭医生和助产士提供的护理更为满意，但是家庭医生、产科医生和助产士提供的低风险产前护理是同样有效的。[16] 集体产前检查则是另一种形式的产前护理，即一组孕龄相似的孕妇一起就诊。[17]

产前检查计划表
▶ 妊娠 6 ～ 8 周进行第一次检查。
▶ 每月检查直到妊娠 28 周。
▶ 妊娠 28 ～ 36 周，每两周进行检查。
▶ 妊娠 36 周后，每周进行检查直到分娩。

---

5. 妊娠早期产前护理

怀孕的前 13 周是胎儿发育的最关键时期，因为胎儿的大部分器官发育发生在这段时间。此时胚胎 / 胎儿最容易受到环境和致畸伤害。

体格检查

大多数常规产前护理的临床指南建议妇女在产前检查时测量血压。两次测量收缩压超过 140 mmHg 或舒张压超过 90 mmHg，且测量间隔超过 6 小时，则表明高血压。在小于 20 周的妊娠期，血压升高通常因为慢性高血压，除非存在滋养层（葡萄胎）疾病或多胎妊娠。妊娠高血压则是指在妊娠 20 周后的，与蛋白尿无关的高血压。

在初次体检时测量身高和体重，以计算患者的体重指数。应注意明显的体重不足或超重状态。怀孕期间建议的体重增加是基于怀孕前的体重指数，如表 8.3 所示。

表 8.3 ▶ 医学研究所妊娠增重建议

妊娠前体重指数（kg/m²）	建议体重增加（磅）
<19.8（低）	28～40
19.8～26.0（正常）	25～35
26.1～29.0（超重）	15～25
>29.0（肥胖）	11～20

数据来源：http://nationalacademies.org/hmd/ ～ /media/Files/Report%20Files/2009/Weight–Gain–During–Pregnancy–Reexamining–theGuidelines/Report%20Brief%20–%20Weight%20Gain%20During%20Pregnancy.pdf。

初次就诊时就应进行体格检查，除非该妇女在产前护理期间有过体格检查。牙列不良，特别是牙龈疾病，会增加早产的风险。因为先兆子痫常表现为反射亢进，医生应检查并记录髌骨和踝关节反射。临床乳腺检查则用来检测异常，如癌症或纤维囊性疾病。随机临床试验（RCT）并没有显示乳头罩或霍夫曼的运动（Hoffman's exercise）会对母乳喂养产生影响，并建议停止乳头内陷的常规检查。

盆腔检查最初用于检测生殖道的解剖缺陷，同时筛查性传播感染（STIs），包括如疱疹性病变或湿疣的生殖器异常。

宫颈长度、扩张、变薄和位置在初次检查时理应记录在案，但每次产前检查的常规宫颈检查对预测早产并无效果，因此不推荐。双合诊检查有助于评估子宫和子宫附件大小。此外，不推荐临床骨盆测量。

实验室检查

表 8.4 记录了应在第一次产前检查时推荐的实验室检查。对 Rh（D）阴性的妇女，导致母胎血液交换的情况（如羊膜穿刺术、胎盘早剥、外伤、先兆妊娠流产和选择性流产）需要注射 RhoGAM。

15%～45% 的妇女患有细菌性阴道炎（Bacterial Vaginosis, BV），细菌性阴道炎会使早产和早产胎膜早破（PPROM）的风险增加 2～4 倍。[18] 目前，美国预防服务工作组（USPSTF）和美国妇产科医师学会（the American College of Obstetricians and Gynecologists, ACOG）不

建议对早产平均风险的妇女筛查细菌性阴道炎，因为对所有孕妇进行细菌性阴道炎筛查和治疗似乎并不能预防早产。但有早产史的妇女仍可受益于细菌性阴道炎筛查/治疗。

建议对所有妊娠早期的孕妇进行人类免疫缺陷病毒（Human Immunodeficiency Virus, HIV）检测，并在妊娠晚期对高危妇女进行重复检测。联合用药[拉米夫定（Epivir）、齐多夫定（Retrovir）和奈韦拉平（Viramune）]可降低胎儿感染风险。美国最近的研究显示，虽然选择性剖宫产可以降低艾滋病毒传播的风险，但在病毒载量<1000拷贝/mL的妇女中，剖宫产并不比使用高效抗逆转录病毒疗法有效。[19]

表8.4 ▶ 常规产前护理时的实验室检查

检查	母体影响	胎儿风险	推荐强度（SOR）
ABO配型，Rh以及抗体筛查	如果Rh−的母亲未给予RhoGAM，0.7%～1.8%会发生产前同种免疫；分娩时8%～17%	若无治疗，三分之一的胎儿会产生溶血性贫血以及黄疸，另外四分之一会产生胎儿水肿并导致死亡	A
血红蛋白/红细胞比容	缺铁为妊娠贫血最常见原因[a]		B：第一次产检 C：无症状低风险女性重复检测
梅毒检查RPR/VDRL	20%的母体梅毒导致早产；垂直传播率大约为60%～80%	胎传梅毒造成胎儿贫血、肺炎、肝脾肿大，以及非免疫性胎儿水肿	A：若高风险妊娠，晚期应重新筛查
风疹效价		先天性风疹可造成感觉神经性耳聋、小眼、脑病、白内障，以及心脏畸形	B：用预防接种史或血清检查对育龄妇女进行筛查
乙型肝炎表面抗原（HBsAg）		当孕妇HBsAg或者e−抗原阳性时，胎儿传染乙型肝炎的机会为70%～90%；85%～90%感染的婴儿会成为慢性携带者	A：若高风险，则应在妊娠晚期重新筛查
淋病	淋病与早产密切相关	胎儿感染淋病可导致流产或死胎；新生儿感染可以造成淋菌性眼炎，关节炎和败血症	B：高风险 C：普遍筛查
衣原体感染	衣原体与高早产率和宫内生长受限有关	30%～50%的肺炎和新生儿眼炎由衣原体所致	B：高风险 C：普遍筛查
宫颈刮片检查		如果到期	A
尿培养	妊娠期ASB是肾盂肾炎和早产的危险因素	导致早产和出生体重低	A
人类免疫缺陷病毒（HIV）	齐多夫定母体治疗可以把垂直传播从25%减到8.3%	HIV感染	A：高风险 C：普遍筛查

a 如果血红蛋白在妊娠早期和妊娠晚期低于11 g/dL，或者妊娠中期低于10 g/dL，补充铁剂治疗贫血。ASB，无症状细菌尿。

免疫接种

在怀孕期间，乙肝疫苗的接种是安全的，因此可以提供给高风险的妇女。有一些指南还建议对高危妇女进行反复筛查。乙型肝炎表面抗原呈阳性的妇女的新生儿在分娩后应立即接种乙肝疫苗和乙肝免疫球蛋白。

超声检查

尽管有证据表明常规超声检查无法改善妊娠结果，医生通常在妊娠 18 ～ 20 周时进行超声检查。科克伦综述的作者得出结论，24 周前的常规超声检查可以帮助确定预产期，减少过期妊娠引产的风险。美国国立卫生研究院（the National Institutes of Health, NIH）和美国妇产科医师学会建议在妊娠中对特定适应证使用超声检查（表 8.5），而不是对低风险者做常规性的超声检查。丹尼斯在怀孕 20 周时安然无恙，并且她明白你并没有为她做常规性的超声检查。

表 8.5 ▶ 孕期超声检查的适应证

适应证
• 估计孕龄
• 阴道出血
• 评估胎儿生长
• 评估胎盘 / 多胎妊娠
• 怀疑葡萄胎
• 怀疑异位妊娠
• 大小 / 预产期有差别
• 怀疑羊水过多或过少
• 异常基因筛查检测的评估
• 胎儿异常的评估
• 过去胎儿异常 / 先天性畸形史

数据来源：American College of Radiology. ACR practice guidelines for the performance of antepartum obstetrical ultrasound. In: ACR Practice Guidelines and Technical Standards, 2003. Philadelphia, PA: ACR; 2003;625–631。

基因筛查

可用于检测胎儿结构和染色体异常的方法包括超声、母体血清筛查和使用胎儿无细胞 DNA 的无创性产前检测。基因筛查的目的是确定那些导致胎儿无法存活或造成长期残疾和疾病的胎儿异常。

唐氏综合征的风险随着母亲年龄的增长而增加。年龄 20 岁的母亲有唐氏综合征婴儿的概率大约是 1 ∶ 1440，但年龄 35 岁的母亲风险增加到 1 ∶ 338，45 岁的母亲风险增加到 1 ∶ 32。[20] 所有 35 岁或 35 岁以上的孕妇都应在分娩时接受遗传咨询和绒毛膜穿刺（CVS）或羊膜穿刺术以诊断遗传异常。35 岁是提供羊膜穿刺术的临界年龄，因为在这个年龄，因染色体缺陷造成胎儿流失的风险等于因羊膜穿刺术造成胎儿流失的风险。

超声检查胎儿颈项透明层常与 β–HCG、Papplaysin-1 联合应用于妊娠早期筛查。胎儿颈项厚度增加是唐氏综合征的标志。无创性产前检查（Noninvasive Prenatal Test, NIPT）

通过分析母体血液中的无细胞胎儿 DNA，可以确定胎儿核型，其敏感性为 99%，特异性为 0.1%。[21] 对于低风险妊娠、多胎妊娠或超声检测异常的妊娠，不推荐使用无创性产前检查；此外，母亲肥胖也会导致敏感性降低。

对于妊娠早期基因筛查异常的妇女应在妊娠 10 ～ 12 周时进行绒毛膜穿刺，或在妊娠 15 ～ 20 周时做羊膜穿刺术。胎盘组织可通过超声引导下的胎盘绒毛穿刺活检获得。值得注意的是，绒毛膜穿刺不能用于诊断神经管缺陷。

6. 中晚期妊娠产前护理

中晚期妊娠产前检查的传统部分包括测量体重、血压、宫底高度和胎儿心率。

体格检查

妊娠期体重增加不足可能与低出生体重（LBW）、早产和宫内生长受限有关。肥胖会增加妇女患妊娠糖尿病（Gestational Diabetes Mellitus, GDM）和发生先兆子痫、早产、真空或产钳分娩和剖宫产的风险。[22]

大多数指南都建议孕妇在每次产前检查时测量血压。早期发现血压持续升高的趋势是妊娠高血压疾病的最佳筛查策略。

在妊娠中晚期，宫底高度是估计子宫大小和胎龄很好的指标。宫底高度是指耻骨联合上缘与子宫底顶部之间的距离，单位为厘米。在妊娠 20 周时，宫底应在肚脐水平。在妊娠 20 ～ 36 周，宫底高度每周增加约 1 厘米。测量值偏差超过 2 厘米表明胎儿生长可能有问题。

胎心率听诊通常在所有随访中进行。正常胎儿的心率为每分钟 110 ～ 160 次。

实验室检查

在产前检查中不再推荐常规的尿蛋白和葡萄糖试纸检查，因为常规的检查无法可靠地检测出因先兆子痫出现的中度或不同程度的白蛋白升高。

美国妇产科医师学会建议，无论是通过患者的病史、临床危险因素还是实验室检查筛查血糖结果，都应对所有孕妇进行妊娠糖尿病筛查。[23] 对于有危险因素的妇女，可考虑在产前早期筛查，以及时发现患有 2 型糖尿病但尚未确诊的妇女。危险因素包括妊娠糖尿病病史、过去或现在糖代谢受损病史以及体重指数 >30 kg/m^2。如果早期筛查正常，则应在妊娠 24 ～ 28 周时重复筛查。

妊娠糖尿病筛查一般在妊娠 24 ～ 28 周进行。1 小时试验是在口服 50 g 葡萄糖 1 小时后检测血糖。1 小时试验的正常血糖上限在 130 ～ 140 mg/dL。

如果 1 小时试验异常，则应进行 3 小时糖耐量试验（Glucose Tolerance Test, GTT）。测量空腹血糖后，口服 100 g 葡萄糖，在 3 个小时中每小时抽取一次血糖样本。当单纯空腹血糖或 3 小时内测量两次或两次以上血糖异常升高时，即可诊断妊娠糖尿病。

当单独节食对控制血糖无效时，通常会采取药物治疗。尽管口服糖尿病药物（磺脲类和二甲双胍）越来越普遍，但注射胰岛素仍然是最具安全性的疗法。

在妊娠 28 周时对 Rh 阴性的妇女进行同种免疫的抗体筛查。给予 Rh 阴性、筛查阴性的女性 Rho（D）免疫球蛋白。抗体筛查为阳性的妇女无法从 Rho（D）注射中受益，应评估 Rh 溶血病。

因为孕妇的血容量在妊娠中期会增加，应在妊娠 28 周时用红细胞比容或血红蛋白重新检测贫血。

美国妇产科医师学会和美国预防服务工作组都建议在妊娠晚期的高危人群中重复筛查乙肝、梅毒、淋病和衣原体感染。高危人群包括年龄在 25 岁以下且有两个或两个以上性接触的女性、从事性交易的女性以及有梅毒或淋病病史的女性。

应询问患者及其伴侣是否有生殖器和口唇单纯疱疹病毒（Herpes Simplex Virus, HSV）感染史。原发性单纯疱疹病毒在分娩时垂直传播率为 57%；非原发性单纯疱疹病毒首次发作时垂直传播率为 25%，复发感染时垂直传播率为 2%。[24] 感染通过产道传播给胎儿，造成新生儿面部、眼睛和口腔局部的皮肤病变。涉及中枢神经系统的较严重感染的死亡率为 4%，而播散性单纯疱疹病毒感染导致新生儿死亡的概率为 30%。[25] 美国妇产科医师学会建议对原发性单纯疱疹病毒感染和妊娠 36 周后有复发风险的妇女进行抗病毒治疗（SOR C）。对于那些分娩时有生殖器疱疹活动性病变的妇女，建议剖宫产。

B 组链球菌（Group B Streptococcus, GBS）是新生儿发病和死亡的主要原因。美国有 6.6% ～ 20% 的孕妇有生殖道和胃肠道 B 组链球菌的感染。美国疾控中心、美国妇产科医师学会和美国儿科学会（the American Academy of Pediatricians, AAP）均建议妇女在怀孕 35 ～ 37 周时接受 B 组链球菌筛查。B 组链球菌培养为阳性的妇女在分娩期间应接受抗生素预防（静脉注射青霉素 G）。美国疾控中心的免费在线应用程序可在 http://www.cdc.gov/groupbstrep/guidelines/prevention-app.html 获得。

四、患者教育与社会心理支持

丹尼斯继续接受她的常规产前护理，并向你吐露，她跟孩子的父亲已经分开。她的家人一直很支持她，她打算和姐姐住一段时间。丹尼斯对怀孕期间的饮食有疑问，她的体重增长正常。此外，她还想知道现在如此大的肚子，还能不能系安全带，以及治疗便秘的方法。

1. 饮食和膳食补充剂

应鼓励孕妇吃多种类型的食物。在怀孕的前 3 个月，大多数孕妇每天需要额外补充约 628 J，而在妊娠中期和晚期，则每天需要额外增加 1255 ～ 2093 J。

孕妇在怀孕期间摄入某些食物可能会带来风险。汞暴露可能与食用扁鲨、剑鱼、鲨鱼、鲭鱼、罗非鱼和金枪鱼有关。汞会对胎儿神经发育产生不利影响，美国食药监局建议，孕妇每周不可食用超过 12 盎司[①]的金枪鱼。[26] 牡蛎、某些类型的寿司和生贝类食物可能有霍乱弧菌、副溶血弧菌、甲肝或寄生虫，最好避免在怀孕期间食用。食用未完全煮熟的牛肉可能导致大肠杆菌食物中毒。李斯特菌病是一种与牛奶、果汁、奶酪或未经巴氏杀菌的乳制品相关的细菌感染。李斯特菌病可能导致绒毛膜羊膜炎、早产和胎儿死亡。孕妇应避免食用软的、未经高温消毒的奶酪，如布里干酪和卡门贝干酪，以及各种各样的馅饼。

人工甜味剂如阿斯巴甜和斯普林达不太可能具有胎儿毒性。目前，仍没有充分证据显示咖啡因影响婴儿出生体重或带来其他妊娠结果。[27]

2. 生活方式主题

大多数夫妇可以安全地继续正常的性生活。但如果产妇有胎盘前置、早产、宫颈功能不全则应禁止性交。如果有接触性传播感染的可能性，建议使用避孕套。

商务航空旅行通常是安全的，无并发症的单胎妊娠妇女到妊娠第 36 周都可以乘飞机，建议坐在靠过道的座位，并进行小腿等长运动以减少静脉血栓的形成，同时尽可能在舱内行走，注意及时饮水以防止脱水（SOR C）。

孕妇在车上应该系安全带。机动车事故是导致孕妇死亡和残疾的主要原因。腰带应系在子宫下方和臀部之间，肩带应系在宫底上方和乳房之间。安全带应该保持舒适，同时安全带不应该穿过宫底。

强有力的证据表明，在怀孕时做运动是安全和有益的。定期锻炼可以改善孕妇的健康状况，减少肌肉骨骼的不适，并减缓孕妇体重的增长。在没有医疗或产科禁忌证的情况下，大多数孕前活跃的妇女可以继续她们的日常活动。建议每天或每周大多数时间进行至少 20 ～ 30 分钟的中等强度运动（如散步、游泳和水上有氧运动）。

3. 药物使用

在怀孕期间为孕妇开药需要平衡对母亲的益处及对胎儿的潜在风险。如果可能的话，必须使用已知风险药物的妇女应该过渡到使用风险较小的药物治疗，特别是在胎儿器官形成过程中。

近一半的妇女使用补充和替代疗法。大多数妊娠期使用的辅助疗法的安全性和有效性尚未确定。生姜通过阻断 5-HT$_3$ 受体和抑制髓质和胃的呕吐中枢之间的神经通路，可以减少早孕期的恶心和呕吐。红莓叶茶或胶囊，据说能刺激分娩。生姜和覆盆子叶均与不良妊娠结果无关。[28]

---

① 1 盎司 ≈ 28.3495 克。

4. 亲密伴侣暴力

多达 20% 的孕妇受到亲密伴侣暴力（Intimate Partner Violence, IPV）影响（第二十一章）。在怀孕期间，妇女受虐待的情况往往会加剧，同时，被暴力对待的妇女不太可能获得产前护理。在初次产前检查时，医生就应该用一个简短的访谈问题对妇女在妊娠期间受亲密伴侣暴力的情况进行筛查。胎盘早剥、低出生体重、胎儿流产和产后抑郁症均与亲密伴侣暴力有关。

> 丹尼斯在 26 周时进行的 1 小时糖耐量试验正常，在 36 周时又进行了 B 组链球菌（GBS）筛查。在过去的两周里，她一直胃灼热，她还说在工作了一整天后会有腰痛。丹尼斯的宫底高度为 36 厘米，与她的孕龄相符。最后，丹尼斯想讨论母乳喂养。她自己的母亲没有给她喂奶，但她想为宝宝做最好的选择。

5. 常见问题

复诊是对正常妊娠常见问题进行预期指导的适当时机（表 8.6）。医生应让女性相信妊娠期的变化是正常的、普遍的和短暂的，这一点很重要。

表 8.6 ▶ 怀孕时的常见问题

问题	原因	咨询技巧
胃灼热	孕酮升高使食管低端括约肌松弛，此外肠道排空时间延长	通过每顿少吃，避免油腻食品可以改善症状。含碳酸钙的抗酸药以及 H_2 受体阻滞剂会有帮助
尿频/压力性尿失禁	常见于妊娠早期和妊娠晚期	通常在分娩后症状消失。凯格尔运动可加强盆底肌肉
痔疮	由于直肠血管丛静脉在妊娠期充血增加而更严重	局部治疗（金缕梅垫、外痔膏和坐浴）。使用一些含有预防性大便软化剂，如含多库酯钠（Colace）的产前维生素
背痛	由于子宫扩大引起的代偿性脊柱前凸而在妊娠晚期常见；松弛素可使耻骨联合、背部和骨盆的韧带松弛	穿平底鞋，保持良好的姿势，以应对重心的变化
圆韧带疼痛	圆韧带痉挛，在腹股沟区的尖锐刺痛、零星的疼痛。经产妇更严重；对胎儿无害。	有时运动，温水浴，怀孕腰带，以及对乙酰氨基酚会有帮助
白带	妊娠期出现的大量白色阴道分泌物是由于阴道血流量增加和雌激素水平升高所致	消除患者疑虑，解释这是生理性分泌物，而不是由感染引起的

大量关于怀孕的信息可以通过书籍、视频和互联网获得，许多妇女对她们在分娩期间需要什么有很具体的想法。硬膜外麻醉的使用、母乳喂养、母婴同房与托儿所护理、奶嘴的使用和包皮环切术等话题都可以作为分娩计划的一部分。尽早讨论分娩计划可以让医生

更加灵活地满足患者的需求。制订分娩计划可以促进孕妇和家庭医生之间关于分娩选择的讨论。许多医院的网站都有分娩计划的样本。

由专业人员和同龄人向个别妇女提供的母乳喂养支持 / 教育，无论母亲年龄如何，都与任何母乳喂养和完全母乳喂养的持续时间增加有关。[29]母乳喂养的婴儿患上中耳炎（Otitis Media, OM）、胃肠炎、上呼吸道感染和尿路感染的可能性更低。

医生们经常推荐结构化的分娩和育儿教育计划。几项观察研究表明，在分娩时，参加了分娩班的孕妇表现有所改善。了解分娩期将发生的情况有助于父母扮演更加积极的角色。

6. 剖宫产后分娩 / 剖宫产后阴道分娩尝试

与曾做过剖宫产的妇女讨论分娩计划通常在妊娠中期末之前进行。对许多妇女来说，进行剖宫产后分娩尝试（Trial of Labor After Cesarean, TOLAC）比选择性重复剖宫产更为可取。美国妇产科医师学会和美国家庭医生学会（AAFP）都发布了考虑 TOLAC/VBAC 的妇女指南 (http://www.aafp.org/afp/2005/1115/ p2126.html 和 http://www.seminperinat.com/article/S0146–0005(10)00056–X/abstract)。有过子宫低横切口剖宫产史的妇女更应进行分娩尝试。

在尝试 TOLAC 的女性中，大约有四分之三会成功。可以建议患者在 https://mfmu.bsc.gwu.edu/ PublicBSC/MFMU/VGBirthCalc/vagbirth.html 上找到一个计算器来估算 TOLAC 成功的概率。对于向患者展示 TOLAC 的风险和益处的最佳方法，目前还没有基于证据的建议。

> 丹尼斯现在怀孕 41 周，她来与医生讨论计划。丹尼斯选择进行药物引产，接受阴道内米索前列醇（cytotec）和催产素。她成功分娩了一个 7 磅 5 盎司的女婴，阿布加评分 9 和 9。

7. 过期妊娠

在没有医学或产科指征的情况下，引产不应早于妊娠 39 周。十分之一的怀孕超过妊娠 42 周，这类情况应视为过期妊娠。与过期妊娠相关的产妇风险包括难产、产后出血和紧急手术分娩。胎儿风险包括窒息、胎粪吸入、败血症和死亡。

过期妊娠最常见的原因是预产期的不准确。一篇对 22 个随机对照试验的科克伦综述发现，41 周时常规引产可减少围产期死亡和剖宫产风险。[30]

从妊娠 41 周开始，美国妇产科医师学会建议进行胎儿评估。[31]当医生和患者选择进行过期妊娠等待时，应进行胎儿监护。尽管尚无证据显示这样做的益处，医生仍然会结合使用每周两次的无刺激胎心监护（Nonstress Test, NST）、羊水指数或生物物理指标（Biophysical Profile, BPP）。

无刺激胎心监护的解释使用三种类型来评估风险（表 8.7）。[32]一类无刺激胎心监护对死胎的阴性预测值（Negative Predictive Value, NPV）为 99.8%，阳性预测值（Positive Predictive Value, PPV）为 10%。BPP（http://perinatology.com/Reference/glossary/B/Biophysical%20profile.htm）的 NPV 为 99.9%，PPV 为 40%（第三章）。[33]

表 8.7 ▶ 使用无刺激胎心监护对过期妊娠的监控

胎心监护	标准
第一类（正常）	在 20 分钟内有两次或以上的胎儿心跳升高；每一次升高至少比基础心跳快 15 次，至少持续 15 秒；考虑到胎儿睡 – 醒周期实验，可以延长到 40 分钟
第二类（模棱两可）	需要更多的测试
第三类（异常）	40 分钟内没有加速；如果没有恢复正常，应考虑分娩

资料来源：ACOG practice bulletin. Antepartum fetal surveillance. Number 9, October 1999. Clinical management guidelines for obstetrician–gynecologists. Int J Gynaecol Obstet. 2000;68:175 – 185; ACOG Practice Bulletin No. 106. Intrapartum fetal heart rate monitoring: nomenclature, interpretation, and general management principles. Obstet Gyncol. 2009;114(1):192 – 202。

五、家庭医生和产科顾问

　　家庭医生应与产科顾问密切合作，照顾那些需要高危护理的孕妇。如果咨询过程有效运作，患者可以从专业意见中获益，同时患者可以与主治医师保持持续性关系。美国家庭医生学会与美国妇产科医师学会联合委员会已经发布了家庭医生和妇产科医生之间的咨询指南[34]，鼓励家庭医生及时请求咨询，明确讨论咨询的原因，并与提供支持的医生保持合作关系。

基于循证建议的总结

孕前护理	
建议	**推荐强度[a]**
备孕或已孕的女性在怀孕前和妊娠早期膳食中补充叶酸（400 μg）可以降低胎儿神经管缺陷的风险。[35]	A
严格控制有糖尿病的妇女怀孕前的血糖，可以预防下一代主要的先天性异常[36]	A
对于患有癫痫并准备怀孕的妇女，应尽可能改成单一药，或者致畸风险小的药物，并且在怀孕前每天至少服用 1 mg 叶酸。[37]	B
期望怀孕的妇女都应被告诫戒烟[38]	A
孕期护理	
建议	**推荐强度[a]**
在不增加产妇或新生儿的不良后果的前提下，传统的就诊时间表可以缩短[16]	A
有自己的常规医生的妇女，更有可能参加产前教育、讨论担心的问题，需要的分娩镇痛更少，对分娩和婴儿护理更有准备。[15]	A
在第一次产前检查时，为了计算体重指数，就应测量孕妇的身高和体重[20, 39]	B

孕期护理	
建议	推荐强度 [a]
建议每一次产前检查都测量血压 [20, 39]	C
不建议为了提倡产后哺乳而在产前检查时做常规的乳腺检查 [20]	A
常规的子宫颈检查对预测早产无效 [20]	A
每一次产检应测量孕妇宫高以发现胎儿过大或过小 [20]	B
24 周前的常规 B 超可以更好的预测胎龄以及降低过期妊娠引产的需要。临床结果没有很大区别 [40]	A
为年龄超过 35 岁或者筛查异常（三联、四联筛查）的孕妇提供唐氏综合征的筛查 [20]	B
应鼓励健康的孕妇一周进行三次或以上的轻到中度的运动 [41]	A
应该考虑每位孕妇怀孕前的活动范围和身体状况，制订个体化的运动计划 [41]	B
为每位孕妇提供如何正确使用和放置安全带的咨询（以两边臀部和宫底作为三个支撑点）[42]	B
在没有产科禁忌时，怀孕期间性交不会带来有害的结果 [20]	B

[a] A，一致的、高质量的、以患者为中心的证据；B，不一致的、质量有限的、以患者为中心的证据；C，共识，以疾病为中心的证据，常规的实践，专家意见或者案例系列。

关于 SORT 证据评估系统的信息可参照 http://www.aafp.org/afpsort.xml。

问题

1. 以下哪项应该在孕前访视时进行？

    A．B 超

    B．宫颈抹片

    C．补充铁

    D．遗传风险评估。

2. 叶酸可以降低下列哪种状况发生的风险？

    A．妊娠高血压

    B．早产

    C．神经管缺陷

    D．先兆子痫

    E．胎儿贫血

3. 接受家庭医生服务的产科患者结果比接受妇产科医生服务的更差。

    A．正确

    B．错误

4. 下面哪一项是妊娠糖尿病的危险因素？

    A．年龄大于 25 岁

    B．体重指数大于 30 kg/m^2

  C．非洲裔美国人

  D．妊娠体重增加不足

5．下面哪一项是对于有生殖器疱疹史的孕妇管理的一部分？

  A．28 周时开始抗病毒的预防治疗

  B．剖宫产分娩

  C．36 周后开始抗病毒预防治疗

  D．新生儿疱疹很少见，不用担心

  E．不要服用抗病毒药物，因为怀孕期使用该类药物是禁忌

答案

问题 1：正确答案是 D。

　　孕前进行遗传病咨询的目的包括为那些有胎儿畸形或遗传障碍风险的妇女提供咨询，并应告知夫妇可用的筛查测试。已知有家族性疾病的患者可以在怀孕前进行携带者检测。孕妇在怀孕前也应进行镰状细胞病、地中海贫血或囊性纤维化的筛查。

问题 2：正确答案是 C。

　　服用叶酸可以降低神经管缺陷的风险。

问题 3：正确答案是 B。

　　科克伦综述通过一项调查得出结论，即家庭医生、妇产科医生和助产士提供的低风险产前护理同样有效，尽管妇女似乎对家庭医生和助产士提供的护理更为满意。

问题 4: 正确答案是 B。

　　肥胖妇女患妊娠糖尿病，发生先兆子痫、早产、真空或产钳分娩和剖宫产的风险均会增加。

问题 5: 正确答案是 C。

　　美国妇产科医师学会建议对原发性单纯疱疹病毒感染和 36 周后有重复感染风险的女性进行抗病毒治疗。

参考文献

1. Tong STC, Makaroff LA, Xierali IM, et al. Proportion of family physicians providing maternity care continues to decline. *J Am Board Fam Med.* 2012;25(3):270–271.
2. Kozhimannil KB, Fontaine P. Care from family physicians reported by pregnancy women in the United States. *Ann Fam Med.* 2013;11(4):350–354.
3. Avery DM, Graettinger KR, Waits S, et al. Comparison of delivery procedure rates among obstetrician-gynecologists and family physicians practicing obstetrics. *Am J Clin Med.* 2014;10(1):16–20.
4. Kennedy D, Koren G. Identifying women who might benefit from higher doses of folic acid in pregnancy. *Can Fam Physician.* 2012;58(4):394–397.

5. Lagana AS, Triolo O, D'Amico V, et al. Management of women with epilepsy: From preconception to postpartum. *Arch Gynecol Obstet*. 2016;293:493–503.

6. Gruber R. The US FDA pregnancy lactation and labeling rule- implications for maternal immunization. *Vaccine*. 2015;33:6499–6500.

7. Castillo-Solorzano C, Reef SE, Morice A, et al. Rubella vaccination of unknowingly pregnant women during mass campaigns for rubella and congenital rubella syndrome elimination, the Americas 2001–2008. *J Infect Dis*. 2011;204(Suppl 2):S713–S717.

8. DATA 2020. Healthy people 2020 database. MICH 10.2 Percent of US women receiving early and adequate prenatal care. *Available from*: https://www.healthypeople.gov/2020/topics-objectives/objective/mich-102. Accessed November 2016.

9. Centers for Disease Control and Prevention. Pregnancy mortality surveillance system. Available from: http://www.cdc.gov/reproductivehealth/maternalinfanthealth/pmss.html. Accessed November 2016.

10. Centers for Disease Control and Prevention. Preterm birth. Available from: http://www.cdc.gov/reproductivehealth/MaternalInfantHealth/PretermBirth.htm. Accessed November 2016.

11. Reichman NE, Teitler JO. Timing of enhanced prenatal care and birth outcomes in New Jersey's Health Start Program. *Mat Child Health J*. 2005;9(2):151–158.

12. Paul M, Schaff E, Nichols M. The roles of clinical assessment, human chorionic gonadotrophin assays, and ultrasonography in medical abortion practice. *Am J Obstet Gynecol*. 2000;183(2 Supplement):S34–S43.

13. Berard A, Zhao J, Sheehy O. Success of smoking cessation interventions during pregnancy. *Am J Obstet Gynecol*. 2016;215(5):611.e1–611.e8.

14. Haider BA, Bhutta ZA. Multiple-micronutrient supplementation for women during pregnancy. *Cochrane Database Syst Rev*. 2015;(11):CD004905.

15. Boss DJ, Timbrook RE. Clinical obstetric outcomes related to continuity in prenatal care. *J Am Board Fam Pract*. 2001;14:418–423.

16. Villar J, Carroli G, Khan-Neelofur D, et al. Patterns of routine antenatal care for low-risk pregnancy. *Cochrane Database Syst Rev*. 2001;(4):CD000934.

17. Craswell A, Kearney L, Reed R. Expecting and connecting group pregnancy care: Evaluation of a collaborative clinic. *Women Birth*. 2016;29(5):416–422.

18. Hendler I, Andrews WW, Carey CJ, et al. The relationship between resolution of asymptomatic bacterial vaginosis and spontaneous preterm birth in fetal-fibronectin positive women. *Am J Obstet Gynecol*. 2007;197:488.e1–488.e5.

19. Briand N, Jasseron C, Sibiude J, et al. Cesarean section for HIV-infected women in the combination antiretroviral therapies era, 2000–2010. *Am J Obstet Gynecol*. 2013;209(4):335.e1–335.e12.

20. National Collaborating Centre for Women's and Children's Health. Antenatal care: routine care for the healthy prenatal woman. Clinical Guideline October 2012; Royal College of Obstetricians and Gynecologists. Available from: http://www.vcog.org.uk/resources/Public/Antenatal_care.pdf. Accessed January 2017.

21. Connor P, Gustafsson S, Kublickas M. First trimester contingent testing with either nuchal translucency of cell-free DNA. Cost efficiency and the role of ultrasound dating. *Acta Obstret Gynecol Scand*. 2015;94: 368–375.

22. Ma RC, Schmidt MI, Tam WH, et al. Clinical management of pregnancy in the obese mother: before conception, during pregnancy, and postpartum. *Lancet Diabetes Endocrinol*. 2016;4(12)1037–1049.

23. American College of Obstetricians and Gynecologists. Gestational diabetes mellitus. *Obstet Gynecol*. 2013;122(2):406–416.

24. Brown ZA, Wald A, Morrow RA, et al. Effect of serologic status and cesarean delivery on transmission rates of herpes simplex virus from mother to infant. *JAMA*. 2003;289:203–209.

25. ACOG Practice Bulletin. No. 82. Management of herpes in pregnancy. *Obstet Gynecol*. 2007;109(6):1489–1498.

26. U.S. Food and Drug Administration. What you need to know about mercury in fish and shellfish. Available from: http://www.fda.gov/ResourcesForYou/consumers/ucm110591.htm. Accessed November 2016.

27. Jahanfar S, Jaafar SH. Effects of restricted caffeine intake by mother on fetal, neonatal and pregnancy outcomes. *Cochrane Database Syst Rev*. 2015;(6):CD006965.

28. Dante G, Bellei G, Neri I, et al. Herbal therapies in pregnancy: What works? *Curr Opin Obstet Gynecol*. 2014;26(2):83–91.

29. Patnode CD, Henninger ML, Senger CA, et al. Primary care interventions to support breastfeeding: Updated systematic review for the U.S. Preventive Services Task Force; Rockville (MD): Agency for Healthcare Research and Quality (US); 2016 Oct. Report No.: 15-05218-EF-1.

30. Gulmezoglu AM, Crowther CA, Middleton P, et al. Induction of labour for improving birth outcomes for women at or beyond term. *Cochrane Database Syst Rev.* 2012;(6):CD004945.

31. ACOG Practice Bulletin No. 146. Management of late-term and postterm pregnancies. *Obstet Gynecol.* 2014;124(2 Pt 1):390–396.

32. ACOG Practice Bulletin No. 106. Intrapartum fetal heart rate monitoring: nomenclature, interpretation, and general management principles. *Obstet Gyncol.* 2009;114(1):192–202.

33. ACOG Practice Bulletin. No. 145. Anterpartum fetal surveillance. *Obstet Gynecol.* 2014;124(1):182–192.

34. The American Academy of Family Physicians and the American College of Obstetricians and Gynecologists. AAFP-ACOG joint statement on cooperative practice and hospital privileges. AAFP-ACOG Liaison Committee position statement. Available from: http://www.aafp.org/online/en/home/policy/policies/o/obstetric.html. Accessed January 2017.

35. De-Regil LM, Pena-Rosas JP, Fernandez-Gaxiola AC, et al. Effects and safety of periconceptional oral folate supplementation for preventing birth defects. *Cochrane Database Syst Rev.* 2015;(12):CD007950.

36. Tennant PW, Gliniania SV, Bilous RW, et al. Pre-existing diabetes, maternal glycated haemoglobin, and the risks of fetal and infant death: a population-based study. *Diabetologia.* 2014;57(2):285–294.

37. Borgelt LM, Hart FM, Bainbridge JL. Epilepsy during pregnancy: Focus on management strategies. *Int J Women's Health.* 2016;8:505–517.

38. Lindson-Hawley N, Hartmann-Boyce J, Fanshawe TR, et al. Interventions to reduce harm from continued tobacco use. *Cochrane Database Syst Rev.* 2016;(10):CD005231.

39. Akkerman D, Cleland L, Croft G, et al. Institute for Clinical Systems Improvement. Routine prenatal care. Updated July 2012. Institute for Clinical Systems Improvement (ICSI). Available from: https://www.icsi.org/_asset/13n9y4/Prenatal.pdf. Accessed November 2016.

40. Whitworth M, Bricker K, Mullan C. Ultrasound for fetal assessment in early pregnancy. *Cochrane Database Syst Rev.* 2015;14(7):CD007058.

41. American College of Obstetricians and Gynecologists. ACOG Committee Opinion No. 650: Physical activity and exercise during pregnancy and the postpartum period. *Obstet Gynecol.* 2015;126(6):e135–e142.

42. Klinich KD, Flannagan CA, Rupp JD, et al. Fetal outcome in motor-vehicle crashes: Effects of crash characteristics and maternal restraint. *Am J Obstet Gynecol.* 2008;198(4):450.e1–450.e9.

第九章　儿科健康体检

本章要点

1 ▶ 儿科健康体检允许临床工作者监测儿童的生长发育情况，并为儿童及其家庭提供前瞻性的指导。

2 ▶ 就诊时筛查导致不良健康状况的潜在原因，包括健康习惯、接触史和危险因素。

3 ▶ 确保儿童及时接受所有免疫接种。

4 ▶ 通过这些机会，逐渐与儿童及其家庭建立牢固的关系；这是患者家庭和临床工作者均获得满意的原因。

儿科健康体检是照顾儿科患者的基石。本章按年龄分组，从重要健康问题、筛查方案、风险评估和减少危害以及合适教育进行有针对性的讨论。

一、0～2岁

杰伊（Jay）是一个3天大的新生儿，足月顺产。你不太了解这个家庭，但在一次产前检查中遇见过杰伊的妈妈，她那时对"尝试母乳喂养"非常感兴趣。你了解到杰伊的妈妈和她的伴侣、6岁的女儿住在一个两居室的公寓里。目前杰伊妈妈伴侣的母亲也和他们同住。

新生儿访视的频率和内容提供了一个与新生儿父母建立协作和信任关系的机会。在常规儿童体检的过程中，我们可以帮助新生儿父母成为照顾孩子的专家，同时也可以观察孩子的成长，并为新生儿父母开展家庭生活提供支持。

1. 新生儿问题

新生儿应在出生后第3～5天进行门诊访视，以评估高胆红素血症。[1] 如果他们在出生48小时内出院，建议他们在出院后48小时内门诊就诊。[2] 要强调的两个问题是黄疸和体重。

▶ 新生儿期每次门诊随访评估黄疸的情况。新生儿出现黄疸可能是补充母乳喂养的另一个原因（http://pediatrics.aappublications.org/content/pediatrics/124/4/1193.full.pdf）。杰伊看起来没有黄疸，但是你计划和他的母亲讨论母乳喂养，并提醒她每天8～12次母乳喂养有助于降低高胆红素血症的发生率。

▶ 婴儿体重的最低点出现在阴道分娩后 72 小时左右，但手术分娩可能稍晚。[3] 杰伊的体重较出生时下降了 5%。新生儿期一旦婴儿体重开始增加，平均每日体重增加的幅度是 5 ～ 7 盎司 / 周，或约 1 盎司 / 天。如果发现婴儿体重减轻，在以下情况下，考虑补充或增加母乳喂养次数[4]：

- 出生后体重下降 8% ～ 10%。
- 有脱水迹象。
- 泌乳延迟或从母乳到新生儿的乳汁转运有问题。
- 出生后第 5 天仍然有胎便。

> 为新生儿提供护理的临床医生可以接受母乳喂养知识方面的培训，以便他们能够为哺乳的妈妈提供充分的教育和支持；医生对母乳喂养的支持有助于家庭成功实现母乳喂养目标。（更多信息见 www.bfmed.org）

对于典型的新生儿检查结果，新生儿父母可能需要消除疑虑。斯坦福大学新生儿托儿所图片库是查看正常和异常新生儿检查结果的绝佳资源：http://med.stanford.edu/newborns/professional-education/photo-gallery.html。表 9.1 列出了第一次门诊就诊时要复查的项目清单。

表9.1 ▶ 第一次门诊就诊：病史

主题	回顾
产前和分娩过程	胎龄、已知异常、健康风险、Apgar 评分、新生儿初检结果
新生儿检测	新生儿筛查结果、先天性心脏病筛查、听力筛查
检查发现，生长发育	产伤，髋关节发育不良，出生后体重下降百分比，喂养方式和辅食添加内容，排便和排尿方式，黄疸，以及到目前为止因这样或那样的健康问题需做的任何治疗
家庭习惯，安全性	产后抑郁症筛查，烟草暴露，婴儿睡眠安全，睡眠剥夺对父母的影响，育婴计划

如果第一次门诊就诊时没有对体重、进食或黄疸的担忧，下一次常规访视安排在出生后 2 周。然而，如果存在对黄疸或体重增加的担忧则应该安排更密切的随访，每天或每 48 小时一次。

对于新手父母，特别是母乳喂养的婴儿，在出生后 1 周随访，有助于评估喂养的充分性，并继续提供家庭支持。许多临床医生也建议在出生后 1 个月再进行随访，以继续确保新生儿的正常生长发育。正如美国儿科学会（AAP）建议的临床医生应该在儿童健康检查时筛查母亲是否患有产后抑郁症，这些检查考虑到了筛查和家庭支持。除此之外，常规就诊安排在第 2、4、6、9、12、15、18 和 24 个月。

2. 新生儿筛查

关于出生 24 小时后，通过采集足跟血进行血液检查的一般信息，通常称为"新生儿筛查"，可在美国疾控中心（CDC）网站上找到：http://www.cdc.gov/ncbddd/newbornscreening/。各州的具体信息可在以下网址找到：http://www.babysfirsttest.org/newborn-screening/states。

美国卫生资源和服务管理局（Health Resources and Service Administration，HRSA）发布了一份报告，建议对 32 种特定情况进行筛查，但是并不要求每个州统一按照套餐系列进行筛查。[5] 某些州还筛查其他的疾病。你告知杰伊的母亲，这些检测结果将在几周内公布，如果有任何检测结果呈阳性，诊所会通知她，并告知她接下来该做什么。

听力筛查

美国疾控中心建议所有婴儿在 1 月龄之前都要进行听力筛查；这可以由出院前的常规脑干听觉诱发反应试验（Brainstem Auditory Evoked Response Testing）进行筛查。你注意到杰伊在出院前做的检查正常。未通过听力筛查的新生儿应尽快进行全面的听力评估，且不得迟于 3 月龄。[6]

生长

生长的测量和监测是常规儿童健康体检的主要原因之一。从出生到 24 月龄，应该用世界卫生组织（the World Health Organization, WHO）生长曲线进行生长绘图（http://depts.washington.edu/growth/）。这些曲线是以健康的、母乳喂养的婴儿为标准来跟踪生长情况的；无论采用何种喂养方法，都应该以此为标准。

新生儿在出生后的第 14 天就应该恢复到出生体重。婴儿从 0～3 个月龄平均体重增加 1 kg/月，从 3～6 个月平均增重 0.5 kg/月。此后，婴儿和幼儿的生长速度继续放缓，从 9～24 个月龄体重增加约 0.25 kg/月。[7]

特定的生长曲线可用于某些因为健康状况影响生长的婴儿，如唐氏综合征或出生体重极低的婴儿（http://depts.washington.edu/growth/）。

如果婴儿的年龄体重低于 5 个百分点，或者生长速度减慢，以致轨迹穿过生长图表上的两条主要百分位线，则应考虑发育不良。在美国初级保健门诊就诊的儿童中 5%～10% 发育不良；大多数病例在 18 个月龄前出现。[8] 发育不良可能预示内分泌、心脏、肾脏或代谢紊乱，但更常见的是营养不良或社会压力所致。

发育标志

除了监测身体成长，儿童健康体检还提供了一个监测发育的机会。美国儿科学会建议所有儿童在 9、18、24 和 30 个月龄时进行系统的发育迟缓和残疾筛查。[9] 有多种评估发育的工具，可在 http://agesandstages.com/wp-content/uploads/2015/03/Comparison-Chart1.pdf 上找到它们进行比较。

建议儿童在 18 和 24 个月龄时对自闭症谱系障碍进行专门筛查。[10] 每个州都有针对从出生到 3 岁儿童的早期干预计划。当担心发育问题时，建议参考这些计划（http://www.parentcenterhub.org/repository/ei-overview/）。

3. 风险评估和降低伤害

风险

随着婴幼儿的成长和活动能力的增强，他们面临潜在的环境威胁的风险也在增加。意外伤害是 1 岁以下儿童的第五大死因，也是 1 ~ 4 岁儿童的主要死因。[11] 意外窒息是 1 岁以下儿童的主要伤害类型，意外溺水是 1 ~ 4 岁儿童最常见的伤害原因。[11] 以下网站在这些方面为家长提供有用的指导：http://www.webmd.com/parenting/baby/tc/health-and-safety-birth-to-2-years-safety-measures-around-the-home#1。

虐待

以下网站提供的"小贴士"可以作为有用的初步资料：https:// www.childwelfare.gov/topics/preventing/preventionmonth/resource-guide/tip-sheets/（第二十一章）。

4. 父母教育

美国儿科学会建议纯母乳喂养约 6 个月，并可根据母婴双方的意愿，持续 1 年或更长时间；世界卫生组织和美国医学科学院（the Institute of Medicine）给予同样的建议。关于给家长的其他建议见表 9.2。

表9.2 ▶ 给新生儿和学步儿童家长的建议

主题	建议
汽车座位安全 [a]	儿童在 2 岁前汽车座椅应该朝后，并固定在经过适当调整的五点式安全带中。汽车座椅只应该放在汽车后座。随着婴儿的成长应该对背带进行调整
营养：维生素 D [12]	母乳喂养婴儿，以及每天摄入维生素 D 强化配方奶粉低于 1 L 的婴儿应每天补充 400 IU 的维生素 D，或者哺乳的母亲每天补充 6400 IU 维生素 D；应该在婴儿出生后的几天就开始补充
营养：铁剂 [13]	美国儿科学会建议补充母乳喂养婴儿 1 mg/kg/d 液体铁剂，直到大约 6 个月开始吃含铁剂的固体食物时，所有的婴儿应在 12 个月时筛查铁缺乏以及缺铁性贫血。美国预防服务工作组发现对 6 ~ 24 个月的儿童进行缺铁性贫血的筛查证据不足
营养：食物选择 [b]	鼓励各种质地的适当的健康食品。除了蜂蜜有肉毒杆菌中毒的风险，给婴儿其他特定的食品没有任何禁忌。12 个月前不应给予牛奶
安全睡眠 [14]	美国儿科学会建议硬床垫仰卧位，共房间而不共床，考虑使用奶嘴，避免柔软的被褥、过热和接触烟草、酒精和违禁药物

[a] 参照 http://www.safercar.gov/parents/CarSeats/Car-Seat-Safety.htm?view=full。

[b] 健康儿童网站提供关于固体食物准备和适合年龄喂养的信息：https://www.healthychildren.org/English/ages-stages/baby/feeding-nutrition/Pages/Switching-To-Solid-Foods.aspx。

预期指导

婴儿和幼儿成长和发育的速度如此之快，他们不断学习新技能，并跨越新的发育阶段。儿童健康体检既能监测发育，又能指导家长如何迎接孩子即将到来的发育阶段。你与杰伊的母亲讨论了儿童健康体检的计划表，并向她提供了母乳喂养方面的支持信息。《美好未来袖珍指南》（Bright Futures Pocket Guide）很好地总结了每次随访的预期咨询。例如，当父母了解到那些可能令人沮丧的幼儿行为是正常和预期发育阶段的一部分时，潜在的挫折感可能会减少。[15]

> 杰伊现在 11 个月龄了。他情况良好，按时接种了疫苗。母乳喂养也很顺利，他妈妈想知道还应该哺乳多久？她想尽快断奶，因为她想再次怀孕，但是最终还是想"一切以杰伊为重"。你引导她了解世界卫生组织和美国儿科学会的指南建议，帮助她平衡哺乳与怀孕的愿望，为她提供了更多的信息，并讨论断奶的方法和可用的网络资源。

5. 父母普遍关心的问题

睡眠

除了澄清有关睡眠安全问题（表 9.2）外，新手父母通常受益于关于婴儿睡眠规律的支持和教育。新生儿一天大部分的时间都在睡觉（平均睡 16 ～ 20 小时），但是经常醒来喝奶。大多数婴儿至少要到 3 个月大，有时甚至接近 1 岁时，才能睡"整宿"——连续睡 6 个小时。

2006 年的一项系统性回顾表明，在婴儿是健康、安全，并且没有其他危险的前提下，让他们哭够直到停止［通常被称为"哭够（Cry it out）"的方法］和对父母给予睡眠期望教育都是有效的。[16]

排便

新生儿的父母，特别是母乳喂养的，经常对他们的宝宝腹泻表示担忧。正常新生儿大便呈芥末样外观，带有黄绿色至浅棕色的色调。正常排便频率从一天几次到每隔几天一次不等。婴儿在排便时脸上泛红，看起来很紧张，这是正常现象。在没有呕吐、发热、脱水、腹部检查异常或其他相关发现的情况下，安慰父母这种脸红和明显的用力是无害的。

当他们蹒跚学步时，他们也就是进入了幼儿期，有的孩子开始喝牛奶时会出现便秘。对于有慢性便秘的儿童来说，减少牛奶的摄入量或者停止喝牛奶对他们可能是有帮助的。[17]聚乙二醇治疗便秘有效且安全，适用于 6 个月以上的婴儿。[18]

婴儿哭闹

婴儿一天哭 2 ～ 3 小时是正常的。通常情况下，婴儿哭的时间短，而且可以通过抚慰使其安静下来。腹绞痛是指在任何一周内超过 3 天且每次 3 小时以上的无法慰藉的哭泣，至少持续 3 周。对父母提供教育和支持非常重要，因为父母对婴儿哭闹的不耐烦是导致摇晃婴儿综合征（shaken baby syndrome）的主要原因。虽然腹绞痛的原因尚不清楚，但是研究显示每天给婴儿服用益生菌可以减少哭闹的时间。[19] 抚慰婴儿的 5 个步骤参见 https://happiestbaby.com/using-the-5-ss/ 。

儿童耍脾气

当幼儿在学习与周遭环境相互交流和讨价还价的过程中，发脾气以及挑战父母极限的行为是幼儿发育的一个正常组成部分。有很多资源可以帮助家长控制这些行为，包括：

▶ Murphy J. The Secret Lives of Toddlers: A Parent's Guide to the Wonderful, Terrible, Fascinating Behavior of Children Ages 1 – 3. New York: The Berkley Publishing Group; 2004。

▶ 父母教育中心：http://centerforparentingeducation.org/ recommended–parenting–books/。

6. 免疫接种

免疫接种大大减少了世界范围内的疾病、残疾和死亡，只有提供干净的水才能对这些参数有更大的影响。[20]2014 年一项荟萃分析确认疫苗接种与自闭症发生无关。[21] 除非有禁忌证，否则应该根据美国疾控中心时间表（https://www.cdc.gov/vaccines/schedules/ ）接种疫苗。有关疫苗禁忌证和预防措施的信息，请访问 http://www.cdc.gov/vaccines/hcp/admin/invointions–vacc.html。虽然有人提出了替代的疫苗接种计划，但在安全性和有效性方面还没有得到很好的研究。第七章讨论了人们对疫苗接种的常见错误观念（表 7.4）。因为现在是 11 月份，你提出给杰伊注射流感疫苗，他母亲同意了。

> 18 个月龄的杰伊发育良好。他能行走，他的精细运动技能与他的年龄相吻合。他的妈妈注意到他现在说话不多，不知道该怎么办。在和他父母进一步探讨之后，你发现杰伊的语言能力在正常范围内。你选择在 3 个月后重新评估。

二、2 ～ 11 岁

> 嘉丝汀娜（Justina），是杰伊的姐姐，现在 8 岁了。她父母带她来做健康体检，而且有几个问题咨询你。他们注意到她有时有点便秘，偶尔会抱怨胃痛，似乎在没有太多干预的情况下可以自行缓解。到目前为止，她是一个健康的孩子，体重指数通常在 65% 左右。在这次访问中，你注意到她的体重指数已经跃升到 85%。她过去经常踢足球，但今年不想踢了，因为"有些孩子很刻薄"。她的父母告诉你，她有很多朋友，在学校表现很好。

在 2～11 岁这个年龄段每年都有儿童健康体检。通常临床工作者主张 30 个月龄时（2 岁半时）也进行一次体检。

1. 筛查

美国预防服务工作组（USPSTF）筛查建议的摘要见本章末尾。

视力和听力

所有 3～5 岁儿童应至少进行一次视力和听力筛查，筛查结果异常的儿童应及时转诊。学校通常也提供视力和听力测试，未通过筛查的儿童可能需要听力或眼科转诊。

生长

儿童到 2 岁后就应用美国疾控中心的生长曲线来绘制生长图。大多数儿童在 2 岁时就已经确定了他们的生长轨迹，尽管从世界卫生组织到美国疾控中心曲线转换时在百分位数上可能存在一些差异。生长曲线可参见 http://www.cdc.gov/growthcharts/clinical_charts.htm。偏离预期生长模式时应该引起关注，被评估者是否有不恰当的营养习惯、激素 / 胃肠道或代谢紊乱、粮食短缺、家庭环境压力或者受虐待 / 忽视。你向嘉丝汀娜及她的父母展示了她的生长曲线图，上面显示了她的体重增加百分位数。接下来是关于健康饮食的讨论，你建议减少苏打水，增加她的水摄入量，这可能有助于改善便秘。嘉丝汀娜提到她的朋友在上舞蹈课，她也有兴趣参加以加强锻炼。

发育

临床医生与父母合作，监测发育，并根据出现的问题采取行动。发育包括身体、智力、情感和社会发展的预期变化。

从儿童发育时期的大背景来看孩子的行为，可以更好地理解它。例如，幼儿期的行为通常被视为捣乱，实际上是发育中可预期的一部分。与父母分享这些信息可以使他们更有效地处理这种行为。

2. 青春期前和青春期

女孩青春期开始的平均年龄为 10.5 岁，初潮的平均年龄为 12.5 岁；男孩发育的平均年龄为 11.5 岁。乳房发育和睾丸生长通常分别是女孩和男孩的第一个变化。性早熟女孩比男孩更常见，也常见于肥胖儿童、黑人和拉丁美洲血统的儿童。[22]

关于与儿童谈论青春期的育儿资源可参见：https://www.plannedparenthood.org/parents/puberty–101–for–parents。

3. 风险评估和减少伤害

随着儿童的成长和获得更多的独立性，家庭环境之外的因素对他们的决定、信仰和习惯的影响也越来越大。在儿童健康检查时，临床医生应评估这些因素，以确定潜在的健康风险，并帮助儿童建立健康的习惯。进行评估的一个结构化工具是 HEEADSSS 访谈（http://contemporarypediatrics.modernmedicine.com/contemporary-pediatrics/content/ tags/adolescent-medicine/heeadsss-30-psychosocial-interview-adolesce?page=full）。

HEEADSSS

家庭环境（Home environment）   毒品（Drugs）

教育与就业（Education and employment）   性行为（Sexuality）

饮食（Eating）   自杀 / 抑郁症（Suicide/depression）

同伴活动（peer-related Activities）   免受伤害和暴力（Safety from injury and violence）

霸凌

霸凌和网络霸凌很普遍。下面的网站提供了关于这方面的有用信息：http://www.stopbullying.gov/index.html。当嘉丝汀娜提到有一些"刻薄的孩子"时，你借此机会讨论关于霸凌及其解决的办法，并且鼓励她让她的家长和老师了解情况。

汽车座椅

儿童在 2 岁时可以由脸朝后转成脸朝前，但是仍然应该坐在有五点式安全固定的座位上，直到他们至少 4 岁（40 磅），并且可以在汽车行驶期间保持正确的坐姿。然后，直到他们至少 4 英尺[①] 9 英寸 [②]高、体重 80 磅时可以坐在有安全带固定的增高座椅上。在 13 岁前儿童都应该坐在汽车后座。

网络安全

网络安全也日益受到关注。保持儿童网络安全的信息链接参见：http://www.nationalcac.org/internet-safety-tips/。

其他安全问题

家庭成员了解以下情况应该非常有用：自行车头盔的使用、运动和业余爱好安全装备（包括枪支储存和使用安全），以及根据年龄讨论关于接触陌生人的安全和身体触碰安全。

4. 教育

学龄前和小学期间的儿童健康体检为继续指导父母和儿童做出健康选择提供了场所。

---

① 1 英尺 =0.3048 米。

② 1 英寸 =0.0254 米。

学龄前和学龄期儿童的饮食和活动习惯通常与他们的父母相似。因此，评估整个家庭的习惯、兴趣以及活动是很有用的。随着儿童的成长，临床医生应该鼓励孩子自我管理健康。这可以从孩子很小的时候开始，向孩子而不仅仅是父母提出有关日常习惯的问题。

除了讨论营养和活动外，临床医生应该鼓励家庭限制与学校无关的屏幕时间，鼓励家长与孩子们一起阅读。"伸出援手，一起阅读（Reach Out and Read）"（http://www.reachoutandread.org/）是一个基于循证旨在促进早期识字的项目；这很容易整合到儿童健康体检中，既可作为发育评估的工具，又可鼓励和支持阅读。其他教育主题见表 9.3。

表9.3 ▶ 对小孩父母的忠告

主题	忠告
营养	营养与营养学学会关于 2 ～ 11 岁儿童营养建议的文件见 http://www.eatrightpro.org
口腔健康（口腔检查是健康体检的一部分）	为了预防儿童早期龋齿，应该告诉父母千万不要让孩子抱着奶瓶睡觉。美国牙科协会建议一旦孩子长出牙齿，他们就应该每天至少刷牙两次，每次 2 分钟，使用软毛牙刷和含氟牙膏。[23] 父母应该给 3 岁以下的儿童涂一粒米大小的牙膏，给 3 ～ 6 岁的儿童涂一粒豌豆大小的牙膏。一旦牙齿开始彼此接触，应该每天用牙线清洁牙齿。"为生活微笑"是有用的口腔健康资源 (http://smilesforlifeoralhealth.org)
体育活动[24]	儿童和青少年（年龄 6 ～ 17 岁）应该每天进行 1 小时或以上的体育活动。大多数活动应为中等强度或高强度有氧运动，并应包括每周至少 3 天的高强度体力活动（如跑步、骑单车、游泳）。每周至少应该进行 3 天的肌肉强化体力活动和骨骼强化活动（分别进行肌肉抵抗运动和承重运动）。参照青少年体育活动指南工具箱 https://www.cdc.gov/healthyschools/physicalactivity/guidelines.htm

5. 父母普遍关心的问题

睡眠

根据美国睡眠医学学会（the American Academy of Sleep Medicine）和美国儿科学会的研究，促进儿童最佳健康的睡眠指南如下：[25]

▶ 1 ～ 2 岁儿童：每天睡 11 ～ 14 小时（包括小睡）。

▶ 3 ～ 5 岁儿童：每天睡 10 ～ 13 小时（包括小睡）。

▶ 6 ～ 12 岁儿童：每天睡 9 ～ 12 小时。

根据美国国家睡眠基金会（the National Sleep Foundation）的研究，临睡前看电视与睡前抵抗、入睡困难、睡眠焦虑和睡眠时间减少有关。[26] 美国儿科学会建议：

▶ 儿童房间不应有电视。

▶ 屏幕时间不应该超过 1 ～ 2 个小时。

▶ 2 岁以下儿童不应该看电视。

管教

用于指导和教育儿童的有效管教方式应适合儿童的年龄和发展阶段。对任何年龄段的儿童，医生都不应该鼓励家长打屁股，因为这并不是纠正孩子行为的有效方法，而且可能会造成直接和持久的伤害。

儿童的对立违抗行为如果超出正常发育预期，可能源于多种原因。这些问题包括缺乏充足的睡眠或恰当的营养、家庭环境的压力大、发育障碍（包括产前物质暴露史），以及不受控制的精神健康或医疗问题。当问题行为出现时，应该进一步探究原因。

上学的准备

如果孩子的生日临近幼儿园开学的截止日期，他们的父母可能会有疑问，是不是要让孩子推迟一年入学，这样他（她）就不是班上最小的孩子了，这样是否对孩子有好处？[27]这个决定应该视情况而定。然而，研究表明，与正常年龄入学的孩子相比，推迟一年入学的孩子在学业上的表现并没有任何改善，而且年龄比班里孩子大的儿童在青少年期可能更容易出现行为问题。家长可以通过建立日常生活规律、促进社交、定期和孩子一起阅读等为学校生活做准备，来帮助孩子在学校取得成功。

在小学阶段，同伴关系变得非常重要。以下网站包含与年龄相适应的关于支持学龄期儿童健康关系和友谊的建议：http://raisingchildren.net.au/articles/supporting_schoolage_friendships.html/context/288。

注意缺陷多动障碍（Attention Deficit Hyperactivity Disorder，ADHD）

在小学阶段，某些注意力缺陷或行为问题可能会出现或变得更加突出。建议采用多学科方法，包括行为健康支持和教师的介入，以获得对问题的准确评估并制订治疗计划。

6. 免疫接种

除非有禁忌证，否则应该按美国疾控中心的时间表接种疫苗（https:// www.cdc.gov/vaccines/schedules/）。该贴士提供了与家长谈论人乳头瘤病毒（HPV）疫苗的指导：https://www.aap.org/en-us/Documents/hpvtoolkit_RI_Success_Resources_2015_Sept.pdf。

三、12 ～ 18 岁

珍娜（Jenna）是一个 14 岁女孩，本次就诊是为她今年秋天的篮球运动做体检。珍娜整个童年期都很健康。她在学校表现很好，是中学篮球队的明星球员。她的母亲担心珍娜与男友的关系，他们可能有些"过于认真"。在讨论了母亲的顾虑之后，你单独会见了珍娜。在讨论了保密问题后，珍娜透露，她一直在考虑与男朋友发生亲密关系，但是不想让父母知道。她不想丢掉打篮球的资格，所以她否认使用任何非法物质。

年龄在 12 ～ 18 岁的儿童应该每年安排一次健康体检，如果参与有组织的体育活动，则通常要求至少一年体检两次。在这个年龄段进行风险评估和降低伤害至关重要，对青少年的医疗照顾必然取决于对患者隐私的保护。这个年龄段标志着健康服务的对象从儿童转向成人，一个常见的做法是在随访期间医生要求单独与青少年面谈。

1. 保密

因为"担心被父母发现"，多达三分之一的 12 ～ 18 岁患者不会向自己的医生透露敏感的问题。[28] 关于哪些信息可以或必须告知父母或监护人，不同的州有不同的法律，所以了解你所在区域关于"未成年人同意法"非常重要。在许多州，成熟的未成年人，即被医生视为具有给予知情同意权的认知功能成熟的青少年，他们通常在 14 岁以上，能够在不通知父母的情况下接受医疗服务，正如无需监护人的未成年人一样，他们在法律上可以为自己负责。但是必须记住，即使青少年的医疗服务是保密的，但是账单记录可以提供给父母。[29, 30]

解释强制性报告的建议模版

"保守你的秘密对我很重要。未经你的许可，我会尽力确保你告诉我的任何事情都不会被泄露。不过，也有一些例外。我必须报告儿童被虐待的情况。此外，如果我非常担心你的安全，我可能需要告诉另一个成年人或者其他能更好地帮助你的人。在我告诉别人之前，我会尽力先和你谈谈，让你知道我要告诉别人。你有什么问题吗？如果你有任何问题，可以随时问我。"

来源于威斯康星州反对家庭暴力联盟"青少年与强制报告：授权上报者与青少年交谈时的语言范本"（http://www.endabusewi.org/）。

---

2. 筛查

美国预防服务工作组的筛查建议可在本章的末尾找到。对年幼的儿童应该使用美国疾控中心生长曲线来监测身高、体重、体重指数以及血压。美国预防服务工作组认为筛查青少年血压的证据不充分。然而，美国儿科学会主张筛查，尤其是对有危险因素的青少年（比如肥胖、低出生体重史或者高血压家族史）。

抑郁症

美国预防服务工作组建议对 12 ～ 18 岁的青少年进行抑郁症筛查（SOR B），并且确保当地有系统资源以保障诊断和恰当的治疗。在青少年危险行为调查中，高达三分之一的青少年表示感到"悲伤或绝望"，8.3% 的青少年表示在过去一年的某个时候经历过严重抑郁（https://nccd.cdc.gov/youthonline/App/Default.aspx）。[31]

性健康

15 岁以上（如果有风险的话，年龄可以更小）性活跃的青少年应该至少每年筛查一次淋病和衣原体，至少应进行一次人类免疫缺陷病毒（HIV）筛查。[32] 尽管青少年只占性活跃人口的四分之一，但是在美国，感染性传播疾病的人中青少年超过一半。[33] 这在一定程度上是由于高危性行为（比如避孕措施不恰当和多个性伙伴），以及生物学因素（比如宫颈发育不成熟）。

运动前筛查

大多数这类体检包括常规体检内容。但是，特别强调心脏、呼吸和肌肉骨骼系统。关于体育活动前的体格检查综述可以在下列文章中找到：http://www.aafp.org/afp/2015/0901/p371.html。珍娜运动时无心脏呼吸系统的症状，血压正常，包括心、肺、肌肉骨骼系统的所有检查都正常。你填好了学校体育活动要求的体检表格，允许她参加篮球运动。

发育

青少年时期不建议进行正式的认知发育筛查。学校表现是这种发展能力的一个很好的体现，询问学校的情况也有助于建立融洽的关系，并引导青少年患者说出他们的担忧。

青春期

青少年的体格检查包括青春期发育的 Tanner 分期。虽然这不在本章范围内，但是重要的是要记住，青春期对变性青少年来说是一个非常具有挑战性的时期，因为随着第二性特征的出现，他们青春期可能会增加性别认同障碍。[34]

3. 风险评估和减少伤害

青少年访视的大部分时间应被用于进行风险评估和减少伤害。与其他年龄组相比，青少年参与高风险活动的比例更高，包括鲁莽驾驶、物质滥用、无保护性行为和暴力行为。[35] 美国预防服务工作组对大部分青少年风险评估项目的推荐建议为证据不足（I）。美国儿科学会和美国家庭医生学会建议既要筛查青少年风险行为，也要对筛查出的阳性儿童提供恰当的干预。你建议珍娜避免物质使用，并系好安全带。你确信珍娜与男朋友的关系是安全的，而且她有能力拒绝自己感觉不恰当的行为。于是你与她简单回顾了最具有保护性的避孕方法。

据青少年报告，如果不是医生询问这些问题，他们是不会主动提问的，所以他们倾向于医生提起这些话题。[36] 直接询问青少年危险行为的表格也很有帮助。密歇根大学提供了一个很好的工具包：http://www.umhs-adolescenthealth.org/about-us/。

营养和活动咨询在这个年龄段仍然重要。

个人安全

意外伤害是这个年龄段死亡的主要原因，其次是自杀，15～24岁的人死亡的主要原因则是谋杀。[36] 发育期的青少年更倾向于冒险，因为他们有一种不可战胜的感觉，而且还没有完全形成执行功能。需要询问的风险和危险行为包括虐待、驾驶、物质使用以及性行为（表9.4）[36]。

表9.4 ▶ **青少年的安全问题和资源**[36]

安全问题	资源
IPV	2015年，十分之一的年轻人报告在过去一年中至少一次受到伴侣的殴打或身体伤害，6.7%的人报告被迫违背自己的意愿进行性行为。针对青少年IPV筛查和应对的交互式在线培训，参见：https://vetoviolence.cdc.gov/apps/datingmatters/
驾驶	青少年发生MVA大部分是由于没有经验；然而，YRBS显示近一半的青少年报告说在开车时发短信，7.8%的青少年在醉酒时驾驶，五分之一的青少年报告说曾与醉酒的司机同车。国家安全委员会有关于青少年驾驶风险的信息：http://www.nsc.org/learn/NSC–Initiatives/Pages/teen–driving.aspx?var=mnd
性行为	高达41%的青少年报告在18岁前有过阴道性行为，其中43%的青少年没有使用避孕套，14%的青少年没有采取任何形式的避孕措施。在另一项研究中，15～19岁的2.5%男性和11%的女性至少有一个同性伴侣。如何获得性生活史的信息参照第十五章。 关于延迟性行为，使用适当的屏蔽保护以及避孕措施的咨询是青少年访视的重要组成部分。网络资源包括 https://bedsider.org/ 和 http://reproductiveaccess.org/
物质使用：酒精	参照第二十三章。在过去30天内近三分之一的青少年报告至少有过一次饮酒行为，17.7%的青少年报告至少有过一次暴饮。美国预防服务工作组建议对所有12～18岁的青少年进行酒精滥用的筛查（SOR B）。两种工具已在青少年中得到验证： CRAFFT工具：www.ceasar.org/CRAFFT/pdf/CRAFFT_English.pdf； AUDIT工具：https://www.drugabuse.gov/sites/default/files/files/AUDIT.pdf； 非成年人饮酒信息：https://www.stopalcoholabuse.gov
物质使用：烟草	据报道，目前有10.8%的青少年吸烟，24.1%的青少年目前使用电子烟产品。大多数成年吸烟者（88%）在18岁之前就开始吸烟了。 在美国疾控中心网站可以找到包括医生对话卡片在内的信息：http://www.cdc.gov/tobacco/data_statistics/sgr/2012/index.htm

IPV，亲密伴侣暴力；MVA，机动车事故；YRBS，青少年危险行为调查。

4. 教育

对青少年患者的教育主要针对由风险评估引发的问题。考虑使用如 PASTE 助记法（Problem：问题；Alternatives：替代法；Select an alternative：选择一个替代法；Try：尝试；Evaluate your choice and modify as needed：评估你的选择，必要时修改）类的工具来帮助青少年找到一个降低危险行为的计划。[37]

5. 父母普遍关心的问题

家长们经常纠结的是，难以就上述风险行为与孩子进行对话。指导家长以开放和对话的方式提出这些话题可能会有帮助。美国儿科学会建议在讨论这些话题时，父母应该倾听而不做评判或反应，避免小题大做和同情心泛滥，以冷静的方式分析他们的价值观和观点，而不是以一种傲慢或人身攻击的方式，并且避免说教。卫生部和公共服务部青少年健康办公室（Department of Health & Human Services Office of Adolescent health）提供了一个家长工具包，参见：http://www.hhs.gov/ash/oah/resources-and-publications/info/parents/conversation-tools/。

6. 免疫接种

除非有禁忌证，否则应该根据美国疾控中心的时间表继续提供免疫接种。（https://www.cdc.gov/vaccines/schedules/）。

当珍娜和母亲一起回到诊室时，你讨论了避孕以及性关系的安全问题，但是对珍娜决定开始性行为的计划保密。你鼓励她与母亲讨论她的计划，同时与她母亲分享一些如何与女儿谈论尴尬话题的方法。你还讨论了核心力量和交叉训练在她篮球赛季中预防受伤的重要性。

更多的资源

▶ 光明前程（Bright Futures）健康体检口袋指南：https://brightfutures.aap.org/materials-and-tools/guidelinesand-pocket-guide/Pages/default.aspx。

▶ 美国疾控中心的资源目录表提供给医生和家庭有用的链接：http://www.cdc.gov/ncbddd/childdevelopment/links.html Healthychildren.org。

▶ 健康儿童网提供的健康体检时间表：https://www.healthychildren.org/English/family-life/health-management/Pages/Well-Child-Care-A-Check-Up-for-Success.aspx。

▶美国女孩"忠告图书馆"（American Girl "Advice Library"）是针对学龄期及未成年女孩关于自我照顾、友谊、青春期以及其他话题的一系列书籍：http://www.americangirl.com/shop/bookstore/advice-library。

美国预防服务工作组对儿童和青少年的筛查建议

	A 级
预防性眼部局部用药预防新生儿淋球菌性眼炎	所有新生儿应在出生后 24 小时内接受预防措施
人类免疫缺陷病毒（HIV）	所有大于 15 岁的青少年以及小于 15 岁但是有高风险的青少年都需进行 HIV 感染的筛查；除非有高风险，否则建议筛查一次
	B 级
牙齿健康：氟化物	针对 0～5 岁的儿童： 从 6 月龄开始的所有儿童，如果饮水中缺乏氟化物处方口服氟化物补充剂； 从乳牙萌出的年龄开始，所有婴幼儿和儿童的乳牙都要涂抹氟化物
肥胖	6 岁及以上的儿童筛查肥胖； 转介患者到中高强度的综合性干预项目，包括饮食、体育活动和行为咨询； 对于间隔多长时间筛查一次没有最佳建议
烟草	向所有学龄期儿童和青少年提供教育或短期咨询，预防烟草使用
视力障碍	对所有 3～5 岁的儿童至少提供一次视力筛查，检测是否存在弱视或者相关的危险因素（3 岁以下儿童的筛查为 I 级）
抑郁症	12～18 岁的青少年筛查重性抑郁障碍。筛查应该在有保障的系统下进行，以保证准确诊断、有效治疗以及适当的随访（11 岁以下者筛查为 I 级）
衣原体病和淋病	24 岁及以下性活跃女性筛查衣原体（男性 I 级）
	D 级（不主张）
铅	对于 1～5 岁的无症状且风险一般的儿童，不需要筛查血铅水平升高的情况（1～5 岁无症状且风险增加的儿童，筛查水平为 I 级）
子宫颈癌	不应该对年龄小于 21 岁的女性筛查子宫颈癌。
生殖器疱疹	不应该对无症状的青少年做常规的 HSV 血清筛查
特发性脊柱侧弯	不要筛查无症状的青少年特发性脊柱侧弯

问题

1. 儿童筛查发育迟缓的频率应该是多少？

    A. 1 年 1 次

    B. 在 9 个月，18 个月，24 个月和 30 个月时

    C. 2 岁时

    D. 每次健康体检时

2. 当儿童的体重低于十个百分点时，诊断为发育迟缓。

    A. 正确

    B. 错误

3. 许多医生使用 HEEADSSS 访谈做儿童风险评估。在助记法里 H 代表什么？

    A. 病史

    B. 健康状态

    C. 家庭环境

    D. 降低伤害

4. 你出诊看一个 16 岁性活跃的女性。下面哪一条是恰当的处理？

    A. 筛查衣原体

    B. 进行盆腔检查

    C. 做子宫颈抹片

    D. 电话给其母亲，告知她女儿的性行为

答案

问题 1： 正确答案是 B。

    AAP 建议对所有的孩子在 9，18，24 以及 30 个月龄时进行发育迟缓和残障的系统筛查。

问题 2： 正确答案是 B。

    如果婴儿的年龄体重低于 5 个百分点或者生长速度降低到生长曲线跨越两个主要百分位线则应考虑发育迟缓。

问题 3： 正确答案是 C。

    HEEADSSS 分别代表家庭环境、教育就业、饮食、同伴活动、毒品、性行为、自杀 / 抑郁症，免受伤害和暴力。

问题 4： 正确答案是 A。

    性活跃的青少年应该至少每年筛查一次淋病和衣原体，15 岁以上（如果有风险的话，年龄可以更小）至少应进行一次 HIV 筛查。

参考文献

1. Maisels MJ, Bhutani VK, Bogen D, et al. Hyperbilirubinemia in the newborn infant > or = to 35 weeks' gestation: an update with clarifications. *Pediatrics*. 2009;124(4):1193–1198.
2. Benitz WE. Committee on fetus and newborn. American Academy of Pediatrics. Hospital stay for healthy term newborn infants. *Pediatrics*. 2015;135(5):948–953.
3. Flaherman V, Schaefer E, Kuzniewicz M, et al. Early weight loss nomograms for exclusively breastfed newborns. *Pediatrics*. 2015:135(1):e16–e23.
4. ABM Clinical Protocol #3. Hospital guidelines for the use of supplementary feedings in the healthy term breastfed neonate, Revised 2009. *Breastfeeding Med*. 2009;22(3):175–182.

5. U.S. Department of Health and Human Services. Recommended Uniform Screening Panel Core Conditions (as of March 2015). Available from: http://www.hrsa.gov/advisorycommittees/mchbadvisory/heritabledisorders/recommendedpanel/. Accessed December, 2016.

6. Center for Disease Control and Prevention. Hearing Loss in Children. Available from: http://www.cdc.gov/ncbddd/hearingloss/screening.html. Accessed December 2016.

7. Center for Disease Control and Prevention. WHO Growth Standards Are Recommended for Use in the U.S. for Infants and Children 0 to 2 Years of Age. Available from: http://www.cdc.gov/growthcharts/who_charts.htm. Accessed December 2016.

8. Cole SZ, Lanham JS. Failure to thrive: An update. *Am Fam Physician*. 2011;83(7):829–834.

9. Center for Disease Control and Prevention. Developmental monitoring and screening. Available from: http://www.cdc.gov/ncbddd/childdevelopment/screening.html. Accessed December 2016.

10. Armstrong C. AAP releases guidelines on identification of children with Autism Spectrum Disorders. *Am Fam Physician*. 2008;78(11):1301–1305.

11. National Center for Injury Prevention and Control CDC. 10 Leading Causes of Death by Age Group, United States–2014. Available from: http://www.cdc.gov/injury/wisqars/pdf/leading_causes_of_death_by_age_group_2014-a.pdf; http://www.cdc.gov/injury/wisqars/pdf/leading_causes_of_injury_deaths_highlighting_unintentional_injury_2014-a.pdf. Accessed December 2016.

12. Hollis BW, Wagner CL, Howard CR, et al. Maternal Versus Infant Vitamin D supplementation during lactation: A randomized controlled trial. *Pediatrics*. 2015;136(4):625–634.

13. Baker RD, Greer FR. The committee on nutrition. Clinical report—diagnosis and prevention of iron deficiency and iron-deficiency anemia in infants and young children (0–3 years of age). *Pediatrics*. 2010;126(5):1–11.

14. Task force on sudden infant death syndrome. SIDS and other sleep-related infant deaths: Updated 2016 recommendations for a safe infant sleeping environment. *Pediatrics*. 2016;38(5):1–17.

15. Hagan JF, Shaw JS, Duncan P, eds. *Bright Futures: Guidelines for Health Supervision of Infants, Children, and Adolescents. Pocket Guide*. 3rd ed. Elk Grove Village, IL: American Academy of Pediatrics; 2008. Available from: https://brightfutures.aap.org/Bright%20Futures%20Documents/BF3%20pocket%20guide_final.pdf. Accessed December 2016.

16. Mindell JA, Kuhn B, Lewin DS, et al. Behavioral treatment of bedtime problems and night wakings in infants and young children. *Sleep*. 2006;29(10):1263–1276.

17. Irastorza I, Ibañez B, Delgado-Sanzonetti L, et al. Cow's-milk–free diet as a therapeutic option in childhood chronic constipation. *J Pediatr Gastroenterol Nutr*. 2010;51(2):171–176.

18. Hahn TW, Lee J. What is the safest treatment for constipation in children? Evidence-Based Practice. February 2015, p. 6. Available from: https://mospace.umsystem.edu/xmlui/bitstream/handle/10355/45064/EBPediatricsConstipationinChildren.pdf?sequence=1&isAllowed=y. Accessed December 2016.

19. Koonce T, Mounsey A, Rowland K. Colicky baby? Here's a surprising remedy. *J Fam Pract*. 2011;60(1):34–36.

20. Andre FE, Booy R, Bock HL, et al. Vaccination greatly reduces disease, disability, death and inequity worldwide. *Bull World Health Organ*. 2008;86(2):81–160.

21. Taylor L, Swerdfeger A, Eslick G. Vaccines are not associated with autism: An evidence-based meta-analysis of case-control and cohort studies. *Vaccine*. 2014;32:3623–3629.

22. Duke Primary Care. When is puberty too early? October 01, 2013. Available from: https://www.dukehealth.org/blog/when-puberty-too-early. Accessed December 2016.

23. Wright JT, Hanson N, Ristic H, et al. Fluoride toothpaste efficacy and safety in children younger than 6 years: A systematic review. *J Amer Dent Assoc*. 2014;145:182–189.

24. U.S. Department of Health and Human Services. *Physical Activity Guidelines for Americans*. Washington, DC: U.S. Department of Health and Human Services; 2008.

25. American Academy of Pediatrics. *American Academy of Pediatrics Supports Childhood Sleep Guidelines*. Available from: https://www.aap.org/en-us/about-the-aap/aap-press-room/pages/American-Academy-of-Pediatrics-Supports-Childhood-Sleep-Guidelines.aspx. Accessed December 2016.

26. National Sleep Foundation. Children and sleep. Available from: https://sleepfoundation.org/sleep-topics/children-and-sleep/page/0/2. Accessed December 2016.

27. Mayo Clinic. Are there benefits to delaying a child's enrollment in kindergarten? Available from: http://www.mayoclinic.org/healthy-lifestyle/childrens-health/in-depth/kindergarten-readiness/art-20048432?pg=2. Accessed December 2016.

28. Klein J, Wilson KM, McNulty M, et al. Access to medical care for adolescents: Results from the 1997 Commonwealth Fund Survey of the Health of Adolescent Girls. *J Adolesc Health*. 1999;25(2):120–130.

29. English A, Ford CA. The HIPAA privacy rule and adolescents: Legal questions and clinical challenges. *Perspec Sex Reprod Health*. 2004;36(2):80–86.

30. Society for Adolescent Health and Medicine; American Academy of Pediatrics. Confidentiality protections for adolescents and young adults in the health care billing and insurance claims process. *J Adolesc Health*. 2016;58(3):374–377.

31. Current epidemiologic data on adolescent risk behaviors from a local to national level is available in searchable form through the Youth Risk Behavioral Survey (YRBS). Available from: https://nccd.cdc.gov/youthonline/App/Default.aspx. Accessed December 2016.

32. American Academy of Pediatrics. AAP releases policy statement on screening for nonviral sexually transmitted infections in adolescents and young adults. *Am Fam Physician*. 2015;91(9):652–654.

33. Tulloch T, Kaufman M. Adolescent sexuality. *Pediatr Rev*. 2013;34(1):29–37.

34. Vance SR Jr, Ehrensaft D, Rosenthal SM. Psychological and medical care of gender nonconforming youth. *Pediatrics*. 2014;134(6):1184–1192.

35. Committee on Adolescents. Achieving quality health services for adolescents. *Pediatrics*. 2016;128(2):pii: e20161347.

36. Ham P, Allen C. Adolescent health screening and counseling. *Am Fam Physician*. 2012;86(12):1109–1116.

37. Sacks D, Westwood MB. An approach to interviewing adolescents. *Paediatr Child Health*. 2003;8(9):554–556.

第十章 老年患者的照顾

本章要点

1 ▶ 老年病评估对于常见的老年综合征和预防服务非常重要。

2 ▶ 老年人的医疗照顾涉及跨专业团队，有时还包括护理人员。

3 ▶ 精神状态的改变只是临床疾病的冰山一角。

4 ▶ 没有包治百病的药。

5 ▶ 疾病的非典型性表现也可能是常见的社会和心理问题。

6 ▶ 姑息治疗和临终关怀计划必须尽早讨论。

多丽丝（Doris）是一位 79 岁的女性，有高血压、高血脂、冠状动脉疾病（Coronary Artery Disease, CAD），并因终末期肾病（End-Stage Renal Disease, ESRD）正在进行血液透析。你为这位患者进行老年病评估。患者 5 年前开始出现记忆问题，2 年前在她接受血液透析后，这些症状明显恶化。她很容易烦躁和易激惹，对丈夫和其他人表现出言语和身体上的攻击。因为这些问题，这位患者最近已经看过自己的家庭医生，她的实验室检查和脑部磁共振成像（Magnetic Resonance Image, MRI）结果都正常。

多丽丝的胃口和进食量都很好。她否认有睡眠问题、抑郁以及视觉/听觉幻想。她对自己不断加重的记忆问题表示担忧。患者的圣路易斯大学精神状态检查评分（SLUMS）为 15/30，康奈尔老年痴呆抑郁评分为 16。她的工具性日常生活活动（Instrumental Activities of Daily Living, IADLs）需要丈夫的帮助，包括购物、财务管理和开车。除了洗澡，其他的日常生活活动（Activities of Daily Living，ADLs）可以自理。

一、强调老年患者的预防服务

世界上许多地区的人口趋于老龄化。例如，30 年后美国超过 65 岁的人口会翻倍。[1] 预期寿命达到历史最高水平。慢性疾病管理成为老年人口的服务主导，大约占这个人群健康服务费用的 80%。[2]

尽管老年人的数量以及疾病负担增加，但他们的健康和功能状态却是各人口年龄段中最参差不齐的。相当数量的老年人没有疾病，而且功能健全，也有相当一部分人有很重的疾病负担，且失能。

解决老年群体的医疗照顾问题需要对健康状况进行分类，认识到影响它们的条件类型，认真考虑医疗保健的总体目标，将预期寿命纳入决策，并扩大"预防"活动所定义的范畴。

1. 老年人口的异质性

通常衰老与功能改变有关，可能包括肌肉力量和有氧运动功能的下降、骨密度降低、心输出量降低、血管舒缩不稳定、肺通气量降低、药物代谢降低、肾功能的改变、感觉失调、食欲不振，有便秘和尿失禁的倾向。

总之，如表 10.1 所示，可以把患者健康状态分成四种类型。

表 10.1 ▶ 人口年龄段的健康状态

	健康	慢性疾病	身体脆弱	垂死
疾病类型	急性病，慢性病早期	一种或多种慢性病晚期	多种慢性病，老年病综合征	绝症，预计在几天或几个月内死亡
疾病严重影响生活质量的程度	一点点	有一些，包括经济来源	巨大，可能包括社交隔离	巨大
ADL 能力状态 [a]	自理	自理	不能自理，跌倒风险	不能自理
IADL 能力状态 [b]	自理	部分自理	不能自理	不能自理
中年人群中处于此种状态的概率	85%～90%	8%～12%	2%～3%	1%
老年人口中处于此种状态的概率	50%～60%	25%～40%	5%～10%	1%～2%

[a] ADL：洗澡，穿衣，梳妆，如厕，移动，进食，大小便自控能力。
[b] IADL：做饭，家务，洗衣，购物，财政管理，吃药，交通，电话使用。

这四种健康状态在中年和老年群体中出现的频率有所不同，其中最重要的是慢性疾病和身体脆弱在老年人群中显著升高。多丽丝的健康状态属于有慢性疾病一类。

2. 预期寿命

预防医学意味着在对预防性干预造成的短期不适（比如，结肠镜检查的不适、不便及费用）和长期获益（比如，降低结肠癌的发病率和死亡率）之间的取舍。参加预防的患者必须有足够长的寿命来从这一措施中长期获益，这一考虑在慢性病患者和老年患者中更为常见。

如表 10.2 所示，临床医生可以使用预测预期寿命的工具，根据年龄基准评估预期寿命（又称为"剩余预期寿命"，Remaining Life Expectancy）。当一项预防性活动 "见效" 所需的时间达到或超过剩余预期寿命时，患者很可能不会从这项活动中获益，反而造成伤害。"有效预期寿命" （Active Life Expectancy，ALE），即无残疾生存年限可能更为贴切。

表 10.2 ▶（美国）按年龄分布的剩余预期寿命（年）[a]

剩余预期寿命的年数	年龄	65			70			75		
	百分比	25th	50th	75th	25th	50th	75th	25th	50th	75th
	男性	11	17	24	8	14	19	6	11	15
	女性	14	20	27	10	16	22	7	13	17

剩余预期寿命的年数	年龄	80			85			90			95		
	百分比	25th	50th	75th	25th	50th	75th	25th	50th	75th	25th	50th	75th
	男性	4	8	12	2	6	8	2	4	6	1	3	4
	女性	5	10	13	3	7	10	2	5	7	1	3	5

[a] 在一组 65 岁男性中，25% 将在 11 年内死亡（到 76 岁），50% 将在 17 年内死亡，75% 将在 24 年内死亡。
资料来源：Arias E. United States Life Tables, 2008. Natl Vital Stat Rep. 2012;61(3):1‒63。

对老年人的医疗照顾应该涉及五个方面:（1）患者偏好,（2）证据的解释,（3）预后,（4）临床可行性,（5）尽可能完善治疗与服务计划。图 10.1 显示了综合以上方面对老年患者的评估和管理步骤。

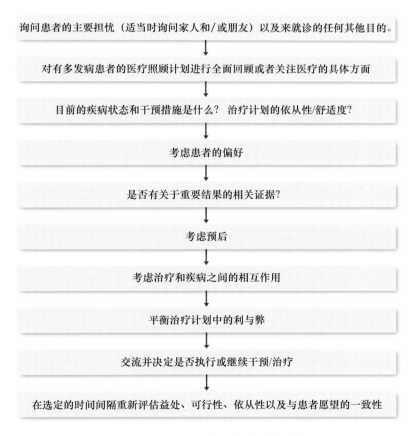

图 10.1 ▶ 基于循证的老年患者的评估和管理方法

二、导致老年人发病和死亡的常见疾病

65 岁及以上人群死亡和发病的前 10 位原因如表 10.3 所示，主要导致老年人死亡的疾病（死亡率）与导致老年人感觉不适的疾病（发病率）并不一致。造成死亡的疾病在导致死亡前往往发病时间较短，比如癌症、卒中和肺炎。高发病率的疾病通常病程很长（从数年到数十年），而且不断加重，直到出现灾难性或致命性的结局，比如糖尿病导致截肢或者骨质疏松症导致髋关节骨折。

表 10.3 ▶ 65 岁及以上人群死亡和发病的前 10 位原因（降序排列）

死亡率[a]	发病率[b]
• 心脏病	• 关节炎
• 癌症	• 高血压
• 脑血管疾病	• 听力障碍
• 慢性肺病	• 心脏疾病
• 阿尔茨海默病	• 骨科疾病
• 糖尿病	• 慢性鼻窦炎
• 流感和肺炎	• 白内障
• 肾病	• 糖尿病
• 意外	• 耳鸣
• 败血症	• 过敏性鼻炎

[a] Centers for Disease Control and Prevention. Deaths, Percent of Total Deaths, and Death Rates for the 15 Leading Causes of Death in Selected Age Groups, by Race and Sex: United States, 1999 - 2006. http://www.cdc.gov/nchs/nvss/mortality/lcwk3.htm.

[b] Centers for Disease Control and Prevention. Prevalence of Selected Chronic Conditions: United States, 1990 - 1992. http://www.cdc.gov/nchs/data/series/sr_10/sr10_194.pdf。

表 10.4 中概述了临床实践中遇到的常见老年综合征。表 10.5 描述了老年患者中可能需要特别注意的常见问题。虽然多丽丝没有出现任何常见的老年综合征或表中所列出的问题，但是她的记忆问题和攻击行为值得关注。

可能导致多丽丝发病和死亡的原因为高血压、高血脂、冠心病以及终末期肾病。她不断加重的精神错乱、多疑以及攻击性可能是某些疾病的非典型表现，比如谵妄、败血症、腹腔内病变以及伴有行为障碍的痴呆，需要进一步评估。

表 10.4 ▶ 老年病综合征

综合征	背景	筛查	管理
脊柱后凸	定义为胸椎的弯曲度 ≥ 40°；进展导致平衡问题，步履缓慢，握力降低以及跌倒	患者靠墙而立时，测量枕部和墙的距离	跌倒预防；脊柱伸肌力量的理疗非常重要。进行膈肌呼吸的教育增强核心肌肉
减重	超过 6 个月非自主性体重减少 10 磅（4.5 kg）或减少 > 5% 的体重，或者 BMI < 17 kg/m²	10 项 DETERMINE 清单，18 项微型营养评估，SNAQ[a]	考虑在营养师指导下进行营养治疗。使用草药和香料来代偿由于年龄带来的嗅觉和味觉的改变。避免用兴奋剂治疗

续表

综合征	背景	筛查	管理
营养不良	饮食不够维持健康；年龄导致骨量、瘦肉量、含水量以及基础代谢率降低，脂肪量增加。药物也可以造成厌食	微型营养评估（http://www.mna-elderly.com/）。检查口腔溃疡，龋齿，牙周发炎。实验室检查：前白蛋白和白蛋白；总胆固醇在无药物治疗时 < 160 mg/dL，表明有潜在的疾病	营养指南可在 www.choosemyplate.gov. 网站上获得。上门送餐服务。膳食补品有帮助，但不优于常规的食物摄入。对老年痴呆患者由照顾者喂食最为有益。使用刺激食欲的药物是否有效的证据有限
压疮	压疮是骨头突出点的局部皮肤损伤，由压力和剪切力共同造成。压疮从发红到整层皮肤的丧失分为 4 期	用 Braden Scale 预测压疮风险，以及评估压疮风险的 Norton Scale 来评估压疮[b]	美国国家压疮咨询委员会指南（www.npuap.org/）建议进行皮肤护理，优化营养，至少每 2 小时翻身一次，并使用压力再分布装置
虚弱	超过以下 3 项：疲劳，过去一年非自主减重 > 10 磅（4.5 kg），体力活动降低（<1130 kJ/周），握力降低，缓慢 [走 15 英尺的时间（4.57 分钟）]	临床虚弱量表[c]。步行速度：指导患者按照自己的速度走 1～4 米（< 0.6 m/s：高风险，0.6～1.0 m/s：中度风险，> 1.0 m/s：低风险）	综合性老年病评估多学科团队医疗服务。通过有氧运动、抗阻力/肌肉强化运动和步态训练/太极拳来预防自理能力的丧失；通过补充蛋白质来增加营养支持
尿失禁（UI）	随着年龄增加而增加，是进入养老院的独立危险因素；影响生活质量。分类：急迫性、压力性、混合性、功能性以及溢出性。与年龄相关的改变：尿路口关闭压力、膀胱容量和收缩力的降低、夜尿、阴道萎缩	建议膀胱日记，检查排尿后的尿量（> 200 mL 有意义）。检查血尿、尿培养以及敏感度、血糖、肾功能、维生素 B_{12}。如果诊断不明，做尿动力学检查	消除不良因素（比如咖啡因、夜间利尿剂），管理潜在疾病（比如便秘）。定期排尿，行为治疗。对压力性尿失禁：凯格尔（Kegel）练习、抗毒蕈碱药或者 β_3 激动剂。骶神经调节对难治性急迫性尿失禁有效。对压力性和急迫性尿失禁，考虑使用子宫托
跌倒	多种因素引起：内源性（比如，平衡差、虚弱、慢性疾病、认知或视觉障碍），外源性（比如多种药物），以及环境（比如，光线差、无安全设施、地毯松弛）	USPSTF 不主张常规筛查。跌倒风险评估：定时起立走测试，Morse 跌倒量表（对养老院有帮助），Hendrich II 跌倒风险工具（对入院患者）。[d] 使用功能性伸展试验，Berg 平衡量表来评估平衡	有氧运动和阻力训练，步态和平衡训练，物理疗法，职业疗法，认知行为疗法治疗害怕跌倒综合征（fear of falling syndrome）。停止或减少导致跌倒的药物（比如，苯二氮䓬类，抗精神活性药，催眠药，心血管药），改善环境因素（比如，改善照明，辅助装置）

[a] DETERMINE 可以从 https://www.dads.state.tx.us/providers/AAA/Forms/standardized/NRA.pdf 获取；SNAQ 查以下链接：http://www.fightmalnutrition.eu/toolkits/summary-screening-tools。

[b] http://www.health.vic.gov.au/__data/assets/file/0010/233668/Norton-scale.pdf 和 https://secure.in.gov/isdh/files/Braden_Scale.pdf。

[c] http://geriatricresearch.medicine.dal.ca/clinical_frailty_scale.htm。定时起立走测试：http://www.cdc.gov/steadi/pdf/tug_test-a.pdf。

[d] Hendrich fall risk tool: https://consultgeri.org/try-this/general-assessment/issue-8.pdf。

BMI，体重指数；SNAQ，简易营养评估问卷；USPSTF，美国预防服务工作组。

资料来源：Schneider DL. Hyperkyphosis: a new geriatric syndrome. Today's Geriatric Med. 2016;9(3):16。获取渠道：http://www.todaysgeriatricmedicine.com/archive/MJ16p16.shtml 网站访问 2016 年 9 月 3 日；Evaluation and Management Tools (Geriatrics E&M Tools) Geriatrics Review Syllabus: A Core Curriculum in Geriatric Medicine. 9th ed. American Geriatrics Society; 2016。网站访问 2016 年 9 月 3 日；Vaught S. Gait, balance and fall prevention, Ochsner J. 2001;3(2):94-97。

表 10.5 ▶ 老年患者中常见问题

问题	背景	筛查	管理
BPH	常见（60 岁的人群中超过一半）。新的或加重的尿失禁（UI）或者下尿路症状（LUTS）是筛查的指征	AUA 症状指征[a]来评估 LUTS（评分 ≥ 8 提示严重 LUTS）；可能需要进一步的检查（比如出口阻塞，结石）	下午 4 点以后不要喝咖啡、酒精和流食。考虑使用 α–肾上腺素激动剂（比如，可乐定、可乐定贴剂）以及 5α–还原酶抑制剂（比如非那雄安）；严重时 TURP
失眠	难以入睡或维持睡眠困难，醒得太早或者感到睡眠质量差。年龄 ≥ 65 岁人群中占三分之一	每年用美国睡眠医学协会[b]设计的睡眠问卷[b]进行筛查	行为干预：控制刺激，限制白天睡眠，使用强光和认知行为疗法。药物治疗：短效（入睡）或者中效（维持睡眠）苯二氮䓬类
骨质疏松（第十二章）	根据 USPSTF：筛查包括 ≥ 65 岁的女性，以及 < 65 岁 10 年骨折高风险的女性，年龄 ≥ 50 岁有风险的男性	需要测量股骨近端和腰椎的 BMD。使用 FRAX（https://www.shef.ac.uk/FRAX/）来评估骨折风险。至少每 2 年一次 BMD 测量	通过改变生活方式降低风险（比如，每星期至少 5 次、每次 30 分钟的负重训练）。服用钙和维生素 D。药物治疗包括双膦酸盐、地舒单抗（denosumab）、雷洛昔芬（raloxifene）以及特立帕肽（teriparatide）
视力障碍	随着年龄增加而增加（> 75 岁者占 20% ~ 30%）。白内障以及屈光不正（在导致 IADLs 功能丧失的原因中超过 20%）最为常见；其他常见的原因有黄斑变性，青光眼，糖尿病视网膜病变	每年或根据需求进行视力和视野检查（面对面视野检查），检眼镜检查，药物检查	白内障：白内障手术；黄斑退化：补充维生素，锌，β 胡萝卜素，激光或者玻璃体内注射内皮生长因子抑制剂；青光眼：β 受体阻滞剂滴眼液；糖尿病视网膜病变：激光治疗和玻璃体内注射，严格控制血糖
听力障碍	造成家庭不和、社交孤立、抑郁、愤怒、丧失自信而影响生活质量。男性、白人以及低教育程度者风险增加。最常见为老年性耳聋	发病隐匿；耳鸣是听力丧失的早期体征。用老年人听力障碍量表或者耳语测试来筛查。[c]便携式听力检测仪显示 40 分贝或以上的丧失	沟通是关键：集中注意力，消除背景噪声，面对面，缓慢地清晰地朝着耳朵说话，拼写字母，写下说明，要求患者重复讨论的内容。选择：去除耳垢、助听器、辅助听力装置和人工耳蜗
头晕	可能是眩晕，晕厥前兆，平衡失调或者混合型。与害怕跌倒、功能障碍以及抑郁症相关	站立血压，迪克斯霍尔派克（Dix Hall Pike）试验，查看有无眼颤、听力和视力检测、定时起立走试验、甩头试验、Fukuda 步行试验。[d] ECG、BUN、TSH、维生素 B_{12}、叶酸、电解质、血糖。非常规检查：ENG、旋转椅测试、CT 姿势描记图、MRI	识别并治疗病因。考虑药物的副作用，治疗抑郁症，视力/听力丧失。美克洛嗪用于短期症状控制，长期使用造成病情加重。前庭康复治疗、爱普利（Epley）手法[e]以及锻炼。手术如经乳突迷路切除术、前庭神经部分切除术治疗梅尼埃病
晕厥	频率：血管迷走神经性（20%）、心源性（10%）、体位性低血压（9%）、药源性（7%）、癫痫（5%）、卒中/短暂性脑缺血（4%）、其他（8%）、原因不明（37%）[3]	获取晕厥前、中、后的病史，进行心血管和神经系统检查，测量站立血压。考虑 ECG、运动试验、心脏 B 超、颈动脉多普勒、EEG、动态心电图、倾斜试验和电生理检查	治疗潜在病因。选择：加压长袜、腹带、餐后晕厥的可少食多餐，药物比如米多君、氟氢可的松、依替福林、吡斯的明（血管升压素晕厥）、扩容、起搏器（症状性心动过缓）

续表

问题	背景	筛查	管理
进食障碍	味觉和嗅觉随着年龄增加而减退，但是味觉辨别力没有下降。牙齿缺失进一步降低咀嚼功能，肌萎缩（肌肉组织丧失）造成吞咽困难。及时发现吞咽困难（口腔、咽喉、食管）以及误吸	痴呆是口腔吞咽困难最常见的原因；咽喉吞咽困难：询问窒息、咳嗽以及鼻道反流；最常见于卒中，但是也见于帕金森病、正常衰老、MG、CNS肿瘤。食管吞咽困难：询问食物堵在喉咙，难以吞咽固体和液体。视频透视和鼻咽喉镜评估吞咽	口腔和咽喉吞咽困难：治疗潜在原因。药物：金刚烷胺、血管紧张素受体抑制剂对某些疾病有帮助，比如帕金森病、卒中和正常衰老。由家庭护理员喂饭。经皮内镜胃造瘘管不能防止误吸，也不能改善严重痴呆患者的死亡率或发病率

a http://www.urologychannel.com/uro/Forms/aua.pdf。

b http://epworthsleepinessscale.com/。

c 听力障碍量表：www.earaudiology.com/hhie.pdf；

耳语测试：https://www.healthcare.uiowa.edu/igec/tools/sensory/whisperedVoice.pdf 以及 http://www.bmj.com/content/327/7421/967。

d 迪克斯霍尔派克（Dix Hall Pike）测试（https://www.youtube.com/watch?v=kEM9p4EX1jk）；

定时起立走测试（Timed Get up & Go test: http://www.cdc.gov/steadi/pdf/tug_test-a.pdf）；

甩头试验（http://www.advancedotology.org/sayilar/56/buyuk/Kaplan1.pdf）；

Fukuda 步行试验（https://www.verywell.com/the-fukuda-stepping-test-2696228）。

e Epley 手法（https://www.activator.com/wp-content/uploads/Home%20Epley%20Handouts.pdf）。

AUA，美国泌尿外科协会；BMD，骨密度；BPH，良性前列腺肥大；BUN，血尿素氮；CNS，中枢神经系统；ECG，心电图；EEG，脑电图；ENG，眼震电图；FRAX，骨折风险评估工具；IADL，工具性日常生活活动；LUTS，下尿道综合征；MG，重症肌无力；TURP，经尿道前列腺切除术；USPSTF，美国预防服务工作组。

资料来源：Evaluation and Management Tools (Geriatrics E&M Tools) Geriatrics Review Syllabus: A Core Curriculum in Geriatric Medicine. 9th ed. American Geriatrics Society; 2016。

三、非典型表现

像肺炎和尿路感染这样的常见疾病在老年患者中的表现可能并不典型。非典型表现包括模糊不清的或非特异性症状、不寻常的或者变异的症状，甚至完全缺乏症状。[4] 例如，患者出现意识模糊可能是感染所致，而不是神经系统的问题。在我们的病例中，多丽丝的肾功能低下需要肾透析，这可能造成她的精神状态下降。表 10.6 描述了几种老年患者疾病的表现。对老年人急诊的一项回顾性研究表明，非典型表现的发生率为 30%。[5]

疾病非典型表现的一个可能原因是与年龄相关的生理改变和生理储备的丧失。此外，还有慢性病与急性病、多重用药以及老龄化的相互作用。最常见的非典型表现是在已知会造成发热的疾病中没有发热的症状。

神志改变是老年患者疾病表现的冰山一角。在老年综合征患者中，诸如痴呆和虚弱，显著增加了非典型表现的风险。疾病的典型表现也可能被社会和心理因素所掩盖。早期识别非典型表现并应用老年人综合评估，对预防延误诊断以及因治疗延误所致的相关并发症至关重要，这包括住院时间延长、跌倒、谵妄、发病率和死亡率，以及整体医疗费用的增加。[4]

通过进一步询问，多丽丝的病情自从血液透析后逐渐恶化，并且每次透析后，她的精神错乱加重。你对她进行了老年病评估并且建议她进行实验室和影像检查。然而，在过去的一周里，她变得非常有攻击性，在她下次预约随诊之前，她由于精神错乱加重而入院治疗。

表 10.6 ▶ 老年患者疾病的表现

疾病	"典型"表现	"非典型"表现
肺炎	咳嗽，气短，有痰	缺乏常见症状，不适，厌食，意识模糊
心肌梗死	严重，胸骨下胸痛；气急；恶心	轻度或无胸痛，意识模糊，虚弱，头晕
尿路感染	尿痛，尿频，血尿	无尿痛，意识模糊，尿失禁，厌食
甲状腺中毒症（甲状腺功能亢进急诊）	心率加快，焦躁不安，烦乱，震颤	昏昏欲睡，心律失常，疲劳，体重下降
急性阑尾炎	右下腹疼痛，发热，心动过速	弥漫性腹痛，意识模糊，尿急，无发热或心动过速
感染	发热，心动过速，白细胞计数增加	体温正常或低于正常，无心动过速，白细胞计数轻度升高
抑郁症	忧郁心境，睡眠增加，体重波动	意识模糊，淡漠，缺乏抑郁症的主观体验

四、住院的风险

与年龄相关的体内平衡失调，罹患多种慢性疾病以及虚弱使老年患者更容易受到由医疗服务带来的负面影响。通常，在医院里由于多个医疗提供者给出治疗方案，会使情况变得更为复杂。所以家庭医生的协调服务尤为重要，其可以减少医源性疾病。

住院的风险包括跌倒、谵妄、睡眠不足、医源性感染、住院手术并发症、压疮以及药物不良事件。[6]当患者无人看管时，医院床位应该尽可能放低，并应鼓励患者走动和社交以防止不可逆的功能衰退。

在住院的危险因素中，谵妄通常未被重视，在入院时就有10%～15%的谵妄没被发现，在内科病房谵妄的发病率高达30%。术后患者谵妄发病率为15%～53%，重症监护治疗病房患者谵妄的发病率为70%～87%。入院患者中由医生发现的谵妄为20%，护士发现的为50%。[6]意识模糊评估法（Confusion Assessment Method）是最好的谵妄筛查工具（www.medscape.com/viewarticle/481726）。

认知改变的时间段以及患者的基线状态对区分谵妄和痴呆非常重要。在门诊中见到的谵妄患者，考虑感染（尤其是尿路感染），并寻找诸如淤伤或忽视之类的虐待迹象（患者看起来是否得到良好照顾和清洁）。

当发现和治疗可逆性因素，比如多重用药、感染、脱水、疼痛以及感觉丧失时，防患于未然是最好的管理方法。跨学科团队贯彻实行共同的目标是预防谵妄的关键。当患者或医务工作者的安全受到影响时，可谨慎使用抗精神活性药物。[7]

不管住院还是门诊，药物整合都是一个医疗质控的指标。图 10.2 显示了减少不必要用药的循证方法。

多丽丝通过静脉输液和补充电解质后病情有所改善，医疗团队认为她的谵妄是由于透析后电解质失衡和脱水所致。由于多丽丝有精神健康问题（易激惹、对丈夫表现出言语和身体攻击），因此安排了精神科医生来评估她的谵妄、痴呆、抑郁以及社交领域和生活质量。多丽丝由于电解质失衡和脱水而精神错乱。精神科医生的痴呆评估显示，她的得分比门诊时的评估更差了。此外，她的某些行为可能需要一个不同的居住环境，至少暂时如此，以减轻照顾者的负担和压力。多丽丝入院后，跨学科团队讨论了她丈夫在照顾她方面增加的一些要注意的问题。社工提供了一份地点 / 机构清单，以便她丈夫和家人可以选择一个机构进行护理过渡。

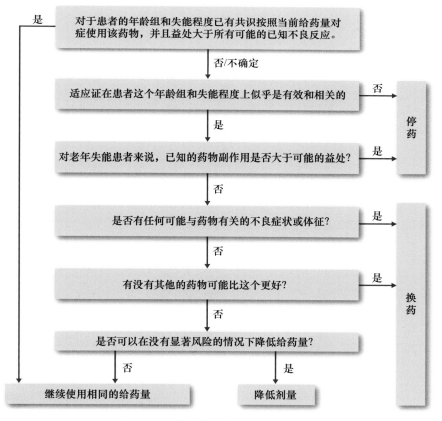

图 10.2 ▶ 良好的老年姑息疗法流程图

来自 Garfinkel D, Zur–Gil S, Ben–Israel J. The war against polypharmacy: a new cost–effective geriatric–palliative approach for improving drug therapy in disabled elderly people. Isr Med Assoc J. 2007;9(6):430–434；已获得授权。

五、老年护理场所和护理过渡

"护理过渡"（transition of care）是指随着患者的病情和护理需求的变化，患者在医疗从业者、医疗机构和家庭之间的流动，最常见的是从急症医院出院到另一家护理机构或家中。表 10.7 列出了老年患者护理过渡时的不同护理地点。出院后，多丽丝被送到一家专业护理机构接受几个星期的康复治疗，以改善她的体力，同时还安排了一个注册助理护士提供家庭护理。

表 10.7 ▶ 老年人的护理地点

地点	患者的需求和服务	主要资金来源
老年人急性期护理单元（ACE）	专接收老年患者入院的 "住院护理" 单元。以患者为中心的医疗照顾计划由跨学科团队合作制订。这些单元通常需要对环境进行调整，以营造家庭式氛围和促进活动安全性和认知刺激，比如便于搬动的家具、扶手、为弱视者使用的反差颜色、患者房间中的家庭照片和熟悉的物件；艺术或音乐治疗的团体活动室	老年医保 A 部分
长期急性护理医院（LTACH）	有复杂的医疗问题且需要长期护理超过 25 天，且符合 LTACH 入院标准的患者。大部分 LTACHs 隶属于急诊医院，但是有时候也是单独的。LTACH 专门照顾需要呼吸机 / 呼吸护理的患者，主要来自重症监护治疗病房。他们也为脑卒中患者提供出院后的康复服务	老年医保 A 部分，私人付费，医疗补助
住院康复机构（IRF）	如果患者能够参与至少 3 小时的理疗，他们就有资格入住 IRF，这通常隶属于医院。入院一般需要精神科评估。这些机构帮助患者进行短期的康复，以改善功能。IRF 作为急诊入院和回家之间的过渡。不能承受 3 小时的强化康复治疗，但是可以承受 1～2 小时的患者，可以被送到亚急性期（逐步下降期）或急性期后护理机构，或去护理过渡单位	老年医保 A 部分
亚急性或过渡期短期护理或长期护理的专业护理机构（SNF）	SNF 是一个患者可以接受 24 小时护理服务的地方，适用于因慢性医疗问题或记忆受损或生理残疾造成的生活不能自理（ADL）的患者。术语 NH、SNF、长期护理机构（LTC），这些名词是可以互换的。能为患者提供短期康复（每位患者每天 1～2 小时）的 LTC 机构也被视为 SNF。许多 SNF 还提供血液透析和呼吸机之类的服务	老年医保 A 部分（短期住院 / 康复），私人付费，医疗补助（长期护理）
辅助生活社区（ALC）	ALC 为那些在日常生活能力方面需要少量帮助并希望独立生活的患者提供帮助。这种社区是独立生活与 NHs 之间的过渡。大多数机构提供的 24 小时监管，监管通常由无执照的工作人员提供。服务的类型有别，但可能包括痴呆护理服务和药物管理。通常，这些机构还负责一些 ADL 的支持以及其他与医疗就诊无关的社会活动，	私人付费，医疗补助（部分机构）
持续护理退休社区（CCRC）或生活护理机构	CCRC 提供多层次的服务，包括独立居住、辅助生活、长期护理服务以及 SNF 服务。有些 CCRC 也提供特殊护理单元（比如为阿尔茨海默病患者）。CCRC 的住户通常随着年龄和健康状态的改变，一般会从独立生活到辅助生活，然后逐渐过渡到长期护理服务	私人付费
老年公寓	根据《公平住房法》，"老年公寓" 是根据联邦、州或地方政府的计划专门为老年人设计的。62 岁及以上的人有资格参加，或至少有一人 55 岁或以上且至少 80% 的时间住在公寓。这些公寓提供交通和社区活动。它们还配有安全设备（扶手、拉绳）。住房选择可能包括租金减免 / 低收入住房、中等公寓式生活和豪华退休生活	私人付费

续表

地点	患者的需求和服务	主要资金来源
成人日托中心	基本上模拟儿童日托中心。这些中心有利于那些白天无法履行照顾患者义务的家庭。成人日托可以提供看护、社交和娱乐活动、食物以及可能的健康相关的监督	私人付费
家庭护理/家庭医疗服务	护理助理提供居家护理，如医疗、护理、社会和治疗性处理，或在家庭环境中提供必要的日常生活方面的援助，其他如 PT、OT、ST 和呼吸治疗这样的服务在家中提供给正在康复的、残疾的、慢性病或绝症的患者。居家护理包括家政服务、营养咨询、社会服务、应急响应和病例管理。患者获得居家医疗服务必须有医生面对面的评估	护理服务私人付费。老年医保 A 部分
姑息治疗	姑息治疗是以患者和家庭为中心的护理，旨在提高生活质量、主动预防症状和治疗痛苦，关注患者生理、智力、社交、情感，精神需求和促进患者自理。优点包括减少重症监护治疗病房的住院时间和药物费用，减少不必要的检查和改善护理协调。可以使用延长生命的药物。患者不一定患有绝症。姑息治疗住院没有时间限制。这个团队包括医生、中级医疗服务人员、护士、社会工作者、药剂师和牧师。	私人付费或收费保险服务，包括老年医保和医疗补助
临终关怀	临终关怀提供给预期寿命低于 6 个月（某些州），或低于 12 个月（几个州）的患者，必须有两个医生进行资格认证。除非为了舒适，否则不进行积极治疗，也不使用延长生命的药物。患者或患者代理人必须同意此类服务。团队由护士/案例管理员、医生和中级服务人员、社会工作者、助手、志愿者、物理治疗师、职业治疗师、营养师、牧师组成。报销耐用的医疗设备；如果检查和治疗与主要临终关怀诊断相关，则完全报销。患者可以选择接受临终关怀的护理地点	老年医保临终关怀福利以及医疗补助

[a] 老年医保 A 部分用于医生以外的家庭护理服务（护理、OT、PT、ST），老年医保 B 部分用于门诊医生服务，以及独立于家庭护理机构的门诊 PT、ST、OT 服务。

NH，养老院；OT，职业治疗；PT，物理治疗；ST，言语治疗。

资料来源：Flood F, Allen K. ACE units improving complex care management. Today's Geriatric Med. 2013；6(5)：28。来自：http://www.todaysgeriatricmedicine.com/archive/090913p28.shtml。网站访问 2016 年 9 月。

Clark K, Doyle J, Duco S, et al. Hot topics in Health Care. Transitions of Care: The need for a more effective approach to continuing patient care。来自：https://www.jointcommission.org/assets/1/18/Hot_Topics_Transitions_of_Care.pdf。网站访问 2017 年 12 月。

不幸的是，护理过渡并不总是顺利的。在每次过渡期，由于不同提供者之间缺乏交流，导致药物和治疗的过度使用、使用不足和不恰当使用等错误。无效的护理过渡过程不仅导致不良事件，还会导致更高的再入院率，并造成医疗费用增加。

对虚弱的老年住院患者或有多学科需求的门诊患者进行老年病评估和管理，可以有效地减少医源性问题，如不良药物事故或慢性病复发再入院。护理过渡期间出现的问题可以通过不同医疗机构之间及时地传递信息，积极主动地安排出院和协调护理，对患者和家属进行有关过渡的教育和准备，制订转移后的自我管理计划，以及使患者和/或护理者有权利选择自己的护理方式，这样护理过渡期间出现的问题可以得到改善。"过渡教练"（transition coaches）能帮助指导患者进行护理过渡。

多丽丝从康复机构回家后表现非常好，最初每天有 8 小时的护理服务，当她所有的日常生活都不能自理时增加到每天 24 小时。她的家庭医生建议她进行临终关怀咨询，由临终关怀工作人员每天提供几个小时的额外服务，并且由老年医保全部报销。多丽丝接受了临终关怀服务，几个月后在家里安详地去世了。

六、精神健康

痴呆影响了大约 240 万～ 550 万美国人。痴呆的发病率随年龄增加而增加，在 71 ～ 79 岁的人群中为 5%，在 80 ～ 89 岁的人群中为 24%，在 90 岁以上的人群中为 37%。轻度认知障碍（Mild Cognitive Impairment，MCI）不同于痴呆，它的严重程度不会影响工具性日常生活活动（IADLs）。对轻度认知障碍发病率的估计范围很大，在 65 岁及以上的群体中，从 3%～ 42% 不等。[8]

1. 认知功能筛查

在无症状成年人中筛查轻度认知障碍或痴呆仍然存在争议。美国预防服务工作组（USPSTF）发现没有足够的证据来平衡筛查的利弊。对那些有记忆丧失、东西放错地方、迷路以及丧失日常生活活动（ADLs）或工具性日常生活活动（IADLs）的患者，表 10.8 列出了评估患者认知功能障碍的几种快速而简易的神经精神测试。

表10.8 ▶ 通过认证的评估认知障碍的神经精神测试

研究	测试	网站	关于
简易精神状态检查	定向、即时回忆、延迟回忆、集中 / 计算、语言和视觉空间域	http://www.dementiatoday.com/wp-content/uploads/2012/06/MiniMentalStateExamination.pdf	使用广泛，必须购买版权
MOCA	定向力、回忆、注意、命名、重复、语言流畅、抽象思维、执行功能、视觉空间	www.mocatest.org	敏感度和特异度比 MMSE 高
Mini-cog	视觉空间、执行功能、回忆	http://geriatrics.uthscsa.edu/tools/MINICog.pdf	两项，可快速使用
SLUMS	定向、回忆、注意力、命名、重复、语言流畅、抽象思维、执行能力、视觉空间	http://aging.slu.edu/index.php?page=saint-louis-universitymental-status-slums-exam	

记忆丧失是正常衰老的一部分，但是也可能与许多疾病相关，尤其是与痴呆相关。随着人们寿命的延长，罹患痴呆的人也越来越多。阿尔茨海默病是导致痴呆最主要的原因，占所有病例的 60%～ 70%，影响超过三分之一的 85 岁以上的人。[9,10] 阿尔茨海默病最常见于 65 岁以上的人群，其中三分之二为女性。

认知筛查还应该包括排除可逆因素，比如抑郁症、物质滥用、内分泌紊乱（与维生素 B_{12} 和甲状腺疾病相关）和药物（比如抗胆碱能药物、苯二氮䓬、麻醉剂、组胺 H_2- 受体拮抗剂、β 受体阻滞剂和地高辛）。体格检查和实验室检查 [全血细胞计数（Complete Blood Cout, CBC），基本生化全套，促甲状腺激素 （Thyroid–Stimulating Hormone, TSH），维生素 B_{12} 和性病研究实验室（Venereal Disease Research Laboratory, VDRL）检测] 应与抑郁症和物质滥用的筛查以及脑部 CT/MRI 等影像学检查一起完成。[7] 如果认知障碍伴有运动异常，可以考虑帕金森病，神经退化性疾病，如进行性核上麻痹或者脑血管疾病。

痴呆的诊断至少需要 2 个核心精神功能受损并达到足以影响日常生活的程度，包括记忆力、语言技能、专注和注意的能力、推理和解决问题的能力以及视觉感知力。

对痴呆患者应该进行痴呆行为和精神症状（Behavioral and Psychological Symptoms of Dementia，BPSD）筛查。这些症状可能增加护理人员的压力、患者的伤害、住院治疗和发病率，同时它们还会影响生活质量和护理费用。有几种筛查方法可供选择，包括 Cohen–Mansfield 激越问卷（Cohen–Mansfield Agitation Inventory）、神经精神量表（Neuropsychiatric Inventory）、阿尔茨海默病行为病理评定量表（Behavioral Pathology in Alzheimer Disease Rating Scale）。[7]

表 10.9 列出了患有记忆丧失问题的鉴别诊断以及关键特征和预后。许多患者和他们的家人主要担心记忆丧失代表了阿尔茨海默病的开始。有下列症状者可怀疑阿尔茨海默病：

- ▶ 记忆丧失影响了日常生活；
- ▶ 难以完成熟悉的任务或解决问题；
- ▶ 混淆时间和地点；
- ▶ 无法理解视觉图像和空间关系；
- ▶ 口语和写作时出现找词困难的新问题；
- ▶ 放错东西和失去原路返回的能力；
- ▶ 判断能力变差或降低；
- ▶ 工作或社交活动退缩；
- ▶ 心境或个性改变。

对轻度痴呆患者，推荐提供支持性护理、适应性辅助设备，加强社交活动和持续学习的机会 [比如，推荐强度为 C（SOR C）的资源]。目前还没有治疗非阿尔茨海默型痴呆的药物。

最初，在管理痴呆行为和精神症状时应尝试非药物干预。如有可能，应该识别和控制潜在的生理和环境的诱因。如果非药物干预被证明无效或者担心患者或护理者的安全，可以使用药物治疗（比如抗精神病药物和情绪稳定剂）。[7]

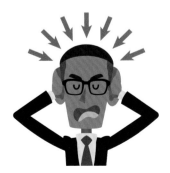

对于阿尔茨海默病患者，除了行为支持外，轻度或中度患者还可以考虑尝试乙酰胆碱酯酶抑制剂（比如，多奈哌齐、加兰他敏、卡巴拉汀），[11] 或者对中度或重度患者使用 N- 甲基 –d– 天冬氨酸（NMDA）受体协抗剂 (盐酸美金刚)。[12]

表 10.9 ▶ 记忆丧失患者的鉴别诊断			
老年痴呆诊断	关键特征	关键发现	预后
正常衰老	偶尔健忘，找词困难	正常神经检查。磁共振成像可能显示轻度广泛皮层萎缩和非特异性改变	好
轻度认知障碍	短期记忆受损	磁共振成像不同程度内侧颞叶萎缩	增加阿尔茨海默病的风险
谵妄	通常是中毒性、代谢性或者感染的原因；神志改变	注意力受损，坐立不安；脑电图显示变缓；系统异常迹象	取决于病因和严重度
阿尔茨海默病	逐渐进展型；短期记忆丧失，伴有语言、推理、注意力、心境或者人格异常	正常神经检查，磁共振成像内侧颞叶和顶叶萎缩	病程 4 ～ 20 年（平均 8 年）
血管性痴呆	多次卒中样事件病史，血管风险因子	磁共振成像显示明显的脑血管病变（梗塞，小血管病变）	病程稳定或进展性（常常与阿尔茨海默病并存）
额颞叶痴呆	通常表现为行为、人格（淡漠，去抑制）或者语言改变	磁共振成像可能显示额叶和 / 或颞叶萎缩	病程不一，进展性语言和吞咽困难
路易体痴呆	注意力波动，幻视，帕金森样运动体征，睡眠障碍	四肢僵硬，运动迟缓，可能有意向性震颤和步态障碍	病程不一，功能降低比阿尔茨海默病更快
帕金森痴呆	帕金森病伴有较晚发作的认知功能障碍	四肢僵硬，运动迟缓，静止震颤，步态障碍	病程不一，当痴呆发生时可能有严重的运动障碍

资料来源：Emmett KR. Nonspecific and atypical presentation of disease in the older patient. Geriatrics. 1998；53(20): 50 - 60; O'Neill PA. Caring for the Older Adult: A Health Promotion Perspective. Philadelphia, PA: WB Saunders; 2002。

2. 情绪健康

生活中的满足感、幸福、悲伤以及目标感都与健康密切相关。医务工作者和医疗服务系统不仅要关注发病率，还要关注患者的情绪健康。

据报道，在门诊就诊的老年人中，有 8% ～ 40% 患有轻度抑郁症，6% ～ 10% 老年人患有重度抑郁症。养老院的老人中相应的比例为 12% ～ 20%，住院老人为 11% ～ 45%。[13]

抑郁和焦虑会降低药物依从性、功能能力，加速疾病的进展。在评估和筛查抑郁症和焦虑症时还应该询问患者的护理员，因为患者有时会对自己的症状轻描淡写。病人健康问卷（PHQ）-9（www.phqscreeners.com）的前两个问题，以及广泛焦虑障碍（GAD）-7 筛查工具的前两个问题都可快速筛查抑郁症和焦虑症。[13]

非药物治疗包括心理治疗、有氧运动和电休克疗法。选择性 5- 羟色胺再摄取抑制剂和 5- 羟色胺去甲肾上腺素再摄取抑制剂（Serotonin-Norepinephrine Reuptake Inhibitor, SNRI）是首选药（第二十二章）。[7]

七、环境评估

环境评估是综合社会评估的一部分，若干环境因素有：患者的种族、精神和文化背景；患者的特殊需求，如护理人员及其护理时间；护理人员的负担；家庭环境的安全；患者受虐待的可能性；患者的经济福利；以及个人以往的诉求。全面的社会评估非常耗时，在繁忙的诊所实践中可能不可行。然而，医务工作者应该认识到这些因素对患者生活质量的重要性。

家庭安全和评估

美国人口统计局统计数据表明，30% 的社区老年人独居，其余 70% 的老年人与配偶或大家庭一起生活。建立老年人生活环境的基线功能状态是监测疾病进展和评估预防干预措施效果的一个重要方面。家庭安全和评估不仅有助于建立一个基线，还可以发现未满足的需求以及安全和环境隐患。

环境评估从询问家庭状况的问题开始。家庭安全检查表是必不可少的，可以由服务团队中非医生成员来获取。这应包括患者的社会环境和特殊需求、支持资源的可用性以及患者的社交网络。对于老年人，尤其是那些羸弱以及缺乏社会支持的老年人，家访是非常有帮助的。[14]

正式的家庭评估应该包括：

▶ 观察患者日常活动以及日常生活功能的表现，比如穿衣和走动等。

▶ 评估环境危害，比如地面杂乱、床铺高度不宜、光线暗淡以及缺少扶手，这些都可能增加跌倒风险。

▶ 建议改良环境，比如放置防滑浴垫、安装支撑结构（尤其在卫生间）、改善照明（尤其是晚上的）。

▶ 讨论是否需要辅助装置，比如特殊器具、"助臂夹"（Reacher）和改装电话。

证据表明，由职业治疗师进行的家庭安全干预似乎更有效。[14] 最后，应该重视和解决护理人员的需求，包括培训、支持以及咨询。[15]

八、体质评估

通过询问日常生活活动（ADLs）和工具性日常生活活动（IADLs）（表 10.1），对能力状态进行评估。如果患者在这些方面需要帮助，转诊到物理治疗（Physical Therapy, PT）和职业治疗（Occupational Therapy, OT）会有帮助。重点应该是用等张和等长训练来加强股四头肌和腘肌群。在每次患者就诊时，询问其在过去一年中是否有两次或更多次跌倒，或者因为步态和平衡问题害怕跌倒（图 10.3）。步态和平衡的评估必须包括站立血压和心率测量，观察患者起立和行走、Romberg's 和双脚半前后站立试验。

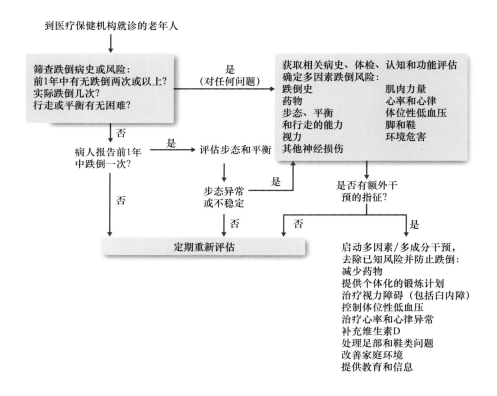

图 10.3 ▶ 平衡的评估和管理

改编自：Kenny RA, Rubenstein LZ, Tinetti ME, et al. Summary of the updated American Geriatrics Society/British Geriatrics Society clinical practice guideline for prevention of falls in older persons. J Am Geriatr Soc. 2011;59(1):148–157。

　　驾驶有时被形容为"终极工具性日常生活活动"，询问老年人驾驶相关的信息至关重要，因为老年人在机动车事故（MVAs）中受到的伤害比任何其他年龄组都要大。衰老、慢性病以及相关的药物所致的视力、运动 / 感觉以及认知的改变都会影响驾驶技能和安全性。

　　自我评估并不是衡量驾驶能力合适的方法。没有单一的评估工具能够准确预测一个人的驾驶能力，所以应该综合使用几种评估工具来确定安全驾驶能力。询问工具性日常生活活动为评估老年患者的功能衰退提供了重要线索。早期视野缺损对大多数老年人而言不易被察觉，所以视觉缺损的筛查非常重要。

　　驾驶相关技能的临床评估（the Clinical Assessment of Driving Related Skill，CADReS) 是一个基于循证、可用于门诊的实用工具箱。[16] 这个工具箱能够发现某些影响驾驶技能的认知功能缺陷。没有通过驾驶相关技能的临床评估者，根据缺陷的类型，需转诊到专科，比如职业治疗（OT）、言语治疗（Speech Therapy，ST）、神经心理学家、驾驶康复专家（Driving Rehabilitation Specialist，DRS）或者其他医学专科。驾驶康复专家是医疗保健专业人士，可以对身体、视觉或认知功能受损的高危老年人进行全面的驾驶评估，以便做出是否适合驾驶的决定。

医务工作者应该以识别、纠正或稳定功能缺陷为目的，而不是简单地禁止老年人开车。建议每年对 60 岁及以上的老年人进行驾驶安全筛查。在人们收到"禁止开车"的处方之前，医务工作者应始终与他们讨论"驾驶退休计划"。在一些州（加利福尼亚州、特拉华州、新泽西州、内华达州、俄勒冈州或宾夕法尼亚州），必须报告存在机动车事故（MVA）风险的老年驾驶人。

九、社会评估

1.预立医嘱

虽然延长寿命是大家心照不宣的目标，但是对疾病所致的失能患者的医疗管理应基于患者、家属和医生共同决策时商定的治疗目标。预立医嘱是预先决定的医疗选择，是指患者在任何丧失能力的疾病发生之前准备的法律文件。虽然美国各州的法律不同，但有两种基本的指令：**生前意愿**和**医疗服务代言人**（或医疗授权委托书）（表 10.10）。这些指令只有在患者丧失能力并且无法做出有关医疗的决定时才生效。

预立医嘱可以在医务工作者、律师、当地老龄化机构或州卫生部门的帮助下起草。[19]可用的预立医嘱必须事先备好并即时可得。预立医嘱的原件应存放在患者或紧急医疗小组容易找到的地方。应鼓励患者给其医疗服务代言人、医务工作者、医院、养老院、家人和朋友提供一份副本。预立医嘱每年至少更新一次，患者、医务工作者、医疗服务代言人以及亲人之间应保持沟通，以确保患者的意愿得到理解，预立医嘱的条款得到遵守。[19]

表 10.10 ▶ **生前意愿和医疗服务代言人**

生前意愿[a]	医疗服务代言人
• 患者在一定条件下接受或拒绝医疗服务的书面说明 • 包括对复苏、透析和维持生命治疗、不住院医嘱和管饲法的选择[17] • 也可以表达对死亡地点以及器官和组织捐赠、尸检、埋葬、火葬和追悼服务的选择	• 也被称为医疗授权委托书，是一份法律文件，标明在患者丧失功能时，由谁替他做医疗服务决定[18] • 可以帮助避免出现患者的选择与所得的医疗服务不一致的情形 • 还可以授予对患者医疗事务的广泛权限，甚至包括协调服务 • 医疗授权委托书和财务委托书，是两份分开的法律文件，但是建议指定同一委托人 • 被授予医疗授权委托书的代理人在法律上有义务遵循患者的治疗选择，而授予财务委托书的代理人则负责处理患者的社保支票、退休账户、其他投资和纳税申报[18]

[a] 一些州已经认可有医生处方的维持生命治疗的表格，其他州正在开展，这可以在临终关怀时促进以病人为中心的服务。

2. 临终关怀和姑息治疗

临终关怀和姑息治疗未被充分利用。[20]确定合适的患者并将其纳入临终关怀计划非常重要，这能让我们提供更加优质的临终关怀服务。表 10.11 列出了临终症状管理时的治疗选择。

疼痛为临终患者最常见的症状。疼痛管理的障碍包括：不愿意表达疼痛、用不舒服等模糊词汇表达疼痛、其他疾病以及止疼痛药物的高昂费用。医生方面的障碍包括：不愿意开阿片类药物处方、缺少疼痛管理和药物相互作用方面的培训、担心并发症和监管监督。识别和量化患者所受的痛苦很重要，这可以通过使用症状量表来实现，如由美国国家姑息治疗研究中心（the Nation Palliative Care Research Center）提供的量表（http://www.npcrc.org/content/25/Measurement-and-Evaluation-Tools.aspx）。

疼痛管理的非药物方法包括针灸、认知行为疗法（Cognitive Behavioral Therapy，CBT）、冷/热敷和经皮电刺激。关于疼痛管理的讨论参见第二十章。

表 10.11 ▶ 临终症状管理时的治疗选择

症状	重点	治疗选择
肠梗阻	在直肠、结肠、胰腺以及卵巢癌中常见；同时也在腹膜癌和恶性腹水中出现	地塞米松（8 mg/24 h），雷尼替丁 (200 mg/24 h) 以及奥曲肽 (600 μg/24 h，静脉滴注)。如果手术有助于缓解疼痛，那么手术是有帮助的；好处必须大于风险
便秘和粪便嵌塞	最常见的诱因为阿片类药物，昂丹司琼及类似药物，和钙离子通道阻滞剂	增加液体；番泻叶；混合四分之三杯梅子汁、1 杯苹果酱和 1 杯未加工的粗麦麸混合物，1～2 大汤匙药与 8 盎司的水一起服用（加上氧化镁牛奶以增加效果）；每隔若干小时服 30 mL 枸橼酸镁直至起效；米拉昔；甲基纳曲酮治疗阿片类药物引起的便秘
咳嗽	慢性特发性咳嗽，胸腔积液，支气管扩张，特发性肺纤维化	加巴喷丁；从每天 300 mg 开始（体弱者 100 mg），增加到每天 1800 mg
抑郁(第二十二章)	诊断不足和治疗不足	CBT，心理治疗，抗抑郁药很有帮助；经颅磁刺激似乎有效；精神兴奋剂的有效性没有很好的研究
气短	尽可能治疗气短以及鉴别原因	除非有 COPD 否则只有在缺氧时提供氧气；首选阿片类药物；苯二氮䓬（证据有限），氯硝西泮有帮助
疲倦	1. 化疗相关的疲倦 2. 癌症疲倦	1. 西洋参和地塞米松 2. 哌醋甲酯 5 天，如病人有好转，可长期服用
打嗝	药物选择没有好的临床证据	试用巴氯芬、氯丙嗪、吩噻嗪或苯二氮䓬类药物
瘙痒	1. 烧伤，恶性血液病，癌症，尿毒症 2. 肝病/胆汁淤积	1. 加巴喷丁 2. 帕罗西汀，舍曲林
恶心和呕吐	1. 治疗潜在的原因 2. 化疗导致 3. 便秘/阿片类药物导致 4. 部分肠梗阻引起	1. 不要使用阿维安、苯海拉明、氟哌啶醇 2. 5-羟色胺或神经激肽-1 阻滞剂，奥氮平很有帮助 3. 抗多巴胺药物（如氟哌啶醇、甲氧氯普胺） 4. 甲氧氯普胺对卵巢癌有一定帮助
肺分泌物	被称为临终喉鸣和后咽部的分泌物淤积	东莨菪碱透皮贴片每 3 天 1 次；口服东莨菪碱或格隆溴铵有帮助。需要时吸痰帮助清除分泌物

问题

1. 对老人进行护理时应强调的五个方面，包括患者的偏好、解释证据、预后、临床可行性以及优化治疗和护理计划。

    A. 正确

    B. 错误

2. 下列哪一项是在临床初级保健实践中遇到常见老年综合征的正确处理方法？

    A. 增强脊背伸肌肌力的尝试对后凸畸形无效

    B. 应该用处方兴奋剂来瘦身

    C. 用皮肤护理，优化营养，以及改变体位来治疗压疮

    D. 老年患者尿失禁通常是感染的结果

    E. 从日常的跌倒筛查开始预防跌倒

3. 你在治疗一位因为神志不清和脱水入院的 92 岁女性。经评估，你确定是膀胱感染。以下哪一项关于老年患者非典型症状的描述是正确的？

    A. 非典型表现并不常见

    B. 非典型表现可能是由年龄相关的生理变化引起的

    C. 心肌梗死的一个常见的非典型表现是腹痛

    D. 最常见的非典型表现为虚弱

4. 为老年病人提供精神健康服务，下列哪一项是正确的做法？

    A. 进行痴呆的常规筛查

    B. 对痴呆患者进行行为和心理症状筛查

    C. 简易（两项）问卷对抑郁症和焦虑症筛查不准确

    D. 应为非阿尔茨海默型痴呆患者提供药物治疗

    E. 治疗抑郁症的药物比非药物疗法更有效

5. 你和主治医生正在看一位接受临终关怀的晚期肺癌老年妇女。她情绪低落，并有肩膀疼痛，咳嗽困难和疲劳。她没有使用任何药物。以下哪一项适合该病人的初步治疗？

    A. 治疗抑郁症不会有太大帮助

    B. 应该给予阿片类药物止痛

    C. 可以尝试用加巴喷丁止咳

    D. 可以尝试用地塞米松治疗疲劳

答案

问题 1：正确答案是 A。

老年患者护理应该强调五个方面：（1）患者的偏好，（2）解释证据，（3）预后，（4）临床可行性，（5）优化治疗和护理计划。

问题 2：正确答案是 C。

表 10.4 国家压疮咨询小组指南建议，进行皮肤护理，优化营养，以及每 2 小时翻身，再加上使用重新分布压力的设备。

问题 3：正确答案是 B。

疾病非典型性表现的可能原因是与年龄相关的生理储备丧失造成的生理改变。

问题 4：正确答案是 B。

认知筛选（老年痴呆的患者）应该包括排除可逆因素，比如抑郁症、物质滥用、内分泌紊乱（与维生素 B_{12} 和甲状腺疾病相关）和药物（比如抗胆碱能药物、苯二氮䓬、麻醉药、组胺 H_2– 受体拮抗剂、β 受体阻滞剂以及地高辛）。

问题 5：正确答案是 C。

表 10.11，对咳嗽患者可给予加巴喷丁，从每天 300 mg 开始（体弱者 100 mg)，需要时增加到 1800 mg/d。

参考文献

1. Thaler M, Kole J, Rutigliano M. Team-based care optimizes outcome. *Today's Geriatric Med*. 2015;8(2):14. Available from: http://www.todaysgeriatricmedicine.com/archive/0315p14.shtml. Accessed September 18, 2016.
2. American Medical Directors Association. *Transitions of Care in the Long-Term Care Continuum Clinical Practice Guideline*. Columbia, MD: AMDA; 2010.
3. Soteriades ES. Incidence and prognosis of syncope. *N Engl J Med*. 2002;347:878–885.
4. Betancourt G, Hames E, Rivas K. Atypical presentations of common conditions in geriatric patients. *J Post-Acute and Long-Term Care Med*. 2015;16(3):B5. Available from: http://dx.doi.org/10.1016/j.jamda.2015.01.007. Accessed September 2016.
5. Limpawattana P. Atypical presentations of older adults at emergency department and associated risk factors. *Arch Gerontol Geriatr*. 2016;62:97–102.
6. Creditor MC. Hazards of hospitalization of elderly. *Ann Intern Med*. 1993;118(3):219–223.
7. *Evaluation and Management Tools (Geriatrics E&M Tools) Geriatrics Review Syllabus: A Core Curriculum in Geriatric Medicine*. 9th ed. American Geriatrics Society; 2016. Accessed September 3, 2016.
8. United States Preventive Services Task Force. Available from: http://www.uspreventiveservicestaskforce.org/Page/Document/RecommendationStatementFinal/cognitive-impairment-in-older-adults-screening. Accessed September 2016.
9. Sloane PD, Zimmerman S, Suchindran C, et al. The public health impact of Alzheimer's disease, 2000–2050: potential implications of treatment advances. *Annu Rev Public Health*. 2002;23:213–231.

10. Sloane PD, Khandelwal C, Kaufer DI. Cognitive impairment. In: Smith MA, Shimp LA, Schrager S, eds. *Lange Family Medicine Ambulatory Care and Practice*. 6th ed. New York: McGraw Hill; 2014.

11. Birks J. Cholinesterase inhibitors for Alzheimer's disease. *Cochrane Database Syst Rev*. 2006;1:CD005593.

12. McShane R, Sastre AA, Minakakran N. Memantine for dementia. *Cochrane Database Syst Rev*. 2006;5:CD003154.

13. Samuels S, Abrams R, Shengelia R, et al. Integration of geriatric mental health screening into a primary care practice: a patient satisfaction survey. *Int J Geriatr Psychiatry*. 2015;30(5):539–546.

14. American Occupation Therapy Association. Available from: http://www.aota.org/practice/productive-aging/home-mods/rebuilding-together/assessments.aspx. Accessed September 2016.

15. Durso S, Sullivan G. *Geriatrics Review Syllabus: A Core Curriculum in Geriatric Medicine*. 9th ed. American Geriatrics Society; 2016. Accessed September 3, 2016.

16. Pomidor A, ed. *Clinician's Guide to Assessing and Counseling Older Drivers*. 3rd ed. New York, The American Geriatrics Society; 2015.

17. U.S. living will registry. Available from: http://www.uslivingwillregistry.com/faq.shtm. Accessed November 2016.

18. Vanarelli D, Managing end-of-life issues. *Aging Well*. 2009;2(5):26. Available from: http://www.todaysgeriatricmedicine.com/archive/110909p26.shtml. Accessed November 2016.

19. Vanarelli D. Managing end-of-life issues. *Aging Well*. 2009;2(5):26. Available at: http://www.todaysgeriatricmedicine.com/archive/110909p26.shtml. Accessed September 2016.

20. Smith TJ. Symptom management in the older adult: 2015. *Clin Geriatr Med*. 2015;31(2):155–175.

第十一章

急性问题的处理和治疗

本章要点

1 ► 自我介绍，专注于患者需求，倾听不插话。

2 ► 首先询问患者所有的担忧，并一同制订就诊议程，按轻重缓急决定当天和日后将讨论的问题。

3 ► 在就诊早期，利用患者的病史、体征和症状确定问题是否为紧急情况；如果是，通知主治医生。

4 ► 诊断不明时，如果检查会改变疾病处理，那么根据概率使用诊断性检查。

5 ► 考虑不同的检查或治疗方案，根据最佳循证把它们进行排序，并把这些信息提供给患者，让他们参与共同决策。

6 ► 根据疼痛部位、特征及相关症状对腹痛原因进行鉴别诊断；必须注意区分需要紧急外科手术诊断或治疗的情况。

7 ► 急性呼吸急促时考虑心脏和肺部的原因，询问有关静脉血栓形成的任何危险因素；门诊的检查应该包括脉搏血氧饱和度测定。

8 ► 在初级保健中大多数胸痛都是肌肉骨骼或胃肠道疼痛。应用临床决策帮助确定心源性缺血的可能性。

9 ► 头晕分成四种不同的类型——眩晕、先兆性昏厥、不平衡和头晕眼花——这些可能是神经、心血管或者前庭疾病造成的。

10 ► 排尿困难通常是由尿路感染引起的，这有可能很复杂，特别是在老年患者中可引起败血症和神志模糊。

11 ► 小于 29 天的婴儿发热需要详细检查有无严重的细菌感染。

12 ► 消化性溃疡是上消化道出血的最常见原因，憩室病是老年人下消化道大出血的最常见原因；上消化道内窥镜或者结肠镜是确定出血源的初始检查。

13 ► 大多数的患者都可以通过仔细的病史、生命体征、眼底检查、颈部和神经系统检查来诊断头痛。

14 ► 腿部肿胀最常见的原因是静脉淤滞，但诊疗决策工具可以帮助排除深静脉血栓形成的诊断。

15 ► 恶心和呕吐在妊娠期、病毒性疾病和化疗患者中很常见。评估呕血、脱水和精神状态的改变。

16 ► 大多数上呼吸道症状是由病毒引起的，但是临床医生应该知道所在社区的流行性感冒的发病率，以及造成细菌感染的其他危险因素。

本章分为两个部分。第一部分重点是治疗急性病患者的方法。此部分将指导学生了解此类常见的就诊步骤。步骤包括：尽早识别紧急情况，关注检查中需要的要素，决定进一步的诊断测试，确定和排序治疗方案，向主治医生汇报病例，围绕治疗和随访与患者进行共同决策，做记录。第二部分按字母顺序介绍常见的腹痛、呼吸困难（呼吸急促）、成人胸痛、头晕、排尿困难、发热、胃肠道出血、头痛、腿部肿胀、恶心／呕吐和上呼吸道症状的处理。

本章很长，为了学习和巩固知识，最好是你在看病遇到类似问题时阅读这些主题。

A. 急性问题的处理方法

一、会见和问候患者

斯特恩（Stern）先生是一位 71 岁的老人，因持续腹痛数月来就诊。他和妻子在诊室里等候。他的电子病历上显示，他的血压控制良好，有临界糖尿病，但没有其他问题，也没有手术史。记录显示"社交饮酒者"，但不吸烟。

1. 介绍

你在向新患者介绍自己时，首先直接和患者打招呼，无论他们的年龄和状况如何，然后说出自己的姓名和职位。

进入房间时你该做什么？

向患者和房间里的其他人介绍自己

一定要介绍自己是学生

适当时可以与患者握手接触，有治愈效果，但可能受文化限制

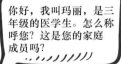

你好，我叫玛丽，是三年级的医学生。怎么称呼您？这是您的家庭成员吗？

不该做的：
• 假装自己是医生
• 你因患者不开心而产生抵触情绪

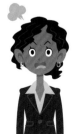

如果患者生气怎么办？

冷静地寻找患者愤怒的原因：
• 你看起来很不高兴，能告诉我是什么让你不高兴吗？
• 在某某医生看你之前，我能帮你做些什么吗？

一些患者或他们的家人会明显地表现出沮丧或愤怒，导致他们沮丧或愤怒的原因有很多，包括患者眼前的问题、家庭或工作问题、等待时间、与护士或前台的接触等。你与其生气或退缩，不如利用这个机会来探讨问题。

通常医生或护士会对患者进行筛选，以确信他/她不反感与学生交谈，但并非总是如此。如果这个人似乎怀有敌意或拒绝和你说话，你可以礼貌地离开，并告知医生很快就会来看他们。

2. 倾听患者的诉说

你可以从患者的诉说中学到很多东西，首先询问他们现在的问题，等他们说完，避免打断或提示。

> 不幸的是，一项研究表明，在初级保健诊所工作的住院医生，进入房间以后只让患者说了 12 秒钟就打断了他们。[1]

虽然你可能迫于压力要了解所有相关事实，但是如果你倾听的话，患者通常无须提示便会告诉你你想知道的东西。在进入诊室会谈之前，准备一份与"主诉"有关的简短问题清单，可能会帮助减轻你在会见患者时的压力。当患者说完后，你重述你所听到的，并提问以填补任何错过的细节，如严重程度、持续时间或症状出现时的情形。

> **可以采用"FIFE"助记符来帮助了解患者的经历：**
> ▶ Feelings：与疾病有关的感觉（特别是恐惧，并表示同情。）
> ▶ Ideas/Explanations：想法 / 解释原因（你认为发生了什么 ?/ 什么会有帮助？）
> ▶ Functioning：功能（对日常生活的影响，对患者和其他人的影响。）
> ▶ Expectations：对此次访问 / 医生的期望（今天你希望我能为你做什么？）

向患者随行人员获取辅助资料可能会对你有帮助，尤其是当他们的肢体语言告诉你他们有话要说或患者说的可能不完全是实话时。

如果随行人员垄断谈话，你可以选择：

▶ 继续面对患者，并要求他们用自己的话来解释。

▶ 感谢提供信息的人，但是表示你需要听患者讲述。

▶ 要求与患者单独谈话的时间，或者因为隐私请其他人在检查时回避，然后再问患者你的问题。 这点对青少年尤其重要，尤其你怀疑患者被虐待或被霸凌，或者要讨论的问题与性有关。

患者通常会有多种顾虑

在问诊开始时，你询问患者其他的顾虑，议程设置可以帮助你和患者优先排列出哪些问题要今天讨论，以及哪些问题可以以后再讨论。患者提出的第一个问题，实际上可能不是他们主要的顾虑。[2] 把患者的所有顾虑告知主治医生，这有助于确保解决患者最紧迫的问题，并提高整体的满意度。

> 患者描述他的疼痛相当持久，特别是在过去几个月，有时左下腹疼痛严重。他的大便看起来很正常，没有任何血便。在追问下，他的妻子补充说，这个问题已经持续了1年多。她还表示了对他酗酒的担心，虽然有时是为了控制疼痛。患者以前吸烟，20年没有做过结肠镜检查。

二、识别紧急情况

一旦你有足够的病史形成鉴别诊断，你应该决定问题的紧急性。

▶ 检查生命体征：注意体温、脉搏以及血压 (BP)。

▶ 提醒主治医生，并对相关的器官系统做快速生理评估，如果：

- 疼痛很严重（比如，患者看起来苍白、出汗、脸部扭曲）。
- 胸口痛。
- 呼吸困难（比如快速、费力的呼吸，喘鸣音）。
- 患者有卒中的体征 [FAST：Facial drooping，脸部下垂；Arm weakness，手臂无力；Speech difficulties，言语困难；Time，时间（最近发病的症状持续时间）]
- 吞咽困难（比如，流口水），可能存在。
- 患者似乎不稳定或者意识模糊，尤其有脉搏加快、血压降低时。

了解抢救车在办公室的位置，以及如何处理紧急情况（例如，谁叫救护车）也对你很有帮助。

诊室抢救车

了解抢救车所放的位置和里面的配置物品。抢救车里除了应对心脏和呼吸系统紧急情况的材料外，没有任何其他必需品。配置因诊所而异。

可以在 https://www.acls.net/acls-crash-cart.htm 上找到推荐的抢救车配置物品。

常见的物品包括：

- 气道和气囊阀面罩；
- 静脉注射导管和生理盐水；
- 血管导管和针筒；
- 监测器和除颤器；
- 药品（肾上腺素笔、阿司匹林、纳洛酮、阿托品和其他）。

斯特恩先生的生命体征均正常，他否认有直肠活动性出血。腹痛不严重，腹部的最初检查发现肠鸣音活跃，右下腹有中度压痛，但无反跳痛，无明显肿块。你认为这不是紧急情况。在主治医生在场的情况下你完成了体检和直肠检查，均正常。你把手套里的少量粪便放在隐血检查卡上，然后离开了房间。

三、重点病史和体格检查

与最初进医学院时进行的完整病史采集和体格检查不同，对复诊患者因为急性问题就诊的体查主要围绕主诉，而不需做广泛的检查。然而，审核患者的药物会有帮助，包括那些可能没有记录在患者病历中的非处方药物。同样重要的是，询问患者所有目前关注的问题。

大多数诊室都有电脑。注意你坐的位置，不要让电脑处于你和患者之间。当患者说话时，尤其是讨论有关情绪问题时，你应该停止敲键盘，看着患者。找到让患者参与的方法：适当的时候在屏幕上显示最近的实验室检查结果或血压图。

在本章治疗部分的每个常见问题中将介绍病史和体检的基本方面。

全美流动性医疗服务调查显示，2012 年就诊量大约为 9.28 亿人次（其中约二分之一的人访问了初级保健医生）。[3] 最常见的急性疾病是：

▶ 咳嗽（2.8%）　　　　　　　▶ 皮疹（1.3%）

▶ 膝关节症状（1.6%）　　　　▶ 胃痛或腹痛（1.3%）

▶ 腰背症状（1.4%）　　　　　▶ 发热（1.2%）

▶ 咽喉症状（1.4%)　　　　　▶ 中耳炎或外耳道炎（1%）

四、是否需要做诊断性检查？

虽然看起来简单，如果检查的结果会改变你下一步的治疗方向，则需要做诊断性检查。如果不会改变，则不需做检查！

第三章（信息掌握）概述了诊断检查的精确性，总之，特异性高的检查帮助你确定一种疾病（Spin），敏感性高的检查帮助你排除一种疾病（Snout）。

什么时候需要检查？

是   否

诊断非常不明确——进行检查缩小鉴别诊断，或者观察事情是否会改变

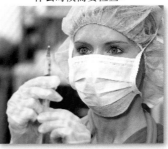

诊断非常明确——进入治疗讨论

诊断不太明确——考虑做现有的特定检查和检查的重要部分

对一个检查要考虑的方面：
- 准确性
- 假阳性率、假阴性率、错误结果会造成的后果
- 侵入性
- 检查的费用

治疗失败——重新考虑诊断

1. 如何理解可能性

如果医学界的评判非黑即白，如果我们的决定有高质量研究做依据，那当然很好。但事实并非如此，患者的病史可能不清楚，甚至互相矛盾，有时医生必须根据可能性而不是确定性来做治疗决定。虽然常见的事情普遍出现，正如我们知道咽喉疼痛的患者大多可能是病毒感染一样，但是我们也不想错过 20% 的有链球菌咽喉炎的患者，因为抗生素的治疗对他们有益。我们并不想对每个人使用抗生素，因为这会增加费用，还会产生抗药菌株。

假设一个喉咙痛的患者：
▶ 大约 20% 的喉咙痛的患者有链球菌感染。
▶ 你想做一个测试：
- 如果阴性，链球菌感染的可能性很小，你只需要给患者对症治疗。
- 或者如果阳性，你会给患者使用抗生素。
▶ 快速链球菌测试或决策工具（Centor 评分）可以帮助你在图 11.1 中进行概率定位。

幸运的是，我们经常知道测试的可能性比率，以及这些测试的结果将帮助我们使用概率阈值决定治疗或不治疗某种疾病。似然比（LR）是有某种疾病的患者出现阳性结果的可能性与一个无此种疾病患者出现阳性结果的可能性的比较（参照第三章关于似然比的讨论）。大于 10 的阳性似然比是判定疾病的有力证据，小于 0.1 的阴性似然比是排除疾病的有力证据。

使用列线图（nomogram）处理数据，很容易把前测（pretest）概率转换成后测（posttest）概率（图 11.1）。

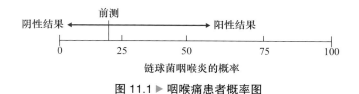

图 11.1 ▶ 咽喉痛患者概率图

2. 临床决策原则

决策原则可帮助你了解一个有特定临床表现的患者患有某种疾病的可能性。许多疾病都有有效的临床决策原则，如咽喉疼痛的 Centor 评分（https://www.mdcalc.com/centor-score-modified-mcisaac-strep-pharyngitis），或者深静脉血栓形成（Deep Vein Thrombosis, DVT）的 Well 标准 (http://www.mdcalc.com/wells-criteria-for-dvt/)。这些"原则"有助于概率的估计，指导测试和治疗。这些将在所述疾病时重点讨论。许多网站提供这些评分系统，一些辅助资源，如基本证据 +（Essential Evidence Plus）设有内部工具来计算这些分数。

虽然你不相信斯特恩先生有阑尾炎，但是你想起了一个预测阑尾炎的临床决策工具，该工具为（LR+ 分数 ≥ 4/7）Alvarado 评分（http://www.mdcalc.com/alvarado-score-for-acute-appendicitis/ ）。斯特恩先生除了右下腹触痛（2 分）外，没有其他临床症状（如游走性疼痛、厌食、恶心 / 呕吐、反跳痛、发热）。即使他有白细胞升高以及左移，总分也只有 5 分，属于中度阑尾炎风险。你怀疑他不是患有憩室炎（虽然疼痛通常会在左下腹），就是患有结肠癌。他的大便测出隐血阳性。

3. 国家级组织

许多国家级组织出版的指南帮助医生决定是否需要做某种检查。例如，美国放射科学学院（the American College of Radiology, ACR）（http://www.acr.org/quality-safety/appropriateness-criteria），对是否需要做影像检查以及做哪种检查提供了指南。

▶ 使用整数 1 ～ 9，适用性可分成三类：

• 1、2 或 3 表示"通常不合适"，此类检查弊大于利。

• 4、5、6 表示"可能合适"。

• 7、8 或 9 表示"通常合适"，此类检查利大于弊或风险。

▶ 也指出了检查造成的放射暴露量，从超声的放射暴露量为 0 到成人胸腔、腹腔以及盆腔 CT 血管造影（Computed Tomography Angiogram, CTA）的放射暴露量 30 mSv 至 100 mSv 不等（美国的年平均背景辐射为 3 mSv）。

国家指南交流中心（https://www.guideline.gov/）也包括许多其他指南帮助医生决定是否需要检查、什么时候需要检查以及选择哪种检查。

你查询美国国家癌症合作中心（the National Collaborating Center），在其交换中心网站找到了对没有主要合并症的患者做结肠镜的建议，来确定结直肠癌的诊断。美国放射科学学院推荐做胸腔、腹腔以及盆腔 CT 为结肠癌治疗前做分期。

4. 常规检查的风险和益处

没有什么检查是毫无风险的，即使是简单的实验室检查。一般的原则是，侵入性越强的检查，风险越大。即使看起来简单的检查也可以造成风险，尤其反复进行的话。以乳腺钼靶检查为例，美国预防服务工作组（http://www.uspreventiveservicestaskforce.org/）建议 50 ～ 74 岁的妇女每 2 年检查一次。方框 11.1 列出了乳腺钼靶检查的实际数据。[4]

方框 11.1　乳腺钼靶检查的实际数据

你知道吗？

▶ 乳腺钼靶检查降低了乳腺癌的死亡率，但全因死亡率的降低没有显著的统计学意义。

▶ 每年乳腺钼靶筛查者 10 年累积假阳性率为 61%，2 年筛查一次者为 42%。

▶ 临床研究发现过度诊断率约为 11% ～ 22%。

▶ 女性在乳腺钼靶检查呈假阳性时会有明显的焦虑，而在检查呈假阴性时又无法确信；这种感觉通常不会阻止她们将来进行筛查。[8]

---

5. 如果需要检查，如何选择？

如果在治疗前你需要患者做一个检查来确诊，而且你脑海中已有一个基于概率估计或临床决策原则的特定诊断，那么选择最具成本效益的检查。如果你有几个可能的诊断，那么选择可以排除或确定最严重的疾病的检查。对斯特恩先生来说，最严重的诊断是结肠癌，所以你应该先检查一下这种可能性。

五、形成鉴别诊断

把你通过倾听、谈话和检查患者所得到的所有信息整合起来，这是一个充满乐趣的部分。如果你已经完成了一些初步测试，比如尿检或心电图（ECG）的信息，结果也要一并考虑。综合信息并提出一个可能的诊断以及列出其他应该考虑的一系列可能情况的清单（尤其是在初步治疗失败时），对我们许多人来说这是医学上最激动人心的部分。

这个清单不应该详尽无遗，事实上，当疾病表现非常直观时，通常只有一个主要诊断。

对斯特恩先生来说，你考虑到他的年龄、吸烟和酗酒史，以及他相对良性的检查和大便隐血阳性，最可能的诊断就是结肠癌。需要进一步检查来证实你的怀疑。当你向主治医生介绍斯特恩先生时，你打算首先推荐结肠镜检查。

六、列出治疗方案：确认和排序

一旦你确定了一个可能的诊断，就应该考虑治疗方案，然后与主治医生和患者讨论。我们建议从最有用的开始，或者，如果不知道的话，根据侵入性选择由小到大的治疗方法（如生活方式的改变、药物治疗、补充/替代疗法以及操作/手术）。在这些选项中，你可以按效率和成本进行排序找到最划算的选项。你应该可以根据诊断很快在辅助数据库中找到这些信息。

最有效的治疗推荐强度（SOR）评为 A 级，即基于一致的、高质量的以患者为导向的证据。而 SOR B 是基于不一致的或质量有限的、以患者为导向的证据，SOR C 基于共识、以疾病为导向的证据、专家意见或病例系列。

例如，你看一位新诊断为高血压（血压 150/84 mmHg）的 45 岁女士，她的体重指数为 32 kg/m^2。根据美国全国高血压预防监测评价和治疗委员会（the Joint National Commission, JNC）-8 指南，她的目标收缩压是 140 mmHg（专家意见）。[5] SOR A 选项包括生活方式的改变和药物治疗（如上所示，并将在第十二章讨论）。

最具循证的有效方法：
• 生活方式改变（限制盐、锻炼、控制体重）。
• 药物：噻嗪类利尿剂、钙通道阻滞剂（CCB）、血管紧张素转换酶抑制剂（ACEI）、血管紧张素受体阻滞剂（ARB）。（参照以下文字）

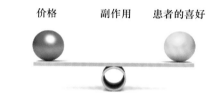

价格　　　副作用　　　患者的喜好

推荐的药物（费用以3个月的药物供应计算）：
• 噻嗪类利尿剂（氢氯噻嗪，42美元）；
• 钙通道阻滞剂（CCB，地尔硫䓬，64美元）；
• 血管紧张素转换酶抑制剂（ACEI，赖诺普利，29美元）；
• 血管紧张素受体阻滞剂（替米沙坦，51美元）。

价格来源：www.pharmacychecker.com。

在以上所列的药物中，没有哪一种药对大多数结果（如死亡率）显得有优势。价格信息可以在许多网站上找到，但价格差异很大，这取决于患者是否投保以及在哪里购药。

药物副作用各不相同；利尿剂可引起虚弱、胃肠道问题和肌肉痉挛等，而血管紧张素转换酶抑制剂（Angiotensin-Converting Enzyme Inhibitor, ACEI）可引起咳嗽、头痛和头晕。患者可能对某些药物有明

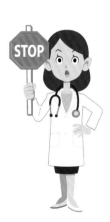

确的偏好，亦或是对某些药物有经验，而且可能在做决定前希望询问药剂师。

很多药物都可能有相互作用；在开处方之前你一定要检查药物的禁忌证、常见副作用和药物相互作用。

七、汇报病例

当你向主治医生汇报病例时，要做到既全面又简洁。最重要的是你对患者的想法，你收集的数据和你的建议，包括最有可能性的诊断、如若需要做何检查以及与患者讨论的治疗方案。

对本章开始提到的斯特恩先生，病例报告可能会是这样：

▶ 病史（主观性，Subjective）：斯特恩先生，71 岁，男性，血压控制良好，临界糖尿病，有饮酒史，因右下腹疼痛持续数月来就诊。大便正常，无可见便血。无手术史。不抽烟，但是他太太担心他喝酒太多。20 年前做过结肠镜检查，此后没再查过。

▶ 检查（客观性，Objective）：他的生命体征正常。腹部检查时右下腹有些触痛，肠鸣音正常，无反跳痛、僵硬或者可触及的肿块。直肠检查阴性，但是本次大便隐血检查阳性。

▶ 评估（Assessment）：我最担心的是结肠癌，也可能是憩室炎，我不认为是阑尾炎，因为他的 Alvarado 评分低，不过我们可以查白细胞更好地评估这种可能性。

▶ 计划（Plan）：应该尽快安排结肠镜检查，也应该与他讨论癌症或息肉的可能。我们也可以多跟他谈谈他的酗酒问题。

与患者讨论治疗方案

共同决策

虽然在第五章讨论了"共同决策"，我们在此重申一下，大多数患者倾向知道他们的诊断（或者可能的诊断）以及想参与决策检查和治疗。共同决策，其中包括做出明确的决定，为患者提供治疗或者筛查的选择方案以及相关结果的信息，有助于提高患者的相关知识和做决定的自信心，而且在很多情况下，知情的患者会选择更为保守的治疗方法。[6,7]

患者有时会问你若遇到类似情形会怎么处理，这是可以回答的，但你要声明，因为决策涉及个人偏好、过去的经验和费用，所以他们自己的意见很重要。就诊的最后一步通常由主治医生或你与主治医生一起完成。

患者教育

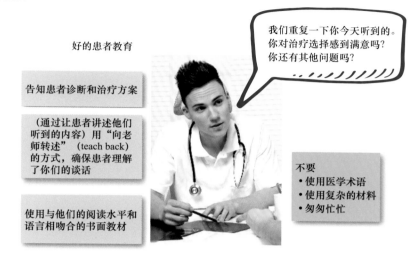

好的患者教育

告知患者诊断和治疗方案

（通过让患者讲述他们听到的内容）用"向老师转述"（teach back）的方式，确保患者理解了你们的谈话

使用与他们的阅读水平和语言相吻合的书面教材

我们重复一下你今天听到的。你对治疗选择感到满意吗？你还有其他问题吗？

不要
• 使用医学术语
• 使用复杂的材料
• 匆匆忙忙

把握每年体检以及常规随访的时机来做疾病预防（第七章）。

八、结束就诊：监测和随访

在访问结束时，应该有随访计划，这可能包括特定问题的相关信息，例如病情预计好转前要等待的时间，或者病情变得更为严重的警告信号，下次随访预约，自我管理的步骤，或者回顾任何新的药物。

确保询问患者是否有其他任何问题。

▶ 如果你能回答这个问题，就回答。

▶ 如果你不能回答，但是又需要立即答复，咨询你的主治医生。

▶ 如果这个问题不用立即回答：

• 记下来，以便下一次进行讨论或者通过电话或电子邮件回答；

• 如果诊所有信息门户网站，则请患者通过此网站来询问问题；

• 建议患者在可信的网站上寻找答案，如 https://www.nih.gov/health-information。

九、记录（以及编码）

大多数门诊病历都遵循 SOAP 格式，其代表病史（主观性，Subjective）、检查（客观性，Objective）、评估（Assessment）以及计划（Plan）。电子病历通常有模版，在患者就诊时就可以完成。你应该与主治医生确认一下喜欢的格式。如果是传统的 SOAP 记录，看起来可能很像上面所描述的。

作为一名医学生，你可能不需要计费和编码所看的病例，但这些都是家庭医生的日常工作。请注意你的主治医生如何花时间做记录，以便掌握怎样计费和编码。

一般而言，在看病时处理的每个问题都应根据《疾病和有关健康问题的国际统计分类》

（第十版）（ICD-10）①进行编码。大多数电子病历都有可搜索的索引，有助于自动填入适当的 ICD-10 代码。

根据就诊的复杂性，包括所解决问题的数量和严重程度、与患者相处的时间，以及临床发现的详细记录，医生随后为就诊选择一个当代操作术语（Current Procedural Terminology, CPT）代码，该代码确定了账单的费用和款项。大多数办公室访问是按 5 个级别计费的，其中 3 级和 4 级是最常见的。表 11.1 定义了复诊患者的级别，以及每个级别必须提供的记录。对新患者、会诊、预防服务以及没有包括在此的其他种类有不同的计费指南。

表 11.1 ▶ 复诊患者门诊就诊计费标准

CPT 代码	描述	病史	检查	医疗决策	平均用时
99212	复诊患者门诊就诊	以问题为中心 须有 CC HPI：1～3 个元素 ROS：N/A PFSH：N/A	以问题为中心，1～5 个元素	直截了当	10 分钟
99213	复诊患者门诊就诊	以问题为中心，有所扩大 须有 CC HPI：1～3 个元素 ROS：相关的 PFSH：N/A	以问题为中心，有所扩大，6～11 个元素	复杂程度低	15 分钟
99214	复诊患者门诊就诊	详细的 须有 CC HPI：4 个以上元素（或者 3 种以上慢性病） ROS：2～9 个系统 PFSH：1 个元素	具体的，12 个或者更多的元素	复杂程度中等	25 分钟
99215	复诊患者门诊就诊	全面的 须有 CC HPI：4 个以上元素，（或者 3 种以上慢性病） ROS：10 个以上系统 PFSH：2 个元素	全面的	复杂程度高	40 分钟

CC，主诉；CPT，当代操作术语；HPI，现病史；PFSH，既往史、家族史、手术/社会史；ROS，系统综述。

B. 常见急性问题的治疗方法

对于下面将讨论的 11 个常见问题的治疗建议，在有可能的情况下，都是建立于第三章讨论的推荐强度的基础之上。

一、腹痛

腹痛占所有急诊科（Emergency Department, ED）成人就诊的 8% 和初级保健门诊成人就诊的 1.3%。[9]虽然大多数无生命危险，但是仍有 10% 的人病情严重，需要立即诊断和/

---

① 2019 年 5 月 25 日，第 72 届世界卫生大会审议通过了《疾病和有关健康问题的国际统计分类》（第十一版）（ICD-11），并于 2022 年 1 月 1 日生效。——译者注

或手术治疗（也称为"急腹症"）。[10] 下面列出了这些疾病的危险信号。

> 玛莎（Martha）是一位 22 岁的女士，由于过去 36 小时右下腹（RLQ）尖锐、持续、非放射性疼痛而就诊。她感到低热、恶心，但是没有呕吐；大便习惯无改变。否认尿路症状。有一位男性性伴侣，不是每次性生活都使用避孕套，末次月经是 6 周以前。有过一次无并发症的妊娠，没有手术史。没有任何药物使用史，不抽烟饮酒。

一系列的原因可能造成腹痛。可以通过多种方式进行鉴别诊断：通过患者的年龄或者疼痛的位置（图 11.2）、牵涉痛模式（图 11.3）。腹痛的强度和性质各不相同：来自腹部器官的疼痛（内脏痛）通常是钝痛，而且很难定位；而腹膜刺激造成的疼痛（腹壁痛）尖锐并且局限。[11]

右上腹（RUQ）
急性胆囊炎
十二指肠溃疡
肝炎
肝脏充血
右肾盂肾炎
阑尾炎
右侧肺炎

上腹部（Epigastrium）
心肌梗死
食管炎/胃炎
食管穿孔
胃溃疡
急性胆囊炎
急性胰腺炎

左上腹（LUQ）
脾破裂
胃溃疡
腹主动脉瘤
结肠穿孔
左肾盂肾炎
左侧肺炎

右下腹（RLQ）
阑尾炎
输卵管炎/输卵管——卵巢囊肿
异位妊娠破裂
输尿管结石
腹股沟疝气
肠系膜淋巴结炎
迈克尔憩室炎
克罗恩氏病
腰肌脓肿

左下腹（LLQ）
肠梗阻
输卵管炎/输卵管——卵巢脓肿
异位妊娠破裂
肠系膜缺血
腹主动脉瘤
腹股沟疝气
急性憩室炎
溃疡性结肠炎
输尿管结石

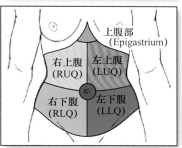

图 11.2 ▶ 根据位置分布的腹痛原因

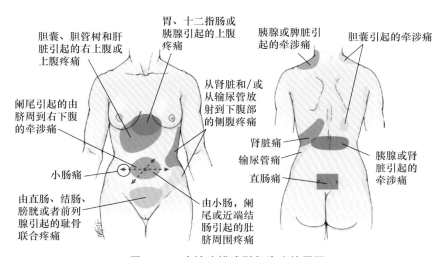

图 11.3 ▶ 牵涉痛模式引起腹痛的原因

1. 评估步骤

是否为急诊？

右下腹疼痛，尤其像玛莎这样的育龄妇女，应该考虑更为严重的原因，比如阑尾炎、异位妊娠破裂（图11.2）。你检查腹膜刺激征。

有无其他更为严重问题的"危险信号"？

🚩 **表明腹痛患者严重程度的线索或"危险信号"**

▶ 腹膜炎症体征（腹肌紧张，僵硬）

▶ 生命体征异常，尤其是发热、心动过速或低血压

▶ 妊娠或可能妊娠

▶ 宫颈举痛

▶ 外伤后的腹痛

▶ 呕血，便血

▶ 放射到背部的疼痛，"撕裂样"疼痛

▶ 腹部手术史

如果你注意到任何上述"危险信号"，应该马上报告主治医生，以便及时处理患者病情。

玛莎有心动过速和低热。她看起来很不舒服，浑身出汗。心音和呼吸音正常。她的腹部扁平，皮肤颜色和弹性正常。肠鸣音低。右下腹和耻骨上区浅部和深部有触痛。有自主性腹肌紧张，右边有反跳痛，腰大肌征阳性。盆腔检查时，妇科双合诊发现右侧盆腔附件触痛和子宫颈举痛。肛门指检正常。

是否需要诊断检查？

有腹痛的育龄妇女应进行尿和血妊娠检测，确定其是否怀孕总是合适的。你考虑玛莎可能有异位妊娠破裂或盆腔炎。你询问主治医生是否做尿液妊娠检查。阳性妊娠结果将影响鉴别诊断、影像检查的选择（比如，避免X线的检查），以及治疗决定。图11.4列出了腹部疼痛诊断的步骤。

玛莎的妊娠检测为阳性。在与玛莎和主治医生讨论可能的诊断后，你安排她转到急诊室，在那里她可以做盆腔B超。你与急诊室医生通了话，并告知玛莎会自己开车到达。

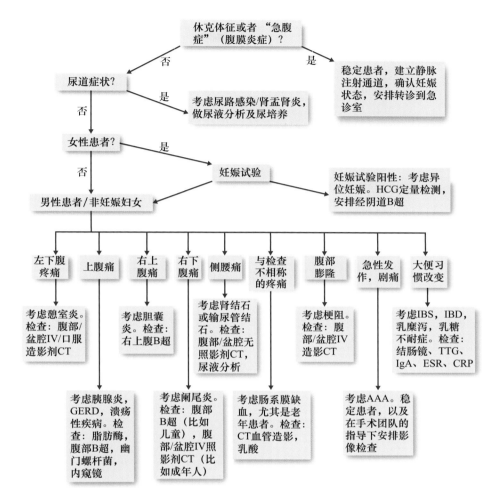

图 11.4 ▶ 育龄期女性腹痛的处理

AAA，腹主动脉瘤；CRP，C-反应蛋白；CT，计算机断层扫描；ESR，血沉；GERD，胃食管反流病；HCG，绒毛膜促性腺激素；IgA，免疫球蛋白 A；IV，静脉内；TTG，组织转谷氨酰胺酶；IBD，炎性肠病。

资料来源：Kendall JL, Moreira ME. Evaluation of the adult with abdominal pain in the emergency department. UpToDate. Updated January 13, 2016. 网址：http://www.uptodate.com/contents/evaluation-of-the-adult-with-abdominal-pain-in-the-emergencydepartment。2016 年 8 月进入网站。

2. 处理方法

最开始在初级保健诊所的处理包括一些基本检查（如全血细胞计数、尿液妊娠检测、尿液分析、腹部平片）。对于不明原因、症状严重、紧急并且可能危及生命的腹部疼痛，大部分患者应该立即转诊到有能力进行急性诊断和治疗的机构。玛莎成功地接受了异位妊娠的手术。

对不需要住院治疗的腹痛，发病原因决定治疗方法：

▶ 支持疗法（如病毒性胃肠炎，建议清淡饮食，口服或静脉补液）；

▶ 饮食咨询（如便秘、肠易激综合征、面筋 / 乳糖敏感、胃食管反流病）；

▶ 抗生素（如尿道感染 / 肾盂肾炎、憩室炎、感染性腹泻、性传播感染、无并发症的盆腔炎、某些阑尾炎）；

▶ 其他药物（如抑酸剂治疗胃食管反流病，止吐药治疗恶心 / 呕吐，促动力药治疗肠易激综合征，软化剂或泻药治疗便秘）。

偶尔有必要非紧急转诊到专科进行治疗〔如，消化科治疗炎性肠病（IBD），妇产科治疗子宫内膜异位症〕。

二、呼吸问题：呼吸急促

呼吸急促（气短）是常见的问题，但这个词的真正含义却千差万别。这个词通常用来描述呼吸急促、空气饥饿感、疲劳、不适或不能充分呼吸的感觉。

造成呼吸急促或呼吸困难的原因也不一样（表 11.2）。患者呼吸困难的状态，反映了中枢和周围神经系统的生化通道、心肺和肌肉骨骼系统，以及酸碱代谢之间复杂的相互作用。[12] 因为正常的呼吸功能是维持生命的关键，所以出现呼吸困难时应严肃对待。本章将重点讨论急性呼吸困难（几小时到几天）而不是慢性呼吸困难（4 ～ 8 周以上）。哮喘和哮鸣音将在第十二章讨论。

> 陈华（Chenhua），55 岁女性，有吸烟史，有高血压、心血管疾病（做过一次支架）、2 型糖尿病史，因为呼吸困难而就诊。她今天开始出现症状，最近刚从中国探亲回来。她描述为呼吸困难，轻度咳嗽，无胸痛。其他系统检查为阴性。

1. 评估步骤

对呼吸急促患者的评估必须及时和彻底。在许多情况下，这个过程从电话分诊开始。核实一下你所在的诊所是否采取了一定的电话流程，比如如果患者的症状触发了某些"危险信号"，就直接指示他们去医院或急诊室，而不是诊所。

询问**以前的心脏或肺疾病**，如冠状动脉疾病、慢性阻塞性肺疾病（COPD）或哮喘。陈华有几个肺栓塞（Pulmonary Embolus, PE）的危险因素（如最近的手术或旅行、目前的癌症诊断、吸烟、口服避孕药或已知的高凝综合征）。审查药物、服用或非法药物的使用。

核实免疫状况，特别是儿童免疫状况。体格检查的重点集中在患者的总体外观、头颈部、胸部、腹部和四肢。

表 11.2 ▶ 急性呼吸困难鉴别诊断		
分类	**关键特征**	**可能的诊断**
心源性	• 症状：手臂／下巴／脖子／胸痛，咳嗽，乏力，端坐呼吸，阵发性夜间呼吸困难，体重增加 • 体征：颈静脉扩张；第三心音或第四心音，心脏摩擦音或奔马律；水肿	• 急性心肌梗死 • 心律失常 • 充血性心力衰竭 • 冠状动脉疾病 • 心膜炎
下呼吸道	• 症状：咳嗽，吞咽困难，发热，不消化／反酸，盗汗，胸膜性胸痛，体重减轻 • 体征：桶状胸，杵状指，下肢水肿，发红，疼痛；啰音或哮鸣音。	• 哮喘，COPD • 有吸入的 GERD • 肿瘤扩散 • 肺炎 • 气胸 • 肺栓塞 • 限制性肺病
心理性的	• 症状：心悸，心率加快，社交或其他特定恐惧症	• 焦虑，惊恐发作 • 过度换气
上呼吸道	• 症状：犬吠性咳嗽，咽喉痛 • 体征："嘟噜声"，脾脏肿大，喘鸣声	• 哮吼 • 会厌炎 • 异物
内分泌	• 体征：水果味呼吸（酮类），瞳孔改变，呼吸急促	• 药物 • 代谢性酸中毒
中枢神经系统	• 症状：肌肉无力	• 阿司匹林过量 • 神经肌肉障碍
小儿科	• 症状：咳嗽（比如，犬吠） • 体征：副肌使用，垂涎，喘鸣，三脚架体位，前倾	• 毛细支气管炎 • 哮吼 • 会厌炎 • 异物吸入 • 心肌炎

COPD，慢性阻塞性肺疾病；GERD，胃食管反流病。

资料来源：Zoorob RJ, Campbell JS. Acute dyspnea in the office. Am Fam Physician. 2003;68(9):1803–1810。

陈华的生命体征：心跳 110 次／分，呼吸 22 次／分，血压 110/75 mmHg，体温 98.9 °F，室内空气下氧饱和度 94%。体查患者神清，定向力可，呼吸平稳。眼、耳、鼻、口、喉及颈部检查正常。呼吸音对称，空气流动正常。心动过速，无杂音／摩擦或奔马律。腹部无触痛，肠鸣音正常。双腿无水肿及疼痛。

是否为急诊？

表 11.3 列出了表明呼吸急促的紧急原因以及稳定和诊断患者的初步步骤。虽然陈华的问题可能严重，但你确定她似乎没有呼吸或心搏骤停的危险。

是否存在其他严重疾病的危险信号？可能的诊断参照表 11.3。

表11.3 ▶ 呼吸急促的急性体征、原因以及诊所处理

初始评估	提示急症的临床表现	可能的诊断	最初处理步骤 [a]
评估气道通畅和肺部检查	呼吸音缺失	• 严重哮喘 • 气胸，血胸 • 肺炎 • 异物 • 过敏性休克	• 沙丁胺醇治疗 • 皮质类固醇治疗哮喘 • 胸片 • 检查是否有异物 • 如有血液或唾液阻塞，则抽吸口咽部 • 肌注肾上腺素
	气管偏移	• 张力性气胸 • 肿瘤堵塞	• 怀疑张力性气胸时，施行针式开胸术（不必等待胸片证实）
	喘鸣，垂涎	• 异物 • 哮吼 • 会厌炎	• 加湿空气， • 消旋肾上腺素 • 会厌炎可考虑颈部侧位 X 线
	弥漫性肺部湿啰音	• 毛细支气管炎 • 急性肺水肿	• 抽吸口腔 / 鼻咽部 • 病毒拭子（包括 RSV） • 如果怀疑 CHF，静脉注射呋塞米（速尿）
观察呼吸	使用辅助肌（肋间、颈部、腹部肌肉）三角架体位，胸部塌陷、鼻翼扇动喘气或濒死状呼吸	• 呼吸衰竭迫在眉睫 • 细支气管炎（儿童） • COPD 恶化 • 心肺猝停	• 吸入支气管扩张剂 • 抽吸口腔 / 鼻咽部。 • 病毒拭子 • CXR • 插管，根据 ACLS 指南复苏
心脏节律（听诊以及 ECG）	P 波不规则，消失"锯齿"型	• 房颤 / 房扑	• 如果血流动力学不稳定，心脏复律。如果稳定，心律 / 心率控制 • 抗凝评估
	宽 QRS 波群心动过速	• VT • VF	• 如果血流动力学不稳定，参照 ACLS 指南，除颤。
	心电交替，低电压	• 心包填充 • 心包积液	• 通知 ER/ 心脏科 • 转移到医院
	窄 QRS 波群心动过速	• SVT • AVNRT	• 尝试迷走神经刺激 • 建立静脉输入通道 • 腺苷 • 如果血流动力学不稳定，心脏复律
	心脏杂音	• 主动脉狭窄 • 胸主动脉夹层 • 其他瓣膜病变	• 转诊到医院后，立即安排心脏 B 超
获得心肺病，或者外伤的病史	发热，缺氧	• 肺炎，PE • 病毒性呼吸道感染	• 如果缺氧提供氧气 • 胸片 • 病毒拭子

续表

初始评估	提示急症的临床表现	可能的诊断	最初处理步骤 [a]
生命指征和脉搏血氧测定	胸痛	• 急性冠状动脉综合征	• 阿司匹林，氧气，硝酸盐，吗啡，ECG，胸片
	CHF	• CHF 恶化	• 胸片，呋塞米（速尿）
	烟草使用	• COPD • 肺癌	• 胸片 • 如有指征，使用类固醇
	哮喘	• 哮喘发作	• 吸入支气管扩张剂
	胸部外伤	• 肺挫伤 • 连枷胸 • 气胸或血胸	• 胸片
	吞咽困难，老年患者 / 体弱者	• 吸入性肺炎 / 局限性肺炎	• 胸片，抽吸
评估神智状态	嗜睡、意识模糊、无意识肌无力	• 任何原因的急性肺衰竭。 • 格林 – 巴利综合征	• 稳定气道，呼吸，循环，安排转移

[a] 给氧，建立气道，静脉输入通路，安排紧急救护车转移。

ACLS，高级心血管生命支持；AVNRT，房室结折返性心动过速；CHF，充血性心力衰竭；COPD，慢性阻塞性肺疾病；CXR，胸部 X 线；ECG，心电图；ER，急诊室；PE，肺栓塞；RSV，呼吸道合胞病毒；SVT，室上性心动过速；VF，室颤；VT，室性心动过速。

陈华患有冠状动脉疾病，这使她有患急性冠状动脉综合征的危险（见"成人胸痛"一节，表 11.6）。尽管她没有抱怨胸痛或其他心肌梗死的典型症状，但这些症状可能不表现，特别是在女性或年轻患者中。[13] 尽管慢性阻塞性肺疾病是一种可能，但是她以前没有被诊断过，而且起病突然。此外，如果她没有发热或其他呼吸道症状，肺炎或上呼吸道感染的可能性不大。

像陈华一样，任何有近期旅游史的人，即使没有深静脉血栓形成的体征和症状（比如下肢疼痛、发红、肿胀），如果表现为急性呼吸困难，应该考虑肺栓塞，除非证明没有。威尔斯（Wells）肺栓塞诊断标准（表 11.4）是一个临床决策工具，可以帮助在这种情况下对风险进行分级。陈华的 Wells 评分至少为 4.5 分（可能有肺栓塞，HR>100）。对于风险非常低的患者（不是这个病例），肺栓塞排除标准（Pulmonary Embolism Rule-out Criteria, PERC）可以帮助确定是否需要进一步的肺栓塞测试。[14]

是否需要诊断性检查？

呼吸急促门诊诊疗思路直截了当，由患者表现的紧急程度来决定。

表 11.4 ▶ 威尔斯肺栓塞诊断标准

预测分类	分数
DVT 的临床指征和症状	3
PE 为第一诊断，或者同样可能	3
最近 4 周内手术或无活动＞3 天	1.5
既往 DVT 或 PE 病史	1.5
心率＞100 次/分	1.5
咳血	1
癌症活动期（正在治疗，或 6 个月内接受过治疗或姑息治疗）	1

分数	风险组	PE 的可能性
＜2	低	1.3%（95% CI，0.5～2.7）
2～6	中度	16%（95% CI，12～21）
＞6	高	41%（95% CI，29～54）

DVT，深静脉血栓形成；PE，肺栓塞；CI，置信区间。

资料来源：Wells PS, Anderson DR, Rodger M, et al. Excluding pulmonary embolism at the bedside without diagnostic imaging: management of patients with suspected pulmonary embolism presenting to the emergency department by using a simple clinical model and d-dimer. Ann Intern Med. 2001;135(2):98 - 107。网址：http://www.mdcalc.com/wells-criteria-for-pulmonary-embolism-pe/。

　　应该监测所有患者生命体征，包括脉搏血氧测定。如果有时间完成门诊检查，全血细胞计数可以帮助确定感染（白细胞或者中性粒细胞升高）或贫血（血红蛋白偏低）是否为呼吸困难的潜在原因。大多数有呼吸困难的成人都应该做心电图，这可以帮助诊断急性冠状动脉综合征、肺栓塞、心包填塞，或心律失常（表 11.5）。

表 11.5 ▶ 某些呼吸困难原因的常见心电图改变

诊断	心电图改变	举例
心肌梗死	ST 段升高或压低，T 波倒置，新的左束支传导阻滞	http://lifeinthefastlane.com/ecg-library/ myocardial-ischaemia/
肺栓塞	Ⅰ 导联 S 波，Ⅲ 导联 Q 波，Ⅲ 导联 T 波倒置	http://lifeinthefastlane.com/ecg-library/pulmonary-embolism/
心包积液 / 心包填塞	心电交替	http://lifeinthefastlane.com/ecg-library/electrical-alternans/
心膜炎	凹型 ST 段升高，以及 PR 降低	http://lifeinthefastlane.com/ecg-library/basics/pericarditis/
房颤 / 房扑	P 波消失，不规律性节律。变异性 A–V 阻断，"锯齿波"	http://lifeinthefastlane.com/ecg-library/atrial-fibrillation/ http://lifeinthefastlane.com/ecg-library/atrial-flutter/
室上性心动过速	规则的窄波心动过速	http://lifeinthefastlane.com/ecg-library/svt/
室性心动过速	宽波心动过速，心轴极端偏离，融合搏动	http://lifeinthefastlane.com/ecg-library/ventricular-tachycardia/

胸片是一个有用的门诊工具，可以帮助排除或确诊许多造成呼吸急促的病因，包括肺炎、支气管炎、充血性心力衰竭、吸入性肺炎、异物、慢性阻塞性肺疾病、主动脉夹层，或者恶性肿瘤。胸片的特异性低，应该尽可能用来确诊。

肺活量测定可以在门诊或肺功能实验室进行，用来诊断阻塞性或限制性肺疾病（肺活量测定的解释，请参照 http://www.aafp.org/afp/2004/0301/p1107.html）。进一步的检查，包括动脉血氧分析、D-2 聚体、心脏生物标志物（比如肌钙蛋白），或者影像检查（如胸腔 CT 血管造影、静脉多普勒超声，或者通气灌注扫描）都可以在医院 / 急诊室常规进行。

> 陈华急性冠状动脉综合征或者肺栓塞的可能性为中到高度。你在诊室做了心电图和胸片，两者均正常。你选择送她到急诊室做进一步检查来排除这些严重的疾病。

2. 处理方法

针对某些引起呼吸困难的病因给出以下治疗建议，并尽可能附上 SOR 分级：

▶ 肺炎（SOR A）：抗生素；入院患者激素治疗。

▶ 支气管炎（SOR C）：6 岁以上患者镇咳药（SOR B）：哮鸣音者吸入性 β 激动剂、吸入性皮质类固醇、紫锥菊、天竺葵，2 岁以上儿童可以用黑蜂蜜。[15]

▶ 慢性阻塞性肺疾病发作（第十二章）。[16]

▶ 哮喘发作（第十二章）。

▶ 肺栓塞（SOR A）：抗凝。[17]

▶ 充血性心力衰竭恶化（第十二章）。[18]

▶ 哮吼（SOR A）：对中度 – 重度哮吼，使用皮质类固醇、雾化肾上腺素。[19]

▶ 病毒性上呼吸道感染：参见后文。[20]

三、成人胸痛

胸痛为颈和上腹之间躯干前部任何地方的不适或疼痛。疼痛可能是急性的（小于 72 小时），亚急性（3 天～ 1 个月），或者慢性（超过 1 月），可以由许多非致命性或致命性原因造成，见表 11.6。初级保健门诊中大约 1% 的患者因胸痛而就诊。[21]

> 拉吉（Raj），40 岁男性，因近一周时有时无的胸痛而就诊。他否认呼吸困难、出汗或者放射性痛。他一直在健身房锻炼身体，锻炼时有剧痛和刺痛感；疼痛并没有因锻炼而加重。无既往史，不抽烟，社交性喝酒。有明显心脏病家族史，他父亲在去年 70 岁时进行了心脏搭桥术。他担心自己的心脏有问题。

表11.6 ▶ 初级诊疗中胸痛的原因

有生命危险的情形		无生命危险的情形	
情形（发生率）[a]	关键特征	情形（发生率）[b]	关键特征
急性心肌缺血，心肌梗死（1.5%～2%）	CP为钝痛或挤压痛、胸闷，可以放射到肩膀、手臂、下颌/颈部，出汗，心悸，苍白，同时出现气短	肌肉骨骼痛（36%）（包括肋软骨炎）	触痛，刺痛，局部肌肉紧张，无咳嗽
主动脉夹层（<1%；6/10万人）	主要危险因素：吸烟和高血压突发，撕裂样剧烈CP，下颌痛，昏厥	胃肠道痛（19%），（包括GERD）	灼烧性CP，胃酸反流，N/V，口臭，吞咽困难
气胸（<1%；7～37/100万人）	呼吸音降低以及同侧胸腔扩大，叩击过清音。气管偏离病侧：心动过速，呼吸急促，张力性气胸时出现低血压	非特异性胸痛（16%）	不符合其他的类型
肺血栓（<1%；60～70/10万人）	主要危险因素：VTE，呼吸困难急性发作或加重，呼吸急促或剧烈心痛。咳嗽，咳血，昏厥不常见	稳定型心绞痛（11%）	心绞痛以及CAD的常规CP
食管破裂（3/10万人）	胸口，颈部或者背部疼痛，呕吐，皮下气肿，呕血，吞咽困难，呼吸困难。	社会心理性疼痛（7%）[c]	焦虑和/或抑郁特征（第二十二章）
		肺部疼痛（5%）（包括感染和肿瘤）	呼吸，咳嗽，或者打喷嚏加剧的尖锐CP
		非缺血性心源性疼痛（4%）（包括胸膜炎以及MVP）	变异——可以是伴呼吸急促，乏力以及心悸的胸膜性或尖锐痛

[a] 发生率信息：http://circ.ahajournals.org/content/127/20/2031 （主动脉夹层）；
http://www.uptodate.com/contents/primary-spontaneous-pneumothorax-in-adults （气胸）；
http://www.ncbi.nlm.nih.gov/pmc/articles/PMC3718593/ （肺血栓）；
http://emedicine.medscape.com/article/425410-overview#a5 （食管破裂）。2016年9月进入网站。

[b] 发生率信息：Klinkman MS, Stevens D, Gorenflo DW. Episodes of care for chest pain. J Fam Pract. 1994; 38:344-352。

[c] 单一问题"在过去4周中，你是否有过焦虑发作（突然感到害怕或恐慌）？"有焦虑状态/惊恐障碍者LR+为4.2。信息来源：Löwe B, Gräfe K, Zipfel S, et al. Detecting panic disorder in medical and psychosomatic outpatients: comparative validation of the Hospital Anxiety and Depression Scale, the Patient Health Questionnaire, a screening question, and physicians' diagnosis. J Psychosom Res. 2003;55(6):515-519。

CAD，冠状动脉疾病；CP，胸痛；N/V，恶心/呕吐；GERD，胃食管反流病；MVP，二尖瓣脱垂；VTE，静脉血栓形成。

1. 评估步骤

是否为急诊？

根据表11.6的概率，拉吉患急性心脏缺血的可能性很低，但这也是最有生命危险的诊断。寻找危及生命的疾病典型模式，以及应用决策原则，帮助确定心肌缺血/冠状动脉

疾病的可能性。如果你怀疑心肌缺血，可以进行快速评估，提醒你的主治医生，并且要求
做心电图，见表 11.7。

表 11.7 ▶ 缺血性胸痛决策原则

决策原则[11]

可变点

男性 ≥ 55 岁或者女性 ≥ 65 岁　1 分

已知冠状动脉或脑血管疾病　1 分

触摸时不可复制的疼痛　1 分

运动加重的疼痛　1 分

患者认为疼痛是心源性的　1 分

如果患者得 0 分或 1 分，心源性可能性很小

• 评估其他的原因

如果患者得 2 ～ 3 分，心源性的可能性小

• 要求做心电图，如果异常，参照下文

• 如果正常或非特异性改变，与主治医生讨论心血管科评估、检测肌钙蛋白，或者做运动负荷试验

如果患者得 4 ～ 5 分，缺血的 LR+ 为 11.2

• 提醒主治医生，给患者提供氧气和阿司匹林

• 主治医生可能会决定做心电图，或者安排立即转移到急诊室

> 拉吉的其余病史均为阴性，吸气时没有疼痛，生命体征正常。心脏和肺体查均正常，触诊有再现的胸部压痛。

除了担心疼痛是心脏病以外，拉吉不符合表 11.7 中的任何一个标准；他得 1 分，这使心源性胸痛的可能性很小。一个类似的决策原则，胸痛急诊评估，可用于确定哪些稳定的成年患者处于重大心脏事件的低风险；可访问 http://www.mdcalc.com/emergency-department-assessment-chest-pain-score-edacs/。使用这个系统，拉吉的得分是 +2，这再次确定他处于心源性胸痛的低风险状态。

是否存在其他严重疾病的危险信号？

危险信号可以帮助你决定评估中的下一步。如果没有危险信号，按表 11.8 进行全面评估。

⚑ 严重问题的线索或"危险信号"：

▶ 低血压，肺水肿，少尿（MI）

▶ 心动过速，呼吸急促，缺氧（PE）

▶ 新的收缩期杂音（乳头肌断裂）

▶ 年轻人心律失常或胸痛（可卡因）

▶ X 线示纵隔增宽（主动脉夹层）

表 11.8 ▶ 胸痛患者病史和体格检查的要点

快速评估潜在急性冠状动脉综合征

病史
- 疼痛的发作和特征
- 冠状动脉疾病既往史

发作后 10 分钟内心电图（心电图改变按重要性递减排列）
- 至少两个相关联的导联 ST 段升高或者降低大于 1 mm
- 至少两个导联 Q 波，而且没有已知陈旧性梗死，不包括 aV_R
- 至少两个导联超急性期 T 波或 T 波倒置，不包括 aV_R
- 新的束支传导阻滞

全面评估

病史

- 焦虑症状（窒息感、害怕、头晕，感觉异常）
- 夜间症状
- 既往发作，发作年龄
- 心动过速
- 反酸，胃灼热
- 与运动的关系

- 与呼吸的关系
- 心脏病危险因素（高血压，糖尿病，吸烟，家族史，高脂血症）
- 跛行
- 使用可卡因
- 血栓栓塞危险因素（近期骨折或不动，高凝状态，DVT 或 PE 病史）

体格检查
- 血压
- 氧合评估（用力呼吸程度、气色、脉搏血氧测定或者需要时动脉取样）
- 心脏杂音
- 第三 、第四心音
- 肺水肿（气短，双侧啰音）
- 心血管疾病的迹象（杂音，脉搏渐弱，动脉血管改变或视网膜检查中动静脉交叉处出现压痕，皮肤改变，或者下肢溃疡）

aV_R，增强向量右；DVT，深静脉血栓形成；PE，肺栓塞。

是否需要诊断性检查？

　　图 11.5 所示的流程可以帮助你确定现在或以后是否需要其他测试来排除危及生命的疾病。如果你根据对患者的全面评估，决定病情可能是肌肉骨骼、胃肠道或心理上的，通常可以进入治疗。

　　　拉吉没有任何其他疾病的危险信号。你认为他最近的举重锻炼可能造成了肋间肌肉拉伤，导致了疼痛。你建议他改变运动组合，使用轻的重量器械以及强化不同的肌肉群；向健身教练咨询可能会有帮助。和拉吉讨论后他仍是很担心，主治医生同时也开了运动负荷试验来排除冠状动脉疾病的可能 。

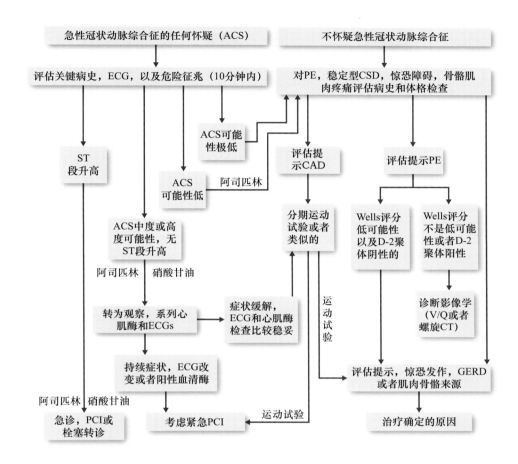

图 11.5 ▶ 胸痛患者的处理

CAD，冠状动脉疾病；ECG，心电图；GERD，胃食管反流病；PCI，经皮冠状动脉介入治疗。

2. 处理方法

下面列出了对胸痛的可能诊断以及附带 SOR 评级的治疗方案：

▶ 冠状动脉疾病（参照第十二章）。

▶ 胃食管反流病（SOR B）：饮食和生活方式的调整，减重，抗酸，H_2 受体拮抗剂，质子泵抑制剂，硫糖铝，手术。

▶ 骨骼肌肉疼痛（SOR C）： NSAIDs。

▶ 惊恐（SOR A）：认知行为疗法，短期使用苯二氮䓬类，三环抗抑郁药或者选择性 5-羟色胺再摄取抑制剂。

四、头晕

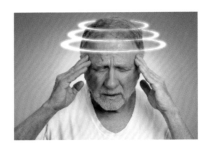

头晕约占所有初级保健就诊主诉的 3%。[22] 大多数原因为良性，但是排除严重的病因非常重要。大多数情况下（80%），病史和体格检查可以确定原因。表 11.9 列出了常见原因。

波尔克（Polk）先生，62 岁，头晕。他说今晨在床上翻身时，感觉房间开始旋转。他甚至无法走到卫生间，而且呕吐了两次。这种现象以前从未发生过。他描述上个星期患有感冒，但现在症状好多了，左耳有耳鸣，其他都正常。

你所说的头晕是什么意思？四种不同头晕的类型：

▶ 眩晕——错误地感到身体或周围环境在移动。由于张力性前庭信号失衡；通常起源于内耳、中耳、脑干或者小脑。人们描述为"房子在转动"。

▶ 昏厥前兆——感觉头重脚轻或者发晕，仿佛要晕过去。通常反映出大脑血液灌注降低，心血管原因，比如体位性低血压（通常由于药物），心律失常或充血性心力衰竭。

▶ 平衡失调——常感到下肢不稳定或者不平衡。站立或走路尤为明显，坐下或躺下缓解。任何运动控制系统（视觉，前庭脊髓束，本体感觉，躯体感觉，小脑，或者运动功能）紊乱都能导致平衡失调。

▶ 其他：可能包括游泳或漂浮的感觉，隐约头昏，或者分离感。这种感觉患者可能很难描述。几乎任何类型的头晕都可以造成这种症状。

表 11.9 ▶ 头晕的常见原因

头晕的类型	可能的原因
眩晕（45%～54%）	• 听觉神经瘤（伴有听力丧失） • 急性迷路炎（近期病毒感染，伴有听力丧失） • 急性前庭神经炎（持续性，可以持续几天到几周） • 良性阵发性位置性眩晕（阵发性） • 脑血管疾病（TIA，CVA，脑瘤，偏头痛，MS） • 颈性眩晕 • 胆脂瘤 • 药物原因（新的药物） • 头部损伤（脑震荡或者鞭打损伤） • 耳带状疱疹（拉姆齐 - 亨特综合征） • 梅尼埃病（伴有听力丧失） • 心理性

续表

头晕类型	可能的原因	
昏厥前兆（高达 14%）	• 心律失常 • 颈动脉狭窄	• MI • 体位性低血压
平衡失调（高达 16%）	• 平衡问题 • CVA，TIA • 步态不稳 • 与药物有关	• 帕金森病 • 周围神经病 • 弱视
其他（头晕）（大约 10%）	• 酒精或其他药物使用 • 头部创伤（脑震荡或鞭打损伤）	• 过度换气 • 惊恐障碍

CVA，脑血管疾病；MI，心肌梗死；MS，多发性硬化症；TIA，短暂性脑缺血发作。

在检查头晕患者时，试着再现头晕。可进行下列操作：

▶ 测血压——查看是否有低血压或体位性低血压（收缩压降低 20 mmHg，舒张压降低 10 mmHg，或者从平躺到站立脉搏加快 20 ～ 30 次 / 分钟）。

▶ 迪克斯 – 哈尔派克(Dix–Hallpike)手法。在平的检查台上进行。观察患者眼睛 30 秒钟，查看眼颤。迪克斯 – 哈尔派克手法对后半规管良性阵发性位置性眩晕（Benign Positional Paroxysmal Vertigo, BPPV）的敏感度是 50% ～ 88%。[22, 23] 如果患者的病史与良性阵发性位置性眩晕吻合，而迪克斯 – 哈尔派克手法阴性，需做仰卧侧滚实验来评估侧半规管良性阵发性位置性眩晕。

▶ 详细检查心脏——查看心脏杂音或者心律失常。

▶ 耳部检查——查看中耳炎，胆脂瘤，以及中耳炎伴渗出液（参照耳痛）。

▶ 眼部检查——查看眼颤，瞳孔反射两边对称。

▶ 神经检查——闭目直立试验阳性表明可能有前庭或小脑病变。

波尔克先生看起来不太舒服。他的生命体征正常。往右有静止性水平震颤，脑神经正常，迪克斯 – 哈尔派克阴性。耳朵检查正常。

1. 评估步骤

是否为急诊？

任何原因造成的严重症状，如患者不能吃或喝，则需要入院进行静脉输液以及采用支持疗法。如果怀疑急性头晕的原因是卒中或短暂性脑缺血，入院评估非常重要。在急诊室心电图显示心律失常是进一步评估的原因。波尔克先生似乎没有严重脱水或需要紧急治疗。

是否存在其他严重疾病的危险信号？

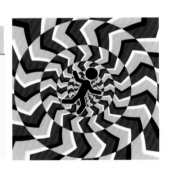

⚑ 头晕患者的线索或"危险信号"

▶ 神经系统异常（考虑脑血管疾病，颅内病变）

▶ 单侧听力丧失（考虑迷路炎或者听神经瘤）

▶ 低血压（考虑心肌梗死，心律失常，充血性心力衰竭）

▶ 跌倒或无法走路（考虑脑血管疾病，颅内病变，或出血）

是否需要诊断性检查？

如果可能的话，根据患者描述的头晕类型考虑进行额外的检查，如图 11.6 所示。例如，93% 的眩晕患者患有良性阵发性位置性眩晕、急性前庭神经炎或梅尼埃病。[22]

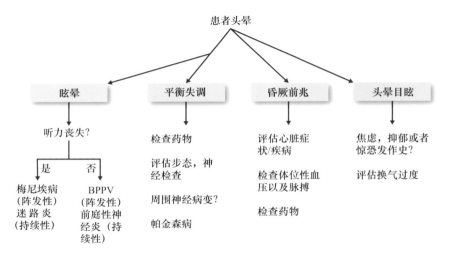

图 11.6 ▶ 头晕患者的处理方法

资料来源：Post RE, Dickerson LM. Dizziness: a diagnostic approach. Am Fam Physician. 2010;82(4):361‑368。

2. 处理方法

头晕患者的处理方法如表 11.10 所示。

常见原因	关键特征	诊断检查	治疗
表 11.10 ▶ 头晕患者的关键特征，诊断性检查以及治疗			
眩晕			
良性阵发性位置性眩晕	阵发性，眩晕，移动身体时诱发	迪克斯‑哈尔派克阳性	支持疗法（评估跌倒风险，家庭支持，CNS 障碍，以及活动或平衡受阻）[a]埃普利手法（Epley）[b]，止吐[c]

续表

常见原因	关键特征	诊断检查	治疗
迷路炎（前庭神经炎）	持续性，眩晕，通常有感染史	迪克斯－哈尔派克阴性	支持疗法，可能抗病毒，止吐[c]
梅尼埃病（内耳内淋巴液增加）	听力丧失，眩晕，耳鸣，耳闷胀感；阵发性，发病年龄通常在 20 ～ 50 岁	临床评估，排除眩晕的其他原因，可以做磁共振成像排除听神经瘤	支持疗法，支利尿剂改善眩晕的证据质量低，不能改善听力[d]
平衡失调			
平衡或步态障碍	平衡失调的症状，跌倒的病史	仔细检查神经系统，评估步态	治疗潜在神经疾病。物理治疗：步态训练
昏厥前兆			
心律失常	心悸	心脏检查异常，心电图异常或动态心电图异常	基于心律失常的类型
体位性低血压	通常体位相关的症状	体位改变时的血压和脉搏	检查药物
头重脚轻			
焦虑，抑郁，惊恐障碍	头重脚轻的症状	模拟过度换气	控制呼吸的训练，β 受体阻滞剂，抗焦虑治疗

[a] 美国耳鼻喉科学会——头颈手术。良性阵发性位置性眩晕。

网址：www.aafp.org/patientcare/clinical–recommendations/all/vertigo.html。2016 年 8 月进入网站。

[b] 对后半规管 BPPV 患者的埃普利手法（颗粒复位法）：https://www.youtube.com/ watch?v=9SLm76jQg3g。

[c] 止吐药包括抗胆碱类（如东莨菪碱），抗组胺（如美克洛嗪），大麻素类（如屈大麻酚），$5-HT_3$ 受体拮抗剂（如昂丹司琼），以及吩噻嗪（如氯丙嗪）（其他）。

dCrowson MG, Patki A, Tucci DL. A systematic review of diuretics in the medical management of Meniere's disease. Otolaryngol Head Neck Surg. 2016;154(5):824–834。

CNS，中枢神经系统。

你诊断波尔克先生可能为病毒性迷路炎。主治医生给他开了美克洛嗪，而且告知他如果 3 ～ 5 天内没有好转，则应随访。

五、尿痛

尿痛为排尿时疼痛或者不适，通常描述为尿道和尿道口的灼痛或刺痛。40 岁以上 3% 的成人报告偶尔有排尿时刺激性症状。[24]

卡米拉（Camila）是一位 27 岁的西班牙女性，由于反复膀胱疼痛、尿痛以及尿频而来就诊。一个月前门诊尿液试纸检测白细胞酯酶阳性，诊断为尿路感染，并给予呋喃妥因，2 周前通过电话再次给予复方新诺明。

　　健康男女尿痛的鉴别诊断见表 11.11。女性尿痛最常见的原因是尿路感染；大约一半的女性一生中会有一次尿路感染。

表 11.11 ▶ 健康男女尿痛的鉴别诊断

诊断	发生率	典型的症状和体征
育龄妇女		
下尿路感染 [a]	非常常见	夜尿，尿液浑浊或者有气味
阴道炎	常见	阴道分泌物，会阴瘙痒
上泌尿道感染	不常见	发热，侧腹痛，CVA 叩击痛
输尿管炎	不常见	发热，尿频，尿道口分泌物
会阴部外伤	不常见	外伤的证据，检查时有触痛
间质性膀胱炎	不常见	6 个月的尿频尿急，检查阴性
老年女性		
阴道萎缩	常见	检查显示：阴道黏膜萎缩
男性		
前列腺炎	常见	犹豫，急迫，尿流量减少，前列腺触痛
尿道炎	不常见	尿道口分泌物，位于阴茎部位的尿痛

CVA，肋脊角。

[a] 在儿童中，5% ～ 8% 的女孩和 1% ～ 2% 的男孩在儿童期有症状性尿路感染。[25]

1. 评估步骤

是否为急诊？

　　复杂的尿路或肾脏感染可导致败血症，在老年人中会出现诸如精神错乱等神志改变。一般来说，败血症的患者看起来显现病态，发热，心率加速，呼吸急促，以及血压降低。

是否存在其他严重疾病的危险信号（这个病例为肾盂肾炎）？

　　⚑ **复杂感染的线索或"危险信号"：**

▶ 男性，婴儿，或老年患者

▶ 症状超过 7 天

▶ 免疫抑制或糖尿病

▶ 过去 1 年有过肾盂肾炎病史

▶ 血尿

▶ 已知的解剖结构异常

▶ 发热或侧腹疼痛

是否需要诊断性检查？

尽管尿路感染的典型指征和症状包括尿痛、尿急、尿频、夜尿，以及颇为常见的尿液异味或混浊，但是没有任何单一因素对尿路感染有很高的似然比。况且，性传播感染（STIs）可以造成这些症状，尤其在男性中，所以可能需要做核酸扩增检测（Nucleic Acid Amplification Test, NAAT）。

但是，女性无阴道分泌物或刺激但有尿痛和尿频，诊断为尿路感染的似然比非常高（LR+24.6）。[26] 这是治疗女性患者的一个正当理由，尤其以前有尿路感染病史者，正如卡米拉一样，可以凭经验治疗或者通过电话开药。

成人体格检查重点检查耻骨上触痛（尿路感染或膀胱炎），侧腹疼痛（LR+ 肾盂肾炎）；男性或者男变性者，检查阴茎分泌物（STI）以及直肠指检（前列腺炎）。如果有其他症状比如皮疹或关节痛，则检查相应区域。

最好的检查为尿液分析——高倍镜下有 10 个细菌时 LR+ 为 85。尿液试纸检查显示有亚硝酸盐和白细胞也高度表明尿路感染。[27] 初始处理方法如图 11.7 所示。

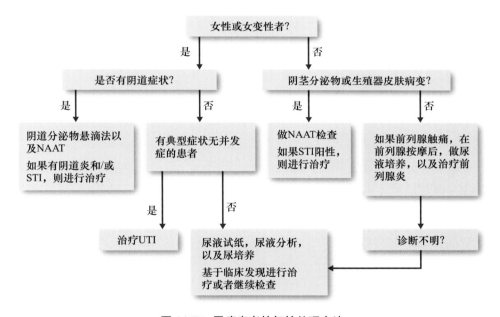

图 11.7 ▶ 尿痛患者的初始处理方法

NAAT，核酸扩增检测；STI，性传播感染；UTI，尿路感染。

卡米拉的检查唯一明显的是耻骨上触痛。尿液分析正常，但你保留了尿样做尿培养。病史中没有提示任何危险信号，而且是一夫一妻制的性关系。

2. 鉴别诊断

如果在着重了解相关病史、体格检查以及最初的实验室检查后，诊断仍然不明，可以考虑的诊断包括：[27]

- ▶ 膀胱或局部刺激物，包括药物（比如，利尿剂）；
- ▶ 慢性便秘；
- ▶ 子宫内膜异位；
- ▶ 高血糖症；
- ▶ 间质性膀胱炎／膀胱疼痛综合征；
- ▶ 阻塞（比如前列腺，尿路口狭窄）；
- ▶ 膀胱过度活动症；
- ▶ 尿道憩室；
- ▶ 尿道炎。

卡米拉尿液分析正常，你需要进一步询问病史，寻找潜在的膀胱刺激物（目前你没有发现），要特别询问尿失禁（常见于膀胱过度活动症，但是卡米拉不存在这个问题），评估月经史（最近一次月经周期正常），以及考虑核酸扩增检测排除性传播疾病。卡米拉同意做核酸扩增检测，结果为阴性。

3. 处理方法

- ▶ 感染。
- • 尿路感染（SOR A）：考虑社区耐药菌模式的情形下使用抗生素（SOR C）。红霉汁以及增加液体；2 岁或以上的儿童有反复感染或者有过肾盂肾炎者，考虑膀胱输尿管反流影像学检查。
- • 肾盂肾炎（SOR A）：抗生素。
- ▶ 间质性膀胱炎（SOR C）：通过膀胱充盈试验和膀胱镜证实；调整生活方式，训练膀胱，控制疼痛。
- ▶ 刺激物（SOR C）：尽可能去除。
- ▶ 膀胱过度活动症（SOR C）：生活方式干预。（SOR B）：盆底肌肉和膀胱训练，药物。[28]
- ▶ 前列腺炎（急性）（SOR A）：抗生素。（SOR B）：非甾体抗炎药（NSAID）。
- ▶ 性传播疾病（SOR A）：根据美国疾控中心的最新指南使用抗生素。
- ▶ 尿道炎（SOR A）：抗生素或抗真菌。
- ▶ 阴道炎（感染性）（SOR A）：根据病原学——使用抗生素或抗真菌。
- ▶ 阴道炎（萎缩性）（SOR A）：局部雌激素。（SOR C）：润滑剂。

马洛芬，一种局部麻醉药，可以在严重排尿困难时使用。对复杂的案例可能需要转诊做进一步诊断或治疗。

卡米拉在与你和主治医生讨论了尿痛的原因后表示，她只想知道诊断结果，而不需要治疗症状。如果尿培养是阴性，她将被转诊到泌尿科做进一步评估，是否有间质性膀胱炎。

六、发热

发热是感染最常见的征兆，但是也可能由炎性／结缔组织疾病、恶性肿瘤、药物或者遗传性疾病造成。发热还会引起头痛、肌肉疼痛（肌痛）、寒战或僵硬以及出汗。有时诊断发热的潜在原因具有挑战性，而用退烧药治疗这些症状则相对简单。

1. 定义

▶ 发热：高于正常范围的个体核心体温升高。大多数文献定义发热为核心体温高于或等于 38℃（100.4 ℉）；有些人把 38.3℃（101 ℉）作为分界。下丘脑的体温调节中心控制发热产生的过程。

▶ 体温过高：核心体温的升高不受下丘脑的控制，导致身体丧失了散热的功能。体温过高可能是外源性的（比如中暑）或者由内源因子造成（比如药物或者甲状腺功能亢进）。

▶ 高热：高于 41.5℃（106.7 ℉），通常因为颅内出血造成。[29]

▶ 不明原因的发热（Fever of Unknown Origin, FUO）：尽管有专门的实验室和影像评估仍然没有找到原因的持续的发热性疾病（发热的长短有分歧；通常认为长于 1～3 周）。[30]

▶ 无局部病灶的发热（Fever Without a Source, FWS）：专门用于 3～36 个月的小孩，发热少于 7 天，在病史和体格检查后没有找到发热的原因时使用这个名词。[31]

萨迪(Sadie)是一个两个半月的女婴，父亲带她来就诊是因为她最近 3 天一直在发热。她没有任何皮疹、流鼻涕、尿液变色、咳嗽或者不舒服的症状；虽然有点吵闹，但是喂奶正常（母乳），尿和大便正常；没有疾病接触史；还没去幼儿园；按时接种了疫苗；出生时无特殊，没有早产史以及感染史。

发热的鉴别诊断见表 11.12。

表 11.12 ▶ 发热的鉴别诊断

感染性

上呼吸道 /HEENT

- 脑部脓肿，脑膜炎
- 牙脓肿
- 会厌炎
- 单核细胞增多症
- 中耳炎
- 眼眶 / 眶周蜂窝织炎
- 筛窦炎
- 链球菌性咽喉炎
- 病毒性 URI

下呼吸道：

- 吸入性
- 囊性纤维化
- 真菌感染
- 流感
- 肺炎
- 结核

心血管：

- 心内膜炎
- 心包炎

腹部 / 盆腔：

- 阑尾炎
- 胆囊炎 / 胆管炎
- 憩室炎
- 感染性腹泻（艰难梭菌、大肠杆菌、志贺氏菌、弯曲杆菌、耶尔森菌、贾第虫、隐球菌、隐孢子虫）
- 脐炎
- 盲肠炎
- 病毒性肝炎

泌尿生殖：

- 附睾炎
- 盆腔炎 / 输卵管炎 / 宫颈炎
- 前列腺炎
- 尿路感染 / 肾盂肾炎

肌肉骨骼 / 软组织：

- 蜂窝织炎 / 脓肿
- 骨髓炎
- 细菌性关节炎

其他：

- CMV
- 单纯疱疹病毒
- HIV/AIDS
- 莱姆病 / 蜱传疾病
- 儿童病毒性皮疹
- 热带疾病（比如，寨卡，登革热，黄热病，奇昆古尼亚热病，疟疾，利什曼病，丝虫病）

恶性肿瘤

- 心房黏液瘤
- 结肠癌
- HCC
- 卡波西肉瘤
- 白血病
- 淋巴瘤
- 多发性骨髓瘤
- 骨肉瘤
- 肾细胞癌

其他

- 诈病热
- 家族性地中海热
- 肺栓塞
- 抗精神病药恶性综合征
- 甲状腺异常

药物

- 别嘌呤醇
- 阿托品
- 卡马西平
- 氯氮平
- 丹曲林
- 氟哌啶醇
- 肝素
- 米诺环素
- 呋喃妥因
- 苯巴比妥
- 苯妥英
- 普里米酮
- SSRIs
- 琥珀酰胆碱
- 唑尼沙胺

风湿性 / 结缔组织疾病

- 自身免疫性肝炎
- 白塞病
- 冷凝球蛋白血症
- 巨细胞（颞）动脉炎
- 肉芽肿性血管炎
- 炎性肠病
- 青少年风湿性关节炎
- 结节性多动脉炎
- 结节病
- SLE
- 血管炎

AIDS，获得性免疫缺陷综合征；CMV，巨细胞病毒；HCC，肝细胞癌；HEENT，头 / 眼 / 耳 / 鼻 / 喉；HIV，人类免疫缺陷病毒；SLE，系统性红斑狼疮；SSRIs，选择性 5– 羟色胺再摄取抑制剂；URI，上呼吸道感染。

资料来源：Allen CH. Fever without a source in children 3 to 36 months of age. UpToDate。 2016 年 2 月 1 日更新。 网址：https://www-uptodate-com.ezproxy.library.wisc.edu/contents/fever-without-a-source-in-children-3-to-36-months-of-age?source=search_ result&search=fever ± without ± a ± source&selectedTitle=1 ～ 150。 2016 年 9 月 4 日进入网站（以及其他来源）。

2. 评估步骤

是否为急症？

当由结缔组织疾病或恶性肿瘤引起时，发热通常不是紧急情况，但是发热性中性粒细胞减少症和巨细胞（颞）动脉炎除外。药物性发热可能是急症，如 5- 羟色胺综合征或恶性体温升高。萨迪没有这些问题。

虽然大多数感染性发热不会危及生命，但可发展成败血症，这是一种机体对感染的炎症反应失调，导致器官功能障碍和可能死亡的综合征。[32] 败血症是一个连续发展的过程，从系统性炎症反应综合征（Systemic Inflammatory Response System, SIRS）开始，以败血症性休克结束（图 11.8）。

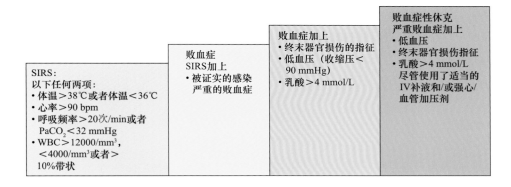

图 11.8 ▶ SIRS，败血症，严重败血症以及败血症性休克的定义（成年人）
IV，静脉内；$PaCO_2$，二氧化碳肺泡压；SIRS，系统性炎症反应综合征；WBC，白细胞数。
定义基于：Levy MM, Fink MP, Marshall JC, et al. 2001 SCCM/ESICM/ACCP/ATS/SIS. International Sepsis Definitions Conference. Crit Care Med. 2003;31:1250‐1256。

上述 SIRS 标准有敏感度（69%），但没有特异性（37%）。[33] 一种较新的临床评估工具——快速系列性器官衰竭评估（the Quick Sequential Organ Failure Assessment, qSOFA），越来越多地被用于快速识别有不良预后风险的败血症患者。[34-36] qSOFA 较不敏感，但更具特异性；因此，作为一种预测工具比诊断工具更有用。

---

qSOFA 标准：≥ 2 个标准，提示有预后差的风险

▶ 低血压（收缩压 < 100 mmHg）。

▶ 神志改变（格拉斯哥昏迷指数 < 13）。

▶ 呼吸急促（呼吸频率 > 22 次 / 分钟）。

是否存在败血症的其他危险信号？

🚩 **可能为败血症的线索或"危险信号"：**

儿科[37]

▶ 父母的担忧或者医生的直觉

▶ 啼哭模式的改变，嗜睡、呻吟、无法安静，无意识

▶ 肺部啰音，呼吸急促，气短，或者呼吸音降低

▶ 紫绀，皮肤弹性降低，低血压，脑膜刺激征，点状出血性皮疹，癫痫

▶ 年龄＜ 3 个月（尤其是年龄＜ 1 个月）

成人或儿童[38]

▶ 发热性中性粒细胞减少（发热加上绝对中性粒细胞数，ANC，＜ 500/mm^3）。这是导致 50% 的白血病、淋巴瘤以及实性肿瘤死亡的原因[39]

▶ 脑膜刺激征

▶ 有 SIRS 或败血症综合征

脑膜刺激征包括克尼格征及布鲁辛斯基征。

　　萨迪的体温为 38.2℃（100.8 ℉），心率为 110 bpm，呼吸频率为 28 次／分。她看起来虽然累但没有脱水；皮肤弹性正常，毛细血管充盈＜ 2 秒钟；没有皮疹，肺音清，腹部无触痛；尿片湿润，有黄色尿液；没有任何脑膜刺激征；其他检查无异常。

是否需要诊断性检查？

　　从表 11.12 可以看出，发热的鉴别诊断很广（表 11.12 并没有列出所有的原因）。对所有的原因进行实验室检查和影像检查既不经济也不实用。但是，某些类型的患者依据经验需要进行检测。这些人群包括有中毒现象的成人、儿童及婴儿（图 11.9），白细胞减少或免疫功能受损的患者。由于萨迪的年龄（75 天），你做了全血细胞计数加分类以及尿液检查加培养。WBC8000/mm^3，粒细胞百分比没有增加。尿检正常。

　　有发热性粒细胞减少症的患者应该做全血细胞计数加分类、生化全套，血清乳酸，以及血液培养。根据年龄和风险分类（没有在此章描述），患者应该被给予包括机会致病细菌和真菌感染的经验性抗感染药物。根据临床症状以及严重感染的整体风险决定是否入院治疗。[38]

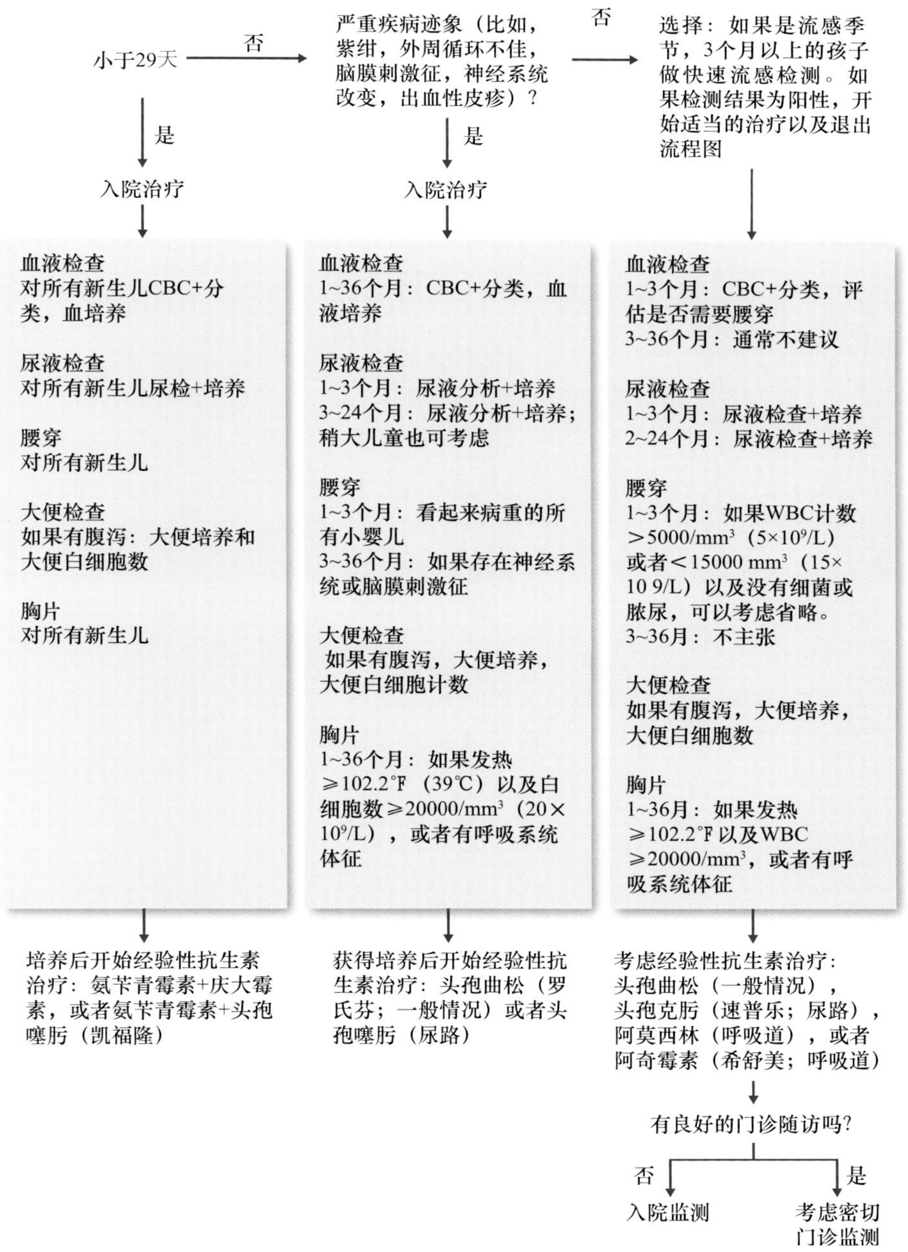

小于29天 ──否──→ 严重疾病迹象（比如，紫绀，外周循环不佳，脑膜刺激征，神经系统改变，出血性皮疹）? ──否──→ 选择：如果是流感季节，3个月以上的孩子做快速流感检测。如果检测结果为阳性，开始适当的治疗以及退出流程图

│是

│是

入院治疗

入院治疗

血液检查
对所有新生儿CBC+分类，血培养

尿液检查
对所有新生儿尿检+培养

腰穿
对所有新生儿

大便检查
如果有腹泻：大便培养和大便白细胞数

胸片
对所有新生儿

血液检查
1~36个月：CBC+分类，血液培养

尿液检查
1~3个月：尿液分析+培养
3~24个月：尿液分析+培养；稍大儿童也可考虑

腰穿
1~3个月：看起来病重的所有小婴儿
3~36个月：如果存在神经系统或脑膜刺激征

大便检查
如果有腹泻，大便培养，大便白细胞计数

胸片
1~36个月：如果发热≥102.2℉（39℃）以及白细胞数≥20000/mm³（20×10⁹/L），或者有呼吸系统体征

血液检查
1~3个月：CBC+分类，评估是否需要腰穿
3~36个月：通常不建议

尿液检查
1~3个月：尿液检查+培养
2~24个月：尿液检查+培养

腰穿
1~3个月：如果WBC计数＞5000/mm³（5×10⁹/L）或者＜15000 mm³（15×10 9/L）以及没有细菌或脓尿，可以考虑省略。
3~36月：不主张

大便检查
如果有腹泻，大便培养，大便白细胞数

胸片
1~36月：如果发热≥102.2℉以及WBC≥20000/mm³，或者有呼吸系统体征

培养后开始经验性抗生素治疗：氨苄青霉素+庆大霉素，或者氨苄青霉素+头孢噻肟（凯福隆）

获得培养后开始经验性抗生素治疗：头孢曲松（罗氏芬；一般情况）或者头孢噻肟（尿路）

考虑经验性抗生素治疗：头孢曲松（一般情况），头孢克肟（速普乐；尿路），阿莫西林（呼吸道），或者阿奇霉素（希舒美；呼吸道）

有良好的门诊随访吗？

否│   │是

入院监测

考虑密切门诊监测

图 11.9 ▶ 小于 36 个月的儿童发热的处理流程图
CBC，全血细胞计数；WBC，白细胞。

资料来源：Hamilton JL, John SP. Evaluation of fever in infants and young children. Am Fam Physician. 2013;87(4):254‐260. http://www.aafp.org/afp/2013/0215/p254.html。

当发热源不清楚时，进一步的检查包括（儿童和成人）[40, 41]：

▶ 培养：血，大便（大便毒素以及大便白细胞数）。

▶ 实验室检查：抗核抗体，全血细胞计数加分类，C‐反应蛋白，血沉，嗜异性抗体试验，

人类免疫缺陷病毒检测。流感和其他病毒检测，乳酸，莱姆抗体，类风湿因子。

▶ 操作：腰穿。

▶ 血清蛋白电泳。

▶ 结核菌素试验或 γ 干扰素释放试验（Quantiferon Gold test）。

▶ 尿液检查加培养。

影像检查并不能提高不明原因发热诊断的准确率。在一项对 73 名成人患者的研究中，假阳性率如下：[33]

▶ 胸片：假阳性率为 11%；

▶ 胸部 CT：17%；

▶ 腹部 CT：28%；

▶ 正电子发射断层扫描（PET）：14%。

因为萨迪看起来情况很好，也没有局部感染的症状，你也信任她父母的判断力以及随访的能力，根据经验你在诊所给予头孢曲松，然后安排她父母在第二天带她来复查，最后你建议她父母根据体重给予对乙酰氨基酚来退烧和缓解不适。

3. 处理方法

根据病因治疗发热。退烧药能改善患者的不适。对乙酰氨基酚（15 mg/kg/ 每次，儿童最大剂量 60 mg/kg/24 小时）或布洛芬（10 mg/kg/ 每次，儿童最大剂量 40 mg/kg/24 小时）是降低体温和疼痛的有效选择。有冠状动脉疾病、胃肠道出血风险或肾病的患者应该慎用布洛芬和其他非甾体抗炎药。由于瑞氏综合征（一种急性非炎性的脑病和肝病），不应给儿童使用阿司匹林（乙酰水杨酸）。

对不同原因发热的处理和已知的 SOR 请参照以下：

▶ 细菌感染（SOR A）：抗生素；

▶ 流感（SOR C）：抗病毒治疗[41]；

▶ 恶性肿瘤：手术，化疗，放疗，适当时生物治疗；

▶ 炎性 / 结缔组织疾病（SOR B）：抗炎药（如非甾体抗炎药，皮质类固醇，改善病情的抗风湿药，生物制剂）；

▶ 药物发热（SOR C）：停药，支持疗法，苯二氮䓬治疗 5– 羟色胺综合征[42]（SOR C）；丹曲林治疗恶性高热（SOR C）。

七、胃肠道出血

胃肠道出血指的是胃肠道任何部位的出血，无论患者症状如何。发生在屈氏韧带以上的出血（十二指肠–空肠交界处）被认为是上消化道出血（与吐血或黑便相关）。上消化道出血大约是下消化道出血的 5 倍 [与便血（直肠鲜血）或 "粉红色果胶样大便"（血，黏液及大便的混合物）有关]。

消化道出血的多种原因、识别特征以及诊断检查参照表 11.13。

胃溃疡病（Peptic Ulcer Disease, PUD）是上消化道中最常见的。[43] 危险因素包括药物 [非甾体抗炎药（NSAIDs），氯吡格雷，华法林，选择性 5– 羟色胺再摄取抑制剂（SSRIs），皮质类固醇]，酒精，幽门螺杆菌感染，以及胃酸过多。

在下消化道病因中，憩室病是导致老年人下消化道大出血的最常见原因。[43] 然而，对于不明原因贫血或下消化道出血的老年人，应考虑结肠癌。你可能还记得本章第一部分提到的斯特恩先生，一个曾经吸烟，现在酗酒，大便隐血阳性，怀疑有结肠癌的 71 岁患者。在病史和初步检查 [包括视诊、腹部和直肠检查（从检查手套上查大便潜血）] 后继续下一步。

表 11.13 ▶ 消化道出血的某些病因

病因	关键特征	诊断检查
上消化道出血		
胃炎或食管炎	上腹疼痛，目前药物 [a] 或酒精使用	内窥镜
胃癌	罕见（在日本患者中更常见），吸烟者，杀虫剂暴露，N/V，饭后饱胀感，体重减轻	癌胚抗原（一半患者有升高），内窥镜
胃溃疡疾病	目前用药 [a] 或饮酒，上腹疼痛，消化不良症状（打嗝，饱胀，以及胀气）	大便或呼吸检查幽门螺杆菌；如果有危险信号，贫血，或症状持续存在，内窥镜检查
食管贲门撕裂	剧烈咳嗽，呕吐，或干呕；可能是内窥镜检查的并发症	大多数自动愈合，如有活动性出血，内窥镜
静脉曲张（食管或胃）	肝病史，过多酒精使用，门静脉高压症（如腹水，下肢水肿，脾大）或肝硬化（如蜘蛛痣，疲劳，N/V，瘙痒，黄疸）	LFTs，肝炎全套，抗线粒体抗体（原发性胆管硬化）、B 超（肝，胆管树），内窥镜，肝活检
下消化道出血：成人		
结肠炎（感染，发炎，放疗，或缺血性）	痉挛性腹痛，腹泻，里急后重（便急无完全排空感）、黏液便，IBD 肠道外表现 [b]	大便培养或者结肠镜加活检或者 CT 肠道造影（加上 RBC 标记核扫描？）
憩室炎 / 憩室	腹痛 / 突然无痛性出血；大多数憩室性出血自动愈合	无或结肠镜
痔疮	疼痛，瘙痒，直肠突出 "包块"	直肠检查，肛门镜
肿瘤或息肉	老年患者，无症状或痉挛，体重减轻，大便习惯改变，阻塞（恶性）；家族史 [息肉；常见（30% 成人），但是 <5% 的患者有出血] [c]	结肠镜或钡灌肠
血管扩张	无痛性慢性出血，贫血	结肠镜；可能需要放射性核素扫描或血管造影

续表

病因	关键特征	诊断检查
下消化道出血：儿童		
肛裂	可见裂开，大便疼痛	无（视觉可见）
结肠炎（感染，发炎，过敏）	痉挛性腹痛，腹泻	大便培养或如上所述结肠镜
肠套叠[d]	出血的第二常见原因；严重腹痛，呕吐	空气造影灌肠或钡灌肠（可以起到治疗的作用）
梅克尔憩室（先天性袋状小肠）	造成儿童下消化道出血的最常见原因；严重腹痛，阻塞（N/V）	结肠镜，锝扫描
息肉（青少年）	通常良性	结肠镜，监测
直肠异物	通常有腹泻，吞入 6 ～ 12 小时后发病，发热，痉挛	无须检查；取出

[a] 非甾体抗炎药，华法林，氯吡格雷，阿司匹林，选择性 5- 羟色胺再摄取抑制剂，双磷酸盐，皮质类固醇，酒精。

[b] 肠道外表现（40% 以上的 IBD）包括皮肤（比如，结节性红斑），类风湿性（比如，关节炎），眼部（比如，虹膜炎），肝胆管（比如，原发性硬化性胆管炎），心血管（比如，深静脉血栓形成），骨骼（比如，骨质疏松），以及肾脏（比如，阻塞性泌尿道病变）。

[c] Mayer R. Gastrointestinal tract cancer. In: Kasper DL, Braunwald E, Fauci AS, Hauser SL, Longo DL, Jameson, JL, eds. Harrison's Principles of Internal Medicine, 16th ed. New York, NY: McGraw-Hill Companies Inc. 2005:523－533。

[d] 肠道的一段套入另外一段。

CT，计算机断层扫描；IBD，炎性肠道疾病；LFTs，肝功能检查；N/V，恶心 / 呕吐。

1. 评估步骤

是否为急诊？

活动性出血或严重失血可能是急症。你不能总能根据血红蛋白 / 红细胞比容水平来判断病情的严重度，因而要注意生理体征：

▶ 脉搏加快（β 受体阻滞剂可以掩盖由于血流动力学不稳定造成的心动过速）。

▶ 低血压（仰卧位低血压代表 40% 的失血）。[43]

▶ 体位性低血压（站立时脉搏每分钟升高 20 次，收缩压降低 20 mmHg）。

▶ 头晕或意识模糊。

此外，出血的几种原因也可能导致肠穿孔。在腹部检查中寻找腹膜体征（反跳痛，僵硬）。如果你担心上述任何一种情况，通知主治医生。

是否存在其他严重疾病的危险信号?

🏴 **胃肠道出血患者的线索或"危险信号":**

▶ 有剧痛和呕吐的儿童(梅克尔憩室或肠套叠)

▶ 剧痛 / 压痛,腹膜指征(肠道穿孔)

▶ 出血前有咳嗽,呕吐,干呕(食管贲门撕裂伤)

▶ 动脉粥样硬化疾病史(缺血性结肠炎)

▶ 高风险药物(比如,胃溃疡疾病)

▶ 体重减轻(恶性肿瘤)

需要做诊断性检查吗?

除非出血原因明显(肛裂、外痔)、轻微、治疗后痊愈(胃炎)或感染性并且治疗后(感染性结肠炎)痊愈,否则可能需要进行额外的检查以排除恶性肿瘤的可能,并在治疗前确诊。通常的检查如表 11.13 所示。斯特恩先生被转去做结肠镜检查。

如果内窥镜或结肠镜无法确定出血的来源,其他可以考虑的检查包括锝红细胞扫描(非常敏感,可检测速度在 0.1 ~ 0.5 mL/min 的出血),血管造影(急诊出血的患者可以考虑),视频胶囊内镜,或者双气囊小肠镜。

斯特恩先生到诊所随访,你阅读了他的病历,发现他已经做了右结肠癌的手术。他说,你建议的结肠镜检查发现了癌症,之后的事情进展得很快。虽然他的癌症分期是 C,需要化疗,但是他的手术很成功。他感谢你的医疗服务,你鼓励他在治疗期间需要时可随访。

2. 处理方法

表 11.14 中显示了成人常见胃肠道出血的处理方法。

儿童常见下消化道出血的治疗如下:

▶ 肛裂(SOR C):症状处理,治疗便秘。

▶ 结肠炎(婴儿)(SOR C):一旦发现,消除过敏原;参照上述成人的治疗。

▶ 肠套叠(SOR C):灌肠可能起到治疗的作用或手术。

▶ 梅克尔憩室(SOR):手术(切除异常段)。

表11.14 ▶ 成人常见胃肠道出血的处理方法

病因	治疗	评论
上消化道		
胃炎或食管炎	• 如有可能去除诱因 • 抗酸，PPI，或者 H_2 受体阻滞剂（SOR C）	
胃溃疡疾病	• 如有可能去除诱因 • 如果内窥镜发现溃疡，根治幽门螺杆菌加上PPI，4～8周（SOR A）	没有溃疡者使用PPI或 H_2 受体阻滞剂（SOR B）
食管贲门撕裂	• 接触热处理、注射硬化剂，食管气囊填塞或食管夹，内窥镜下橡皮圈结扎都是选择	血管造影栓塞已用于成人
静脉曲张	• 治疗原因[a] • 营养支持 • 控制腹水（盐/水分限制，轻度利尿，分流，肝移植） • 非选择性 β 受体阻滞剂或内窥镜下静脉曲张结扎术，以防止大中型静脉曲张患者出血（SOR A）	Cochrane 综述的作者发现，在食管静脉曲张患者中，带状结扎比非选择性 β 受体阻滞剂明显减少出血，但对死亡率没有影响[44]
下消化道：成人		
结肠炎	• 感染用抗生素（SOR A） • 炎症性肠病，取决于严重程度：口服氨基水杨酸盐、局部美沙拉嗪或类固醇，口服或静脉注射类固醇，英夫利西单抗，结肠切除术（SOR A）	
憩室炎	• 抗生素（SOR A） • 肠道休息（禁食/禁饮料，或者仅限于透明的饮料）（SOR C） • 止疼药 • 有并发症时，如穿孔则手术	对出血性憩室，结肠镜下肾上腺素注射或者电灼术[45]
痔疮	• 膳食纤维[46] • 避免便秘（饮食，大便软化剂，适当液体摄入） • 外痔（齿状线以下），根据严重度：治疗症状（温水坐浴，局部类固醇），手术 • 内痔（齿状线以上），根据严重度：硬化剂注射，橡皮圈结扎（SOR C）；痔疮切除术；红外光凝，双极电灼术，吻合器，激光治疗（SOR A）	大多数外痔愈合，但是大约一半在5年内复发
肿瘤/息肉	如果是单一则摘除；其他根据类型	

[a] 治疗包括：避免酒精/诱发药物，抗病毒治疗（肝炎），熊脱氧胆酸（原发性胆管硬化）。

八、头痛

头痛是头部的疼痛或不适。头痛是初级保健中常见的就诊原因。根据2012年国家健康面询调查的资料，美国18岁或以上的成人14.2%报道在前3个月中有偏头痛或严重的头痛。[47]头痛的终身发病率约为66%：46%～78%为紧张型头痛，14%～16%为偏头痛，0.1%～0.3%为丛集性头痛。[48]

哈维尔（Havier）是一个 27 岁的医学生，因为他最近几天一直头痛而就诊。头痛虽然不太严重，但是干扰了他的工作和学习。他是四年级学生，压力不是很大，并且遵循自己给患者的忠告——健康饮食和多锻炼，所以他的头痛让他不解。他既不抽烟也不喝酒，基本上健康。母亲有偏头痛，但是她的头痛通常是单侧，而且为跳痛。

头痛可分为原发性头痛、继发性头痛和第三类"颅神经痛、中枢性和原发性面部疼痛以及其他头痛"。头痛患者的鉴别诊断见表 11.15。

表 11.15 ▶ 头痛的鉴别诊断

疾病	关键特征	发病率 [a]
原发性头痛		
紧张性头痛	轻度 - 中度双侧头带样疼痛	38.3%（2.2% 为慢性）
偏头痛	剧烈疼痛，畏光，常为单侧，搏动；神经系统症状常见	13%
丛集性头痛	一系列剧烈的单侧头痛，常伴有流泪、流鼻涕和上睑下垂；多见于男性	53/100000（95% CI26 ～ 95）终身发病率
慢性每日头痛	头痛每月发生 15 次或更多。长期组（平均持续时间 >4 小时 / 天）包括慢性偏头痛、转化型偏头痛、慢性紧张性头痛、持续性偏头痛和新的每日持续性头痛	3% ～ 5%
继发性头痛		
感染相关的		
病毒综合征	发热、肌痛、咳嗽	常见 [b]
脑炎	发热，神志改变	罕见
脑膜炎	发热，颈部僵硬，中毒面容，紫癜疹	罕见
物质戒断（咖啡因，酒精，阿片类）	与物质停用相关	常见
内环境稳定障碍		
禁食	相关病史，酮病	常见
缺氧 / 高碳酸血	面色改变，氧饥饿，血气异常	不常见
透析	接受透析的终末期肾病	罕见
源于颅骨结构（眼睛，筛窦）		
筛窦炎	眼后疼痛，鼻道脓液 / 阻塞	常见
颈椎 OA TMJ	关节痛，颈部疼痛	不常见
	TMJ 位置疼痛以及咀嚼痛	不常见
精神病性		
躯体症状障碍	通常多种症状，感觉难以承受，影响工作，女性更为常见	常见
外伤相关	头部外伤史	不常见
眼部（青光眼，眼睛过度疲劳）	视力障碍，眼周疼痛，结膜刺激	不常见

疾病	关键特征	发病率[a]
血管性		
卒中或 TIA	神经体征，意识模糊	不常见
蛛网膜下腔	突然发病，严重 ± 局部神经体征	罕见
硬膜下	老年人，外伤史	罕见
动脉炎	老年人，肌肉疼痛，动脉处疼痛	罕见
颅内非血管性		
脑脊液障碍	与腰穿相关，高或低压	罕见
炎性	无菌性脑膜炎，神经系统结节病	罕见
恶性肿瘤	神经损伤，癫痫，癌症史	罕见
颅神经痛和其他头痛		
三叉神经痛	三叉神经分布区持续数秒至数分钟的极期突然的灼痛[c]	罕见

[a] 资料来源：Robbins MS, Lipton RB. The epidemiology of primary headache disorders. Semin Neurol. 2010;30:107–119。

[b] 初级保健中头痛常见原因，不常见：> 1%，< 5%；罕见< 1%。

[c] 第五对颅神经有三个分支：眼支支配头皮、前额和头部前部的大部分感觉；上颌支支配脸颊、上颌、上唇、牙齿、牙龈和鼻子的侧面感觉；下颚支支配下颌、牙齿、牙龈和底部感觉。

CI，置信区间；OA，骨关节炎；TIA，短暂性脑缺血；TMJ，颞下颌关节。

　　慢性每日性头痛的危险因素包括女性、肥胖、习惯性打鼾、头部或颈部损伤，以及咖啡因摄入。[48] 有趣的是，用于治疗阵发性头痛的药物（包括非处方止痛药和阿片类）与阵发性头痛转化为慢性头痛有关。

1. 评估步骤

是否为急症？

　　头痛急症有两种，分别是脑膜炎/脑炎和颅内出血。如果患者出现表 11.15 所示的症状，应引起怀疑。如果你怀疑这些情况，请立即通知主治医生。如果是脑膜炎，立即使用抗生素以挽救生命。

是否存在其他严重疾病的危险信号？

> ⚑ **头痛患者的线索或"危险信号"：**

- ▶ 突然发病、病情严重（出血）
- ▶ 50 岁以后发病（肿瘤）
- ▶ 头痛伴有发热或神志改变（感染）
- ▶ 局部神经体征（颅内障碍或偏头痛）
- ▶ 头痛性质或严重度的改变（颅内病变）
- ▶ 治疗后持续加重（颅内病变）

需要诊断性检查吗？

对大多数患者而言，仔细的病史采集、生命体征、眼底检查（视神经乳头水肿）、颈部（僵硬），以及神经检查（肌力、感觉、小脑以及颅神经功能）足够让你作出诊断。注意任何局部或单侧体征。

▶ 对有病容的患者检查皮疹以及颈部僵硬（脑膜炎）。

▶ 如果病史提示视觉改变，耳痛，咽喉痛，或者这些区域的其他症状，检查头、眼、耳、鼻以及咽喉（感染性）。

▶ 如果病史提示（表 11.15），触诊颞动脉或听诊颈部和眼眶有无杂音（颞动脉炎），并评估颞下颌关节（TMJ 功能障碍）。

有上述危险体征和症状的患者考虑影像检查。ACR 表示有慢性头痛但没有新的症状以及神经检查正常的患者通常不需要影像检查（分级 4）。[49] ACR 的建议见表 11.16（分级 1～3 通常表明不合适，4～6 可能合适；7～9 通常合适）。

表 11.16 ▶ 美国放射科学学院影像建议

头痛类型	建议
突然发病，严重	头部 CT 有（8）或无造影（9）或头部磁共振血管造影（MRA）有或无造影（7）、头颈部动脉造影（7）或头部磁共振成像无造影
慢性但出现新症状或神经系统症状体征	头部磁共振成像有和无造影（8）或者头部磁共振成像无造影（7）或头部 CT 无造影（7）
三叉神经自主源性	头部磁共振成像有和无造影（8）或头部磁共振成像无造影（7）

资料来源：American College of Radiology ACR Appropriateness Criteria, 1996 (2013 年更新), https://acsearch.acr.org/docs/69482/ Narrative/。

应注意的是，单个警报特征表明有病理学改变的可能性不高 [局部发现（LR+3.0～4.2），突然发作（LR+2.5）]。[50]

更多的帮助可在美国国家健康与临床卓越研究所国家临床指南中心（the National Clinical Guideline Center for the National Institute for Health and Clinical Excellence）制定的指南中找到（https://www.guideline.gov/summaries/summary/38444/headaches–diagnosis–and–management–of–headaches–in–young–people–and–adults）。

2.处理方法

常见头痛诱因见表 11.17。

通过进一步询问，你得知哈维尔最近不再成天喝咖啡——从大约每天 6～8 杯咖啡到早上 1 杯。他的生命体征正常，眼底和神经检查也正常。你和主治医生一致认为他的头痛很可能是咖啡因戒断造成。

表 11.17 ▶ 常见头痛诱因

诱因分类	特殊诱因	评论
酒精类饮料	红酒中的酪胺，白葡萄酒中的亚硫酸盐，脱水，"宿醉"	不同的反应
咖啡因和/或咖啡因戒断	可能与血管张力改变有关	在工作日喝很多咖啡因的患者周末头痛加剧
食品添加剂	味精（MSG），阿斯巴甜代糖，酪胺（比如，陈年奶酪、一些红葡萄酒、熏鱼），亚硝酸钠（见于加工的肉类）	饮食日记、食物激发可能有帮助
食物	巧克力，水果，奶制品，洋葱，豆类，坚果	同上
环境改变	光线，气味（香水，油漆等），旅游，天气或海拔突然改变。	可表现为鼻塞（筛窦症状）
生活方式因素	睡眠不足，过度，中断，或者无规律；烟草或酒精使用；禁食；体育活动；头部受伤；日程改变；压力或压力释放；生气；或兴奋。	非常常见。有些人增加烟草或酒精使用来缓解头痛，从而造成问题恶化
激素改变，或服用含雌激素的药物	月经或者改变/加上激素时出现的头痛	头痛可能恶化或改善

▶ 原发性头痛——表 11.18 中列出了关键治疗以及推荐强度评级。

表 11.18 ▶ 慢性头痛关键疗法

针对病情和干预	推荐强度	意见和警告
急性偏头痛		
鼻腔内舒马普坦	A	可用于口服药不耐受者
皮下舒马普坦（4～6 mg）	A	两小时后疼痛消失最有效
口服舒马普坦	A	其他曲普坦制剂；都同样有效，可用于儿童
APAP/ASA/咖啡因	A	急性偏头痛一线药
NSAID	B	可用于儿童
布托啡诺鼻喷剂	A	救援治疗，较高的滥用倾向；口服阿片类药物是另一种选择
二氢麦角胺鼻喷雾剂	A	用于更严重的偏头痛
偏头痛预防		
抗癫痫药（托吡酯，丙戊酸钠）	A	权衡利弊
普萘洛尔（心得安）	A	哮喘或慢性阻塞性肺疾病慎用
阿米替林	B	根据效果及副作用耐受力调剂量（范围 10～150 mg/d）
紧张性头痛		
对乙酰氨基酚（1 g）	A	两小时后无痛稍有帮助
NSAID（比如，400 mg 布洛芬）	A	少数人有效
阿米替林	A	根据效果以及副作用耐受力调节剂量（范围 10～150 mg/d）
脊椎推拿 副作用风险低	C	最好的证据为手法治疗
颅电疗法	C	研究少，但是副作用可能性低

续表

针对病情和干预	推荐强度	意见和警告
丛集性头痛		
高流量氧	B	可以与曲普坦合用
舒马普坦	A	皮下，口服或鼻腔内给药
维拉帕米	A	用于预防，剂量 120～160 mg，口服，每日 3 次
慢性每日头痛		
阿米替林	A	睡前口服 10 mg 开始；可加到 75 mg
筛查药物使用过度	A	药物使用过度是慢性头痛的常见原因

APAP，对乙酰氨基酚；ASA，乙酰水杨酸；NSAID，非甾体抗炎药。

资料来源：Coeytaux RR, Kaufman JS, Chao R, et al. Four methods of estimating the minimal important difference score were compared to establish a clinically significant change in Headache Impact Test. J Clin Epidemiol. 2006; 59(4):374‐380; Brønfort G, Nilsson N, Haas M, et al. Non‐invasive physical treatments for chronic/recurrent headache. Cochrane Database Syst Rev. 2004(3):CD001878; Silberstein SD. Practice parameter: evidence‐based guidelines for migraine headache (an evidence‐based review): report of the Quality Standards Subcommittee of the American Academy of Neurology. Neurology. 2000;56(1):142; Fogan L. Treatment of cluster headache. A double‐blind comparison of oxygen v air inhalation. Arch Neurol. 1985;42:362‐363; Van Vliet JA, Bahra A, Martin V, et al. Intranasal sumatriptan in cluster headache: randomized placebo‐controlled double‐blind study. Neurology. 2003;60:630‐633; Leone M, Amico D, Frediani F, et al. Verapamil in the prophylaxis of episodic cluster headache: a double‐blind study versus placebo. Neurology. 2000;54:1382‐1385; Stephens G, Derry S, Moore RA. Paracetamol (acetaminophen) for acute treatment of episodic tension‐type headache in adults. Cochrane Database Syst Rev. 2016;(6):CD011889; Derry S, Wiffen PJ, Moore RA, et al. Ibuprofen for acute treatment of episodic tension‐type headache in adults. Cochrane Database Syst Rev. 2015;(7):CD011474; Law S, Derry S, Moore RA. Triptans for acute cluster headache. Cochrane Database Syst Rev. 2013;(7):CD008042; Derry CJ, Derry S, Moore RA. Sumatriptan (all routes of administration) for acute migraine attacks in adults - overview of Cochrane reviews. Cochrane Database Syst Rev. 2014;(5):CD009108; Linde M, Mulleners WM, Chronicle EP, et al. Topiramate for the prophylaxis of episodic migraine in adults. Cochrane Database Syst Rev. 2013;(6):CD010610; Bennett MH, French C, Schnabel A, et al. Normobaric and hyperbaric oxygen therapy for the treatment and prevention of migraine and cluster headache. Cochrane Database Syst Rev. 2015;(12):CD005219。

- 为了预防经常发生的偏头痛，应避免疲劳和压力，并使用如表 11.18 所示的药物。在对症治疗的基础上加用针灸可以减少头痛的发生率。[51]

▶ 继发性头痛——治疗病因以及缓解疼痛。

为慢性头痛患者提供持续监测，以确保他们的头痛得到控制或充分预防。既然诊断哈维尔的头痛可能是咖啡因戒断所致，你可建议他恢复使用咖啡因并逐渐减量，或继续远离咖啡因。他可以使用止疼药直到头痛痊愈。

九、腿部肿胀

腿部肿胀，或水肿，是家庭医学中常见的问题。水肿是由于跨毛细血管静水压和膨胀压压差的平衡被破坏而引起的细胞内组织积液引起的。

拉米雷斯（Ramirez）是一位 53 岁的女士，有高血压和睡眠呼吸暂停综合征，由于最近 2 周双侧小腿肿胀而来就诊。早上起床时较好，白天加重。她没有全身性症状（发热、寒战、呼吸困难），但是因为不喜欢面罩，最近没有使用持续气道正压通气机（Continuous Positive Airway Pressure, CPAP）。检查中发现双侧小腿胫骨前水肿 2+。自从上次门诊体重增加了 4 磅（体重指数为 31 kg/m^2）。两边腿部有少许红斑，但右边更严重。

询问病史

▶ 水肿是单侧还是双侧（局部与系统病变）？

▶ 有多长时间（< 72 小时为急性，> 72 小时为慢性）？

▶ 抬高会好转吗？

▶ 其他系统症状（比如，呼吸困难，发热，寒战）？

▶ 任何新药（比如，钙通道阻滞剂，β 受体阻滞剂，类固醇，非甾体抗炎药）？

▶ 体重减轻（考虑营养不良）。

▶ 黄疸或腹水（考虑肝脏疾病）。

▶ 尿输出降低（考虑肾衰）。

腿部水肿的原因见表 11.19。

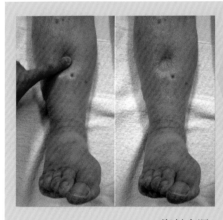
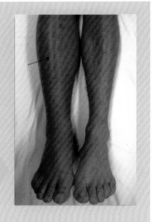

凹陷性水肿定义为压迫皮肤时凹陷持续几秒钟。非凹陷性水肿没有这个体征。凹陷性水肿由静脉淤滞，充血性心力衰竭，肝功能衰竭以及营养不良造成

深静脉血栓形成（DVT）——单侧肿胀和红肿

资料来源：James Heilman，MD，Wikipedia。

根据临床表现，拉米雷斯女士可能是静脉淤滞。静脉淤滞是成年人水肿最常见的原因，占 30%。[52] 静脉淤滞中间质液体外渗到周围组织中。静脉瘀滞水肿在抬高双腿时改善以及站立时加重。拉米雷斯女士的水肿也可能与睡眠呼吸暂停综合征控制不佳有关。与引起血浆膨胀压降低的全身性疾病相关的水肿并不随体位改变而变化。两者均可造成腿部溃疡。

表 11.19 ▶ 腿部水肿的原因

诊断	关键特征	诊断检查
单侧水肿		
蜂窝织炎	疼痛，红肿，全身感染体征	无或 WBC
筋膜间隙综合征	疼痛，外伤或过度使用史，肌肉触痛	无
复杂性局部疼痛综合征 I 型（反射性交感神经营养不良）	局部疼痛，可见毛发生长降低，通常有受伤或外伤史	无
DVT	单侧，通常急性，疼痛，红肿，危险因素	多普勒 B 超，D- 二聚体
淋巴水肿	与癌症或放疗或外伤有关	无
贝克尔囊肿破裂	膝后触痛，可见瘀斑	B 超，MRI
腓肠肌撕裂	后部触痛，肌肉处可见瘀斑或隆起	无或 B 超
双侧		
过敏反应（血管水肿）	与暴露 / 吞入的时间一致	无
淋巴水肿	与癌症，放疗，或外伤相关	无
药物相关	药物使用史 [a]	无
妊娠或月经前期	病史，月经周期，明显的妊娠	妊娠检查
全身的原因		
CHF	HD 病史，疲劳，呼吸急促，啰音	BNP，CXR，心脏 B 超
肾脏疾病	肾脏疾病史	BUN，肌酐
肝脏疾病	酒精中毒、黄疸、腹水史	LFT，白蛋白（低）
营养不良	不良饮食，恶病质	蛋白，白蛋白
肺高压	心脏或肺疾病，CP，SOB，运动不耐受	右心导管
睡眠呼吸暂停	打鼾，肥胖	睡眠试验
静脉淤滞	50 岁以上患者常见，可单侧出现，溃疡	无

[a] 造成水肿的药物包括 β 受体阻滞剂，钙通道阻滞剂，化疗药物，荷尔蒙（睾酮，雌激素，孕激素，类固醇），单胺氧化酶抑制剂，NSAIDs（西乐葆，布洛芬），曲唑酮。

BNP，B 型钠尿肽；BUN，血尿素氮；CHF，充血性心力衰竭；CP，胸痛；CXR，胸片；DVT，深静脉血栓形成；HD，心力衰竭；SOB，气短；WBC，白细胞数。

资料来源：Trayes KP, Studdiford JS, Pickle S, et al. Edema: diagnosis and management. Am Fam Physician. 2013; 88(2):102 - 110; Ely JW, Osberoff JA, Chambliss ML, et al. Approach to leg edema of unclear etiology. J Am Board Fam Med. 2006;19(2):148 - 160。

1. 评估步骤

是否为急症？

涉及单侧腿部水肿的最严重情况是那些可能需要医院评估的下肢深静脉血栓形成，这会使患者有患肺栓塞的风险，而蜂窝织炎或深度溃疡则会使患者有败血症的风险。过敏反应可以引起弥漫性肿胀，也可以是紧急情况，特别是如果有过敏性休克或任何限制上呼吸道通畅的证据。如果你怀疑这些，通知主治医生。尽管根据拉米雷斯女士的陈述，深静脉血栓形成不太可能，但使用决策原则可能有助于判断。

是否存在其他严重疾病的危险信号？

与下肢水肿相关的更严重的线索或"危险信号"包括：

> 🚩 表明下肢水肿患者有严重疾病的线索或"危险信号"：

▶ 急性发作（深静脉血栓形成，蜂窝织炎，系统性疾病恶化）

▶ 临床怀疑全身性疾病

▶ 呼吸困难

▶ 盆腔恶性肿瘤病史或怀疑盆腔恶性肿瘤

▶ 睡眠呼吸暂停综合征的症状

需要诊断检查吗？

下肢水肿患者的处理流程见图 11.10。

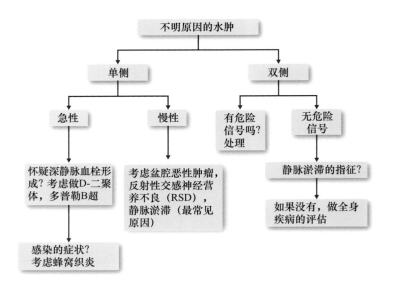

图 11.10 ▶ 下肢水肿患者的处理

决策－支持工具可以帮助你决定是否需要做更多检查。可以使用深静脉血栓形成验前概率的预测分数，如 Hamilton 评分和 AMUSE（Amsterdam Maastricht Utrecht Study on thromboembolism 阿姆斯特丹－马斯特里赫特－乌得勒支在血栓栓塞方面的研究），但是 Wells 评分使用最多（参照本章"二、呼吸问题：呼吸急促"，或者查询 http://www.mdcalc. com/wells–criteria–for–dvt/）。[53]

美国家庭医生学会（AAFP）和美国内科医师协会（ACP）对初级保健中静脉血栓形成诊断的建议[54]：

▶ 使用有效的临床预测原则来估计深静脉血栓形成的验前概率。

▶ 对适当选择后深静脉血栓形成验前概率较低的患者，选择高敏感度 D－二聚体的检测是合理的；如果阴性，深静脉血栓形成可能性低。

▶ 对有中到高度深静脉血栓形成验前概率者进行门诊 B 超。

拉米雷斯女士的 Wells 分数为 −2，深静脉血栓形成的可能性非常低。你鼓励她去看睡眠医生调试面罩，并开了一些实验室检查（显示如下）以排除造成水肿的其他原因。

评估造成腿部水肿的全身疾病

▶ CBC（查看贫血）。

▶ 尿液分析（查看蛋白，肾病综合征造成的水肿）。

▶ BMP（寻找肌酐升高或电解质异常）。

▶ TSH（甲状腺功能减退可能造成胫前水肿）。

▶ LFTs 以及白蛋白（肝病可能造成水肿）。

▶ 怀疑心脏疾病？考虑 ECG，心脏 B 超。

▶ 怀疑盆腔恶性肿瘤或淋巴水肿？考虑盆腔 CT。

BMP：基础代谢全套；CBC：全血细胞计数；CT：电子计算机断层扫描；ECG：心电图；LFT：肝功能检查；TSH：促甲状腺激素。

---

2 周后拉米雷斯女士回访，在她每天使用持续气道正压（CPAP）仪器后仍然有水肿。实验室检查包括甲状腺功能检查以及 BNP，结果都是阴性，除此之外，感觉正常。你诊断为静脉淤滞，推荐使用压力长袜（图 11.11），抬高双腿，并鼓励她减肥。

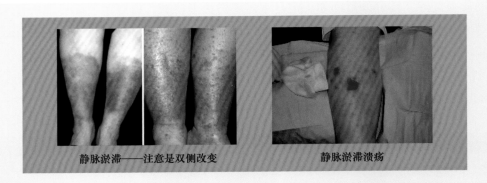

静脉淤滞——注意是双侧改变　　　　静脉淤滞溃疡

6个月后拉米雷斯女士回来做体检。她带来了从网上购买的新压力长袜。她坚持锻炼，体重减了8磅，每晚坚持使用持续气道正压仪器。她的水肿好了很多。

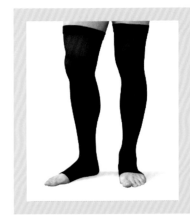

压力长袜是增加腿部压力的特制袜子。有不同的压力等级（通常是15～20 mmHg，20～30 mmHg，以及30～40 mmHg），不同的长度（到膝盖或者大腿），以及不同的颜色和图案。

图 11.11 ▶ 压力长袜

2. 处理方法

对腿部水肿常见原因处理的选择有：

▶ 局部的：

- 深静脉血栓形成：抗凝（SOR A）；
- 蜂窝织炎（SOR A）：抗生素。

▶ 全身性的：

- 充血性心力衰竭（第十二章）；
- 肝衰竭：压力长袜，治疗潜在的肝脏疾病；
- 营养不良（SOR C）：补充蛋白，改善饮食；
- 妊娠或经前相关（SOR C）：消除疑虑，抬高，施压；

- 肺高压：持续气道正压，肺高压药物治疗；
- 肾脏疾病：施压，治疗潜在的肾病；
- 静脉淤滞（SOR C）：抬高，施压，减重，运动。

十、恶心和呕吐

恶心为上腹部不安和不适的主观感觉，伴有不自觉的呕吐冲动。呕吐是胃从下往上到口腔外快速的、强有力的胃内容物反向排空。

恶心和呕吐常见于某些疾病。一项研究显示，74% 的孕妇有恶心，51% 的孕妇有呕吐。[55] 70% ～ 80% 接受化疗的患者有恶心以及 / 或者呕吐的经历。[56]2006 年，美国急诊室就诊统计呕吐为第 8 个最常见原因。[57]与恶心和呕吐相关的疾病见表 11.20。按感染性或者炎性、神经性、阻塞性、情境性以及其他情形分类。

> 阿依莎（Ayisha）是一个 6 岁的女孩，恶心和呕吐 1 天。她父亲说，由于持续的恶心，她拒绝喝水或吃任何东西。她从今天一大早就没小便过。她说她早些时候有胃痛，但现在不痛了。她看起来很累，但并没有病得很厉害，你跟她讲笑话时，她还笑了。她没有腹泻和呕血。

表 11.20 ▶ 恶心和呕吐的病因、关键特征以及诊断检查

病因	关键特征	诊断检查
感染性 / 炎性		
阑尾炎	疼痛从肚脐开始然后转到右下腹，发热	无或 B 超或 CT
胆囊炎	右上腹疼痛，墨菲征阳性	B 超
细菌性胃肠炎	出血性腹泻，腹部痉挛	大便 WBCs 以及培养
病毒性胃肠炎	水性腹泻，发热，头痛，腹部痉挛，自限性	不需要
肝炎	发热，黄疸，体弱	肝功能检查
非溃疡性消化不良	上腹疼痛，饭后饱胀感，胀气	大便或呼吸检查幽门螺杆菌；如果有危险信号或症状持续则进行内窥镜检查
胰腺炎	左上腹疼痛放射到背部	脂肪酶升高
神经性		
内耳疾病（包括急性迷路炎，BPV）	眩晕，眼震颤，体位不稳	不需要检查
颅内病变	晨起无恶心的喷射性呕吐，局部神经缺陷	头部 CT 或 MRI，紧急转诊
偏头痛	畏光，有先兆，跳动性头痛	不需要检查

续表

病因	关键特征	诊断检查
阻塞性		
胃瘫	隐匿的，饭后 1 小时后，部分食物消化	许多选择如内窥镜、CT 或者 MR 小肠造影，胃排空
机械性阻塞	进食 1 小时以内呕吐，腹胀，低或高肠鸣音	X 线，CT
情境性		
酒精中毒	喝酒，神志不清，癫痫	血液酒精水平
食物中毒	通常有腹泻，在进食 6 ～ 12 小时以后发病，发热，痉挛	不需要检查
药物	近期改变或增加的药物，激素类，阿片类，以及许多其他种类	不需检查；时间，去除
妊娠	错过了月经，晨吐	尿液 / 血清妊娠实验
其他		
周期性呕吐综合征	睡眠后改善，没有先兆，平均时长：每次发作 6 天	不需要检查
恶性肿瘤	发热，可触摸肿块，大便隐血，触痛，体重降低，黄疸	结肠镜，CT
心肌梗死	胸痛（参照以上），ECG 可见 ST 段升高	肌钙蛋白升高
精神疾病包括进食障碍	精神病史，习惯性餐后症状	筛查以及应用 DSM–5 诊断标准

BPV，良性体位性眩晕；CT，计算机断层扫描；DSM，精神障碍诊断和统计手册；ECG，心电图；WBC，白细胞。

1. 评估步骤

是否为急症？

恶心呕吐患者的紧急情况为呕血（吐血）、失血过多引起休克或电解质紊乱（通常为低钾血症或代谢性碱中毒 [尿氯化物 <20 mEq/L]）引起肌肉无力或神志改变。

▶ 如果怀疑这一点，通常患者要被转到急诊室。

▶ 需要考虑的实验室检查：血清电解质；肌酐；血尿素氮；葡萄糖；尿钠、钾、氯化物、肌酐的现场测量；心电图。

▶ 低钾时心电图会显示 T 波变平或倒置，U 波形成以及 ST 段降低。

是否存在其他严重疾病的危险信号？

🚩 问题严重度的线索或"危险信号"：

▶ 脱水（比如，眼窝下陷，皮肤弹性降低，心动过速）

▶ 病情恶化或神志改变（比如，嗜睡，易激惹）

▶ 吐血

对阿依莎来说，最重要的担忧是脱水，不过如果她还腹泻的话，这会更令人担心。

评估脱水	
轻度到中度	**严重**
▶ 疲劳，虚弱，头晕	▶ 易激惹或意识模糊
▶ 口干	▶ 发热，眼眶下陷
▶ 皮肤干	▶ 皮肤弹性差
▶ 便秘	▶ 毛细血管充盈不良
▶ 尿液输出降低	▶ 心动过速，呼吸过速
▶ 眼泪减少	▶ 少尿或无尿液输出
▶ 头痛	▶ 无眼泪
▶ 肌肉痉挛	▶ 低血压
	▶ 神志改变

鉴别儿童脱水最有用的单个标志是毛细血管再充盈时间延长、皮肤弹性异常和呼吸节奏异常。[58] 在一项研究中，预测脱水并伴有至少 5% 的体液丢失的因素至少有两个：毛细血管再充盈时间超过 2 秒钟、无眼泪、黏膜干燥和整体病容。[59]

阿依莎的生命体征除了低热外其他都正常。有口干但是皮肤弹性适中，以及毛细血管充盈正常。你认为她有轻度脱水。如果能控制恶心她可以喝水，但是你打算与主治医生讨论在诊所静脉输液。

需要诊断性检查吗？

进一步检测的是基于恶心和呕吐的可疑原因，这些在表 11.20 中列出。如果问题严重或持续存在，还应评估是否存在任何并发症，包括营养不良、电解质失衡和维生素缺乏。阿依莎只病了一天，现在不需要做实验室检查。

2. 处理方法

恶心、呕吐常见病因的处理，及控制恶心呕吐的药物，见表 11.21 和 11.22。表 11.21 包括最常见情况的处理，以及 SOR 评级。若有阑尾炎、胆囊炎、颅内疾病、机械性梗阻和恶性肿瘤等情况，患者可能需要转诊。

表 11.21 ▶ 恶心呕吐常见病因的处理

病因	治疗
感染性 / 炎性	
阑尾炎，胆囊炎，胰腺炎	• 治疗潜在的病因 • 控制症状的药物（参照表 11.22） • 肠道休息
胃肠炎	• 补液 / 药物治疗症状 • 如果细菌性，使用抗生素（SOR A）
非溃疡性消化不良	• 抗酸或抗分泌治疗（质子泵抑制剂或 H$_2$- 受体拮抗剂）（SOR A） • 如果有幽门螺杆菌则根治（SOR C）
神经性	
内耳障碍	• 避免头部转动 • 药物（比如敏克静）（SOR B） • BPV 采用 Epley 手法或 Cawthorne 运动（SOR A）
偏头痛	• 参照以上头痛部分
情境性	
妊娠	• 考虑腕带，姜汁汽水或者姜汁胶囊（SOR B） • 吡哆醇 /B6（25 mg，每天 2～3 次，）加上多西拉敏（每天 10 mg）（SOR A）
其他	
循环性恶心和呕吐	• 避免已知的诱因（SOR C） • 评估及治疗抑郁症 • 抗恶心药物（表 11.22）
进食障碍	• 认知行为疗法（神经性贪食症和暴食症）（SOR B） • 抗抑郁（神经性厌食）（SOR C）

BPV，良性体位性眩晕。

给阿依莎开了丙氯拉嗪肛门栓剂，并嘱咐她父亲根据她的耐受力给予少量的口服电解质液。几小时后她父亲打电话说她看起来好一些了，可以喝少量的液体了。如果问题持续没有缓解，他会随访。

表 11.22 ▶ 常见帮助控制恶心呕吐的药物

药物	剂量	常见副作用	评论
茶苯海明（晕海宁）	口服：每 4～6 小时 50～100 mg（成人）；每 6～8 小时 12.5～25 mg（儿童）	疲劳，头痛，心悸，视力模糊	
氯苯甲嗪（敏克静，美克洛嗪）	口服：25 mg，最多每天 4 次（成人或儿童）	头晕，嗜睡，皮疹，肿胀，心悸	
甲氧氯普胺（胃复安）	口服：餐前和睡前 10～20 mg	嗜睡，肌张力失调 / 锥体外系症状，心脏异常	多种药物相互作用

续表

药物	剂量	常见副作用	评论
昂丹司琼[a]（枢复宁）	每 8 小时 1.6 ～ 4 mg（儿童）	头痛，发热，心悸，虚弱，头晕，意识模糊	主要用于化疗或术后的 N/V，多种药物相互作用
丙氯拉嗪（甲哌氯丙嗪）	口服：需要时每 6 ～ 8 小时 5 ～ 10 mg；儿童：每 3 ～ 4 小时肌注 5 ～ 10 mg 肛门塞剂：每 12 小时 25 mg	嗜睡，头晕，口干，皮疹，耳鸣，恶心，锥体外系反应	多种药物相互作用 < 2 岁或 < 9 kg 儿童禁用
异丙嗪（非那根）	口服，肌注，肛门塞剂：需要时每 4 ～ 6 小时 12.5 ～ 25 mg	出血（许多部位），头痛，心悸	< 2 岁儿童禁用
东莨菪碱（贴剂）	在暴露前 4 小时使用，需要时每 3 天使用贴剂	口干，皮疹，嗜睡，视觉模糊，尿潴留	闭角型青光眼或用钾的患者避免使用
三甲氧苯酰胺（曲美苄胺）	口服：每 6 ～ 8 小时 300 mg	头晕，嗜睡，锥体外系症状，抑郁	

[a] 用于化疗预防时剂量为每天 3 次 IV，每次 0.15 mg/kg。

十一、上呼吸道症状

> 现在是 1 月份，你在给喉咙痛的莫利（Molly）看病，她 27 岁、体健。她有低热（100.3 ℉）、鼻塞、咳嗽症状以及全身疼痛 4 天。因病情没有好转前来就诊。她同事也有人生病。她今年没有接种流感疫苗。

初级保健中上呼吸道症状的常见病因见表 11.23。

1. 评估步骤

是否为急症？

有上呼吸道感染症状的（儿科）患者的主要急诊是会厌炎。如果孩子发热，流口水，看起来有中毒面容，喉咙痛，则怀疑会厌炎。

另外一个急症为肺炎并发败血症。如果患者有咳嗽、发热、呼吸急促、低氧，或者生命体征不稳定时则做此怀疑。

继发性（或牵涉性）耳痛的外在原因来自下颌、颅内神经，或颈部；体格检查通常不显著。虽然大多数继发性耳痛都不是急症，比如牙痛（38%）、颞下颌关节障碍（35%）、颈椎痛（8%），以及颅内神经痛（5%），[60] 但是耳痛也可能是心肌梗死或颞动脉炎的症状。如果患者有冠状动脉病和心绞痛病史或者风险因子，则怀疑心肌梗死；如果老年患者有颞部疼痛以及血沉升高，则怀疑颞动脉炎。

表 11.23 ▶ 上呼吸道症状常见原因

症状	病因
咳嗽	• 过敏性鼻炎 • 哮喘 • 细支气管炎 • 支气管炎 • GERD • 流感 • 肺炎 • 病毒性 URI
耳痛	• 外耳炎 • 中耳炎 • 中耳炎伴渗出液
鼻塞	• 过敏性鼻炎 • 细菌性筛窦炎 • 异物（通常单侧，脓性鼻腔分泌物，常见于儿童） • 流感 • 病毒性 URI
喉咙痛	• 会厌炎 • GERD • A 组链球菌感染 • 流感 • 传染性单核细胞增多症 • 扁桃体周围脓肿 • 病毒性咽喉炎 • 声带使用过度

GERD，胃食管反流病；URI，上呼吸道感染。

是否存在其他严重疾病的危险信号？

🏳 上呼吸道感染症状患者严重疾病的线索或"危险信号"：

▶ 严重喉咙痛并有悬雍垂偏离（扁桃体周围脓肿）

▶ 用力呼吸，包括腹肌的使用

▶ 无、减低或者单侧呼吸音（肺炎，气胸，异物）

▶ 吞咽困难，并且有喘鸣声（会厌炎）

▶ 长期声音嘶哑（喉癌或声带结节）

▶ 长期咳嗽或咳血（肺癌，结核）

▶ 儿童高热（> 101 ℉）（败血症，脑膜炎）

▶ 第七颅神经麻痹，糖尿病，免疫抑制，单侧听力丧失（恶性外耳道炎）

▶ 乳突压痛（乳突炎）

肺炎和流感也可能很严重，尤其是对于老年患者。莫利是一个年轻人，由于症状持续而来就诊，不是很严重，所以不太可能是肺炎。图 11.12 诊断方法可以帮助你确定是否存在这些病因。

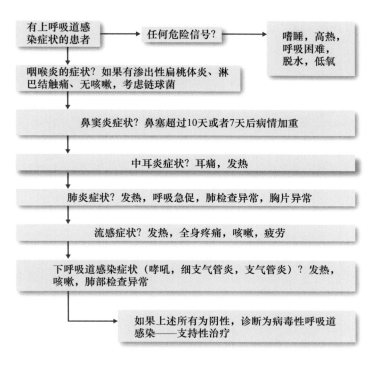

图 11.12 ▶ 呼吸道症状患者的处理

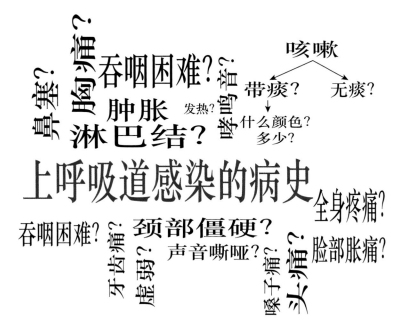

需要诊断性检查吗？

决策原则可以帮助决定某一诊断的可能性以及是否需要进行诊断检查。下面的例子是 A 组 β 溶血性链球菌（GABS）的 Centor 评分和社区获得性肺炎的赫克灵（Heckerling）临床决策工具。

检查发现，莫利有一些颈部淋巴触痛，扁桃体有轻度红肿，但是没有渗出液。肺音清晰。你的鉴别诊断包括病毒性上呼吸道感染、流感以及链球菌咽炎。

你计算 Centor 评分为 1，所以她有链球菌咽炎的可能性为 5% ～ 10%。你没有做快速链球菌抗原筛查。你上美国疾控中心（CDC）网站很快地查询到你所在区域流感发病率，发现很低。你诊断莫利为病毒性上呼吸道感染，推荐支持疗法，如果她在 3 ～ 5 天内病情没有改善，建议电话复诊。

决定 GABS 感染与病毒性咽炎可能性的 Centor 评分
- +1 分：年龄 3 ～ 14 岁。
- –1 分：年龄 > 45 岁。
- +1 分：有渗出性扁桃体炎。
- +1 分：颈部淋巴结触痛。
- +1 分：无咳嗽。

用评分来计算 GABS 的可能性。https://www.mdcalc.com/centor-score-modifiedmcisaac-strep-pharyngitis。

莫利第 2 个星期回诊；她母亲也预约了就诊。莫利的发热、身体疼痛、喉咙痛已经消失，但是她仍然有鼻塞和面部疼痛。除了鼻甲红肿以及鼻腔脓性分泌物外，其他体格检查均正常。

每一年在美国大约八分之一的成年人被诊断为鼻窦炎（每年约 3000 万病例）。急性细菌性鼻窦炎诊断如下：[62, 63]

- 症状：脓性鼻腔分泌物，鼻塞，脸部疼痛或肿胀，以及发热。
- 症状持续超过 10 天没有改善（如果在 10 天内，考虑病毒性鼻窦炎更为可能）。
- 亚急性鼻窦炎：症状 > 4 周且 < 12 周。
- 慢性鼻窦炎：症状 > 12 周。

莫利已经病了 12 天。你诊断为急性细菌性鼻窦炎，建议阿莫西林治疗。第 2 个星期她打电话说终于好多了。

莫利的母亲海瑟（Heather）是你下一个患者。她在莫利得病期间也病了，持续性咳嗽及间断性发热。她 53 岁，体健，不吸烟。体温 100.2 ℉，右下肺有啰音，以及呼吸音降低。你怀疑社区获得性肺炎，使用赫克灵临床决定工具来帮助你判断她有社区获得性肺炎的可能性。

成年人社区获得性肺炎赫克灵临床决策工具

▶ 下面任何一项为 1 分：体温 > 100 ℉，有哮喘，脉搏 > 100 次 / 分，啰音，呼吸音降低。

▶ 肺炎的可能性随着积分的增加而增加。5 分在初级保健就诊中诊断肺炎的可能性为 47%。

https://www.easycalculation.com/medical/pneumonia-clinical-prediction-heckerling.php

---

海瑟的赫克灵分数为 3，这表明她肺炎的可能性为 27%。你决定使用大环内酯类抗生素做门诊治疗（http://www.thoracic.org/statements/resources/mtpi/idsaats-cap.pdf）。她恢复得很好。

85% 的社区获得性肺炎病例由链球菌肺炎、流感嗜血杆菌或者卡他莫拉菌引起。表 11.24 列出了上呼吸道感染症状常见病因的关键特征、诊断性检查以及治疗。

2. 处理方法

上呼吸道感染常见原因的初步治疗见表 11.24。关于耳痛，区分急性中耳炎（Acute Otitis Media, AOM）和渗出性中耳炎（Otitis Media with Effusion, OME）很重要（表 11.25）。渗出性中耳炎可能持续数月，并且经常被误认为急性中耳炎，从而导致不必要的抗生素治疗。[64] 渗出性中耳炎可对发声前儿童的耳膜（TM）造成损害和语言延迟；如果确诊，则需要进行连续观察，以确保正确的言语发育和耳膜的外观。

表 11.24 ▶ 上呼吸道感染常见病因的关键特征、诊断检查以及治疗

常见病因	关键特征	诊断性检查	治疗
细菌性鼻窦炎	鼻塞，鼻腔脓性分泌物，症状超过 10 天或 7 天后恶化	体格检查	抗生素。一线药包括阿莫西林，阿莫西林 / 克拉维酸
支气管炎	咳嗽，可能有其他 URI 症状	体格检查	吸入剂
流感	发热，咳嗽，全身疼痛，疲劳，喉咙痛	流感快速抗原检查，了解当地发病率	如果症状是在 72 小时以内则进行抗病毒治疗，否则用支持疗法
中耳炎	耳痛，URI 症状	体格检查，鼓气耳镜检查 [a]	2 岁以上无并发症、急性单侧中耳炎的儿童可以观察，抗生素，鼓室造口管 [b]

续表

常见病因	关键特征	诊断性检查	治疗
肺炎	发热，咳嗽，肺部检查异常	CXR	抗生素：一线药包括阿奇霉素，克拉霉素，强力霉素；如果有其他合并症考虑左氧氟沙星，莫西沙星或者奥格门汀。
链球菌咽炎	喉咙痛，渗出性扁桃体炎，颈部淋巴结触痛，无咳嗽	Centor 评分，快速链球菌抗原检查或者链球菌培养	抗生素：一线药包括 PCN，阿莫西林，头孢氨苄，阿奇霉素，或者克林霉素（如果 PCN 过敏）
病毒性 URI	咳嗽，鼻塞，喉咙痛，低热	无；排除性诊断	支持疗法，成年人非处方药

[a] 鼓气耳镜检查为耳部吹气以决定 TM 的耳膜活动度，提高中耳炎或者积水诊断的准确率（Ely JW, Hansen MR, Clark EC. Diagnosis of ear pain. Am Fam Physician. 2008;77(5):621‑628）。

[b] 鼓室造口管适用于急性中耳炎儿童 6 个月内发作超过 3 次，12 个月内发作超过 4 次。即使有抗生素预防治疗仍反复发作或者多种药物过敏，或者儿童中耳炎有积液伴急性听力丧失或有听力丧失的风险，耳膜的结构损伤；持续积水（双侧超过 3 个月或者单侧超过 6 个月；或者伴有眩晕、耳痛或耳鸣的症状）。CXR，胸部透视；PCN，青霉素；URI，上呼吸道感染。

资料来源： Aring AM, Chan MM. Current concepts in adult acute rhinosinusitis. Am Fam Physician. 2016;94(2): 97‑105; Kalra MG, Higgins KE, Perez, ED. Common questions about streptococcal pharyngitis. Am Fam Physician. 2016;94(1):24‑31; Rosenfeld RM, Piccirillo JF, Chandrasekhar SS, et al. Clinical practice guideline (update): adult sinusitis executive summary. Otolaryngol Head Neck Surg. 2015;152(4):598‑609.

　　如果最初治疗失败，鼓励患者随访以便重新评估。然而咳嗽可以持续数周，除非症状恶化或者咳嗽带痰（黏液），否则不用担忧。

表 11.25 ▶ 急性中耳炎（AOM）以及渗出性中耳炎（OME）的特征

AOM	OME	胆脂瘤
• 中重度耳膜鼓胀 • 轻度耳膜鼓胀疼痛 < 48 小时 • 新出现非外耳炎的耳漏 • 疼痛，易激惹及发热（儿童）	• 常伴随 AOM • 轻度听力丧失 • 无急性疾病的体征 • 空气 / 液平面，泡状或浑浊耳膜	• 中耳的异常皮肤生长 • 可能在感染后 • 无症状；随着时间推移听力丧失

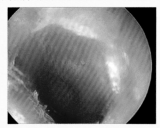 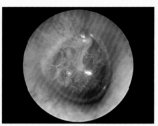 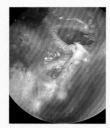

15 个月大的患者左耳急性中耳炎，耳膜明显发红和肿胀。不见锤骨和光反射。[a]	右耳渗出性中耳炎。注意轻微收缩、半透明、无红肿的耳膜有多个空气‑液体平面。[b]	原发性获得性胆脂瘤，从上鼓室回缩袋取出的碎片。[a]

图片来源：William Clark, MD[a]；Frank Miller, MD[b] 流感。

流感

方框 11.2 列出了可能需要抗病毒治疗的流感并发症高危人群。抗病毒治疗只有在症状出现 72 小时内治疗才有效。可以缩短病程，降低流感的严重度。表 11.26 列出了抗流感病毒制剂。

方框 11.2　怀疑有流感并建议抗病毒治疗的高危人群

▶ 小于 2 岁的儿童

▶ 65 岁及以上的成年人

▶ 有慢性疾病的患者 [a]

▶ 免疫抑制患者，包括由药物造成或人类免疫缺陷病毒（HIV）感染

▶ 孕妇或产后（分娩 2 周以内）

▶ 小于 19 岁、长期服用阿司匹林者

▶ 美国印第安人 / 阿拉斯加本地人

▶ 病态肥胖者（体重指数 ≥ 40 kg/m² ）

▶ 养老院和其他慢性病护理机构的居民

[a] 疾病包括肺部（包括哮喘），心血管（除了单独的高血压），肾脏，肝脏，血液（包括镰状细胞病），以及代谢障碍（包括糖尿病），或神经性以及神经发育疾病 [包括大脑的障碍，脊髓，周围神经以及肌肉，比如大脑性瘫痪，癫痫（癫痫病），卒中，智力障碍（智力低下），中度到重度的发育迟缓，肌肉萎缩，或者脊髓损伤]

资料来源：Erlikh IV, Abraham S, Kondamudi VK. Management of influenza. Am Fam Physician. 2010;82(9): 1087 – 1095。

查询流感的重要网站：

▶ 一般信息：　http://www.cdc.gov/flu/professionals/index.htm。

▶ 流行病学：州卫生局，美国疾控中心（http://www.cdc.gov/flu/ ），或者世界卫生组织（WHO）（http://www. int/influenza/surveillance_monitoring/en/）查询流感发病率，类型以及与疫苗的匹配信息。

▶ 美国疾控中心每周流感报告包括阳性检测，入院率以及每个州的信息（http://www.cdc.gov/flu/weekly/ ）。

▶ 疫苗建议：新的推荐不主张使用鼻腔接种（http://www.cdc.gov/flu/about/season/flu-season–2016–2017.htm ）。

抗流感病毒制剂	抗病毒活性	使用	推荐	不推荐
奥司他韦（Tamiflu）	流感 A 和 B	治疗药物预防	任何年龄大于 3 个月	不适应
扎那米韦（Relenza）	流感 A 和 B	治疗药物预防	7 岁及以上 5 岁及以上	有肺部疾病患者（比如慢性阻塞性肺疾病）
帕拉米韦（Rapivab）	流感 A 和 B	治疗药物预防	18 岁及以上不适用	不适用

表 11.26 ▶ 抗流感病毒制剂

资料来源：Centers for Disease Control and Prevention: Influenza Antiviral Medications: Summary for Clinicians, http://www.cdc.gov/flu/professionals/antivirals/summary–clinicians.htm。

作为治疗决策的一部分，你需要决定患者何时需要住院治疗。除了查找上面列出的严重疾病的线索外，您还可以使用决策工具来帮助评估病情严重程度，比如 CURB–65。[65]

你的患者得了肺炎，需要住院治疗吗？

CURB–65 严重度评级（http://www.mdcalc.com/curb–65–severity–score–community–acquired–pneumonia/）

▶ 使用一系列的综合因素决定是否需要入院治疗：

▶ 神志不清；

▶ BUN > 19 mg/dL；

▶ 呼吸 > 30 次 / 分；

▶ SBP < 90 mmHg 或 DBP < 60 mmHg；

▶ 年龄 > 65 岁。

问题

1. 对有急性问题的患者应该很快做下列哪项？

   A. 获取完整的病史，包括家族以及社会史

   B. 进行全面体检

   C. 决定问题是否为急症

   D. 根据鉴别诊断决定是否需要做实验室检查

   E. 查看是否对此问题有相关的指南

2. 你在看一个有耳痛的 3 岁儿童。根据你的评估你认为他有急性耳部感染。下面哪一项对患者提供的治疗是正确的？

A．开抗生素

B．开抗生素之前建议等待观察

C．列出所有可能治疗的选择，让家长选出其中之一

D．提供诊断信息以及鼓励家长参与治疗决策

3. 你在看一个有腹痛的 48 岁女性。你判断没有急腹症，疼痛局限在左下腹，大小便正常，妊娠试验阴性。下面哪项是疼痛的可能原因？

A．憩室炎

B．胃溃疡疾病

C．肾结石

D．胆囊炎

E．乳糜泻

4. 对一个诊所中有急性呼吸困难但是生命指征稳定的成年患者首先应该做哪一项检查？

A．脉搏血氧测定

B．肺活量测定

C．心电图

D．胸片

5. 你在看一位运动时出现胸痛的 58 岁女性。她有高血压史，其他正常；体格检查正常，无胸部压痛，胸痛决策原则打 2 分（心源性的概率不低）。诊室心电图正常。建议下面哪一项治疗？

A．安慰以及观察

B．预约运动试验

C．给予硝酸甘油并获取一系列生物标志物

D．转诊心血管医生做侵入性检查

E．用硝酸盐和 β 受体阻滞剂治疗她的心脏缺血

6. 你在看一位 48 岁的男性，基于他的病史以及迪克斯 – 哈尔派克手法（Dix–Hallpike）阳性被诊断为良性阵发性位置性眩晕。以下哪一项是建议的治疗方法？

A．平衡训练物理治疗

B．支持疗法以及艾普利（Epley）手法

C．抗病毒药

D．利尿剂

E．β 受体阻滞剂

7. 28 岁女性患者打电话到诊所，抱怨在 12 小时内有尿痛和尿频。她没有其他的疾病，2 年前有过一次尿路感染；不发热，没有阴道症状。关于这个患者可能尿路感染以下一项的处理是正确的？

A．她应该到诊所进行评估

B．她应该开始服用红莓汁

C．她需要带尿液样本来证实尿路感染

D．对很可能的尿路感染进行治疗

E．在尿路感染治疗之前进行性传播病筛查

8．以下哪一项是成年人发热败血症的"危险信号"？

A．过度口渴

B．脑膜刺激征

C．单独体温升高 [高于 103 ℉（39.4℃）]

D．嗜睡

E．心率降低

9．你在门诊看一个有贫血的老年男性患者。他没有疼痛或其他的症状。目前没有吸烟或饮酒。大便隐血阳性，但是直肠指检正常。以下哪一项是这位患者消化道出血的可能原因？

A．胃癌

B．食管静脉曲张

C．痔疮

D．血管扩张

E．结肠炎

10．以下哪一项关于头痛是正确的？

A．原发性头痛的四种类型有偏头痛、紧张性头痛、丛集性头痛以及慢性每日头痛

B．药物戒断性头痛是头痛急症之一

C．慢性每日头痛危险因素包括男性以及喝酒

D．对新出现头痛的患者应该做头部 CT

E．阿米替林对丛集性头痛有帮助

11．以下哪一项会使你认为腿部肿胀的患者有静脉血栓形成？

A．单侧，红肿疼痛以及发热

B．单侧，急性，腿部外伤史

C．毛发生长降低，外伤史

D．膝关节后有触痛和瘀斑

12．胰腺炎引起恶心呕吐的患者应考虑下列哪一项？

A．肝功能检查证实

B．给予质子泵抑制剂

C．给抗生素

D．肠道休息以及药物控制症状

13．你在急诊室看一个 6 岁的女孩，她有 2 天上呼吸道症状病史。以下哪一项会让你相信

这是紧急情况而不仅仅是呼吸道感染？

A．小孩的体温为 103 ℉（39.4℃）

B．孩子在流口水

C．双侧耳痛并有分泌物

D．吠咳

E．哮鸣音

答案

问题 1： 正确答案是 C。

本章要点 3。在就诊早期，利用患者的病史、体征和症状确定问题是否为紧急情况；如果是，通知主治医生。一旦你有足够的病史开始形成鉴别诊断，你应该确定问题是否紧急。

问题 2： 正确答案是 D。

大多数患者更愿意被告知他们的诊断（或可能的诊断），并参与决定有关检查和治疗。共同决策，包括做出明确的决策并提供有关治疗或筛查方案及其相关结果的信息，增加患者对其决策的知识和信心，在许多情况下，知情患者选择更保守的治疗方案。

问题 3： 正确答案是 A。

在没有怀孕也没有尿路症状的妇女中，考虑憩室炎为左下腹疼痛的原因。

问题 4： 正确答案是 A。

对呼吸急促的门诊诊断非常直观，而且由患者呈现症状的急性程度来决定。监测所有的患者的生命体征，包括脉搏血氧测定。

问题 5： 正确答案是 B。

表 11.7 和图 11.5。对缺血性胸痛，心电图正常或非异特性改变的患者，如果决策原则得分 2～3 分，讨论心血管科评估，检测肌钙蛋白或者进行运动试验。（如果你的评估和得分提示冠状动脉疾病，则进行分级运动试验或同等检查。）

问题 6： 正确答案是 B。

表 11.10。对有良性阵发性位置性眩晕患者，给予支持疗法（评估跌倒风险，家庭支持，中枢神经系统（CNS）障碍以及活动性或平衡受损），教 Epley 手法练习以及给予止吐药。

问题 7： 正确答案是 D。

图 11.7。对尿痛，无阴道症状，以及有尿路感染病史的女性，如果症状是典型的非复杂的尿路感染则按尿路感染治疗。

问题 8： 正确答案是 B。

成年患者可能有败血症的其他危险信号包括发热性中性粒细胞降低（发热加上白细胞绝对值，ANC，< 500/mm³），脑膜刺激征（克尼格征，布鲁辛斯基征），以及存在系统性炎症反应综合征或者败血症综合征。

问题 9： 正确答案是 D。

表 11.13。对有贫血以及慢性无痛性下消化道出血患者，考虑血管扩张。进行结肠镜以及可能的放射性核素扫描或血管造影。

问题 10：正确答案是 A。

表 11.15。头痛分为原发性头痛、继发性头痛以及第三类"颅神经痛，中枢和原发性面部疼痛以及其他头痛"。原发性头痛的四种类型为偏头痛、紧张性头痛、丛集性头痛，以及慢性每日头痛。

问题 11：正确答案是 B。

表 11.19。对单侧腿部水肿，通常为急性、疼痛、伴随红肿以及危险因素的患者考虑深静脉血栓形成。

问题 12：正确答案是 D。

表 11.21。阑尾炎、胆囊炎、胰腺炎患者的治疗包括治疗潜在的疾病、药物对症治疗，以及肠道休息。

问题 13：正确答案是 B。

有上呼吸道感染症状的患者（儿童）最主要的急症为会厌炎。如果儿童有发热、流口水、毒性面容，以及咽喉疼痛则怀疑会厌炎。

参考文献

1. Rhoades DR, McFarland KF, Finch WH, et al. Speaking and interruptions during primary care office visits. *Fam Med*. 2001;33(7):528–532.
2. Baker LH, O'Connell D, Platt FW. What else? Setting the agenda for the clinical interview. *Ann Intern Med*. 2005;143(10):766–770.
3. National Ambulatory Medical Care Survey. State and National Summary Tables. Table 11. Based on A Reason for Visit Classification for Ambulatory Care (RVC) defined in the 2012 National Ambulatory Medical care Survey Public Use Data File documentation. 2012. Available from: ftp://ftp.cdc.gov/pub/Health_Statistics/NCHS/Dataset_Documentation/NAMCS/doc2012.pdf. Accessed August 15, 2016.
4. Nelson HD, Cantor A, Humphrey L, et al. Screening for Breast Cancer: A Systematic Review to Update the 2009 U.S. Preventive Services Task Force Recommendation [Internet]. Rockville (MD): Agency for Healthcare Research and Quality (US); 2016 Jan. Report No.: 14-05201-EF-1. Available from: U.S. Preventive Services Task Force Evidence Syntheses, formerly Systematic Evidence Reviews. Accessed August 15, 2016.
5. James Pa, Oparil S, Carter BL, et al. 2014 evidence-based guideline for the management of high blood pressure in adults. Report from the panel members appointed to the eighth Joint National Committee (JNC 8). *JAMA*. 2014;311(5):507–520.
6. Stacey D, Légaré F, Col NF, et al. Decision aids for people facing health treatment or screening decisions. *Cochrane Database Syst Rev*. 2014;(1):CD001431.
7. Elwyn G, Frosch D, Thomson R, et al. Shared decision making: a model for clinical practice. *J Gen Intern Med*. 2012;27(10):1361–1367.
8. Health Quality Ontario. Women's Experiences of Inaccurate Breast Cancer Screening Results: A Systematic Review and Qualitative Meta-synthesis. *Ont Health Technol Assess Ser*. 2016;16(16):1–22.
9. Roskos SE. Abdominal pain (adult). *Essential Evidence Plus*. Updated April 19, 2016. Available from: http://www.essentialevidenceplus.com.ezproxy.library.wisc.edu/content/eee/162. Accessed August 15, 2016.
10. Viniol A, Keunecke C, Biroga T, et al. Studies of the symptom abdominal pain—a systematic review and meta-analysis. *J Fam Pract*. 2014;31:517–529.
11. Leung AK, Sigalet DL. Acute abdominal pain in children. *Am Fam Physician*. 2003;67(11):2321–2326.

12. Parshall MB, Schwartzstein RM, Adams L, et al., American Thoracic Society Committee on Dyspnea. An official American Thoracic Society statement: update on the mechanisms, assessment, and management of dyspnea. *Am J Respir Crit Care Med*. 2012;185(4):435–452.

13. Canto JG, Rogers WJ, Goldberg RJ, et al. Association of age and sex with myocardial infarction symptom presentation and in-hospital mortality. *JAMA*. 2012;307(8):813–822.

14. Kline JA, Courtney DM, Kabrhel C, et al. Prospective multicenter evaluation of the pulmonary embolism rule-out criteria. *J Thromb Haemost*. 2008;6(5):772–780.

15. Albert RH. Diagnosis and treatment of acute bronchitis. *Am Fam Physician*. 2010;82(11):1345–1350.

16. Evensen AE. Management of COPD exacerbations. *Am Fam Physician*. 2010;81(5):607–613.

17. Ramzi DW, Leeper KV. DVT and pulmonary embolism: Part II. Treatment and prevention. *Am Fam Physician*. 2004;69(12):2841–2848.

18. Chavey WE, Bleske BE, Van Harrison R, et al. Pharmacologic management of heart failure caused by systolic dysfunction. *Am Fam Physician*. 2008;77(7):957–964.

19. Zoorob R, Sidani M, Murray J. Croup: an overview. *Am Fam Physician*. 2011;83(9):1067–1073.

20. Fashner J, Ericson K, Werner S. Treatment of the common cold in children and adults. *Am Fam Physician*. 2012;86(2):153–159.

21. McConaghy JR, Oza RS. Outpatient diagnosis of acute chest pain in adults. *Am Fam Physician*. 2013;87(3):177–182.

22. Post RE, Dickerson LM. Dizziness: a diagnostic approach. *Am Fam Physician*. 2010;82(4):361–368.

23. Labuguen RH. Initial evaluation of vertigo. *Am Fam Physician*. 2006;73:244–251, 254.

24. Michels TC, Sands JE. Dysuria: evaluation and differential diagnosis in adults. *Am Fam Physician*. 2015;92(9):778–786.

25. Stark H. Urinary tract infections in girls: the cost-effectiveness of currently recommended investigative routines. *Pediatr Nephrol*. 1997;11(2):174–177; discussion 180–181.

26. Brent S, Nallamothu BK, Simel DL, et al. Does this woman have an acute uncomplicated urinary tract infection? *JAMA*. 2002;287(20):2701–2710.

27. Guralnick ML, O'Connor RC, See WA. Assessment and management of irritative voiding symptoms. *Med Clin North Am*. 2011;95(1):121–127.

28. Arnold J, McLead N, Thani-Gasalam R, et al. Overactive bladder syndrome. *Am Fam Physician*. 2012;41(11):878–883.

29. Dinarello CA. Thermoregulation and the pathogenesis of fever. *Infect Dis Clin North Am*. 1996;10:433–449.

30. Stevceva L. Fever of unknown origin. *Essential Evidence Plus*. Updated May 26, 2016. Available from: http://www.essentialevidenceplus.com.ezproxy.library.wisc.edu/content/eee/308. Accessed September 4, 2016.

31. Allen CH. Fever without a source in children 3 to 36 months of age. *UpToDate*. Updated Feb 2, 2016. Available from: https://www-uptodate-com.ezproxy.library.wisc.edu/contents/fever-without-a-source-in-children-3-to-36-months-of-age?source=search_result&search=fever±without±a±soucre&selectedTitle=1~150. Accessed September 4, 2016.

32. Levy MM, Fink MP, Marshall JC, et al. 2001 SCCM/ESICM/ACCP/ATS/SIS. International Sepsis Definitions Conference. *Crit Care Med*. 2003;31:1250–1256.

33. Jaimes F, Garces J, Cuervo J, et al. The systemic inflammatory response syndrome (SIRS) to identify infected patients in the emergency room. *Intensive Care Med*. 2003;29:1368–1371.

34. Singer M, Deutschman CS, Seymour CW, et al. The third international consensus definitions for sepsis and septic shock (Sepsis-3). *JAMA*. 2016;315(8):801–810.

35. Seymour CW, Liu VX, Iwashyna TJ, et al. Assessment of clinical criteria for sepsis (Sepsis-3). *JAMA*. 2016;315(8):762–774.

36. Shankar-Hari M, Phillips GS, Levy ML, et al. Developing a new definition and assessing new clinical criteria for septic shock (Sepsis-3). *JAMA*. 2016;315(8):775–787.

37. Van den Bruel A, Haj-Hassan T, Thompson M, et al; European Research Network on Recognising Serious Infection Investigators. Diagnostic value of clinical features at presentation to identify serious infection in children in developed countries: a systematic review. *Lancet*. 2010;375(9717):834–845.

38. Higdon ML, Higdon JA. Treatment of oncologic emergencies. *Am Fam Physician*. 2006; 74(11):1873–1880.

39. Viscoli C. The evolution of the empirical management of fever and neutropenia in cancer patients. *J Antimicrob Chemother*. 1998;41(suppl D):S65–S80.

40. Bleeker-Rovers CP, Vos FJ, de Kleijn EM, et al. A prospective multicenter study on fever of unknown origin: the yield of a structured diagnostic protocol. *Medicine (Baltimore)*. 2007;86(1):26–38.

41. Erlikh IV, Abraham S, Kondamudi VK. Management of influenza. *Am Fam Physician*. 2010;82(9):1087–1095.

42. Ables AZ, Nagubilli R. Prevention, recognition, and management of serotonin syndrome. *Am Fam Physician*. 2010;81(9):1139–1142.

43. Contratto EC, Jennings MS. Gastrointestinal bleeding. In: Smith MA, Shimp LA, Schrager S (eds). *Lange Family Medicine Ambulatory Care and Practice*. 6th ed. New York: McGraw Hill; 2014.

44. Gluud LL, Krag A. Banding ligation versus beta-blockers for primary prevention in esophageal varices in adults. *Cochrane Database Syst Rev*. 2012;(8):CD004522.

45. Wilkins T, Baird C, Pearson AN, et al. Diverticular bleeding. *Am Fam Physician*. 2009; 80(9):977–983.

46. Alonso-Coello P, Guyatt G, Heels-Ansdell D, et al. Laxatives for the treatment of hemorrhoids. *Cochrane Database Syst Rev*. 2005(4):CD004649.

47. Burch RC, Loder S, Loder E, et al. The prevalence and burden of migraine and severe headache in the United States: updated statistics from government health surveillance studies. *Headache*. 2015;55(2):356.

48. Robbins MS, Lipton RB. The epidemiology of primary headache disorders. *Sem Neurol*. 2010; 30(2):107–119.

49. American College of Radiology Appropriateness Criteria (Neurologic: Headache). Available from: https://acsearch.acr.org/list. Accessed September 2016.

50. Aygun D, Bildik F. Clinical warning criteria in evaluation by computed tomography the secondary neurological headaches in adults. *Eur J Neurol*. 2003;10(4):437–442.

51. Linde K, Allais G, Brinkhaus B, et al. Acupuncture for the prevention of episodic migraine. *Cochrane Database Syst Rev*. 2016;(6):CD001218.

52. Ely JW, Osberoff JA, Chambliss ML, et al. Approach to leg edema of unclear etiology. *J Am Board Fam Med*. 2006;19(2):148–160.

53. Wilbur J, Shian B. Diagnosis of deep venous thrombosis and pulmonary embolism. *Am Fam Physician*. 2012;86(10):913–919.

54. Qaseem A, Snow V, Barry P, et al. Current diagnosis of venous thromboembolism in primary care: a clinical practice guideline from the American Academy of Family Physicians and the American College of Physicians. *Ann Fam Med*. 2007;5:57–62.

55. Lacroix R, Eason E, Melzack R. Nausea and vomiting during pregnancy: A prospective study of its frequency, intensity, and patterns of change. *Am J Obstet Gynecol*. 2000;182:931–937.

56. Naeim A, Dy SM, Lorenz KA, et al. Evidence-based recommendations for cancer nausea and vomiting. *J Clin Oncol*. 2008;26(23):3903–3910.

57. Pitts SR, Niska RW, Xu J, et al. National hospital ambulatory medical care survey: 2006 Emergency department summary. *Natl Health Stat Report*. 2008;7:1–38.

58. Canavan A, Arant BS. Diagnosis and management of dehydration in children. *Am Fam Physician*. 2009;80(7):692–696.

59. Gorelick MH, Shaw KN, Murphy KO. Validity and reliability of clinical signs in the diagnosis of dehydration in children. *Pediatrics*. 1997;99(5):E6.

60. Leung AK, Fong JH, Leong AG. Otalgia in children. *J Natl Med Assoc*. 2000;92(5):254–260.

61. Harmes KM, Blackwood RA, Burrows HL, et al. Otitis media: diagnosis and treatment. *Am Fam Physician*. 2013;88(7):435–440.

62. Aring AM, Chan MM. Current concepts in adult acute rhinosinusitis. *Am Fam Physician*. 2016;94(2):97–105.

63. Rosenfeld RM, Piccirillo JF, Chandrasekhar SS, et al. Clinical practice guideline (update): adult sinusitis executive summary. *Otolaryngology, Head and Neck Surg*. 2015;152(4):598–609.

64. Harmes KM, Blackwood RA, Burrows HL, et al. Otitis media: diagnosis and treatment. *Am Fam Physician*. 2013;88(7):435–440.

65. Ebell MH. Predicting pneumonia in adults with respiratory illness. *Am Fam Physician*. 2007;76(4):560–562.

第十二章　常见慢性病的处理方法

本章要点

1 ▶ 慢性病管理模式主张多学科管理方法，通过利用社区资源和患者自我管理的培训，来有效地管理慢性病。

2 ▶ 哮喘的管理着重于通过短效和长效药物控制症状，以降低对生活造成的障碍和风险，降低危险因素，并利用现有工具减少恶化。

3 ▶ 应用肺活量测定法诊断慢性阻塞性肺疾病，并根据症状、发作频率和严重程度，按 GOLD 标准分组治疗。

4 ▶ 通过血管紧张素转换酶抑制剂、阿司匹林、β 受体阻滞剂、他汀类药物、戒烟、流感疫苗接种，以及管理糖尿病和高血压来降低心血管疾病的死亡率。

5 ▶ 糖尿病治疗的目标为预防高血糖和低血糖，并通过控制危险因素及合并症以降低并发症。

6 ▶ 心力衰竭治疗的目的是通过控制症状、健康饮食和运动以避免入院，从而提高生活质量，通过减少共病和戒烟避免病情的进展。

7 ▶ 高血脂的治疗是基于 10 年内急性心血管发病的风险；低密度脂蛋白水平直接与动脉粥样硬化心血管疾病（ASCVD）风险相关。

8 ▶ 高血压是动脉粥样硬化心血管疾病的主要危险因素，大多数患者最初使用利尿剂和血管紧张素转换酶抑制剂，而非裔美国人则使用利尿剂和钙通道阻滞剂。

9 ▶ 对肥胖症的患者进行共病筛查，如高血压，并与患者讨论健康饮食和运动；对有共病的患者提供药物或手术治疗。

10 ▶ 所有 65 岁以上的妇女都应进行骨质疏松筛查，治疗的目的是预防髋关节骨折。

波茨（Potts）女士 57 岁，有糖尿病、高血压和高血脂。她很肥胖，体重指数为 36 kg/m²。她今天来的目的是讨论治疗。她目前服用二甲双胍 2500 mg/d 治疗糖尿病。你介绍自己是医学生，和她讨论糖尿病的问题。当问到她是否监测血糖时，她告诉你她的血糖仪坏了，而且试纸很贵。她曾经吸烟。

A. 慢性病管理模式

照顾慢性病患者是初级保健的一项重要任务。然而，临床医生在诊所的工作只是成功慢性病管理的一小部分。在你和波茨女士的简短访谈中，你已经发现她有多种相互关联的疾病，她没有办法监测她的糖尿病，她成功地戒烟了，还有她难以支付费用。

> **慢性病的事实[1]：**
> ▶ 大约 90% 的 65 岁以上的人至少有一种慢性病。
> ▶ 慢性病护理几乎占美国每年所有医疗支出的四分之三。
> ▶ 初级保健工作者没有足够的时间或设施来管理所有慢性病。
> ▶ 十大死因中有七个与慢性病有关。
> ▶ 大约四分之一的慢性病患者日常活动受到限制。

　　慢性病管理模式为健康服务组织提供指南，利用包括社区资源以及对患者自行管理培训的综合学科方法来有效管理慢性病。表 12.1 展示了成功的慢性病管理的几个不同方面。

B. 慢性病随访的一般方法

　　在看患者之前，查看一下患者的病历会有助于获得患者的信息，服用药物、疾病史、最近的治疗计划或化验数据，以及任何疾病的证据（比如糖尿病的糖化血红蛋白，糖尿病性神经病变）、并发因素 [比如，血压（BP）] 或者症状控制（比如低血糖发作）（第四章）。在检查波茨女士的生命体征时，发现她的血压为 124/78 mmHg，控制得很好，但是最近 6 个月她增加了 10 磅。最后一次糖化血红蛋白是 8.6%，胆固醇高。利用第十一章第一部分的关于介绍、聆听，以及日程设立的信息开始随访。

问候（参照第十一章，第一部分）以及采集病史

慢性病随访中包括什么？

病史

▶ 从生理和情绪方面评估患者今天的状况。疾病怎样影响他们的日常生活？

▶ 获得相关的疾病史：病龄，怎样被诊断的，以前的治疗。

▶ 检阅任何自我监测的资料（比如家庭血糖监测）。

你是否监测了你的血糖？今天让我们来看看你的记录。糖尿病是怎样影响你的生活的？

药物审核

· 审核带来的任何药物
· 询问剂量、为了省钱而不吃或少吃药，以及什么时候服药
· 询问关于药物的担忧 / 有效性
· 查看药物清单，注意有无差别（其他开药者？）
· 询问非处方药的服用（比如维生素和补充品一般不认为是"药"）
· 查看任何药物之间可能的相互作用

▶ 检查药物（副作用，依从性，参照以下）。

　• 如果患者没有吃所有开的药，问为什么（比如，费用，副作用，长期使用药物的顾虑）。

　• 是否需要续药？

▶ 与患者一起回顾疾病控制（如糖化血红蛋白）。

▶ 询问其他医务工作者/专科医生。

▶ 讨论做检查的时间表。

体格检查

▶ 查多少？通常与疾病过程有关。

　• 比如，对高血压患者，听诊心肺，检查颈动脉杂音，查看视网膜。对糖尿病患者，因为神经病变的风险，检查双脚。

表 12.1 ▶ **成功的慢性病管理的几个不同方面**

医疗服务机构

• 机构和保险公司内部对慢性病管理的重视
• 报销环境支持慢性病服务和管理的保险付费环境
• 奖励慢性病服务质量
• 支持团队护理

决策支持

• 提供循证临床实践指南，并将其最佳的整合到日常服务中
• 通过电话或电子咨询提供专业支持
• 优秀医生为实习团队执行临床指南提供支持

交付系统的重新设计

• 重新设计初级保健操作
• 实习团队具有特定职责
• 尝试将急病和慢性病护理分开
• 培训医生以外的工作人员以支持病人自我疾病管理
• 常规实验室检查
• 定时常规随访

临床信息系统

• 设置电子提醒，帮助临床团队遵循实践指南
• 向医生提供电子反馈，告知其实践结果
• 登记以跟踪所有慢性病患者记录，这有助于个人和群体水平慢性病管理

自我管理支持

• 授权患者及其家人参与慢性病的管理
• 给患者提供工具以帮助患者管理疾病和转介的社区资源

波茨女士告诉你，她买不起健康食品，所以经常去免费食物分发站，那里的大部分食品含很高的碳水化合物。她不做任何运动。除此之外，体格检查正常。

管理

▶ 如果疾病没有得到控制，讨论治疗方案，比如使用动机面询技巧（第五章）讨论改变生活方式，加新药或者增加现药剂量。

▶ 考虑必需的预防措施（比如糖尿病患者的眼睛检查或者哮喘患者的肺炎疫苗接种）。

▶ 考虑转诊社区资源，以及病例管理。

▶ 讨论随访计划。

▶ 记录（病程记录，血压表或者血糖图）。

▶ 结束访问时要求患者设定一个或多个 SMART 目标（特定的，可测量的，现实的，有时间限制的），比如，"两个月后我要减 5 磅"。

治疗选择：您与波茨女士讨论了两种可能性，一种是运动和控制体重，另一种是加第二种口服药来更好控制血糖，比如格列吡嗪，以及他汀类药物降低胆固醇（决策支持）。你给她开了一个新的血糖仪，并讨论是偶尔监测还是每天监测。

转诊：你介绍了诊所协调护理的护士帮她获得新的血糖仪、试纸，以及提供持续支持（自身管理支持和交付系统重新设置）。

你同时为波茨女士提供了关于老年中心为糖尿病患者提供免费运动课程的信息，和糖尿病饮食，同时把她转诊到营养师，帮助她在食品分发站找到健康食品（社区资源和自身管理支持）。

随诊计划和预防：最后你讨论她应该什么时候随诊，什么时候做实验室检查以及眼睛检查，并嘱咐她与护理协调员预约时间（交付系统重新设置）。

SMART 目标：你最后询问了她下次随访前要达到什么目标来结束这次访问。她表示每周参加两次免费运动课，三个月随访时减几磅（自我管理支持）。

C. 初级保健中常见的慢性病

这一章我们将讨论哮喘、慢性阻塞性肺疾病（COPD）、冠状动脉疾病(CAD)、2 型糖尿病（DM）、心力衰竭（HF）、高血脂、高血压、肥胖及骨质疏松（OP）。虽然这个清单不是完整的慢性病清单，但是是家庭医学门诊中最常见的。初级保健中其他常见慢性病的讨论，可以在第十章、第十五到十七章，以及第二十到二十三章中找到。我们建议你在遇到这些疾病时阅读这些章。

最有效的治疗是推荐强度（SOR）A 的疗法，是根据一致的、高质量的、以患者为中心的证据评估的。推荐强度（SOR）B 是根据不一致的或者质量有限的以患者为中心的证据，而推荐强度（SOR）C 是根据共识、以疾病为中心的证据、专家意见或者系列案例。

一、哮喘

哮喘是一种慢性炎性疾病，以间断性支气管过敏造成空气流动阻塞为特点。虽然患者的表现各不相同，而且和疾病的严重度有关，但是阻塞表现的临床症状有哮鸣音、咳嗽、气短，以及胸闷。[3]

哮喘"发作"通常由环境的过敏原（比如霉菌、动物的皮屑、花粉、昆虫）、空气中刺激物（比如香烟或木柴烟雾、有毒化学品、灰尘）、活动（运动），或者感染的原因（比如呼吸道病毒、肺炎）而触发。"反应性气道疾病"有时候被用作哮喘的同义词，但只限于有哮喘类症状、还没有正式诊断为哮喘的幼小儿童。[4]

> 14 岁女孩海莉（Haley），有哮喘病史，正在你的诊所做常规检查。她报告说，每周有 3～4 个晚上使用沙丁胺醇喷雾剂，包括今天清晨。如果她在体育课上跑步或摸一摸邻居的猫，她每周至少会喘息 3～4 次。她目前唯一使用的药物是吸入性沙丁胺醇。她今天感觉很好。她父亲抽烟。

哮喘有多常见？

哮喘很常见，在美国大约有 9% 的儿童和 7% 的成年人患有哮喘。哮喘的危险因素包括较低的社会经济地位、黑人或非裔、波多黎各血统和男性。与其他种族相比，黑人在急诊室就诊、住院和哮喘死亡率方面的比例过高。[5]

如何评估严重度/控制

哮喘按功能障碍和危险程度分类。表 12.2 显示了成人和 12 岁以上儿童的哮喘分类方案。你可以用这个方案来对海莉的哮喘进行分类；因为她每周 3～4 次夜间醒来，她可能有中度持续性哮喘。类似的模式也适用于较年幼的儿童。

表12.2 ▶ 成人和12岁以上儿童哮喘分类方案

严重程度的组成部分		严重度			
		间歇性	持续性		
			轻度	中度	重度
障碍 正常 FEV₁/FVC: 8～19岁 85% 20～29岁 80% 40～59岁 75% 60～80岁 70%	症状	≤2天/周	>2天/周，但不是每天	每天	整天
	夜间觉醒	≤2次/月	3～4次/月	>1次/周，但不是每晚	通常7次/周
	短效 β₂ 激动剂控制症状（不作为EIB预防）	≤2天/周	>2天/周，但是不超过1次/天	每天	一天几次
	干扰正常活动	无	轻微局限	有些局限	非常局限
	肺功能	• 发作间歇 FEV₁ 正常 • FEV₁ > 80% 预测值 • FEV₁/FVC 正常	• FEV₁ ≥ 80% 预测值 • FEV₁/FVC 正常	• FEV₁ > 60%，但是 ≤ 80% 预测值 • FEV₁/FVC 降低 5%	• FEV₁ ≤ 60% 预测值 • FEV₁/FVC 降低 5%

EIB，运动诱发的支气管痉挛；FEV₁，一秒钟最大呼气量；FVC，最大肺活量。

资料来源 National Asthma Education and Prevention Program: Expert panel report III: Guidelines for the diagnosis and management of asthma, p 74. Bethesda, MD: National Heart, Lung, and Blood Institute, 2007. (NIH publication no. 08 – 4051) www.nhlbi.nih.gov/guidelines/asthma/asthgdln.htm。

最严重的哮喘是严重的持续性支气管痉挛，称为哮喘危象，其体查发现如下。急性哮喘发作家庭管理流程见图 12.1。

哮喘危象体查发现

▶ 心动过速（每分钟大于 120 次）以及呼吸急促（每分钟大于 30 次）。[a]

▶ 使用呼吸辅助肌。

▶ 奇脉（吸气时收缩压下降 >10 mmHg）。

▶ 哮鸣音；哮鸣音消失/降低，可能表明阻塞加重。

▶ 神志改变：通常因为低氧或高碳血症；这些是紧急插管的指征。

▶ 吸气时腹部和膈肌的反常运动；表明膈肌衰竭和可能的呼吸危象。

[a] 包括在使用支气管收缩药物（如甲基胆碱）前后测量一秒钟最大呼气量和最大肺活量。
8 mg/mL 甲基胆碱使一秒钟最大呼气量降低 20% 以上被认为是阳性试验。

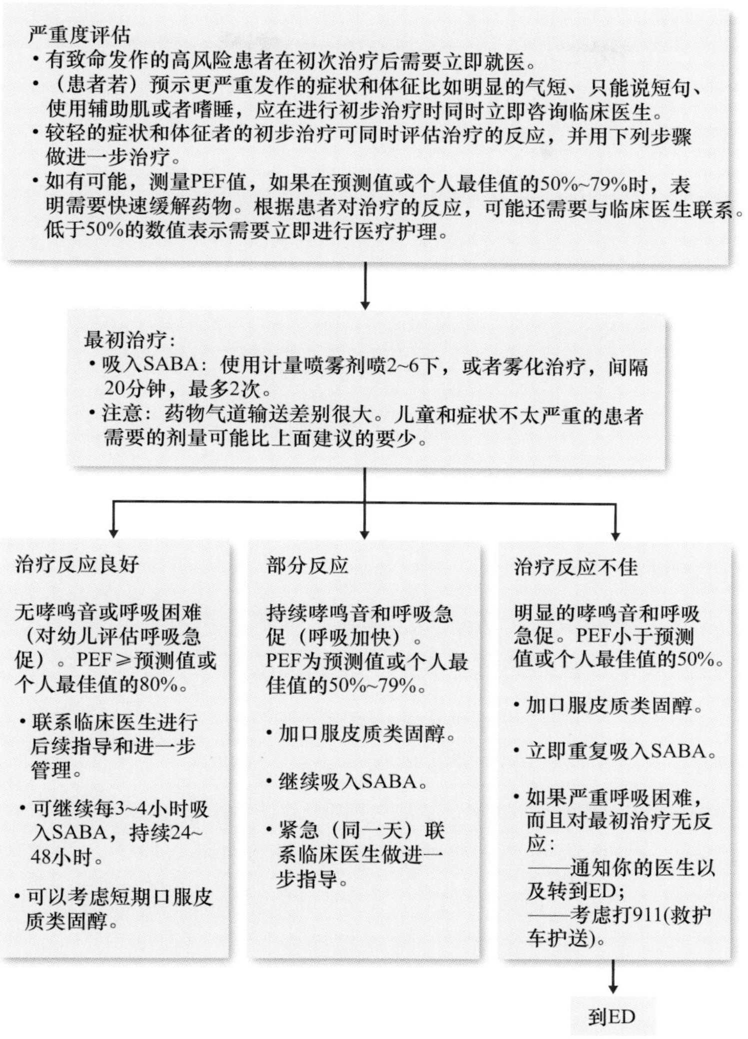

严重度评估
- 有致命发作的高风险患者在初次治疗后需要立即就医。
- （患者若）预示更严重发作的症状和体征比如明显的气短、只能说短句、使用辅助肌或者嗜睡，应在进行初步治疗时同时立即咨询临床医生。
- 较轻的症状和体征者的初步治疗可同时评估治疗的反应，并用下列步骤做进一步治疗。
- 如有可能，测量PEF值，如果在预测值或个人最佳值的50%~79%时，表明需要快速缓解药物。根据患者对治疗的反应，可能还需要与临床医生联系。低于50%的数值表示需要立即进行医疗护理。

最初治疗：
- 吸入SABA：使用计量喷雾剂喷2~6下，或者雾化治疗，间隔20分钟，最多2次。
- 注意：药物气道输送差别很大。儿童和症状不太严重的患者需要的剂量可能比上面建议的要少。

治疗反应良好

无哮鸣音或呼吸困难（对幼儿评估呼吸急促）。PEF≥预测值或个人最佳值的80%。
- 联系临床医生进行后续指导和进一步管理。
- 可继续每3~4小时吸入SABA，持续24~48小时。
- 可以考虑短期口服皮质类固醇。

部分反应

持续哮鸣音和呼吸急促（呼吸加快）。PEF为预测值或个人最佳值的50%~79%。
- 加口服皮质类固醇。
- 继续吸入SABA。
- 紧急（同一天）联系临床医生做进一步指导。

治疗反应不佳

明显的哮鸣音和呼吸急促。PEF小于预测值或个人最佳值的50%。
- 加口服皮质类固醇。
- 立即重复吸入SABA。
- 如果严重呼吸困难，而且对最初治疗无反应：
  ——通知你的医生以及转到ED；
  ——考虑打911(救护车护送)。

到ED

图 12.1 ▶ 急性哮喘发作家庭管理流程图

ED，急诊室；PEF，呼气流量峰值；SABA，短效 β_2 激动剂（快速缓解喷雾剂）。
改编自：the National Heart Lung and Blood Institute. National Asthma Education and Prevention Program. Expert panel report 3: Guidelines for the diagnosis and management of asthma; 2007:382。http:// www.nhlbi.nih.gov/guidelines/asthma/asthgdln.htm 以及 https://www.nhlbi.nih.gov/files/docs/guidelines/asthgdln.pdf。

患者和临床医生可使用一系列临床评估工具来决定哮喘的功能障碍和危险程度。哮喘控制测试（the Asthma Control Test，ACT）和儿童哮喘控制测试（tm）是两个经过验证的问卷调查方法（方框 12.1）。[6,7]

> **方框 12.1** **哮喘控制测试（ACT）与儿童哮喘控制测试**
>
> ▶ ACT https://www.asthma.com/additional-resources/asthma-control-test.html
>
> ▶ 儿童 ACT https://www.asthma.com/additional-resources/childhood-asthma-control-test.html

呼气流量峰值（Peak Expiratory Flow, PEF）可以帮助测量气道阻塞的程度。

　　你要求海莉填写哮喘控制测试表格（成人版）。25 分中她得 13 分。19 分或以下表明哮喘控制不佳。她今天的 PEF 正常。

诊断

患者病史中的某些因素提示有哮喘：

▶ 咳嗽，尤其是晚上。

▶ 反复呼吸困难或胸闷。

▶ 症状因运动、病毒感染、接触毛皮动物、霉菌、烟雾、花粉、虫螨、空气中的化学物质或灰尘、月经周期、强烈的情感表达（比如笑或哭）、天气改变而加重。

　　▶ 哮鸣音（http://www.easyauscultation.com/wheezing）——由于空气通过狭窄的气道产生的连续的高音哨音（无哮鸣音不能排除哮喘）。

　　对呼气流量峰值的速度（通常称为流量峰值）的测量是一种有用而经济的办公室测试，可以帮助确诊哮喘、慢性阻塞性肺疾病或哮鸣音的其他阻塞原因。虽然海莉今天的测试正常，但她有哮喘，过去只是有诱因时发作，比如接触宠物或运动，况且早上她使用了喷雾剂。

　　哮喘的正式诊断需要肺功能测试（肺活量测定）。[8, 9]

> ▶ 测量一秒钟最大呼气量（FEV_1）以及最大肺活量（FVC）。
>
> ▶ 哮喘通常以 FEV_1/FVC 比例降低为特征（表 12.2）。
>
> ▶ 在使用短效支气管扩张剂后，FEV_1 的改善超过 12%，表明气道阻塞是可逆的。
>
> ▶ 如果基线没有显示阻塞但怀疑有哮喘，可以进行支气管激发试验。

　　哮鸣音是儿童和成人门诊访问的常见原因，在美国 2～3 岁儿童发病率高达 26%，9～11 岁 13%，成年人 16%。[10, 11] 根据病因，哮鸣音可能是一种轻微的烦恼（比如简单的上呼吸道感染时）或者预示灾难即将来临（比如过敏性休克，或者哮喘危象）。哮鸣音原因的诊断评估见表 12.3。

治疗目的

▶ 降低功能障碍。

- 预防咳嗽，气短，夜间觉醒。

- 减少短效气管扩张剂的使用。

- 维持（接近）"正常"肺功能。

- 在家、工作和娱乐中保持正常的活动水平（比如，体育运动）。

▶ 降低发病率和死亡率。

- 预防急诊室就诊和住院。

- 预防肺功能丧失。

- 降低药物副作用。

- 降低口服皮质类固醇需求。

- 解决烟草使用的问题。

表 12.3 ▶ 成人和儿童哮鸣音原因的诊断评估

哮鸣音的原因	表现	评估步骤
哮喘	由 URI、过敏、运动诱发的喘息发作，加上对支气管扩张剂的反应	使用支气管扩张剂的 PFT，运动或甲基胆碱激发试验，过敏试验
细支气管炎	鼻炎，咳嗽，儿童患者	RSV/ 流感 / 病毒检查；CXR
充血性心力衰竭	心脏病病史，腿部肿胀以及体重增加，慢性咳嗽	CXR，BNP，心脏 B 超，ECG
COPD	吸烟，慢性咳嗽，反复喘息病史	使用支气管扩张剂的 PFT 和 DLCO，CXR，不抽烟者 α–1 抗胰蛋白酶测试
异物吸入	突发喘息	CXR（两个体位），支气管镜
GERD	与食物/饮食相关，晚上严重，口中有酸味，胸部"灼烧痛"/ 上腹痛	尝试 H_2 受体阻滞剂或 PPI 疗法，如果有需警惕症状，做 EGD
免疫缺陷	经常复发感染	免疫测试，免疫球蛋白治疗
肺血栓（PE）	旅行，手术，禁止不动，或者恶性肿瘤后急性发作	D– 二聚体，胸部 CT 血管造影，V/Q 检查，MR 血管造影
肿瘤	体重减轻，盗汗，对支气管扩张剂无反应	CXR，胸部 CT，支气管镜
声带功能障碍	吸气时喘息或喘鸣，对支气管扩张剂无反应	喉镜

BNP，B 型利钠肽；COPD，慢性阻塞性肺疾病；CT, 电子断层扫描；CXR，胸片；DLCO，肺的一氧化碳扩散能力；ECG，心电图；GERD，胃食管反流病；MR, 磁共振；PFT, 肺功能检查；PPI, 质子泵抑制剂；RSV, 呼吸道合胞病毒；URI，上呼吸道感染；V/Q，通气 – 灌注。

治疗选择

对于急性哮喘引起的喘息，最初的步骤是根据呼气流量峰值来确定严重程度。对于轻度或中度病例，最初的治疗是使用类似支气管扩张剂的沙丁胺醇。如果患者能够遵守给药说明使用喷雾剂，计量喷雾剂并不比雾化器在临床上更有益处。[12] 海莉今天没有急性发作。

对哮喘急性发作患者按 12.1 流程图进行管理。

慢性哮喘治疗包括长效控制药物以及短效"救援"药物（表 12.4）。海莉只有救援药物处方沙丁胺醇，这已经不能满足她的需要了。

表12.4 ▶ 哮喘管理的药物治疗

药物类型	作用机理	副作用	警告，禁忌	举例
短效救援药物				
短效 β 激动剂 (SABAs)	• 松弛呼吸道平滑肌 • 抑制环 AMP	低钾，心动过速	超敏反应	• 沙丁胺醇 • 左沙丁胺醇 • 吡丁醇
抗胆碱药	• 抑制毒蕈碱受体 • 减少黏液腺分泌 • 降低气道迷走神经张力	口干，矛盾性支气管痉挛	超敏反应	• 异丙托溴铵
全身皮质激素	• 阻断对过敏原的后期反应 • 降低气道的过度反应 • 抑制炎性细胞的迁移和激活	免疫系统障碍，高血糖，OP，胃溃疡，皮肤变薄，体重增加	免疫受损，肾上腺抑制的患者慎用	• 地塞米松 • 甲基强的松龙 • 氢化泼尼松 • 强的松
长效控制药				
皮质类固醇（吸入 ICS）	• 阻断对过敏原后期反应 • 降低气道过度反应 • 抑制炎性细胞迁移和激活	免疫系统障碍，高血糖，OP，胃溃疡，皮肤变薄，增重	免疫受损，肾上腺抑制患者慎用	• 氯地米松 • 布地奈德 • 氟尼缩松 • 氟替卡松 • 莫米他松 • 曲安西龙
长效 β 激动剂 (LABAs)	• 松弛气道平滑肌 • 抑制环状 AMP	低钾，心动过速	不宜单药治疗；稍微升高严重哮喘发作导致死亡的风险（罕见）	• 福莫特罗 • 沙美特罗
色甘酸钠	• 稳定肥大细胞 • 干扰氯离子通道功能	头晕，脸红，心动过速	超敏反应	• 色甘酸钠 • 奈多罗米
白三烯调节药，5- 脂氧化抑制剂（LTRAs）	抑制 5- 脂氧化酶和白三烯受体	行为障碍，嗜酸细胞增多症，以及血管炎	超敏反应	• 孟鲁斯特 • 扎鲁斯特 • 齐留通
甲基黄嘌呤	• 抑制磷酸二酯酶 • 降低气道炎症	恶心，癫痫，心动过速，呕吐	有癫痫、心脏疾病、甲亢者慎用	• 茶碱
免疫调节剂	• 防止 IgE 与嗜碱性粒细胞和肥大细胞结合	过敏性休克，发热，关节痛，皮疹，TIA，卒中	超敏反应	• 奥马珠单抗

AMP，磷酸腺苷；IgE，免疫球蛋白 E；OP，骨质疏松；TIA，短暂性缺血性发作。

改编自：National Asthma Education and Prevention Program: Expert panel report III: Guidelines for the diagnosis and management of asthma. Bethesda, MD: National Heart, Lung, and Blood Institute, 2007. (NIH publication no. 08－4051) www.nhlbi.nih.gov/guidelines/asthma/asthgdln.htm。

图 12.2 概述了对 12 岁以上儿童和成人哮喘控制药和急救药的逐步使用。

根据海莉的症状，她很可能有中度持续性哮喘，单独使用沙丁胺醇控制不佳。你决定加上低剂量吸入性皮质类固醇氟替卡松来加强她的哮喘治疗。

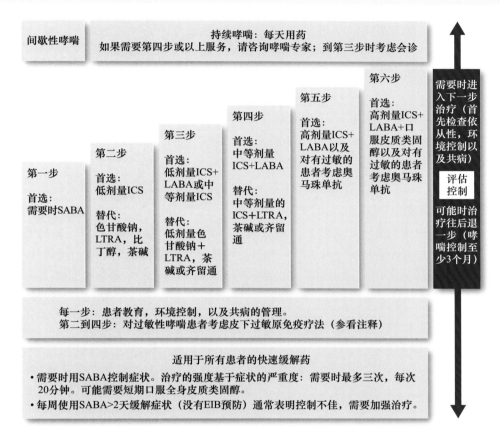

图 12.2 ▶ 12 岁以上儿童和成人哮喘逐步管理方法

EIB，运动诱发气管痉挛；ICS，吸入性皮质类固醇；LABA，长效吸入性 β₂ 激动剂；LTRA，白三烯受体拮抗剂；SABA，短效吸入 β₂ 激动剂。

（资料来源：National Heart, Lung, and Blood Institute, National Asthma Education and Prevention Program. Expert Panel Report 3: Guidelines for the Diagnosis and Management of Asthma. Bethesda, MD; 2007:305. [NIH publication no. 08－4051] www.nhlbi.nih.gov/ guidelines/asthma/asthgdln.htm 及 https://www.nhlbi.nih.gov/files/docs/guidelines/asthgdln.pdf。）

二级预防

如果怀疑过敏原或已知过敏原是哮喘的诱因，有关预防措施的教育可以减少症状的发生频率和严重程度。对海莉来说，她的症状经常在晚上出现，可以考虑改变一下床上用品或卧室；她父亲的吸烟可能是另一个诱因。预防措施包括[13]：

▶ 用防尘螨罩包裹枕头和床上用品。

▶ 每周用热水清洗床上用品（温度 >130°F）。

▶ 卧室用高效空气过滤器吸尘。

▶ 定期将儿童软玩具放入冰箱或热洗。

▶ 搬走家中的地毯和软垫家具。

▶ 定期用热水清洗窗帘。

▶ 使用除湿器将室内湿度保持在 30% ～ 50%。

▶ 去除家中霉菌（用漂白剂清洗或者专业清除）。

▶ 清除蟑螂。

▶ 如果动物过敏，考虑重新安置宠物。

▶ 避免接触燃烧木材的炉子、无通风取暖器。

▶ 戒烟。

需要每日用药的哮喘患者应咨询过敏科 / 免疫科医生进行过敏测试并考虑免疫治疗。[14]

监测 / 病案管理

有效的哮喘护理取决于患者教育，这对减少功能障碍和风险至关重要。在其他教育主题中，医务工作者应讨论和制订针对哮喘患者，尤其是儿童的个性化哮喘行动计划（例如，http://www.aafa.org/page/asthma-treatment-action-plan.aspx）。你的主治医生可能有一个诊室使用的行动计划。

在开了新的吸入性皮质类固醇后，你花时间与海莉和她的父母一起重新讨论她的药物及正确用药方法，以及如何降低哮喘风险。鉴于海莉可能对猫过敏，你建议转介给过敏科医生，并和她父亲讨论戒烟方法。海莉带着更新了的家庭及学校哮喘行动计划回家了。

二、慢性阻塞性肺疾病

尤金尼亚（Eugenia）是一位 72 岁长期吸烟者，由丈夫陪同而来。她的丈夫注意到她打牌越来越困难，因为"她好像记不住在玩什么"。她有慢性咳嗽，除此之外感觉"良好"。在与她交谈中，你注意到她的嘴唇发紫，不能讲完整语句。检查中双肺鼓音但清晰，双侧下肢水肿及肝肿大。

慢性阻塞性肺疾病（Chronic Obstructive Pulmonary Disease, COPD）是一种慢性肺疾病，其特征是进行性、不可逆的气流限制。通常是由吸烟引起的。气流限制与肺部对有害颗粒或气体的异常炎症反应有关。

慢性阻塞性肺疾病急性恶化被定义为一种急性发作，其特征是患者的呼吸系统症状恶化，超过日常变化。这些恶化降低生活质量，并与肺功能加速下降和死亡率增加有关。

许多组织都已经确定了慢性阻塞性肺疾病的参数，其中包括英国胸科学会（British Thoracic Society）、欧洲呼吸学会（European Respiratory Society）、慢性阻塞性肺疾病全球倡议（Global Initiative for Chronic Obstructive Lung Disease, GOLD）和美国胸科学会（American Thoracic Society）。在本节中，我们将使用 GOLD 分类。[15]

慢性阻塞性肺疾病有多常见？

据估计，美国成年人中的慢性阻塞性肺疾病患者约有 1570 万，占总人口的 6.4%（2014年）。[16] 患病率因州而异，最高患病率集中在俄亥俄州和密西西比河下游。α1- 抗胰蛋白酶缺乏症是慢性阻塞性肺疾病的一个罕见病因，每 1600 ~ 5000 人中就有 1 人患病。[17] 美国疾控中心（CDC）将慢性下呼吸道疾病列为 2013 年第三大死因，并导致 149205 人死亡。[18]

怎样评估严重度 / 控制？

最新的 GOLD 报告在疾病严重程度分类之外，又把患者分成四组（A ~ D）：

▶ GOLD1：轻度，$FEV_1 \geqslant 80\%$ 预计值。

▶ GOLD2：中度，$80\% > FEV_1 \geqslant 50\%$ 预计值。

▶ GOLD3：重度，$50\% > FEV_1 \geqslant 30\%$ 预计值。

▶ GOLD4：极其严重，$FEV_1 < 30\%$ 预计值（后面数字基于气管扩张剂治疗后的 FEV_1）。该分类系统可用于指导治疗，如下所示：

A 组：严重度 1 级或 2 级，和 / 或症状较少，每年发作 0 ~ 1 次。
B 组：严重度 1 级或 2 级，和 / 或症状较多，每年发作 0 ~ 1 次。
C 组：严重障碍（3 或 4 级），和 / 或症状较少，每年发作 2 次或者以上。
D 组：严重障碍（3 或 4 级），和 / 或症状较多，每年发作 2 次或者以上。

BODE 指数〔体重指数，气流阻塞度，用改良的医学研究委员会（Medical Research Council, MRC）呼吸困难量表测量的呼吸困难，以及使用 6 分钟步行距离测量的运动功能〕可用于预测慢性阻塞性肺疾病患者入院和死亡风险（https://reference.medscape.com/calculator/bode-index-copd）。0 ~ 2 分 4 年存活率为 80%，但是 7 ~ 10 分存活率仅为 18%。

诊断

▶ 慢性阻塞性肺疾病的确诊是通过肺活量测定，显示持续的气流限制。

▶ 慢性阻塞性肺疾病的疑似患者是通过有慢性和进行性呼吸困难、咳嗽和咳痰，以及疾病危险因素的暴露史来判断的。尤金尼亚，作为一个长期吸烟的人，很可能患有慢性阻塞性肺疾病。检查发现她双肺清晰，鼓音，双侧下肢水肿和肝肿大。

▶ 其他症状和指征包括胸廓过度充气，前后径增加；使用呼吸辅助肌；噘嘴呼吸；以及右心衰竭症状。这些症状，尤金尼亚体检时都有所呈现。

▶ 随着病情的发展，留意运动能力下降、疲劳和休息时呼吸困难的情况。

▶ 就像这个病例所显示的肺功能衰竭可以导致右心衰竭（肺心病）；右心衰竭的体征有颈静脉压升高，肝大，以及周围水肿。

▶ 其他需要考虑的检查见表 12.5。尤金尼亚的氧饱和度为 74%，在补充氧气的情况下提高到 92%。

慢性阻塞性肺疾病鉴别诊断包括：

▶ 哮喘：气道阻塞是可逆的。

▶ 充血性心力衰竭：利尿剂后改善，肺活量测定正常。

▶ 支气管扩张：可能有咳血，感染史，CT 确诊。

▶ 肺结核：肺结核检查和 / 或痰阳性，典型的肺 X 线特征。

你和尤金尼亚及她的丈夫讨论了慢性阻塞性肺疾病合并右心衰竭的可能诊断，并建议戒烟和在家用氧气的必要，至少当前是这样。病人同意住院治疗以改善心力衰竭和进行额外的检查。

治疗的目的

优化功能以及限制疾病进程。

表 12.5 ▶ 慢性阻塞性肺疾病患者应考虑的检查

检查	指征	评语
α 1- 抗胰蛋白酶水平	50 岁以下慢性阻塞性肺疾病患者，有阳性家族史和极少吸烟史	
动脉血氧	GOLD3 或 4，或者有呼吸衰竭或心力衰竭的临床指征	帮助决定是否需要吸氧
胸片（CXR）	GOLD2 或以上，以排除其他诊断，确定共病的存在（比如心力衰竭）	也用于急性发作排除肺炎
电子断层扫描	以调查与肺活量测定不相符的症状，评估胸片中的异常发现	也用于手术候选人
心脏 B 超	有右心衰竭的特征	

资料来源：Global Strategy for the Diagnosis, Management and Prevention of COPD, Global Initiative for Chronic Obstructive Lung Disease (GOLD) 2016. 网址：http://goldcopd.org/。2016 年 10 月进入网站。

治疗选择

慢性阻塞性肺疾病患者最重要的一步就是戒烟。随着时间的推移，戒烟可以极大地改善症状，降低全因死亡率（SOR A）。[19] 运动和肺部康复可以降低症状，而疫苗接种可预防严重疾病并可能降低死亡率。[15] 其他的药物根据 GOLD 的分组如表 12.6 所示。

GOLD 分组	治疗（SOR）
	表 12.6 ▶ 慢性阻塞性肺疾病患者治疗选择
所有分期	戒烟 / 运动和肺部康复 / 流感和肺炎疫苗
GOLD A	短效吸入支气管扩张剂（SOR C）
GOLD B	长效吸入支气管扩张剂（β）激动剂 [（LABA）或毒蕈碱抗胆碱能（LAMA）]（症状改善 SOR A)
GOLD C	LABA/ICS 联合（症状改善 SOR A；可能降低急性发作）；LABA/LAMA 联合作为替代（改善症状以及降低急性发作，不增加肺炎风险 SOR A）
GOLD D	GOLD C 加上吸氧（每天 15 ~ 20 小时）[a]（如果 PaO_2 < 55 mmHg 可以改善存活率 SOR A）

[a] 指征：休息 $PaO_2 \leq 60$ mmHg (8 kPa)，有周围水肿，红细胞增多（红细胞计数 ≥ 55%）或肺部高压的症状 25870317。

ICS，吸入性皮质类固醇；LABA，长效吸入 β_2 激动剂；LAMA，长效吸入毒蕈碱抗胆碱能制剂。

资料来源：Global Strategy for the Diagnosis, Management and Prevention of COPD, Global Initiative for Chronic Obstructive Lung Disease (GOLD) 2016. 网址：http://goldcopd.org/。2016 年 10 月进入网站；Kew KM, Dias S, Cates CJ. Long-acting inhaled therapy (beta-agonists, anticholinergics and steroids) for COPD: a network meta-analysis. Cochrane Database Syst Rev. 2014;3:CD010844; Cranston JM, Crockett A, Moss J, et al. Domiciliary oxygen for chronic obstructive pulmonary disease. Cochrane Database Syst Rev. 2005;4:CD001744。

其他药物可能在治疗中起作用，但其作用尚不清楚。这些是：

▶ 磷酸二酯酶 4（PDE4）抑制剂（罗氟司特，西洛司特）可减少病情恶化，但对生活质量影响不大，且价格昂贵。[20]

▶ 口服茶碱对中度或重度慢性阻塞性肺疾病患者能改善运动能力。[21]

▶ 粘溶性药物（如愈创甘油醚）可减少慢性阻塞性肺疾病的恶化和失能天数，尤其是在冬季，对晚期慢性阻塞性肺疾病患者可能有用。[22]

手术。严重弥漫性肺气肿患者有时采用肺减容术。尽管接受手术的病人 90 天死亡率增加，但在那些存活下来的病人中，生活质量和运动能力都得到了改善。[23]

急性恶化治疗。[24-26] 治疗慢性阻塞性肺疾病恶化取决于严重程度，通常包括抗生素和全身类固醇。如下面的胸部 X 线检查（CXR）所示，患者的肺过度扩张，胸骨下有明显的

急性恶化

• 症状控制：短效吸入性支气管扩张剂。

• 中度 – 重度慢性阻塞性肺疾病：口服或注射系统激素 5 ~ 7 天（SOR A）。

• 浓痰和呼吸困难加重或者痰量升高：实验性抗生素（大环内酯，阿莫西林，阿莫西林 / 克拉维酸，呼吸喹诺酮）（SOR B）。

• 低氧：氧气。

• 严重恶化 / 呼吸窘迫：非侵入性正压通气。

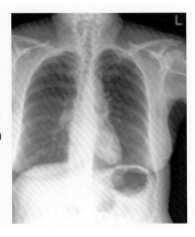

空气空间。

对于住院患者，特别是那些入住重症监护治疗病房的患者，抗生素可以减少治疗失败和死亡率（需要治疗的人数 =14），但关于门诊患者的益处的数据存在矛盾，尽管治疗失败减少了。[26]慢性阻塞性肺疾病急性恶化随后的肺功能康复在提高生活质量和减少以后的住院和死亡率方面是非常有效的。[27]

什么时候住院治疗？

▶ GOLD 建议病人如果有以下情况需入院评估或住院：

- 症状明显加重；
- 严重潜在的慢性阻塞性肺疾病；
- 出现新的体征（比如紫绀、周围水肿）；
- 最初药物治疗失败的急性加重；
- 存在严重的共病（比如新出现的心律失常）；
- 频繁发作；
- 年长者；
- 没有足够的家庭支持。

▶ 对有以下情况的患者考虑进重症监护治疗病房：严重呼吸困难，最初治疗无效；神智改变（比如神志模糊）；持续缺氧 / 恶化（$PaO_2 \leq 40$ mmHg）；给氧和非侵入性通气后呼吸酸中毒仍然严重 / 恶化（pH < 7.25）；需要侵入性机械通气；以及血流动力学不稳定者。

二级预防

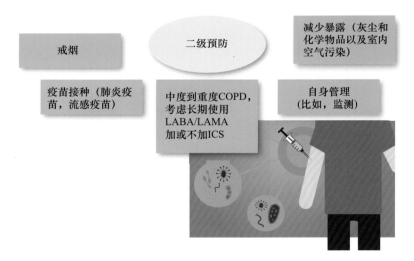

监测

▶ 使用 MRC 呼吸困难量表对呼吸困难进行量化和监测，该量表的范围从 1 级（不受呼吸困难困扰）到 5 级（因为气喘吁吁而不能出门或在穿衣或脱衣服时气喘吁吁）（http://

occmed.oxfordjournals.org/content/58/3/226.full）。

▶ COPD 评估测试（COPD Assessment Test, CAT）是一份八项问卷，评估和量化慢性阻塞性肺疾病症状对健康状况的影响（http://www.catestonline.org/）。慢性阻塞性肺疾病频发加重的患者 CAT 基线评分较高。CAT 评分还可以预测健康状况恶化、抑郁和死亡率。[28]

▶ 鼓励你的患者监测他们的症状，留意急性加重（呼吸困难或化脓性痰增多）或恶化的症状，如不能像往常一样步行同样距离，应向他们的临床医生报告。

▶ 询问患者是否需要续药；如果慢性阻塞性肺疾病没有得到控制，应进入下一步治疗，并对新处方药物提供指导。

▶ 由于重度慢性阻塞性肺疾病患者的 5 年生存率很低，考虑进行临终关怀谈话，完成生前遗嘱或类似文件（第十章）。这包括是否插管。

> 尤金尼亚出院一周后来看病。她在家使用氧气，并停止了吸烟。她用两种长效的喷雾剂，以及心力衰竭的药物后感觉好多了。你检查了她的药物，并且把她转诊进行肺功能康复治疗，希望借此她将来不再需要氧气治疗。

三、冠状动脉疾病

冠状动脉的病理性狭窄或闭塞被称为冠状动脉疾病（Coronary Artery Disease, CAD）或缺血性心脏病（Ischemic Heart Disease, IHD）。冠状动脉疾病是由富含脂质的动脉粥样硬化斑块在动脉内皮（内膜）下的慢性沉积引起的。日积月累，这种沉积引起炎症和血管纤维化的变化。随着阻塞的扩大，血流减少（缺血）可能导致心绞痛等临床症状。内皮层破裂使斑块暴露在血流中，触发凝血系统连锁反应和血栓形成；如果足够大，这个过程可能导致心肌梗死（MI），导致心脏功能障碍或死亡。

> 你今天的第一个病人是比尔（Bill），76 岁男性，有胸痛，自述为高强度活动，比如铲雪或者走二层以上楼梯时会有胸口隐隐发紧。疼痛已经有几个星期了。今天早上出现了一次毫无诱因的疼痛，并且伴有恶心。你决定送他去急诊室做进一步检查以及可能入院治疗。

冠状动脉疾病有多常见？

冠状动脉疾病在美国造成四分之一的死亡，是男性和女性的主要死因（每年超过 60 万人死亡）。[29]美国有 1600 多万成年人患有冠状动脉疾病，每年约有 75 万人患有心肌梗死。[30]

怎样评估严重度/控制

在已知冠状动脉疾病的患者中，患者胸痛或心绞痛的存在与否或相对性质可为其冠状动脉疾病严重程度提供线索（表12.7）。比尔描述的疼痛最初是由于劳累引起的，而今天早上又伴有恶心，很可能为心绞痛。

表 12.7 ▶ 不同类型胸痛的类型和特征

胸痛类型	特点	诊断线索	
典型心绞痛 非典型性心绞痛	• 胸骨后压榨样不适 • 症状由活动或情绪压力诱发 • 休息或者服用硝酸甘油症状缓解 • 上述典型心绞痛中的任何两项	• 出汗 • 头晕 • 恶心	• 稳定型心绞痛：可预测的症状模式（比如，疼痛总在一定的活动程度下出现，休息缓解） • 不稳定型心绞痛：新的、变化的或不可预测的模式（比如，症状休息时出现）
非心源性胸痛	上述典型心绞痛中的任一项	• 胃灼热或胃酸消化不良的症状 • 可重复的胸壁压痛	

加拿大心血管协会分级系统根据患者的活动限制将心绞痛进行功能分类（表12.8）。[31]

表 12.8 ▶ 加拿大心血管协会心绞痛分类系统

第一类	患者对常规的活动没有限制，比如， • 走路 • 爬楼梯 • 胸痛出现在剧烈、快速的或长时间的活动时
第二类	患者对常规的活动有轻度限制，比如： • 快走，快速爬楼梯，爬坡 • 饭后，寒冷中，风中，或者情绪压力下走路 • 以正常速度步行2个以上的平坦街区或者爬一层以上普通楼梯
第三类	患者在常规的活动时有明显的限制，比如： • 以正常速度步行1～2个平坦的街区或者爬一层楼以上
第四类	在常规活动时有严重的限制。 • 任何体力活动都伴有心绞痛 • 症状在静止时出现

诊断

对已知冠状动脉疾病或有心绞痛症状患者的最初检查包括：

▶ 病史和体格检查，注重任何缺血或慢性心脏病的体征，包括周围血管脉搏减弱，颈动脉/主动脉/肾动脉/股动脉杂音，心脏杂音，第三心音，肺部啰音，颈静脉充盈，或周围水肿。

▶ 心电图。化验室和影像检查（比如血红蛋白，空腹血糖，肌苷酸，胸片）可能发现隐含的病情或者心血管危险因素（糖尿病，心力衰竭，贫血），但是正常结果不能排除冠状动脉疾病。在急诊室，比尔心电图异常，肌钙蛋白升高，提示心肌损伤。

不稳定型心绞痛患者（新的或不同规律的胸痛，尤其是在休息时）应进行风险分类，以确定下一步的诊断步骤，如表 12.9 所示。[32]

表 12.9 ▶ 不稳定心绞痛患者的风险分类

高风险	中风险	低风险
下面的至少一项： • 休息时心绞痛 > 20 分钟 • 心绞痛伴有低血压 • 心绞痛伴有新的或恶化的二尖瓣回流的杂音 • 静止时心绞痛伴有 ST 段改变 ≥ 1 mm • 心绞痛伴有新的 S3 或新的 / 恶化的啰音 • 肺水肿，很可能与缺血相关	无高风险的特征，但是有下面的任何一项： • 静止时心绞痛（> 20 分钟或者硝酸甘油缓解） • 心绞痛 >20 分钟，缓解了，有中度或高度冠心病的可能性 • 心绞痛伴动态 T 波改变 • 过去两周新出现的 CCSC 第 Ⅲ 或 Ⅳ 级心绞痛，有中度或者高度冠状动脉疾病的可能 • 夜间心绞痛 • 病理性 Q 波或者多个导联出现静止时 ST 段降低 ≤ 1 mm • 年龄 > 65 岁	没有中度或高度风险的特征，但是有下面的任何一项： • 低阈值诱发心绞痛 • 心绞痛频率、严重度，或者持续时间增加。 • 最近 2 周～ 2 个月新出现的心绞痛 • 正常或没有改变的 ECG

CCSC，加拿大心血管协会分级；ECG，心电图。

一旦风险分类，心脏运动测试通常用于诊断初发冠心病或确定已知冠心病的进展（表 12.10）。[32,33] 图 12.3 为选择运动测试的基本流程图。

表 12.10 ▶ 心脏运动测试类型

测试类型	描述
标准运动 ECG	负荷：运动（跑步机或固定自行车） 测量：心率，血压和 ECG 改变 • 有低或者中等 IHD 风险时有用
放射性核素 MPI 运动测试	负荷：运动 测量：在注射放射性示踪剂（锝 –99m 或铊 –201）后通过单光子发射计算机断层扫描（SPECT）或者正电子发射断层扫描（PET）测量心肌灌注
使用放射性核素 MPI 药物运动测试	负荷：血管扩张剂（腺苷，双嘧达莫，瑞加德松）或者正性变力 / 变时剂（多巴酚丁胺） 测量：注射放射性示踪剂后通过 SPECT 或 PET 测量心肌灌注
心脏 B 超运动负荷测试	负荷：运动 测量：通过心脏 B 超测量心壁运动

续表

测试类型	描述
心脏 B 超药物负荷测试	负荷：血管扩张剂或正性变力 / 变时剂 测量：通过心脏 B 超测量心壁运动
心脏 MRI	负荷：通常用血管扩张剂（腺苷） 测量：注射钆后通过 MRI 测量心肌灌注 • 对已知但不确定狭窄程度的血管进行重建时有用
心脏 CT	• 负荷：无 • 测量：注射造影剂后通过计算机断层扫描血管造影来测量冠状动脉钙化和通畅 • 使用 β 受体阻滞剂和硝酸盐来分别减慢心跳和扩张血管 • 功能测定结果不明确时有用

CT，电子计算机断层扫描；MRI, 磁共振成像；ECG，心电图；IHD,缺血性心脏病；MPI，心肌灌注显像。

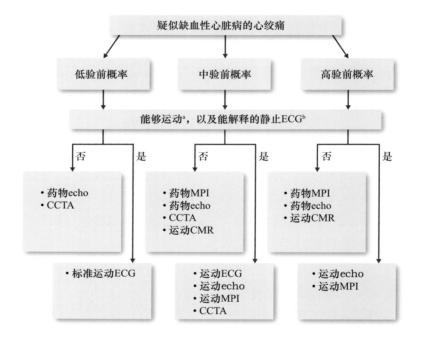

图 12.3 ▶ 选择运动测试的基本流程图

[a] 必须能够达到年龄预测目标心率的 ≥ 85%，以及 ≥ 5 个代谢当量。

[b] 无法解释的 ECG 发现包括：左束支传导阻滞，室性起搏，ST 段升高或者降低 ≥ 1 mm，左心室肥厚，预激综合征（比如，WPW 综合征），地高辛效应。

CCTA，冠状动脉电子断层扫描血管造影；CMR，心脏磁共振；ECG，心电图；echo，心脏 B 超；MPI，心肌灌注显像。

资料来源：Kirali K. Coronary artery disease—assessment, surgery, prevention. InTech. 2015. https://www.intechopen.com/books/coronary-artery-disease-assessment-surgery-prevention。

对有已知冠状动脉疾病的患者考虑冠状动脉造影（导管插入）：

▶ 心搏骤停复活后或者危及生命的室性心律失常以后；

▶ 任何心力衰竭症状的出现；

▶ 发生严重冠状动脉疾病的高验前概率。

如果存在下列情形冠状动脉造影不适合：

▶ 不希望或不能耐受血管重建（支架或血管成形术）的患者；

▶ 低冠状动脉疾病验前概率以及没有经过非侵入性检查的患者（负荷测试）；

▶ 无症状以及非侵入性测查正常的患者。

比尔的风险分类属于中度，但是有心肌损伤的证据，他被立即送去做心导管，并显示左前降支几乎完全阻塞（Left Anterior Descending, LAD）。他接受了药物洗脱支架的治疗。

治疗目的和选择

治疗冠心病患者的医生应关注以下治疗目标：

▶ 症状监测：

- 评估心绞痛在频率、严重度，以及模式上的改变。
- 心绞痛的治疗。

▶ 预防冠状动脉疾病进展。

- 调整心脏危险因素。

在支架植入术康复后，比尔出院回家，由你和心脏科进行随访。他感觉良好，但没有慢行超过一个街区来测试他的运动极限。他想知道放了支架后运动对他是否安全。

表 12.11 和 12.12 概述了冠状动脉疾病患者达到治疗目的的方法。[34, 35] 一级和二级预防工作是减轻冠状动脉疾病全球负担（费用、发病率、死亡率）的关键。

表 12.11 ▶ **冠状动脉疾病危险因素管理的策略**

危险因素（推荐强度）	门诊策略	注释/评论
抑郁症（B）	• 用 PHQ-2 或 PHQ-9 筛查患者	• 心肌梗死后抑郁增加 3 倍 • 用 SSRI 或 CBT 治疗可以适度降低症状的风险[36]；在降低复发性心肌梗死或死亡的风险方面，证据不确定
糖尿病（C）	• 根据 ADA 指南治疗	• RCT 没有显示严格的血糖控制降低 CV 事件或死亡率
高血压（A）	• 限制食盐 • 增加新鲜水果蔬菜的摄入；低脂奶制品 • DASH 饮食教育	• 目标血压 BP < 140/90 mmHg（JNC-8）[37]
流感疫苗（B）	• 所有 CAD 患者每年接种	• 降低老年人心脏病的住院风险和全因的死亡率

危险因素（推荐强度）	门诊策略	注释 / 评论
脂质控制（A）	• 增加体力活动 • 提倡地中海或植物性饮食	• 如果没有禁忌证或已知的副作用考虑他汀治疗
体力活动（A）	• 鼓励工作间隙时行走，园艺，家务 • 把有风险的患者转诊到有医疗监测的心脏康复	• 每周至少 5 天，每天 30 ～ 60 分钟中等强度的有氧运动 • ACS 或者血管再造手术不久后开始运动心脏康复计划
戒烟（A）	• 5As（询问，建议，评估，帮助，安排） • 提供咨询和药物治疗	• 降低 CAD 患者所有原因死亡率
体重控制（C）	• 每次随访评估体重和 BMI	• 目标 BMI 在 18.5 ～ 24.9 kg/m² • 降低 5% ～ 10% 的基础体重

ACS，急性冠状动脉综合征；ADA，美国糖尿病协会；BMI，体重指数；BP，血压；CAD，冠状动脉疾病；CBT，认知行为疗法；CV，心血管；DASH，通过饮食阻止高血压；JNC，美国全国高血压预防监测评价和治疗委员会；PHQ，病人健康问卷；RCT，随机控制实验；SSRI，选择性 5- 羟色胺再摄取抑制剂。

表 12.12 ▶ 稳定冠状动脉疾病的药物治疗

治疗稳定型心绞痛的药物		
药物分类	举例	注释 / 评论
硝酸盐	• 单硝酸或双硝酸异山梨酯 • 硝酸甘油	• 不降低死亡率 • 降低心绞痛的次数和严重度 • 常见副作用：低血压，头痛 • PDE5 抑制剂者禁用
钙通道阻滞剂	• 氨氯地平 • 地尔硫䓬 • 硝苯地平 • 异搏定	• 二氢吡啶（硝苯地平，氨氯地平）加上硝酸盐可造成低血压 • 非二氢吡啶（异搏定，地尔硫䓬）加上 β 受体阻滞剂可以造成心动过缓
改善危险因子的控制和降低 CAD 死亡率的药物		
ACEI	• 贝那普利 • 赖诺普利 • 雷米普利	• 强有力的证据表明持续 CV 保护，提高生存率，降低发病率 / 死亡率
抗血小板 / 抗凝药	• 阿司匹林 • 氯吡格雷	• 所有 CAD 患者阿司匹林 81 ～ 162 mg/d，终身服用（SOR A） • 如果患者不能服用阿司匹林，氯吡格雷是有效的替换剂 • 在急性心肌梗死或支架植入术后 12 个月内，考虑同时服用阿司匹林和氯吡格雷
β 受体阻滞剂	• 阿替洛尔 • 比索洛尔 • 美托洛尔 • 心得安	• 降低 MI 复发，心脏猝死，死亡率（SOR A） • 有哮喘、心源性休克、心动过缓、高度心脏阻滞、需要正性变力剂或静脉注射利尿剂的严重心力衰竭，低血压患者禁用
降低脂质治疗	• 他汀类	• ACS 后他汀类可以降低血管事件复发，以及所有原因死亡率（SOR A） • 饱和脂肪酸的摄入低于总热量的 7%，总胆固醇摄入低于 200 mg，以及反式脂肪酸低于总热量的 1%

ACEI，血管紧张素转化酶抑制剂；ACS，急性冠状动脉综合征；CAD，冠状动脉疾病；CV，心血管；MI，心肌梗死；PDE5，磷酸二酯酶 -5；SOR，推荐强度

血管再通

在不稳定心绞痛、心肌梗死、室性心律失常或心力衰竭症状的急性发作期，冠状动脉重建可能是必要的。如上所述，冠状动脉造影是一种诊断手段，同时可以提供支架治疗选择，如比尔的情况，或血管成形术。对于更严重的冠状动脉病变或多支病变，可能需要冠状动脉旁路移植术（Coronary Artery Bypass Graft Surgery, CABG）（表 12.13）。[38]

比尔的症状得到很好的控制。你向他保证手术后运动是安全的，但是建议他参加医疗监测下的心脏康复计划。你确定他在服用高剂量的阿托伐他汀，以及阿司匹林、美托洛尔和赖诺普利。你为他提供地中海饮食的资料和信息，并开了流感疫苗的医嘱。你和你的带教老师为他安排血压、体重，以及抑郁症筛查的常规随访。

 表 12.13 ▶ **冠状动脉旁路移植术的指征和禁忌**

推荐 CABG

- 尽管接受了最大限度的药物治疗，心绞痛仍然存在
- LAD 近端阻塞超过 70%
- 左主冠状动脉严重阻塞
- 1 ～ 2 根血管 CAD，没有 LAD 的近端阻塞，但是有大面积成活的心肌，非侵入性检查显示有高风险的指征
- 两个血管疾病并有 LAD 近端阻塞，以及 EF 小于 50%，或者非侵入性检查显示缺血
- 三根血管病变

可以考虑 CABG

- LAD 近端狭窄伴一根血管病变
- 无 LAD 近端阻塞的一或两根血管病变，但是有中等面积的存活心肌，非侵入性检查有缺血

不主张 CABG

- 除了左主冠状动脉以外的冠状动脉阻塞小于 60%，以及非侵入性检查没有缺血
- 冠状动脉阻塞小于 50%
- 1 ～ 2 根血管病变，无 LAD 近端阻塞，症状轻微，或者没有适当的尝试药物治疗以及小面积的存活心肌，或者非侵入性检查没有缺血

CABG，冠状动脉旁路移植术；CAD，冠状动脉疾病；EF，射血分数；LAD，左前降支。

四、糖尿病

糖尿病（Diabetes Mellitus, DM）是一种代谢紊乱，由胰岛素缺乏、细胞对胰岛素抵抗或两者兼而有之引起；身体不能正确处理食物而导致高血糖。

1 型糖尿病是由自身免疫介导的对胰腺 β 细胞的破坏而导致绝对胰岛素缺乏症。谷氨酸脱羧酶（GAD65）是 1 型糖尿病的主要自身抗原。1 型糖尿病约占糖尿病病例的 5%；

大多数患者是青少年（<15 岁），但 1 型糖尿病可出现在任何年龄段。这些患者需要外源性胰岛素来维持血糖正常。

2 型糖尿病是胰岛素抵抗的结果，胰岛素抵抗增加了对胰腺产生更高水平胰岛素以维持血糖正常的需求。有 2 型糖尿病的患者通常超过 40 岁，但是由于肥胖率的升高，出现糖尿病患者的年龄越来越小。这些患者通常可以通过饮食、运动和口服药物来治疗。本节将讨论 2 型糖尿病。

> 贾马尔（Jamal）是一位 56 岁的肥胖男子，有 4 年糖尿病史和 8 年高血压史，一直在接受治疗。他表示这个月通过体重观察者计划减了 5 磅，感觉良好。他不抽烟，周末时偶尔喝点啤酒。他需要二甲双胍、赖诺普利，以及他汀的续药，并要求打流感疫苗。上周的糖化血红蛋白为 8%，LDL-C 96 mg/dL，肌酐水平正常。今天的血压为 150/84 mmHg。

糖尿病有多常见？

根据美国疾控中心的资料，美国大约有 2200 万人诊断为糖尿病。年龄调整后的发病率为 6.4%，自 2009 年以来没有改变。糖尿病发病率随着年龄增长而增加——从小于 44 岁的 1.9% 到大于 75 岁的 19.2%（2014 年）。男人和黑人的发病率比白人或亚洲人稍高。

怎样评估严重度／控制

在评估病情严重程度时，有两个问题需要考虑：一是患者持续升高的血糖会增加并发症的风险；二是并发症会增加糖尿病患者出现不良后果的风险。

▶ 高血糖：处于高血糖状态会使患者更容易得心血管疾病、卒中、肾病、糖尿病视网膜病变引起的视力损害，有时甚至死亡。询问患者糖尿病的持续时间、用过的控制糖尿病的药物以及已经经历的任何并发症；这些将提供一些关于严重程度的信息〔例如，持续时间更长（超过 10 年），多药治疗，以及任何并发症〕。

35 岁或以上的糖尿病患者中：
▶ 760 万人自我报告有心脏病或卒中（2011 年）。
▶ 48374 人开始了终末期肾病治疗（2008 年）。
▶ 400 万人报道有视觉障碍（2011 年）。
▶ 2417 人死于高血糖危象（2009 年）。

血糖控制通常用糖化血红蛋白水平来评估。根据预期寿命、疾病持续时间、是否存在并发症、心血管疾病危险因素、共病条件和严重低血糖风险，制定个体化的糖化血红蛋白

治疗目标。控制的可接受范围在 6.5%（低于此值为正常）和 8% 之间。[39, 40]

▶ 共病：上述并发症的危险因素包括吸烟、不活动、高血压、心血管疾病和血脂升高。贾马尔只患了 4 年糖尿病，肾功能正常，低密度脂蛋白水平可以接受。然而，他的糖化血红蛋白水平处于可接受范围的上限，血压高于推荐值。

根据美国疾控中心数据，美国成人中 19.9% 的糖尿病患者吸烟，84.7% 超重或肥胖，36.1% 报道不运动（2010 年）。2009 年 57.1% 的成人糖尿病患者报道有高血压，58.4% 有高胆固醇。共病的控制可以降低卒中、心肌梗死、终末期肾病以及死亡不良后果的风险。

诊断

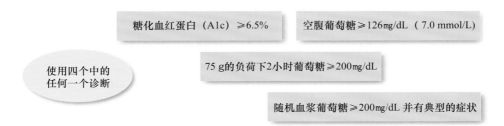

美国糖尿病学会（American Diabetes Association, ADA）及美国临床内分泌家协会（American Association of Clinical Endocrinologists, AACE）建议对空腹血糖检查异常者重复检查加以证实，尤其是当结果接近临界值时。[39, 40]

糖尿病的危险因素包括肥胖、糖尿病家族史、心血管疾病，糖耐量受损史、妊娠糖尿病史，以及多囊卵巢综合征（完整列表见美国临床内分泌家协会指南）。

2 型糖尿病的筛查：

▶ 美国预防服务工作组建议对 40 ～ 70 岁体重过重或肥胖的成年人进行异常血糖的筛查，作为心血管风险评估的一部分。

▶ 美国糖尿病学会和美国临床内分泌家协会建议对有危险因素但没有症状的成年人进行 2 型糖尿病的筛查（如上所述）。

▶ 孕妇在妊娠 24 ～ 28 周期间接受妊娠糖尿病筛查，用 75 g 葡萄糖负荷进行 2 小时口服糖耐量试验（OGTT）。

治疗目标

治疗的目的是预防（治疗期间）高血糖和低血糖发作，并主要通过控制危险因素和合并症来减少糖尿病的并发症。糖尿病并发症的危险因素包括心血管疾病或心血管疾病的主要危险因素（吸烟、高血压、心血管疾病家族史、HDL-C<35 mg/dL）。美国临床内分泌家协会已经建立了许多流程图来帮助选择基于风险而强化的治疗方案（https://www.AACE.com/files/AACE_algorithm.pdf）。

为了实现这些目标，对 2 型糖尿病患者进行的测试包括表 12.14 所列的测试。应该询问患者吸烟的情况，如果是吸烟者，建议他们戒烟；对于糖尿病患者来说，戒烟对降低发病率和死亡率最有益处。

表 12.14 ▶ 2 型糖尿病患者的检查建议

检查（正常）	理由	初步评估	随访
血压（< 140/80 mmHg）[a]	发现高血压	两次血压测量至少相隔 6 小时	每次随诊
BMI（< 25 kg/m²）	发现肥胖	身高和体重	如有需要重新测量体重或每年测量
低密度脂蛋白（LDL < 100 mg/dL；甘油三酯 < 150 mg/dL）[b]	发现高脂血症	可接受非空腹	每 3 个月直到达标，然后每年
血红蛋白 A1c	建立诊断或平均 BS	诊断时（未诊断）做一次	如果没有达标每 3 个月，然后每 6 个月复查
尿白蛋白[c] 或白蛋白与肌酐比例和 eGFR	发现肾病	诊断时	每年

[a] 基于在此血压水平时心血管事件减少以及死亡率效低的证据。[43]

[b] 如果高风险，美国临床内分泌家协会建议 < 70 mg/dL。

[c] 对于非妊娠糖尿病患者和尿白蛋白排泄量升高（>300 mg/d）和 / 或肾小球滤过率估计值为 60 mL/min/1.73m² 的患者，推荐使用血管紧张素转换酶抑制剂或血管紧张素受体阻滞剂；但是，没有证据表明治疗会影响死亡率或终末期肾病。

BMI，体重指数；eGFR，肾小球滤过率估计值；LDL，低密度脂蛋白。

贾马尔的重复血压为 148/84 mmHg，体格检查除了肥胖外没有其他异常。他的足部检查显示没有损伤，感觉正常。你祝贺他减肥成功和良好地控制了血脂，并讨论了他的目标血压 140/80 mmHg 和糖化血红蛋白的目标 <7.5%。贾马尔定期服药，对改变生活方式没有异议。他与诊所里帮助他进行减肥计划的护士保持联系。他不监测血糖，因为试纸很贵，但他家里有一台血压计。他今年没有做过眼科检查，你注意到他从未接种过肺炎疫苗。

治疗选择

糖尿病前期（糖耐量受损）通过实验室检查确证，患者口服 75 克葡萄糖两小时后血糖在 140 ～ 199 mg/dL，同时 / 或者空腹血糖在 100 ～ 125 mg/dL 范围。糖尿病前期患者可以通过改变生活方式、调整危险因素，以及考虑使用低风险药物（比如二甲双胍、阿卡波糖）治疗。

建议改善饮食来帮助患者降低体重，以及预防热量的大范围波动来调节葡萄糖。病人应该有规律的进食，以植物性饮食为主，限制饱和脂肪酸。虽然低血糖指数饮食可以帮助降低糖化血红蛋白以及低血糖的风险，但是对发病率或死亡率的好处没有研究评估，所以推荐的证据不足。[41] 而地中海饮食已有证明可以降低糖尿病前期患者的糖尿病发病率。

提倡每星期至少 150 分钟中等强度的运动，比如快走（每 15 ~ 20 分钟 1 英里）或者类似的运动。

表 12.15 概述了糖尿病患者危险因素的调整，按照降低发病率和死亡率重要性的顺序列出了各种因素。

表 12.15 ▶ 糖尿病患者危险因素调整

风险	目标	选项	评论
吸烟	戒烟	咨询，尼古丁替换，药物[a]	每次随访都建议吸烟者戒烟
高血压	血压 130 ~ 140/80 mmHg	饮食（减少盐分或控制体重），运动，药物治疗[b]	参照第十二章高血压部分开始治疗后监测血清肌酐和钾离子水平，以后每年一到两次
高脂血症	低密度脂蛋白 < 100 mg/dL 或者有 CVD 者 < 70 mg/dL	饮食（低胆固醇），运动、他汀	每年检查血脂水平，如不正常，应增加检查次数

[a] 目前被美国食药监局（FDA）批准的是盐酸安非他酮和酒石酸伐仑克林。
[b] 噻嗪类或者血管转换酶抑制剂可能是目前最好的一线治疗。
CVD，心血管疾病。

英国糖尿病前瞻性研究（the United Kingdom Prospective Diabetes Study, UKPDS）显示了糖尿病患者进行血压控制的好处。此研究包括 5102 例 2 型糖尿病成年人，血压控制（< 150/85 mmHg）降低了与糖尿病相关的死亡率、糖尿病相关的结果（需要治疗的数量为 61 例，即治疗 61 例，可预防 1 例严重糖尿病相关结果），以及总的死亡率。[42] 对贾马尔而言，收缩压控制到低于 140 mmHg 最为重要。然而严格地控制血压（< 120 mmHg）并没有带来更多的好处。[43]

口服药可以用来控制高血糖。药物的作用不同，包括降低肝脏葡萄糖的合成，降低肠道葡萄糖的吸收，减慢胃排空，增加周围葡萄糖摄取，增加胰岛素分泌，降低胰高血糖素分泌，增加周围组织对胰岛素的敏感度。

低血糖也很危险，治疗高血糖时必须要小心避免低血糖。根据经济分析，药物导致的低血糖以基础胰岛素和磺脲类最高；65 ~ 79 岁中低血糖率为每人每年 8.64 次和 4.32 次，80 岁或以上者每人每年为 12.06 次和 6.03 次。[44]

此外，严格的血糖控制（A1c < 6% ~ 7%）没有被证明可以影响死亡率，没有强有力的证据证明严格的血糖控制可以降低大多数大血管或微血管并发症的风险，比如心血管事件、卒中、透析的风险或失明。[45, 46] 提出这些发现的研究包括英国糖尿病前瞻性研究，[47] 控制糖尿病心血管风险的行动（Action to Control Cardiovascular Risk in Diabetes, ACCORD），[48] 糖尿病治疗和血管保护行动——百普乐与达美康缓释片对照评估研究，[49] 退伍军人管理糖尿病试验（the Veterans Administration Diabetes Trial, VADT）。[50]

为了达到最佳的、个体化的血糖控制，如图 12.4 所示，美国临床内分泌家协会建议使用一个阶梯式系统（SOR C）。如有可能，对超重的糖尿病患者首先使用二甲双胍，因为不管它对糖化血红蛋白的效果如何，它都显示可以延长生命（预防一个死亡 NNT 为 141）[51]。贾马尔已经开始服用二甲双胍，但是剂量可以增加。可以在美国临床内分泌家协会指南中找到关于胰岛素使用的讨论。

你和主治与贾马尔讨论药物的选择，决定把他的二甲双胍增加到最大剂量，同时加上 25 mg 氢氯噻嗪以控制血压。你审阅了可能的药物副作用，并把所有药物处方都电传到了药房。

如果最初糖化血红蛋白 < 7.5%，单一用药，二甲双胍（优选），GLP1RA，DDP4I，或AGI

如果第一步没有达到目的，用两种药；或者使用二甲双胍或者其他一线药物治疗后A1c≥7.5%，加GLP1RA，SGLT-2i，DDP4I，TZD，基础胰岛素，Coles，BCR-QR，或AGI

如果第二步没有达到目的，用三联药，用一线、二线药，和GLP1RA，SGLT-2i，TZD，基础胰岛素，DDP4I，Coles，BCR-QR，或AGI

最初检查时A1c > 9%并且有症状的患者，开始胰岛素治疗，加或不加其他药物

图 12.4 ▶ 帮助患者血糖控制的步骤

AGI，α-葡萄糖苷酶抑制剂；BCR-QR，溴隐亭速释；Coles，考莱维轮；DDP4I，二肽基肽酶四抑制剂；GLP1RA，胰高血糖素样肽 1 受体激动剂；SGLT-2i，钠-葡萄糖协同转运蛋白 2 抑制剂；TZD，噻唑烷二酮类。

二级预防

对糖尿病患者应提供常规预防性护理（第七章）；这方面的服务在改善对疾病和合并症的控制时常常被忽视，这对患者不利。糖尿病肾病、神经病变、视网膜病变的预防信息见表 12.16。

表 12.16 ▶ 糖尿病并发症的预防

并发症	AACE 的建议	监测
肾病	最佳的血糖和血压控制（ACE 或 ARB 可能最有帮助）、限制盐和蛋白质（如果进行性）、补充铁或维生素缺乏	根据 KDIGO；评估 GFR 和清晨蛋白尿，如果是慢性肾病，至少每年一次肾脏科转诊

续表

并发症	AACE 的建议	监测
神经病变，躯体[a]	运动来改善力量和平衡；每天检查脚，穿保护性的袜子，合适的鞋，避免损伤	常规检查脚的感觉，询问神经病变的症状，治疗神经性疼痛[b]
自主神经病变[c]	膀胱：氨甲酰甲胆碱，间歇性导尿。心脏：分级锻炼，药物。GI：少吃多餐，肠蠕动促进剂，有便秘/腹泻时增加纤维素。性生活：咨询，润滑剂，药物，或者勃起功能障碍治疗仪	常规监测症状
视网膜病变	最佳血糖和血压控制（ACE 或 ARB 可能非常有帮助），如果有高风险增生性视网膜病变，全视网膜散射激光光凝治疗	眼科医生每年扩瞳检查

[a] 包括单根神经或压迫性神经病变（如腕管综合征）、腰骶近端、胸颈神经根丛病变或远端神经病变（典型的对称性、手套和袜子分布）。

[b] 药物选择包括三环类抗抑郁药，加巴喷丁或普瑞巴林，度洛西汀，或者阿片类麻醉剂。

[c] 包括心脏，胃肠道，生殖，膀胱，催汗（比如无汗、皮肤干燥），瞳孔运动，以及视觉功能障碍。

AACE，美国临床内分泌家协会；ACE，血管紧张素转换酶；ARB，血管紧张素受体阻滞剂；GFR，肾小球滤过；GI，胃肠道；KDIGO，肾病：改善全球结果（Kidney Disease: Improving Global Outcomes）（http://kdigo.org/home/guidelines/ckd-evaluation-management/）。

监测/病案管理

危险因素和并发症的监测见表 12.15 和 12.16。每次就诊时，询问患者自我监测的结果（血糖、血压、症状）和任何新的或持续的症状将有助于确定治疗的途径。尽管对只用口服药物或饮食控制的 2 型糖尿病患者而言，自我血糖监测价值有限，[52] 但是患者的自我监测可用于调整胰岛素治疗、识别低血糖发作，以及在改善控制或疾病的尝试过程中调整药物。

许多机构都有慢性病患者的病例管理人员。护理团队的这些成员可以帮助患者进行监控、预约和教育。

你要求护士今天给贾马尔注射流感疫苗和肺炎疫苗，然后他将与病例经理会面，讨论血压监测，饮食和运动持续管理事项，并安排眼科检查。他将在一个月后随诊。

五、心力衰竭

心力衰竭（Heart Failure, HF）是指任何情况心脏的左心室功能（收缩或舒张）受损。血液的充盈和射出造成的功能受损诱发了肾脏、内分泌，以及交感神经系统的不良适应反应。心力衰竭的常见症状包括气短、劳累，以及容量超载。心力衰竭与高发病率和死亡率相关。

> 格瑞（Gerry）是一位 68 岁的男性，有冠状动脉疾病，慢性肾脏疾病第 3 期，以及收缩性心力衰竭（左心室射血分数 35%），来诊所进行常规的药物评估。他注意到最近更容易气短。你观察到他的体重与 3 个月前相比增加了 7 磅。他的药物包括赖诺普利（每天 10 mg）、卡维地洛（一天两次 25 mg），阿司匹林（每天 81 mg）以及阿托伐他汀（每天 40 mg）。

心力衰竭有多普遍？

鉴于其与冠心病（美国的主要死因）的相互关系，[53] 心力衰竭是一种非常普遍的疾病。它在美国是导致大约十分之一的死亡的相关因素，在老年人和非裔美国人中患病率较高。[54, 55]

心力衰竭有多种原因（图 12.5）。[56,57] 心力衰竭的其他危险因素包括糖尿病（相对危险度 1.9）、吸烟（相对危险度 1.6）和肥胖（相对危险度 1.3）。[58]

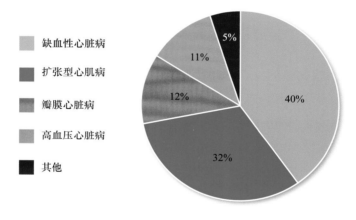

缺血性心脏病
扩张型心肌病
瓣膜心脏病
高血压心脏病
其他

图 12.5 ▶ 心力衰竭的原因

怎样评估严重度／控制

与心力衰竭相关的术语、缩写和严重性分类系统近年来不断发展。表 12.17 澄清了心力衰竭的术语和定义。[59] "充血性心力衰竭"一词在今天使用较少，因为患者可能患有心力衰竭，但没有充血或容量过载的迹象。如表 12.17 所示，格瑞的左心室射血分数为 35%，属于射血分数降低的心力衰竭。

美国心脏病学会基金会（American College of Cardiology Foundation, ACCF）／美国心脏协会（American Heart Association, AHA）心力衰竭分期和纽约心脏协会（New York Heart Association, NYHA）功能分期系统是两种最常用的心力衰竭严重程度分期方法。图 12.6 说明了两个系统之间的关系。

表 12.17 ▶ 心力衰竭术语的缩写和定义

缩写	全名	俗语	定义	心力衰竭病例数 %	评语
HFrEF	射血分数降低的心力衰竭	收缩性心力衰竭	LVEF < 40%	~ 50-60	更常见于有 CAD 的年轻男性
HFpEF	保留射血分数的心力衰竭	舒张性心力衰竭	LVEF > 50%	~ 40-50	更常见于老年女性，有高血压、房颤，以及左心室肥大

CAD，冠状动脉疾病；LVEF，左心室射血分数。

在室内空气中，格瑞的血氧饱和度为 96%，血压和心率正常。经检查，他有两边肺底部的啰音，以及颈静脉扩张和双腿至小腿中部的凹陷性水肿。他说他休息时无不适，但步行一个街区就疲倦。最近，他甚至走路超过半个街区都要停下来喘口气。根据他的症状和已知的射血分数（35%），你确定他至少有 NYHA 三期心力衰竭。

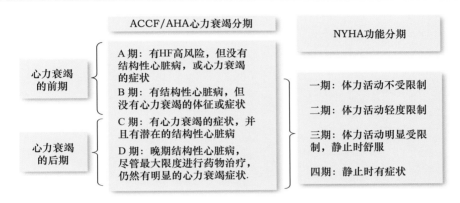

图 12.6 ▶ ACCF/AHA 心力衰竭分期及 NYHA 功能分期的相互关系

诊断

心力衰竭的诊断通过病史和体格检查能非常有力地证实临床怀疑。弗雷明翰（Framingham）标准（表 12.18）用于帮助诊断 HFrEF。[60-62]

表 12.18 ▶ 诊断心力衰竭的弗雷明翰标准（改良）

主要标准	次要标准
• 急性肺水肿 • 心脏扩大 • 中央静脉压 > 16 cm H_2O • 肝颈静脉反射 • 颈静脉充盈 • 阵发性夜间呼吸困难或端坐呼吸 • 肺啰音 • 第三心音（S3 奔马律） • 利尿剂反应为 5 天内体重减轻 ≥ 4.5 kg	• 脚踝水肿 • 活动时呼吸急促 • 肝肿大 • 夜间咳嗽 • 胸腔积液 • 心动过速（心率 > 120 bpm） • 5 天内体重减轻 ≥ 4.5 kg

心力衰竭诊断需要两个主要或者一个主要加上两个次要标准。敏感性：97%；特异性：79%。

评估最常用的实验室和影像检查包括 B 型钠尿肽（B–type Natriuretic Peptide, BNP）、胸片、心电图，以及心脏 B 超。心脏 B 超同时用来证实心力衰竭的诊断以及区别心力衰竭是收缩性还是舒张性。

其他实验室检查（比如，全血象计数、电解质、肌酐、肝功能检查、甲状腺功能检查，以及尿液分析）能帮助发现可能引起心力衰竭的潜在病因。没有已知 IHD 病史的心力衰竭患者应进行冠心病评估，因为它是心力衰竭的主要原因。胸痛或心绞痛的存在需要冠状动脉造影。[59] 图 12.7 为心力衰竭患者的诊断提供了框架。

> 考虑到格瑞的体重增加以及症状的加重，你诊断为心力衰竭恶化。他的临床症候，正常血压和氧分压提示格瑞可以在门诊进行治疗。你开了今天做电解质和肌酐的检查，并考虑怎样达到最好的利尿效果。

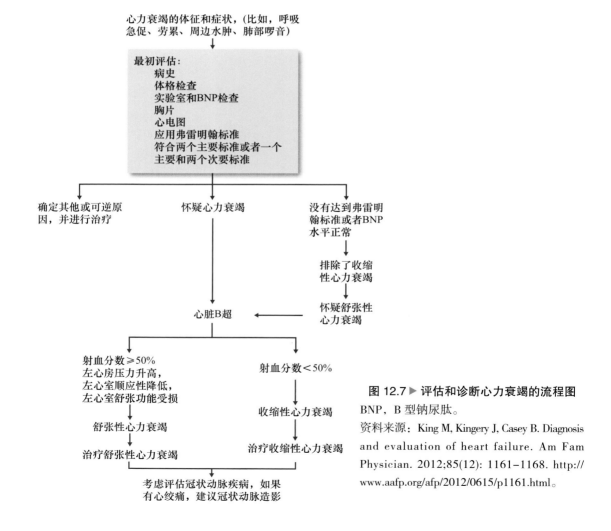

图 12.7 ▶ 评估和诊断心力衰竭的流程图
BNP，B 型钠尿肽。
资料来源：King M, Kingery J, Casey B. Diagnosis and evaluation of heart failure. Am Fam Physician. 2012;85(12): 1161–1168. http://www.aafp.org/afp/2012/0615/p1161.html。

治疗的目标

心力衰竭患者的治疗目标是提高生活质量和预防疾病进展。下面列出了实现这些目标的机制，以及已知的推荐强度。

改善生活质量：防止急性恶化住院治疗，降低发病率

- 常规评估 NYHA 功能分期
- 评价心力衰竭的常见症状
- 评估血压，容量超载的体征
- 鼓励患者每天监测体重（SOR C）
- 鼓励患者低盐饮食，限制酒精摄入，控制糖尿病（SOR B）
- 鼓励患者每天有氧运动，因为这可以改善功能状态（SOR B）
- 避免 NSAIDs（SOR B）

预防疾病进程：预防长期的住院治疗，降低并发症

- 高血压：血压维持 <140/80 mmHg（SOR C）
- 高血脂：降低血脂水平（SOR C）
- 糖尿病：糖化血红蛋白维持在目标值（SOR C）
- 冠状动脉疾病：控制缺血，考虑血管再通（SOR C）
- 房颤：控制心率
- 烟草使用：鼓励戒烟
- 让患者参加多学科疾病管理计划（SOR B）

治疗选择

在心力衰竭急性失代偿（又称"恶化"）时，利尿剂（主要为袢利尿剂）常用来排除细胞外(间质)多余的液体。利尿可以改善腿部浮肿的症状以及由于肺水肿造成的呼吸困难。

慢性心力衰竭的药物治疗的核心为降低心脏后负荷、降低全身血管阻力和阻断肾素—血管紧张素—醛固酮神经内分泌系统的激活。表 12.19 总结了治疗 HFrEF 的主要药物。[63] 格瑞已经在服用血管紧张素转换酶抑制剂和 β 受体阻滞剂治疗 HF。他没有服用利尿剂，速尿应该是个合适的选择。

你开口服速尿（每天 40 mg，持续 3 天），以减少他的容量超载。你建议他继续服用赖诺普利、卡维地洛、阿司匹林和阿托伐他汀，并检查每日体重。按日程他 3 天内将回到诊所检查病情进展，并通过重新评估电解质和肌酐来确保你的利尿方案不会损害他的肾功能。

与 HFrEF 不同,对保留射血分数(HFpEF)的心力衰竭的药物治疗几乎没有太多的证据。控制患者的高血压、糖尿病、肥胖、吸烟、高脂血症和缺血性心脏病仍然是重点。如果有高血压存在,那么可以考虑使用血管紧张素转换酶抑制剂、β 受体阻滞剂、血管紧张素受体阻滞剂和钙通道阻滞剂。[63]

对心力衰竭的非药物治疗包括:

▶ 运动训练:运动训练降低住院的风险,提高健康相关的生活质量,以及长期可能降低死亡率（SOR A）。[64]

▶ 手术治疗:

● 植入式除颤器:降低非缺血性心肌病患者的死亡率,但在缺血性心肌病心肌梗死后 40 天内植入式除颤器不能降低死亡率。[65]

● 冠状动脉旁路移植术:不影响整体死亡率,但是降低心血管死亡和有缺血性心肌病并且 LVEF < 35% 患者的任何原因的死亡。[66]

▶ 补充疗法:山楂提取物作为心力衰竭的辅助治疗,可以改善症状和运动耐力,[67] 太极拳可能是有益的。[68]

▶ 限盐饮食:无证据显示降低发病率或死亡率。[69]

表 12.19 ▶ 对射血分数降低的心力衰竭（HFrEF）的药物治疗

药物分类	使用	证据	举例	禁忌	副作用	监测
ACEIs	所有 NYHA 分期（SOR A）	改善症状和 QOL，降低死亡率和入院率	卡托普利，依那普利，赖诺普利	血管水肿，双侧 RAS，高钾血症，低血压，妊娠，肾衰	干咳，低血压，肾损伤	血压，BUN,肌酐，钾
ARBs	不能耐受 ACEI 的患者（SOR A）	在降低死亡率上等同于 ACEIs	坎地沙坦，氯沙坦，缬沙坦	双侧 RAS，高钾，低血压，妊娠，肾衰	低血压，肾损伤	血压，BUN,肌酐，钾
醛固酮拮抗剂	NYHA 第三和第四期，近期 MI（SOR B）	降低发病率和死亡率	依普利酮，安体舒通	艾迪森疾病，高钾，肾衰	电解质异常，低血压，高钾，肾损伤	血压，BUN，每天称重，钾
B 受体阻滞剂	NYHA 第二和第三期（SOR A）	减缓 HF 临床进程，降低死亡率	比索洛尔，卡维地洛，长效美托洛尔	哮喘 /COPD（相对），心动过缓，体液储留，心脏传导阻滞，低血压	心动过缓，支气管痉挛，低血压	血压，心率
洋地黄	HF 伴有难治性房颤（SOR B）	可能改善症状，但是可能增加女性死亡率	地高辛	超敏反应，室颤	心律失常，胃肠道不适，神经系统不适	肌酐，地高辛水平，电解质，ECG
袢利尿剂	容积超载患者（SOR B）	改善症状	丁脲胺，速尿，托塞米	超敏反应，肾衰	低钾，低血压，肾损伤	血压，肌酐，钾
血管扩张剂	NYHA 第二和第三期的黑人患者（SOR B）	当与 ACEIs 和 β 受体阻滞剂合用时降低死亡率	硝酸异山梨酯，肼苯哒嗪	超敏反应，同时使用 PDE5 抑制剂	胸痛，头晕，头痛，低血压，虚弱	血压，心率

ACEIs，血管紧张素转换酶抑制剂；ARBs，血管紧张素受体阻滞剂；BUN，血尿氮；COPD，慢性阻塞性肺疾病；ECG，心电图；GI，胃肠道；HF，心力衰竭；HFrEF，射血分数降低的心力衰竭；NYHA，纽约心脏协会；PDE5，磷酸二酯酶 –5；QOL，生活质量；RAS，肾动脉狭窄。

图 12.8 概述了将治疗与心力衰竭分期相联系的综合 ACCF/AHA 策略。

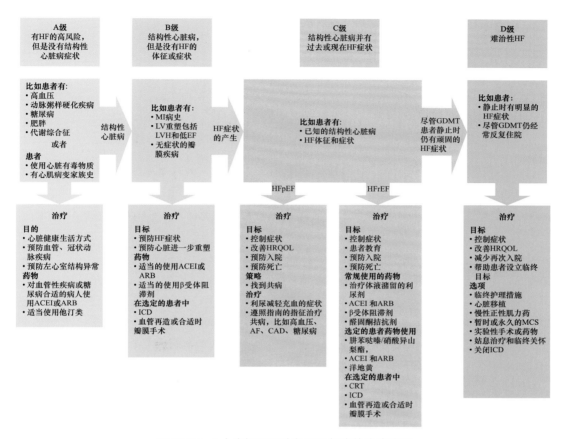

图 12.8 ▶ 心力衰竭进展阶段以及相应的治疗建议

ACEI，血管紧张素转化酶抑制剂；AF，房颤；ARB，血管紧张素受体阻滞剂；CAD，冠状动脉疾病；CRT，心脏血管再通治疗；EF，射血分数；GDMT，根据指南的药物治疗；HF，心力衰竭；HFpEF，保留射血分数的心力衰竭；HFrEF，低射血分数的心力衰竭；HRQOL，健康相关的生活质量；ICD，可植入心脏除颤器；LV，左心室；LVH，左心室肥大；MCS，机械循环支持；MI，心肌梗死。

资料来源：Yancy CW, Jessup M, Bozkurt B et al. 2013 ACCF/AHA guideline for the management of heart failure: executive summary: a report of the American College of Cardiology Foundation/American Heart Association Task Force on practice guidelines. Circulation. 2013;128(16):1810. http://circ.ahajournals.org/content/128/16/1810。

二级预防

心力衰竭二级预防与冠心病基本相同（见本章冠心病一节），包括高脂血症、糖尿病、高血压、吸烟的预防和指导性管理、流感和肺炎球菌疫苗接种。[63]

患者教育和自我护理的监控 / 要点

家庭医生是照顾心力衰竭患者的理想人选，因为了解患者的情况和长期管理病情都有很大的好处；持续的患者教育是预防疾病进展、住院和确保最高生活质量的关键。病人教育的组成部分包括：

▶ 饮食指导，包括避免诱因，比如盐和酒精；

▶ 管理烟草使用障碍的资源；

▶ 确保患者接种流感和肺炎球菌疫苗；

▶ 鼓励患者每天监测体重；

▶ 鼓励药物依从性。[70]

> 　　3 天后的随访，你很高兴看到格瑞的症状有了改善，他的体重降了 5 磅。你与主治医生讨论认为加上安体舒通对格瑞近期会有好处。你同时核实了格瑞的流感和肺炎疫苗接种是最新的，并鼓励他考虑参加社区免费的老人有氧运动班。

六、高脂血症

> 　　梅普尔斯（Maples）女士是一位 46 岁的健康白人女性，她来的目的是讨论她的胆固醇。她既没有高血压也没有糖尿病。她不吸烟。她在工作单位做了生物检测，被告知胆固醇过高。她的血脂测定结果（mg/dL）为总胆固醇（TC）264、低密度脂蛋白（LDL）181、高密度脂蛋白（HDL）46和甘油三酯（TG）143。她问是否应该开始服用他汀类药物。

　　大多数心血管疾病与动脉粥样硬化，即动脉血管壁的斑块堆积有关。这些斑块含有胆固醇、蛋白、钙以及炎性细胞。血浆中胆固醇升高与斑块形成的风险相关。表 12.20 列出了正常血脂水平。

 表 12.20 ▶ **正常血脂水平**

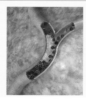

- 总胆固醇（TC）< 200 mg/dL
- 低密度胆固醇 (LDL) < 130 mg/dL
- 高密度胆固醇 (HDL) > 40 mg/dL
- 甘油三酯 (TG) < 150 mg/dL

高脂血症有多常见？

　　在美国，心脏病是造成死亡的第一原因。而高脂血症是心脏病的一重大危险因素。美国大约 33% 的成人低密度胆固醇水平升高，他们中只有三分之一的人低密度胆固醇得到控制。高总胆固醇者与理想水平者相比心脏病风险升高两倍。

高脂血症发病率种族和性别的差别		
种族或民族	男性（%）	女性（%）
非墨西哥黑人	30.7	33.6
墨西哥美国人	38.8	31.8
非墨西哥白人	29.4	32
所有	31.0	32
资料来源：High Cholesterol Facts. CDC, https://www.cdc.gov/cholesterol/facts.htm		

低密度脂蛋白水平与心血管病风险呈连续相关性。随着低密度脂蛋白水平的增加，剂量 – 反应关系中的心血管风险水平也随之增加。即使在总胆固醇水平正常的人群中也是如此。[71]

诊断

高脂血症是通过实验室检查血脂水平来诊断的。根据表 12.20 所示的正常血脂水平，梅普尔斯女士患有高脂血症，总胆固醇和低密度胆固醇水平升高。然而，单凭这个诊断并不能确定她是否需要药物治疗。

谁需要接受筛查？ 高脂血症不会引起症状，但却是心血管疾病的一个危险因素，因此筛查是发现高脂人群的唯一途径。大多数指南建议在降低心血管疾病风险的背景下进行筛查。

美国预防服务工作组关于高脂血症的筛查建议见表 12.21。

风险评估。 大多数新的指南建议评估每个人 10 年内发生高脂血症并发症的风险（如脑血管疾病或心肌梗死），并根据该风险进行药物治疗。指南对什么风险水平开始他汀类药物治疗意见不一（见下文）。[72, 74] 在线风险计算器使用来自弗雷明翰研究的数据，包括年龄、性别、种族、血脂水平、血压、糖尿病和吸烟状况来确定风险（http://www.cvriskcalculator.com/，www.healthdirection.org）。使用在线计算器，您可以确定梅普尔斯女士 10 年期 CVD 风险为 1.7%。

非空腹胆固醇水平可用来做筛查。其好处是对患者更方便，而且在预测将来 ASCVD 风险时仍然是准确的。[72]

谁从他汀治疗中受益？

2013 年美国心脏病学会（American College of Cardiology, ACC）/ 美国心脏协会（AHA）指南确定了如表 12.22 中列出的四个受益群体，其中，动脉粥样硬化心血管疾病（Atherosclerotic Cardiovascular Disease, ASCVD）风险降低超过药物风险（SOR A）。[72] 梅普利尔女士不符合

ACC/AHA 指南或以下指南规定的药物治疗标准。

退伍军人管理局 / 国防部指南有所不同：[73]

▶ 10 年风险低于 6% 的个人不符合治疗条件，应在 5 年内重新筛查。

▶ 对于 10 年风险介于 6% 和 12% 之间的个人，进行共同决策谈话来讨论改变生活方式和 / 或他汀类药物治疗的选择方案。如果决定不接受他汀类药物治疗，他们应该在两年内重新筛查。

▶ 10 年风险超过 12% 的患者应开始他汀类药物治疗。

表 12.21 ▶ 美国预防服务工作组关于高脂血症的筛查建议

人群	推荐等级 [a]
儿童年龄在 1 ～ 20 岁	证据不足
35 岁及以上的男性	A
有冠状动脉疾病风险升高的 20 ～ 35 岁男性	B
有冠状动脉疾病风险升高的 45 岁或以上女性	A
有冠状动脉疾病风险升高的 20 ～ 45 岁女性	B
男性 20 ～ 35 岁，女性（任何年龄段）无冠状动脉疾病高风险	C

[a] 关于分级的更多信息请参照 www.uspreventiveservicestaskforce.org。

资料来源：https://www. uspreventiveservicestaskforce.org/Page/Document/UpdateSummaryFinal/lipid–disorders–in–adults–cholesterol–dyslipidemia–screening; https://www.uspreventiveservicestaskforce.org/Page/Document/UpdateSummaryFinal/lipid–disorders–in–children–screening。

表 12.22 ▶ ACC/AHA 他汀治疗受益群体 [74]

受益群体
有 ASCVD 临床症状者
年龄在 40 ～ 75 岁且 LDL>70 mg/dL 的糖尿病患者
LDL>190 mg/dL 者
LDL 在 70 ～ 189 mg/dL 但是 10 年的 ASCVD 风险大于 7.5% 者 [a]

[a] 7.5% 风险水平仍有争议，因而其他指南把风险水平 10% 或 12% 作为分界线，在这个水平他汀治疗的益处绝对超过风险。

ASCVD，动脉粥样硬化心血管疾病；LDL，低密度胆固醇。

对于不属于表 12.22 中所述的四个他汀类药物受益群体之一的个人，AHA 建议考虑其他因素来指导治疗决策。[72] 这些因素如表 12.23 所示。

治疗目的

降低总胆固醇和低密度胆固醇到理想值来降低心血管疾病风险。

新的胆固醇指南建议不要调整药物治疗以达到特定的总胆固醇或低密度胆固醇目标。[72,73] 相反，他们建议根据血脂水平和 10 年心血管病风险，在不同强度下，在不重复血脂水平的情况下，开始他汀类药物治疗。

表 12.23 ▶ 他汀类药物治疗决策中应考虑的因素

治疗的其他因素
LDL ＞ 160 mg/dL
遗传性高脂血症证据
早发性 ASCVD 家族史（男性一级亲属发病 <55 岁，女性一级亲属发病 <65 岁）
高敏感性 C- 反应蛋白＞ 2 mg/L
冠状动脉钙平分＞ 300 阿加斯顿（Agatston）单位或者＞第 75 个百分位
ASCVD 终身风险升高
没有证据表明在其他低风险人群中应该测量 HS-CRP 或冠状动脉钙

LDL，低密度胆固醇；ASCVD，动脉粥样硬化心血管疾病。

治疗选择

表 12.24 列出了鼓励所有患者进行生活方式改变以降低心血管疾病风险。

表 12.24 ▶ 降低心血管疾病风险的一级预防

预防步骤
运动
调整饮食（低脂，高纤维，地中海饮食）
避免吸烟
限制酒精摄入
如果体重指数＞ 25 kg/m^2，减体重

除了上述的主要干预措施外，药物治疗通常由他汀类药物开始。有很好的证据表明他汀类药物对动脉粥样硬化心血管疾病的一级和二级预防是有效的。[72] 他汀类药物的种类和使用建议见表 12.25。

表 12.25 ▶ 他汀类药物和治疗的建议

治疗的水平	药物	建议
低强度（日剂量平均降低低密度胆固醇少于 30%）	辛伐他汀 10 mg 普伐他汀 10 ～ 20 mg 洛伐他汀 20 mg	基于 10 年心血管疾病风险的共享决策
中等强度（平均降低低密度胆固醇30% ～ 50%）	阿托伐他汀 10 ～ 20 mg[a] 洛伐他汀 5 ～ 10 mg 辛伐他汀 20 ～ 40 mg 普伐他汀 40 ～ 80 mg	10 年风险 >6%（退伍军人管理局指南）
高强度（降低低密度胆固醇 50% 以上）	阿托伐他汀 40 ～ 80 mg 洛伐他汀 20 ～ 40 mg[b]	受益群体成员（表 12.22）

[a] 阿托伐他汀效果女性大于男性。[74]

[b] 虽然阿托伐他汀和洛伐他汀均能降低低密度脂蛋白，但阿托伐他汀的作用比洛伐他汀低三倍。[72, 74]

非他汀类药物治疗选择见表 12.26。

药物	支持证据
贝特类 [75]	• 对二级预防成效有一定证据 • 许多研究包括退出市场的路贝特；没有这种药物，药效就缺乏有力的证据
鱼油 [72]	• 可以降低胆固醇 • 与药物治疗一起尤其有效
中国草药 [76]	• 可能在 ASCVD 风险上有正性效果 • 许多研究有偏差 • 缺乏病人的长期追踪效果
烟酸 [77]	• 不影响全因死亡率 • 升高 HDL 15% ~ 35% • 当与他汀类一起使用可改善病理指征

表 12.26 ▶ 非他汀类药物治疗

ASCVD，动脉粥样硬化心血管疾病；HDL，高密度胆固醇。

虽然梅普尔斯女士不适合使用他汀类药物治疗，但你可以利用这次访问来讨论适用于控制血脂的生活方式因素，包括锻炼、健康饮食和减肥。她有动力多锻炼，多吃蔬菜。建议 5 年后重新筛选。

监测

新的降脂指南不建议遵循血脂谱，因为治疗方案并不取决于达到某一目标水平。因此，建议开始使用适当的中等强度或高强度他汀类药物，并在临床上观察其是否有任何副作用或新发动脉粥样硬化心血管疾病的迹象。

七、高血压

诺贝尔（Noble）女士是一位 47 岁的非裔美国人，因为撕裂伤去急诊室后被告知血压高，现来随诊。她没有高血压病史，但是她有 10 年没来诊所了。10 年前最后一次怀孕有妊娠高血压，父母以及一个妹妹都有高血压史——高血压危险因素。各项系统问询（ROS）中没有头痛、胸痛、气短或水肿。你查看了她的病历后发现血压在急诊室时是 167/106 mmHg；今天的血压为 159/102 mmHg。

什么是高血压？

高血压是心脏必须在异常升高的血管阻力下泵血的状态。必须用高压把氧气和其他营养物质输送到全身，这会损害大大小小的血管。

$$血压 = 心脏输出 \times 全身血管阻力$$

血压定义：

▶ 正常血压：< 120/80 mmHg

▶ 高血压前期：120 ～ 139/80 ～ 89 mmHg

▶ 高血压：

  • 1 期：140 ～ 159/90 ～ 99 mmHg

  • 2 期：> 160/100 mmHg

高血压的后果

▶ 左心室肥大（本身是心力衰竭、心肌梗死、猝死，以及卒中的一个危险因素）

▶ 心力衰竭

▶ 缺血性卒中

▶ 颅内出血

▶ 缺血性心脏病，心肌梗死

▶ 慢性肾病

高血压有多常见？

高血压（HTN）是初级保健门诊最常见原因之一。年龄大于 55 岁的大多数人都会有高血压。

超过 7000 万 20 岁以上的美国人患有高血压，这在黑人 / 非裔美国人中比白人或西班牙裔更为普遍。[78]

根据年龄和性别的高血压发病率		
年龄	男性（％）	女性（％）
20 ～ 34	11.1	6.8
35 ～ 44	25.1	19.0
45 ～ 54	37.1	35.2
55 ～ 64	54.0	53.3
65 ～ 74	64.0	69.3
75+	66.7	78.5
全部	34.1	32.7

资料来源：National Center for Chronic Disease Prevention and Health Promotion, Division for Heart Disease and Stroke Prevention: High Blood Pressure Facts. November 20, 2016. https://www.cdc.gov/bloodpressure/facts.htm

根据种族和人种的高血压发病率		
民族团体	男性（％）	女性（％）
非裔美国人	43.0	45.7
墨西哥裔美国人	27.8	28.9
白人	33.9	31.3
全部	34.1	32.7

资料来源：National Center for Chronic Disease Prevention and Health Promotion, Division for Heart Disease and Stroke Prevention: High Blood Pressure Facts. November 20, 2016. https://www.cdc.gov/bloodpressure/facts.htm

高血压的危险因素见表 12.27，高血压的继发原因见表 12.28。

表 12.27 ▶ 高血压危险因素

危险因素	
非裔美国人	高盐饮食
抑郁	年龄增加
糖尿病或妊娠糖尿病	肥胖
高血压家族史	不活动
高酒精摄入	人格特质（敌意态度，没有耐心）

诊断

美国预防服务工作组（USPSTF）建议对 18 岁或 18 岁以上的成年人进行高血压筛查。[78]
它还建议在开始治疗之前，在临床环境之外测量血压，以确定诊断（SOR A）。

为了诊断高血压，使用如下所述的适当技术测量血压。图 12.9 显示了新诊断的高血压患者的治疗方法。

测量血压的正确方法
▶ 使用大小适中的袖带。
▶ 测量双侧手臂的血压。
▶ 保证在安静的环境下。
▶ 对于你怀疑可能患有白大衣高血压的患者，门诊动态血压监测是一项重要的辅助诊断测试。

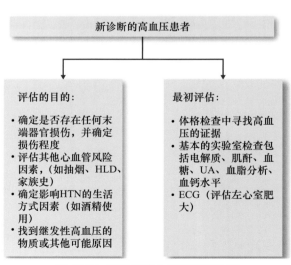

图 12.9 ▶ 新诊断高血压患者的处理
ECG，心电图；HLD，超敏性肺病；HTN，高血压；UA，尿液分析。

表12.28 ▶ 高血压继发原因

继发原因
• 药物（常见药物包括OCs，类固醇，非甾体抗炎药，抗抑郁药）
• 非处方药（比如：减充血药或者减肥药）
• 非法药物（比如：可卡因或甲基苯丙胺）
• 原发性肾脏疾病（比如：纤维肌发育不良，肾动脉狭窄）
• 阻塞性睡眠呼吸暂停
• 原发性醛固酮症（高血压，低钾，以及代谢性酸中毒）
• 嗜铬细胞瘤（罕见，有时候造成一过性高血压）
• 内分泌障碍（库欣综合征，甲状腺功能低下或亢进，甲状旁腺功能亢进）
• 主动脉狭窄（在年轻人中更常见）

OCs，口服避孕药。

你完成了对诺贝尔女士的初步评估，没有发现任何末端器官损伤、其他心血管危险因素或高血压的继发原因。你讨论了她有高血压的可能性，并要求做一些基本检查和心电图，并计划在接下来的两周内进行随访。你还和她讨论了改变生活方式，限制盐的摄入，采用得舒（DASH）饮食，以及每天增加更多运动。

治疗目标

▶ 通过降低血压预防末端器官损伤、卒中或脑血管疾病。

▶ 美国全国高血压预防监测评价和治疗委员会（JNC）–8 为 60 岁以下的人设定了血压低于 140/90 mmHg 的目标，为 60 岁以上的人设定了血压低于 150/90 mmHg 的目标（这个有点争议，因为许多心脏病学家设定的目标是血压接近 135/85 mmHg，而已知的冠心病或糖尿病患者的目标是血压低于 120/80 mmHg）。[37]

治疗高血压可以降低 50% 的心力衰竭风险，30% ~ 40% 的卒中风险，以及 20% ~ 25% 的心肌梗死风险。[79]

治疗

治疗高血压的非药物选择如表 12.29 所示。[80, 81]JNC–8 治疗高血压的药物建议见表 12.30。[37]

在回访中，诺贝尔女士仍然是血压升高，但是她的化验检查和心电图都正常。你讨论了药物的选择（如下所示），考虑到她的种族以及没有肾脏疾病你给她每天使用 25 mg 氢氯噻嗪。你的护士指导她如何在家测量血压，以及 1 个月以后她会来随访。

表 12.29 ▶ 高血压非药物治疗选择

非药物治疗选择（血压下降预期值）

能预防高血压以及高血压前期进展到高血压

- 减体重（每减轻 10 kg 可降低收缩压 5 ～ 20 mmHg）
- 得舒（DASH）饮食（8 mmHg）
- 限制饮食中食盐摄入（2 ～ 8 mmHg）
- 一周中大部分时间每天至少锻炼 30 分钟（4 ～ 9 mmHg）
- 降低酒精摄入（2 ～ 4 mmHg）
- 戒烟

 表 12.30 ▶ 美国全国高血压预防监测评价和治疗委员会（JNC）药物推荐

JNC 推荐

一般治疗

- 对非黑人人群的初步治疗应包括噻嗪类利尿剂，CCB，ACEI，或 ARB
- 普通黑人人群（包括有糖尿病者），初步治疗应该包括噻嗪类利尿剂或 CCB
- 所有慢性肾脏疾病的患者都应该服用 ACEI 或 ARB 作为初始药物或加上以保护肾脏功能
- 一个月内应该重新评估所有患者，如果血压没有控制，增加最初的药物剂量，或者加上另外一种药物
- 如有需要应该加上第 3 种其他种类的药物（β 受体阻滞剂，α 受体阻滞剂，醛固酮拮抗剂）
- ACEI 和 ARB 不应同时用于同一病人

特殊的建议 [37,82]

- JNC–7 和 JNC–8 中噻嗪类利尿剂为首选，因为它们的副作用低、便宜，并有改善患者预后的证据
- 没有证据表明氯沙利酮优于氢氯噻嗪，也没有使用氢氯噻嗪的剂量每日超过 25 mg 的证据
- 由于缺乏降低死亡率的证据，β 受体阻滞剂不再被推荐作为大多数患者的一线或二线治疗
- β 受体阻滞剂可以考虑用于 MI 后、心力衰竭或者其他可以用 β 受体阻滞剂治疗的疾病（偏头痛或震颤）的患者

ACEI，血管紧张素转换酶抑制剂；ARB，血管紧张素受体阻滞剂；CCB，钙通道阻滞剂；MI，心肌梗死。

监测

初步诊断后，患者应在 1 个月内随访，看血压是否得到控制。此外，他们可以在家测量血压，如果控制不好，应该尽快随诊。高血压患者患心脏病的风险增加，因此筛选其他危险因素如高脂血症和糖尿病非常重要。

患者教育与自我护理

应该要求患者在家常规的测量血压（SOR C）。他们可以不时地把血压计带到诊所，与诊所的血压计对照检查家用血压计的准确性。应鼓励患者遵循健康生活方式。良好的患者资源包括：

- ▶ 美国疾控中心有关高血压的信息网页：https://www.cdc.gov/bloodpressure/。
- ▶ 美国心脏协会：www.heart.org。

1 个月后随访，诺贝尔女士在门诊的血压是 146/95 mmHg，所以你每天加上 5 mg 氨氯地平。2 周后她打电话报告在家里的血压是 130/80 mmHg 左右，并且在下一次随访时得到证实。她的体重有所减轻，并且开始锻炼。你们讨论了在饮食中增加水果和蔬菜，以及预防心脏疾病或卒中的长期计划。

八、肥胖

肥胖有多普遍？

美国成年人中大约 35% 被定义为肥胖（体重指数 =30 kg/m^2 或更高），另外 33.6% 的成年人属于超重（体重指数 =25 ～ 29.9 kg/m^2）。[83] 三分之一的 6 ～ 9 岁儿童超重或肥胖。

美国预防服务工作组建议对所有成人患者进行肥胖筛查（从身高和体重计算体重指数），并提供强化咨询和行为干预，以促进肥胖成人持续减肥（SOR B）。[84]

相关的疾病包括：	
冠状动脉疾病	糖尿病
胆囊疾病	高血压
肝病	骨关节炎
睡眠呼吸暂停	卒中

朱利安（Julian）是一个 58 岁的男性，体重指数为 34 kg/m^2。他来做例行的健康检查。家族病史阳性的包括父亲有心脏病，母亲有糖尿病。他已婚，有一个孩子。他工作压力很大，没有时间锻炼，但是他非常想减肥。

怎样评估严重度

腰围是全因死亡率的预测变量，[85] 也是心血管疾病和 2 型糖尿病的重要危险因素。[86] 当评估老年人肥胖时，这是一个特别重要的指标，因为由于骨质疏松老年患者身高降低（体重指数假性升高）或者由于肌肉重量的降低体重减轻（体重指数假性降低）。女性腰围超过 88.9 cm（35 英寸）或男性 101 cm（40 英寸）被认为高风险（参照第十三章）。朱利安的腰围是 105 cm，这使他面临更高的死亡风险。

严重程度的评估多用于确定和控制与肥胖相关的病情而不是体重。第一步是审阅所有的药物，包括患者服用的可能造成体重增加的非处方药（表 12.31）。这些药物中的大多数只会使体重平均增加 1 ～ 3 kg，但是如果实在需要服药的话，有时也可以用不影响体重或促进体重减轻的药物替代。朱利安没有服用增加体重的药物。虽然造成肥胖的内分泌疾病不常见，但是甲状腺疾病、库欣综合征或者多囊卵巢综合征可能造成体重增加。

表 12.31 ▶ 可能增重的药物以及替代品	
药物分类	**替代品：不增加体重或减轻体重**
抗抑郁药	
• 三环类（阿米替林，去甲替林） • 米氮平	• 安非他酮（减轻体重） • 氟西汀
抗糖尿病制剂	
• 胰岛素（所有类型） • 磺脲类（比如，格列美脲） • 噻唑烷二酮类（比如，比格列酮）	• 二甲双胍（减轻体重） • 其他：阿卡波糖，DPP-4 抑制剂，GLP-1 受体协 • 同剂（减轻体重）
抗精神病性药物	
• 奥氮平 • 喹硫平 • 利培酮	• 齐拉西酮
抗癫痫药	
• 卡马西平 • 加巴喷丁	• 托吡酯（减轻体重） • 唑尼沙胺（减轻体重）
激素类	
• 糖皮质激素（口服强地松） • 醋甲孕酮	• 间歇使用或其他形式 • 其他形式的避孕

资料来源：Domecq JP, Prutsky G, Leppin A, et al. Clinical review: Drugs commonly associated with weight change: a systematic review and meta-analysis. J Clin Endocrinol Metab. 2015;100(2):363-370。

对肥胖患者进行上述健康状况筛查。朱利安的血压轻度升高至 145/90 mmHg。体重指数大于 40 kg/m² 的成年人，除预期寿命降低外，乳腺癌、子宫内膜癌、结肠癌和前列腺癌的发病率更高；肥胖的妇女可能也有月经异常以及不孕症。在这个病例中也可以询问朱利安有关胸痛和睡眠呼吸暂停的问题，他测量的血压，以及考虑血糖和血脂的实验室检测。也可以建议他做结直肠癌筛查（第七章）。

肥胖患者的治疗方法如图 12.10 所示。

朱利安同意进行实验室检查，愿意把车停在离工作较远的地方，以便多走几步，并加入体重观察者减肥计划。你可以帮助他确定哪些食物可以从饮食中去除。他会在 1 个月以后随访。

治疗目的

如果血压、血糖和血脂升高，那么治疗的目标将在本章其他章节讨论。肥胖的治疗目标应该个体化，但即使是体重只减轻 3% 到 5% 也能降低心血管疾病和糖尿病的风险。[87]

2013 年肥胖指南中有据推荐包括：[87]

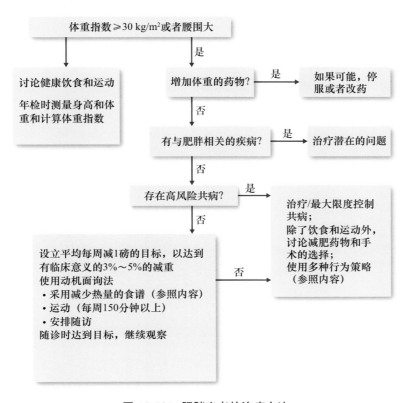

图 12.10 ▶ 肥胖患者的治疗方法

肥胖指南推荐

▶ 提供减肥益处的咨询。

▶ 开某种节食方案的处方（根据患者喜爱）。

▶ 鼓励建立一个超过 6 个月以上的综合生活方式计划。

▶ 考虑减肥手术。

▶ 推荐持续减肥维持计划。

　　运用第五章中讨论的特殊行为和认知行为的策略帮助患者改变生活方式。有效的行为策略包括支持（如设立目标），鼓励自我监测、动机面询以及一些简单的行为改变（如减少坐着和看电视时间）。

治疗选择

　　饮食 。即使结合生活方式的改变，节食只会导致适度的体重减轻（2 ～ 4 年内体重减轻少于 5 kg）（SOR A）。[88] 没有一种饮食比任何其他饮食更好，任何一种比每天维持体重需求的热量低 2093 kJ 的饮食都能成功。这可以通过许多方法做到，比如：

> ▶ 按照特定的饮食方案；
>
> ▶ 去除特定的高热量食物；
>
> ▶ 用低热量饮料代替膳食。

商业减肥计划，如体重观察者或减肥世界，在帮助患者达到减肥目的方面比初级保健指导的减肥努力显得更加有效。

运动。在节食基础上增加运动可能会导致大约 1～3 kg 的适度或额外体重降低。然而，锻炼可以改善代谢状况，每天 60～90 分钟的运动可以帮助维持体重减轻。建议进行多种运动，包括散步和水上有氧运动。

朱利安回来复诊。他的体重下降了 3 磅，血压没有变化。他的实验室检查结果显示低密度脂蛋白轻度升高，但在其他方面正常。他还没有机会加入体重观察者，但准备加入。他午餐已经不吃快餐了，感觉好多了。你祝贺他有了这个好的开端，并鼓励他继续节食和锻炼，提示如果体重继续减轻，他很可能避免服用高血压和胆固醇药物。计划 1 个月后电话随访，3 个月后，门诊随访。

药物治疗。为通过饮食和锻炼无法实现其减肥目标的肥胖患者（或体重指数为 27 kg/m^2 或 30 kg/m^2 或更高并伴有肥胖相关危险因素或疾病）提供药物治疗。[89,90] 用药仍然是朱利安的一个选择，但鉴于他没有与肥胖相关的疾病，此时没有必要开始药物治疗。

药物选择包括卢卡西林、奥利司他、芬特明/托吡酯和拟交感神经药物（表 12.32）。虽然奥利司他通常因其长期安全性被列为一线药物，但没有一种药物显得比另一种更好。

表 12.32 ▶ 肥胖的药物选择

药物	作用机理	副作用	慎重
卢卡西林（10 mg/d）	具有 5- 羟色胺特质的厌食	恶心，口干，便秘，阴茎异常勃起	多种药物相互作用，避免其他 5- 羟色胺能药物或用于心脏病患者；糖尿病慎用
奥利司他（120 mg，3 次/天）	酯酶抑制剂——防止脂肪吸收	腹泻，排气，胀气性腹痛，消化不良	抑制胰脂酶
芬特明 - 托吡酯（多种剂型，每天一次）	（参照以下）加抗癫痫药物有减轻体重的副作用	恶心，口干，便秘，味觉改变	多种药物相互作用，如果有心脏病，控制不良的高血压，青光眼以及甲状腺功能亢进时避免使用
纳曲酮/安非他酮（每天 8 mg/90 mg 到 16 mg/180 mg 每天两次）	阿片类受体拮抗剂加上多巴胺/去甲肾上腺素再摄取抑制剂	恶心，便秘，头痛，头晕	不能用于儿童或青少年，可以升高血压

药物	作用机理	副作用	慎重
拟交感神经药 • 芬特明（15～37.5 mg 晨服） • 二乙胺苯酮（25 mg 每天三次或者长效 75 mg 每天一次）	食欲抑制剂（精神兴奋剂）	心悸，心动过速，高血压，恶心	主要药物相互作用，潜在成瘾，心脏病或血压控制不佳者避免使用

资料来源：Li Z, Maglione M, Tu W, et al. Meta-analysis: pharmacologic treatment of obesity. Ann Internal Med. 2005; 142(7): 532 - 546; Bray GA, Ryan DH. Medical therapy for the patient with obesity. Circulation. 2012;125(13):1695 - 1703; Bray GA, Ryan DH. Update on obesity pharmacotherapy. Ann N Y Acad Sci. 2014;1311(1):1 - 13; http://www.arenapharm.com/belviq（2014 年 5 月进入网站）; Early J, Whitten JS. Naltrexone/bupropion (Contrave) for weight loss. Am Fam Physician. 2015; 91(8):554 - 556。

药物治疗平均减重在 2～10 kg 之间。其他药物包括氟西汀和安非他酮因为有减轻体重的副作用也被使用。大多数体重减轻出现在治疗的最初 6 个月。[91] 如果 3 个月内体重减轻低于 3%，重新评估。

减肥手术。减肥手术（即胃束带和胃旁路术）会限制胃的大小，并且由于绕过部分肠段而造成摄入的热量无法被吸收。针对体重指数 40 kg/m² 及以上或体重指数 35 kg/m² 及以上并有肥胖相关共病，有减肥动机，但未能通过饮食和运动达到减肥目标的患者，[87] 不论是否经药物治疗，推荐一位有经验的减肥外科医生。

手术可在 2～4 年后减重 25～75 kg（旁路术后体重减轻更多），[92] 并已证明可降低全因死亡率[93] 以及糖尿病、睡眠呼吸暂停、呼吸困难和胸痛症状的发生率。[94] 胃垂直束带造型术和胃旁路术如图 12.11 所示。如果朱利安减肥没有成功，减肥手术也是他的一个选择。

胃旁路术的死亡率大约为 1%，胃垂直束带造型术死亡率大约为 0.4%，并有和其他术后类似的副作用。潜在的副作用包括维生素 B_{12} 的缺乏，缺口疝，需要再次手术的可能性，胃炎，胆囊疾病，倾倒综合征，以及吸收不良。[87]

为了预防营养缺乏，减肥手术患者应该服用[96]：

▶ 1～2 颗成人多种维生素加含铁，叶酸，以及硫胺素的矿物质。

▶ 自膳食和/或补充剂的 1200～1500 mg 元素钙。

▶ 3000IU 维生素 D（调整到治疗水平 25-D > 30 ng/mL）。

▶ 维生素 B_{12}。

装置。有几种装置可以帮助减肥。这些分为占位装置（ReShape，Orbera Gastric Balloon，Transpyloric Shuttle，Satisphere），抽吸治疗（AspireAssist），胃容积量减少

（经口内窥镜限制性植入系统），和迷走神经阻断治疗（Maestro Rechargeable System 充电式系统）。最初（3 个月）的体重减轻范围约为 7 ～ 17 kg。[97]关于长期有效性和安全性的数据有限。FDA 已批准 ReShape 和 Orbera 在体重指数为 30 ～ 40 kg/m^2 的患者中使用至 6 个月。美国食药监局批准的设备图片可以在 https://www.FDA.gov/medicaldevices/productsandmedicalprocedures/obesitydevices/default.htm 上找到。

球囊类装置的副作用包括腹痛或者腹胀，胃溃疡，胃炎以及恶心 / 呕吐。其他装置有待美国食药监局批准。

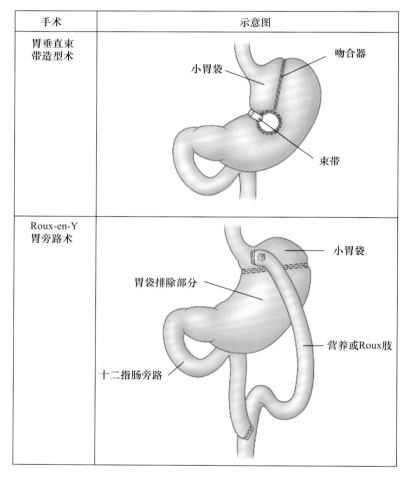

手术	示意图
胃垂直束带造型术	小胃袋　吻合器　束带
Roux-en-Y 胃旁路术	小胃袋　胃袋排除部分　营养或Roux肢　十二指肠旁路

图 12.11 ▶ 胃束带和胃旁路术

图片来自 National Heart, Lung, and Blood Institute: Managing overweight and obesity in adults: systematic evidence review from the obesity expert panel. 2013:97. US Department of Health and Human Services. https://www.nhlbi.nih.gov/health-topics/managing-overweight-obesity-in-adults。

二级预防

应根据年龄和危险因素进行预防性健康筛查（第七章）。然而肥胖女性似乎不太愿意做子宫颈涂片和乳腺钼靶检查，她们可能需要更多的鼓励。[98]

监测

减肥的努力结果可能不令人满意，不断的支持和监测可能会有帮助。与患者一起决定适当的随诊间隔。如果患者正在服用减肥药或最近接受了减肥手术，那么每隔 3 个月进行一次随访是合适的，用以评估减肥成功与否及上述的副作用。

你所在诊所的护士继续每月通过电话短信给朱利安提供随访，在他 3 个月的随访中，他的体重持续稳定下降。

资源

控制体重和任何健康生活方式的尝试一样，是一个持续存在的问题。患者（和你）需要的可靠互联网资源包括：https://medlineplus.gov/obetity.html。

九、骨质疏松

邱（Cho）女士是一位 63 岁女性，最近因为背痛住院后现来随访。经检查发现她有 T4 到 T6 脊椎压缩性骨折。她来的目的是讨论止痛以及骨质疏松。她没有做过骨密度检查，也没有任何其他继发性骨质疏松的危险因素。你与邱女士讨论了骨质疏松，并对负重运动和富含钙和维生素 D 的饮食的重要性提供咨询。你同时做了跌倒评估，是阴性。你开了双能 X 射线吸收测定法（DEXA）的检查，并且建议她继续使用住院时开始用的降钙素喷鼻剂帮助缓解疼痛。

骨质疏松（osteoporosis, OP）是一种骨疾病，其特征是低骨量、骨基质微结构变型和骨折风险增加（图 12.12）。骨质低下有骨密度降低，但其程度与骨质疏松不同。骨质低下和骨质疏松的主要后果是髋关节骨折、独立性丧失和椎体压缩性骨折，导致慢性疼痛。髋关节骨折后，只有 40% ～ 60% 的人恢复了骨折前的活动能力。[90, 100] 此外，10% ～ 20% 的人在髋关节骨折后被送进了长期护理机构。

男性和女性的骨密度峰值都出现在 30 岁左右。随着年龄的增长，男性的骨密度逐渐下降，而女性除了年龄相关的骨密度下降外还有停经造成的骨质加速流失。骨质疏松的危险因素见表 12.33，继发性骨质疏松的常见原因见表 12.34。[101-103]

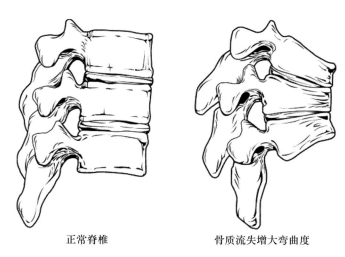

正常脊椎　　　　　　　骨质流失增大弯曲度

图 12.12 ▶ 正常和骨质疏松的脊椎

资料来源：Openstax. The vertebral column. Anatomy & Physiology. Houston: Rice University; 2017;8:103。可在 http://cnx.org 免费下载。

表 12.33 ▶ 骨质疏松危险因素

危险因素	
• 年龄	• 体重低（< 127 lb）
• 酒精使用过度	• 骨折个人史
• 吸烟	• 骨质疏松骨折家族史
• 固定不动和活动不足	• 钙或维生素 D 摄入低

表 12.34 ▶ 继发性骨质疏松的常见原因

原因	
自身免疫障碍：类风湿性关节炎，系统性红斑狼疮 **慢性阻塞性肺疾病** **内分泌障碍**：肾上腺功能减退，女运动员三联征，甲状腺功能低下，甲状腺功能亢进，1 型糖尿病，原发性卵巢功能不全，高催乳素血症 **胃肠道障碍**：乳糜病，胃旁路术，炎性肠道疾病，吸收不良，胰腺功能不全 **肝病** **营养障碍**：大量饮酒，进食障碍，维生素 D 缺乏 **肾功能不全或肾衰**	药物： • 抗癫痫 • 化疗药物 • 糖皮质激素 • 肝素 • 锂盐 • 氨甲蝶呤 • 质子泵抑制剂 • 甲状腺激素过量

骨质疏松有多常见

▶ 50 岁以上 16% 的女性以及 65 岁以上 24.8% 的女性有骨质疏松。[99, 100]

▶ 50 岁以上 4% 的男性以及 65 岁以上 5.6% 的男性有骨质疏松（图 12.13）。

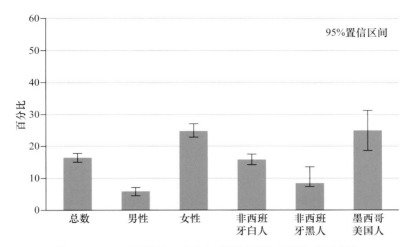

图 12.13 ▶ 65 岁及以上成人年龄调整后的骨质疏松百分比

资料来源：CDC Osteoporosis fast facts, 网址 http://www.cdc.gov/nchs/data/hestat/osteoporsis/osteoporosis 2005_2010.htm。

▶ 超过 1000 万的美国人有骨质疏松。

▶ 两个女性中的一个以及四个男性中的一个一生中会有一次骨质疏松相关的骨折。

诊断

双能 X 线是一种能够测量骨密度的 X 射线（图 12.14）。检查计算了腰椎和髋关节的实际骨密度，并将其与 35 岁白人妇女的骨密度标准进行了比较。计算出两个数字。T 评分是患者骨密度与标准的关系，评分如：

▶ 正常骨密度与标准偏差在 1 标准之内。

▶ 骨质低下（或低骨密度）定义为低于正常 –1 至 –2.5 标准差。

▶ 骨质疏松为低于标准值 ≥ –2.5。

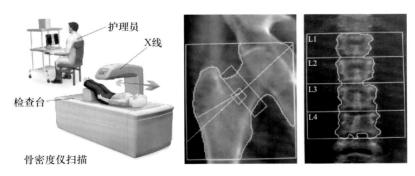

图 12.14 ▶ 用双能 X 线吸收测量仪测量骨密度

左：资料来源于 https://en.wikipedia.org/wiki/Dual−energy_ X−ray_absorptiometry。图片来源：Blausen.com staff, 2014. Medical gallery of Blausen Medical 2014. WikiJournal of Medicine 1 (2). DOI:10.15347/wjm/2014.010。）（右：资料来源于 Germain DP. Fabry disease. Orphanet J Rare Dis. 2010;5:30。

Z 值是将骨密度与年龄和性别的平均值进行比较。此分数有助于提示可能存在继发性骨质疏松症（即，如果患者的骨密度明显低于其年龄和性别的预期值）。在双能 X 线扫描中，邱女士的 T 评分为 –2.2，属于骨质疏松症。

FRAX 或称骨折风险评估工具（https://www.shef.ac.uk/FRAX/）是基于全球大量人口人群统计获得的。计算器使用双能 X 线吸收测量仪结果，连同临床危险因素，来计算髋关节或其他主要骨质疏松性骨折的 10 年风险。计算邱女士的 FRAX 评分，她 10 年内发生骨质疏松性骨折的概率为 11%，髋关节骨折的概率为 2%。

骨质疏松筛查（美国预防服务工作组推荐）

▶ 年龄 65 及以上的女性，或者骨折风险相当于 65 岁女性但没有其他危险因素（SOR B）的年轻的女性。

▶ 建议或者反对男性骨质疏松筛查证据不足。

治疗决定基于 FRAX 结果和 T 分。

如果有下列情形考虑治疗：

▶ 10 年髋关节骨折风险 FRAX 分数 ≥ 3%，或者其他主要骨质疏松骨折风险 ≥ 20%。

▶ 股骨颈 T 分 ≤ –2.5。

▶ T 分在 –1 ～ –2.5 之间的患者，并且有 10 年骨折的高风险。

▶ 患者以前有骨质疏松相关骨折的病史。

治疗的目标

▶ 通过教育年轻男性和女性，避免造成继发性骨质疏松的风险，摄入足够的钙和维生素 D 丰富的食物，进行足够的运动来最大化达到骨密度峰值。

▶ 通过筛查在骨折发生之前发现有骨密度低下或骨质疏松的女性。

▶ 教育年龄超过 65 岁的社区居民关于运动，物理治疗，以及维生素 D 的补充物来预防跌倒（SOR B）。[104]

▶ 用美国食药监局批准的任何一种药物治疗所有已被诊断为骨质疏松者，先前有骨质疏松性骨折者，或是有骨质减少及其他骨折危险因素者。

治疗选择

▶ 运动，富含钙和维生素 D 的饮食，避免继发性骨质疏松的因素。

▶ 美国预防服务工作组建议服用钙和维生素 D 补充保健品的证据不够。

▶ 骨质疏松患者的药物选择见表 12.35。

表12.35 ▶ 治疗骨质疏松预防骨折的药物

药物	药物机理	评论
双磷酸盐 • 阿伦磷酸盐（福善美） • 伊班磷酸盐（伊班膦酸盐） • 利塞膦酸盐（氨妥量） • 唑来膦酸（密固达）	抑制破骨细胞活性，作为抗吸收剂	在 RCT 中降低髋关节和脊椎骨折 口服双磷酸盐可能导致食管炎，长期使用与下颌骨坏死以及非典型性股骨骨折相关
SERM 雷洛昔芬（伊维特）	降低骨吸收和骨转换的系统性雌激素再摄取调节剂	可以造成潮热和增加 VTE 风险 在 RCT 中降低脊椎但不是股骨骨折
降钙素鼻喷雾剂	抗吸收剂	常用于治疗与脊椎压缩性骨折相关的疼痛
特立帕肽（福泰奥）	具有骨合成代谢活性和促进骨生长的合成甲状旁腺激素	常见副作用包括腿痉挛，头晕，以及恶心 在老鼠中可增加骨肉瘤风险
地舒单抗（弗洛里亚）	抑制破骨细胞的形成和活性	作为二线药通常用于双磷酸盐后无改善的患者

RCT，随机临床试验；SERM，选择性雌激素受体调节剂；VTE，静脉血栓形成。

在随访时你和邱女士讨论检查的结果和 FRAX 分数。虽然你通常不会根据她的分数开始药物治疗，但是因为她已经有过一次骨质疏松相关的骨折，你和她讨论服用双磷酸盐预防再次脊椎压缩性骨折的好处和风险。她选择开始服用阿伦磷酸盐。

监测

▶ 我们什么时候应该重复双能 X 线吸收测量仪扫描？这个问题没有明确的答案。在开始服用预防骨折药物的患者中，可以在开始用药后的 1～2 年内考虑重复骨密度评估。[104]

▶ 如果你的患者服用强的松，你该怎么办？由于服用慢性类固醇的患者患骨质疏松的风险很高，美国风湿病学会建议对服用超过 7.5 mg 强的松 3 个月以上的绝经后的妇女或 50 岁以上男性使用双磷酸盐进行预防性治疗。[105]

患者教育和自我护理

应鼓励骨质低下或骨质疏松症患者注重锻炼和饮食改变，以预防骨折。有许多特殊的练习可以帮助预防骨折。

▶ http://www.webmd.com/osteoporosis/video/prevent–fractures–osteoporosisu。

预防骨折的运动注重于负重运动以维持大腿和臀部的骨密度，以及举重以保持上身强壮的骨骼。

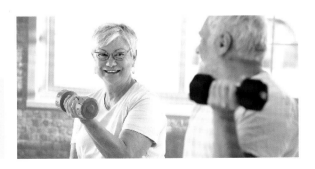

你转介邱女士接受物理治疗，以此提高身体核心力的强度，并安排在 6 个月内随访。

问题

1. 除了医疗服务机构、临床信息系统、决策支持和自我管理支持之外，以下哪一项是成功的慢性病管理的一个方面？

    A. 远程医疗

    B. 提供医疗器械

    C. 重新设计交付系统

    D. 获得高级影像

2. 你接到一位 8 岁儿童家长的电话，这位儿童的哮喘加重了。以下哪一项是急性哮喘恶化家庭管理的第一步？

    A. 评估严重度

    B. 开抗生素

    C. 尝试使用短效 β 激动剂的喷雾剂治疗

    D. 尝试皮质内固醇吸入治疗

    E. 建议父母带孩子到诊所进行评估

3. 要确认慢性阻塞性肺疾病的诊断，应该做下列哪一项？

    A. 评估临床特征

    B. 肺活量测定

    C. 胸片

    D. 动脉血氧

    E. 心电图

4. 你正在为一位患有稳定冠状动脉疾病的 70 岁老人看诊，以防止他的心脏病恶化。他不吸烟。以下哪一项，作为危险因素改善的一部分，可能会降低他的死亡风险？

    A. 筛查抑郁症，如果存在则进行治疗

    B. 如果有糖尿病，尝试把血糖降到正常范围

    C. 提供流感疫苗

    D. 增加身体运动

    E. 帮助他降低体重到目标体重指数的 $25\,kg/m^2$ 以下

5. 将糖尿病患者血压控制在 150/85 mmHg 以下可降低糖尿病相关死亡率、糖尿病相关结果和总死亡率？

    A. 正确

    B. 错误

6. 以下关于保留射血分数的心力衰竭的选项哪一项是正确的？

    A. 年轻男性中更常见

    B. 左心室射血分数 > 80%

   C. 被认为是心力衰竭前期

   D. 心脏 B 超可用于诊断

   E. 有强有力的证据指导药物管理

7. 以下哪一个选项的人群是美国心脏病学会（ACC）和美国心脏协会（AHA）他汀类药物治疗受益群体之一 [降低动脉粥样硬化性心血管疾病（ASCVD）风险超过用药风险]?

   A. 有动脉粥样硬化心血管疾病临床症状的患者

   B. 有高血压者

   C. 年龄超过 50 岁的男性

   D. 绝经后女性

   E. 低密度胆固醇超过 100 mg/dL 以及 10 年的动脉粥样硬化心血管疾病风险＞5% 的患者

8. 以下哪一项是由 JNC-8 推荐治疗高血压的？

   A. 非黑人人群初始治疗应该包括一个 β 受体阻滞剂

   B. 黑人人群的初始治疗应该包括噻嗪类利尿剂

   C. 有慢性肾脏疾病的患者应该用钙离子通道阻滞剂治疗

   D. 如果血压 6 个月内没有得到控制，应该加上另外一种药物

   E. 如果一种血管紧张素转换酶抑制剂没有控制血压，应该加上血管紧张素受体阻滞剂

9. 你在接待一位询问减肥策略的肥胖患者，他通过饮食和锻炼没有达到减肥的目的。以下哪一项是治疗这个病人肥胖的正确方法？

   A. 他应该选择另外一种节食法，因为有的节食法对减肥更好

   B. 应该增加运动，因为运动大约可以减重 7 kg

   C. 在考虑手术之前应该用药物治疗

   D. 如果他的体重指数在 40 kg/m^2 及以上应该建议手术

10. 骨质疏松的诊断和治疗，下列哪一项是正确的？

   A. 50 岁以上的妇女有一半有骨质疏松

   B. 50 岁或 50 岁以上的妇女应接受骨质疏松筛查

   C. 治疗决定基于骨折风险评估工具（FRAX）的结果

   D. 骨质疏松的治疗方法是补充钙和维生素 D

   E. 患有骨质疏松的妇女应每年用双能 X 线吸收测量仪进行监测

答案

问题 1：正确答案是 C。

   成功的慢性病管理的几个不同方面，如表 12.1 所示，有医疗服务机构、决策支持、交付系统的重新设计、临床信息系统和自我管理支持。

问题 2：正确答案是 A。

对急性哮喘诱发的哮鸣，第一步应该根据呼气流量峰值来决定严重程度。

问题 3：正确答案是 B。

肺活量测定显示持续气流受限诊断慢性阻塞性肺疾病。

问题 4：正确答案 是 C。

表 12.11 显示，对所有有冠状动脉疾病的患者每年提供流感疫苗可降低老年人心脏病的住院风险以及全因死亡率。

问题 5：正确答案是 A。

英国前瞻性糖尿病研究证实了糖尿病患者控制血压的益处。在这项对 5102 名患有 2 型糖尿病的成年人的研究中，控制血压（低于 150/85 mmHg）可降低糖尿病相关死亡率、糖尿病相关结果（需要治病的数量为 61，即治疗 61 个，可预防 1 例严重糖尿病相关结果）和总死亡率。

问题 6：正确答案是 D。

心脏 B 超不仅可以确认心力衰竭的诊断，而且可以区分心力衰竭的性质是收缩性还是舒张性。射血分数降低的心力衰竭或保留射血分数的心力衰竭特征如表 12.17 所示。

问题 7：正确答案是 A。

2013 年，美国心脏病学会（ACC）和美国心脏协会（AHA）指南确定了表 12.22 中列出的四个受益群体，其中 ASCVD 风险降低超过药物治疗风险（SOR A）。这四组分别是：有动脉粥样硬化心血管疾病临床症状者，40 ~ 75 岁的糖尿病患者且 LDL 超过 70 mg/dL，LDL 超过 190 mg/dL 者，以及 70 ~ 189 mg/dL 和 10 年 ASCVD 风险超过 7.5% 者。

问题 8：正确答案是 B。

表 12.30：在普通黑人人群（包括糖尿病患者）中，初始治疗应包括噻嗪类利尿剂或钙通道阻滞剂。

问题 9：正确答案是 D。

针对体重指数大于等于 40 kg/m^2 或体重指数大于等于 35 kg/m^2 并有肥胖相关共病，有减肥动机，但未能通过饮食和运动达到减肥目标的患者，不论是否经药物治疗，推荐一位有经验的减肥外科医生。

问题 10：正确答案是 C。

骨折风险评估工具（FRAX）是基于全球大量人口人群统计获得的。计算器使用双能 X 线吸收测量仪结果，连同临床危险因素，来计算髋关节或其他主要骨质疏松性骨折的 10 年风险。治疗决定是基于这些分数……

参考文献

1. Bodenheimer T, Wagner EH, Grumbach K. Improving primary care for patients with chronic illness, part 1. *JAMA*. 2002;288(14):1775–1779.
2. Chronic disease prevention and health promotion, facts about chronic diseases. Available from: http://www.cdc.gov/chronicdisease/overview/index.htm. Accessed October 2016.
3. National Asthma Education and Prevention Program: *Expert panel report III: Guidelines for the Diagnosis and Management of Asthma*. Bethesda, MD: National Heart, Lung, and Blood Institute, 2007. (NIH publication no. 08–4051). Available from: www.nhlbi.nih.gov/guidelines/asthma/asthgdln.htm
4. Fahy JV, O'Byrne PM. "Reactive airways disease." A lazy term of uncertain meaning that should be abandoned. *Am J Respir Crit Care Med*. 2001;163(4):822.
5. 2014 National Health Interview Survey (NHIS) Data. Available from: https://www.cdc.gov/asthma/most_recent_data.htm. Accessed September 25, 2016.
6. Liu AH, Zeiger R, Sorkness C, et al. Development and cross-sectional validation of the childhood asthma control test. *J Allergy Clin Immunol*. 2007;119:817.
7. Nathan RA, Sorkness CA, Kosinski M, et al. Development of the asthma control test: a survey for assessing asthma control. *J Allergy Clin Immunol*. 2004;113(1):59–65.
8. National Asthma Education and Prevention Program. *Expert Panel Report III: Guidelines for the Diagnosis and Management of Asthma*. Bethesda, MD: National Heart, Lung, and Blood Institute, 2007. (NIH publication no. 08–4051). Available from: www.nhlbi.nih.gov/guidelines/asthma/asthgdln.htm. Accessed October 2016.
9. Pellegrino R, Viegi G, Brusasco V, et al. Interpretative strategies for lung function tests. *Eur Respir J*. 2005;26:948–968.
10. Eldeirawi K, Persky VW. History of ear infections and prevalence of asthma in a national sample of children aged 2 to 11 years: the Third National Health and Nutrition Examination Survey, 1988 to 1994. *Chest*. 2004;125(5):1685–1692.
11. Arif AA, Delclos GL, Lee ES, et al. Prevalence and risk factors of asthma and wheezing among US adults: an analysis of the NHANES III data. *Eur Respir J*. 2003;21(5):827–833.
12. Miller KE. Metered-dose inhalers vs. nebulizers in treating asthma. *Am Fam Physician*. 2002;66(7):1311.
13. Platts-Mills T, Leung DY, Schatz M. The role of allergens in asthma. *Am Fam Physician*. 2007;76(5):675–680.
14. Williams SG, Schmidt DK, Redd SC, et al. Key clinical activities for quality asthma care. Recommendations of the national asthma education and prevention program. *MMWR Recomm Rep*. 2003;52(RR-6):1–8.
15. Global Strategy for the Diagnosis, Management and Prevention of COPD, Global Initiative for Chronic Obstructive Lung Disease (GOLD) 2016. Available from: http://goldcopd.org/. Accessed October 2016.
16. Centers for Disease Control and Prevention, COPD. Available from: http://www.cdc.gov/copd/index.html. Accessed October 2016.
17. National Heart Lung and Blood Institute. Available from: http://www.nhlbi.nih.gov/health/health-topics/topics/aat. Accessed October 2016.
18. Centers for Disease Control and Prevention. Available from: http://www.cdc.gov/nchs/fastats/leading-causes-of-death.htm. Accessed October 2016.
19. Anthonisen NR, Skeans MA, Wise RA, et al. Lung Health Study Research Group. The effects of a smoking cessation intervention on 14.5-year mortality: a randomized clinical trial. *Ann Intern Med*. 2005;142(4):233–239.
20. Chong J, Leung B, Poole P. Phosphodiesterase 4 inhibitors for chronic obstructive pulmonary disease. *Cochrane Database Syst Rev*. 2013;(11):CD002309.
21. Ram FS, Jones PW, Castro AA. Oral theophylline for chronic obstructive pulmonary disease. *Cochrane Database Syst Rev*. 2002;(4):CD003902.
22. Poole P, Chong J, Cates CJ. Mucolytic agents versus placebo for chronic bronchitis or chronic obstructive pulmonary disease. *Cochrane Database Syst Rev*. 2015;(7):CD001287.
23. van Agteren JE, Carson KV, Tiong LU, et al. Lung volume reduction surgery for diffuse emphysema. *Cochrane Database Syst Rev*. 2016;(10):CD001001.
24. Walters JA, Tan DJ, White CJ, et al. Systemic corticosteroids for acute exacerbations of chronic obstructive pulmonary disease. *Cochrane Database Syst Rev*. 2014;(9):CD001288.

25. Walters JA, Tan DJ, White CJ, et al. Different durations of corticosteroid therapy for exacerbations of chronic obstructive pulmonary disease. *Cochrane Database Syst Rev.* 2014;(12):CD006897.

26. Vollenweider DJ, Jarrett H, Steurer-Stey CA, et al. Antibiotics for exacerbations of chronic obstructive pulmonary disease. *Cochrane Database Syst Rev.* 2012;(12):CD010257.

27. Gimeno-Santos E, Scharplatz M, Troosters T, et al. Pulmonary rehabilitation following exacerbations of chronic obstructive pulmonary disease.*Cochrane Database Syst Rev.* 2011;(5):CD005305.

28. Karloh M, Fleig Mayer A, Maurici R, et al. The COPD assessment test: What do we know so far? A systematic review and meta-analysis about clinical outcomes prediction and classification of patients into GOLD stages. *Chest.* 2016;149(2):413–425.

29. Heart Disease Facts. Centers for Disease Control and Prevention. Available from: http://www.cdc.gov/heartdisease/facts.htm. Accessed October 2016.

30. Rodney KZ. Coronary heart disease. *Essential Evidence Plus.* Updated 1/3/2016, Accessed October 25, 2016.

31. Campeau L. Grading of angina pectoris. *Circulation.* 1976;54(3):522–523.

32. Qaseem A, Fihn SD, Williams S, et al. Diagnosis of stable ischemic heart disease: Summary of a clinical practice guideline from the American college of physicians/American college of cardiology foundation/American heart association/American association for thoracic surgery/preventive cardiovascular nurses Association/society of thoracic surgeons. *Ann Intern Med.* 2012;157(10):729–734.

33. Wells Askew J, et al. Selecting the optimal cardiac stress test. UpToDate. Dec 16, 2015. Available from: https://www.uptodate.com/contents/selecting-the-optimal-cardiac-stress-test?source=search_result&search=exercise%20mpi&selectedTitle=1~14#H458218820. Accessed December 2016.

34. Practice Guidelines. Management of stable ischemic heart disease: Recommendations from the ACP. *Am Fam Physician.* 2013;88(9):612–616.

35. Hall SL, Lorenc T. Secondary prevention of coronary artery disease. *Am Fam Physician.* 2010;81(3):289–296.

36. Thombs BD, de Jonge P, Coyne JC, et al. Depression screening and patient outcomes in cardiovascular care: a systematic review. *JAMA.* 2008;300(18):2161–2171.

37. James PA, Oparil S, Carter BL, et al. 2014 evidence-based guideline for the management of high blood pressure in adults: Report from the panel members appointed to the Eighth Joint National Committee (JNC 8). *JAMA.* 2014;311:507–520.

38. Eagle KA, Guyton RA, Davidoff R, et al. for the American college of cardiology, American heart association task force on practice guidelines, American society for thoracic surgery and the society of thoracic surgeons. ACC/AHA 2004 guideline update for coronary artery graft surgery: summary article: a report of the American college of cardiology/American heart association task force on practice guidelines (Committee to Update the 1999 Guidelines for Coronary Artery Bypass Graft Surgery). *Circulation.* 2004;110(9):1168–1176.

39. Handelsman Y, Bloomgarden ZT, Grunberger G, et al. American Association of Clinical Endocrinologists medical guidelines for a diabetes mellitus comprehensive care plan – 2015. *Endocr Pract.* 2015;21(Suppl 1):1–87.

40. American Diabetes Association. Standards of medical care in diabetes – 2016. *Diabetes Care.* 2016;39(1):S1–S112.

41. Thomas D, Elliott EJ. Low glycaemic index, or low glycaemic load, diets for diabetes mellitus. *Cochrane Database Syst Rev.* 2009;(1):CD006296.

42. Tight blood pressure control and risk of macrovascular and microvascular complications in type 2 diabetes: UKPDS 38. UK Prospective Diabetes Study Group. *BMJ.* 1998;317(7160):703–713.

43. ACCORD Study Group. Cushman WC, Evans GW, Byington RP, et al. Effects of intensive blood-pressure control in type 2 diabetes mellitus. *N Engl J Med.* 2010;362(17):1575–1585.

44. Boulin M, Diaby V, Tannenbaum C. Preventing unnecessary costs of drug-induced hypoglycemia in older adults with type 2 diabetes in the United States and Canada. *PLoS One.* 2016;11(9):e0162951.

45. Tandon N, Ali MK, Narayan KM. Pharmacologic prevention of microvascular and macrovascular complications in diabetes mellitus: implications of the results of recent clinical trials in type 2 diabetes. *Am J Cardiovasc Drugs.* 2012;12(1):7–22.

46. Rodríguez-Gutiérrez R, Montori VM. Glycemic control for patients with type 2 diabetes mellitus: our evolving faith in the face of evidence. *Circ Cardiovasc Qual Outcomes.* 2016;9(5):504–512.

47. UK Prospective Diabetes Study Group. Intensive blood-glucose control with sulphonylureas or insulin compared with conventional treatment and risk of complications in patients with type 2 diabetes (UKPDS 33). *Lancet.* 1998;352:837–853.

48. The Action to Control Cardiovascular Risk in Diabetes Study Group. Effects of intensive glucose lowering in type 2 diabetes. *N Engl J Med*. 2008;358:2545–2559.

49. The ADVANCE Collaborative Group. Intensive blood glucose control and vascular outcomes in patients with type 2 diabetes. *N Engl J Med*. 2008;358:2560–2572.

50. Duckworth W, Abraira C, Moritz T, et al. Glucose control and vascular complications in veterans with type 2 diabetes. *N Engl J Med*. 2009;360:129–139.

51. Effect of intensive blood-glucose control with metformin on complications in overweight patients with type 2 diabetes (UKPDS 34). UK Prospective Diabetes Study (UKPDS) Group. *Lancet*. 1998;352(9131):854–865.

52. O'Kane MJ, Bunting B, Copeland M, et al. Efficacy of self monitoring of blood glucose in patients with newly diagnosed type 2 diabetes (ESMON study): randomised controlled trial. *BMJ*. 2008;336(7654):1174–1177.

53. CDC, NCHS. Underlying cause of death 1999–2013 on CDC WONDER online database, released 2015. Data are from the multiple cause of death Files, 1999–2013, as compiled from data provided by the 57 vital statistics jurisdictions through the Vital Statistics Cooperative Program. Accessed February 3, 2015.

54. Mozzafarian D, Benjamin EJ, Go AS, et al. on behalf of the American Heart association statistics committee and stroke statistics subcommittee. Heart disease and stroke statistics—2016 update: a report from the American heart association. *Circulation*. 2016;133:e38–e360.

55. Kalogeropoulos A, Georgiopoulou V, Kritchevsky SB, et al. Epidemiology of incident heart failure in a contemporary elderly cohort: the health, aging, and body composition study. *Arch Intern Med*. 2009;169(7):708–715.

56. Felker GM, Thompson RE, Hare JM, et al. Underlying causes and long-term survival in patients with initially unexplained cardiomyopathy. *N Engl J Med*. 2000;342(15):1077–1084.

57. Baldasseroni S, Opasich C, Gorini M, et al. Italian network on congestive heart failure investigators. Left bundle-branch block is associated with increased 1-year sudden and total mortality rate in 5517 outpatients with congestive heart failure: a report from the Italian network on congestive heart failure. *Am Heart J*. 2002;143(3):398–405.

58. He J, Ogden LG, Bazzano LA, et al. Risk factors for congestive heart failure in US men and women: NHANES I epidemiologic follow-up study. *Arch Intern Med*. 2001;161(7):996–1002.

59. King M, Kingery J, Casey B. Diagnosis and evaluation of heart failure. *Am Fam Physician*. 2012;85(12):1161–1168.

60. Maestre A, Gil V, Gallego J, et al. Diagnostic accuracy of clinical criteria for identifying systolic and diastolic heart failure: cross-sectional study. *J Eval Clin Pract*. 2009;15(1):55–61.

61. McKee PA, Castelli WP, McNamara PM, et al. The natural history of congestive heart failure: the Framingham study. *N Engl J Med*. 1971;285:1441–1446.

62. Senni M, Tribouilloy CM, Rodeheffer RJ, et al. Congestive heart failure in the community: a study of all incident cases in Olmsted County, Minnesota, in 1991. *Circulation*. 1998;98(21):2282–2289.

63. Yancy CW, Jessup M, Bozkurt B, et al. 2013 ACCF/AHA guideline for the management of heart failure: executive summary: a report of the American College of Cardiology Foundation/American Heart Association Task Force on practice guidelines. *Circulation*. 2013;128(16):1810–1852.

64. Taylor RS, Sagar VA, Davies EJ, et al. Exercise based rehabilitation for heart failure. *Cochrane Database Syst Rev*. 2014;(4):CD003331.

65. Desai AS, Fang JC, Maisel WH, et al. Implantable defibrillators for the prevention of mortality in patients with nonischemic cardiomyopathy: a meta-analysis of randomized controlled trials. *JAMA*. 2004;292:2874–2879.

66. Velazquez EJ, Lee KL, Deja MA, et al.; STICH Investigators. Coronary-artery bypass surgery in patients with left ventricular dysfunction. *N Engl J Med*. 2011;364:1607–1616.

67. Pittler MH, Guo R, Ernst E, et al. Hawthorn extract for treating chronic heart failure. *Cochrane Database Syst Rev*. 2008;(1):CD005312.

68. Yeh GY, Wang C, Wayne PM, et al. Tai chi exercise for patients with cardiovascular conditions and risk factors: a systematic review. *Cardiopulm Rehabil Prev*. 2009;29:152–160.

69. Taylor RS, Ashton KE, Moxham T, et al. Reduced dietary salt for the prevention of cardiovascular disease: a meta-analysis of randomized controlled trials (Cochrane review). *Am J Hypertens*. 2011;24:843–853.

70. Doust JA. Heart failure (systolic). Essential Evidence Plus. Updated 1/3/2016. Available from: http://www. essentialevidenceplus.com.ezproxy.library.wisc.edu/content/eee/33. Accessed October 5, 2016.

71. Mannu GS, Zaman MJ, Gupta A, et al. Evidence of lifestyle modifications in the management of hypercholesterolemia. *Current Cardiology Rev*. 2013;9:2–14.

72. Stone NJ, Robinson JG, Lichtenstein AH, et al. 2013 ACC/AHA guidelines on the treatment of blood cholesterol to reduce atherosclerotic cardiovascular risk in adults: a report of the American College of Cardiology/American Heart Association task force on practice guidelines. *Circulation*. 2014;129(25 Suppl 2):S1–S45.

73. VA DOD Guideline: Diagnosis and management of dyslipidemia for cardiovascular risk reduction. Available from: http://www.healthquality.va.gov/guidelines/CD/lipids/LipidSumOptSinglePg31Aug15.pdf. Accessed October 2016.

74. Adams SP, Sekhon SS, Wright JM. Lipid-lowering efficacy of rosuvastatin. *Cochrane Database Syst Rev*. 2014;(11):CD010254.

75. Wang D, Liu B, Tao W, et al. Fibrates for secondary prevention of cardiovascular disease and stroke. *Cochrane Database Syst Rev*. 2015;(10):CD009580.

76. Liu ZL, Li GQ, Bensoussan A, et al. Chinese herbal medicines for hypertriglyceridemia. *Cochrane Database Syst Rev*. 2013;(6):CD009560.

77. Last A, Ference JD, Falleroni J. Pharmacologic treatment of hyperlipidemia. *Am Fam Physician*. 2011;84(5): 551–558.

78. United States Preventive Services Task Force. Availabla from: https://www.uspreventiveservicestaskforce.org/Page/Document/RecommendationStatementFinal/high-blood-pressure-in-adults-screening. Accessed November 2016.

79. Turnbull F, Beal B, Ninomiya T, et al. Effects of different regimens to lower blood pressure on major cardiovascular events in older and younger adults: meta-analysis of randomized trials. *BMJ*. 2008;336(7653):1121–1124.

80. Oza R, Garcellano. Nonpharmacologic management of hypertension: what works? *Am Fam Physician*. 2015;91(11):772–776.

81. Basile J, Bloch MJ. Overview of hypertension in adults. *Up to Date* 2016. Available from: www.uptodate.com. Accessed October 2016.

82. Langan R, Jones K. Common questions about the initial management of hypertension. *Am Fam Physician*. 2015;91(3):172–177.

83. Ogden CL, Carroll MD, Kit BK, et al. Prevalence of childhood and adult obesity in the United States, 2011–2012. *JAMA*. 2014;311(8):806–814.

84. US Preventive Services Task Force. Screening for Obesity in Adults. Available from: http://www.uspreventiveservicestaskforce.org/uspstf/uspsobes.htm. Accessed September 2016.

85. Cerhan JR, Moore SC, Jacobs EJ, et al. A pooled analysis of waist circumference and mortality in 650,000 adults. *Mayo Clin Proc*. 2014;89(3):334–345.

86. National Institutes of Health. The Practical Guide: Identification, Evaluation and Treatment of Over-weight and Obesity in Adults. Bethesda, MD: National Institutes of Health, National Heart, Lung, and Blood Institute, and North American Association for the Study of Obesity; 2000 NIH publication 00–4084. Available from: http://www.nhlbi.nih.gov/health-pro/guidelines/archive/clinical-guidelines-obesity-adults-evidence-report. Accessed September 2016.

87. Jensen MD, Ryan DH, Apovian CM, et al. 2013 AHA/ACC/TOS Guideline for the Management of Overweight and Obesity in Adults. Circulation. Published online 2013 Nov 12. Available from: https://www.guideline.gov/summaries/summary/48339/2013-ahaacctos-guideline-for-the-management-of-overweight-and-obesity-in-adults-a-report-of-the-american-college-of-cardiologyamerican-heart-association-task-force-on-practice-guidelines-and-the-obesity-society. Accessed September 2016.

88. Douketis JD, Macie C, Thabane L, et al. Systematic review of long-term weight loss studies in obese adults: clinical significance and applicability to clinical practice. *Int J Obes (Lond)*. 2005;29(10):1153–1167.

89. Snow V, Barry P, Fitterman N, et al. Pharmacologic and surgical management of obesity in primary care: a clinical practice guideline from the American college of physicians. *Ann Intern Med*. 2005;142(7):525–531.

90. Endocrinology Society. Available from: https://www.guideline.gov/summaries/summary/49254/pharmacological-management-of-obesity-an-endocrine-society-clinical-practice-guideline. Accessed September 2016.

91. Greenway FL, Caruso MK. Safety of obesity drugs. *Expert Opin Drug Saf*. 2005;4(6):1083–1095.

92. Douketis JD, Macie C, Thabane L, et al. Systematic review of long-term weight loss studies in obese adults: clinical significance and applicability to clinical practice. *Int J Obes (Lond)*. 2005;29(10):1153–1167.

93. Pontiroli AE, Morabito A. Long-term prevention of mortality in morbid obesity through bariatric surgery. A systematic review and meta-analysis of trials performed with gastric banding and gastric bypass. *Ann Surg.* 2011;253(3):484–487.

94. Karason K, Lindroos AK, Stenlof K, et al. Relief of cardiorespiratory symptoms and increased physical activity after surgically induced weight loss: results from the Swedish Obese Subjects study. *Arch Intern Med.* 2000;160(12):1797–1802.

95. Maggard MA, Shugarman LR, Suttorp M, et al. Meta-analysis: surgical treatment of obesity. *Ann Intern Med.* 2005;142(7):547–559.

96. Mechanick JI, Youdim A, Jones DB, et al. Clinical practice guidelines for the perioperative nutritional, metabolic, and nonsurgical support of the bariatric surgery patient—2013 update: cosponsored by American Association of Clinical Endocrinologists, The Obesity Society, and American Society for Metabolic & Bariatric Surgery. *Surg Obes Relat Dis.* 2013;9(2):159–191.

97. Kumar N. Endoscopic therapy for weight loss: gastroplasty, duodenal sleeves, intragastric balloons, and aspiration. *World J Gastrointest Endosc.* 2015;7(9):847–859.

98. Ferrante JM, Chen PH, Crabtree BF, et al. Cancer screening in women: body mass index and adherence to physician recommendations. *Am J Prev Med.* 2007;32(6):525–531.

99. CDC Health statistics on osteoporosis. Available from: http://www.cdc.gov/nchs/data/hestat/osteoporsis/osteoporosis2005_2010.htm. Accessed 10/13/16.

100. Dyer SM, Crotty M, Fairhall N, et al.; Fragility fracture network (FFN) rehabilitation research special interest group. A critical review of the long-term disability outcomes following hip fracture. *BMC Geriatrics.* 2016;16:158.

101. Cosman F, deBeur SJ, LeBoff MS, et al. Clinician's guide to prevention and treatment of osteoporosis. *Osteoporos Int.* 2014;25:2359–2381.

102. *Bone Health and Osteoporosis: a Report of the Surgeon General.* Rockville, MD: US Dept. of Health and Human Services, Public Health Service, Office of the Surgeon General; Washington, D.C.: For sale by the Supt. of Docs., US G.P.O; 2004.

103. Jeremiah MP, Unwin BK, Greenawald MH, et al. Diagnosis and management of osteoporosis. *Am Fam Physician.* 2015;92(4):261–268.

104. Final update summary: osteoporosis screening US Preventive Services Task Force, July 2015. Available from: https://www.uspreventiveservicestaskforce.org/Page/Document/UpdateSummaryFinal/osteoporosis-screening. Accessed October 2016.

105. Grossman JM, Gordon R, Ranganath VK, et al. American College of Rheumatology 2010 recommendations for the prevention and treatment of glucocorticoid-induced osteoporosis. *Arthritis Care Res.* 2010;62(11):1515–1526.

第十三章 体重管理与营养

本章要点

1 ▶ 营养评估对于任何体重不正常，或是发生体重异常增加或减少的患者很重要；超重的患者可能也有营养不良。

2 ▶ 强大的证据表明，地中海（Mediterranean）和得舒（DASH）这两种饮食模式可以改善健康状况和降低疾病风险。

3 ▶ 医生应该与需要减肥的病人共同做决策。

4 ▶ 即使体重只降低 5%，也能显著降低肥胖患者的发病率。

5 ▶ 预防和管理儿童肥胖很重要，应鼓励积极的行为（如与家人一起吃饭），应避免限制饮食、欺凌和羞辱的行为。

萨莉（Sally），45 岁，女性，因近 2 个月双膝疼痛以及持续恶化而就诊。她否认膝关节肿胀而且没有其他关节痛。她在高中时打过篮球和垒球。有长期超重或肥胖病史，想要尝试减重，但是由于膝关节的疼痛而运动受限。她常常在杂志或网络上找不同的减重食谱尝试，而且可以在几个月内减 30 磅，但总是又反弹回原来的体重。

体检时，萨莉看起来很胖，没有不适的迹象，身高 65 英寸（1.65 米），体重 223 磅（101 kg），体重指数 37 kg/m²，血压 142/89 mmHg。双膝检查无红肿或积液。膝关节活动度正常，双膝外侧有轻度的关节线压痛。步态和其他关节正常。

你确定她患有轻微的膝关节退行性疾病，并且体重持续增长带来的压力加剧了她的关节疼痛，目前不需要做影像学检查。

一、营养评估

一个人超重或肥胖的事实不能保证他的营养就是足够的。对于任何体重异常的患者，必须进行营养评估，以确定该患者是否摄入了足够的营养来维持健康。表 13.1 概述了一种在门诊进行的营养状况评估方法。

表 13.1 ▶ 在门诊进行的营养状况评估方法		
特征	**因素**	**提示**
病史	• 体重减轻或增加 • 膳食史 • 营养补充品 • 现在或既往使用过的药物 • 获得营养丰富的食物 • 准备、进食、吸收和消化食物的能力 • 文化水平 • 活动水平 • 酒精使用 • 家族史 • 社会和情感史	• 获得平时的体重 • 一般或限制性饮食（比如无麸质、阿特金斯饮食） • 是否有必要用药（有些药物会造成体重增加，抑制食欲，影响代谢） • 贫穷、年龄的问题 • 虚弱、残障、牙齿或胃肠道问题
体格检查	• 体重 / 身高 / 体重指数 • 腰围 [a] • 颞部 / 掌骨间消瘦 • 掉头发 • 特定营养素缺乏 • 甲状腺检查	• 体重指数并不总是身体成分的良好指标（例如，对老年人和运动员） • 与神经性厌食症一致的胎毛型头发 • 甲状腺肿大可能提示甲状腺功能减退
实验室检查	• 全血细胞计数 • 转铁蛋白 [b] • 白蛋白 [c] • 前白蛋白（甲状腺转载蛋白）[c] • 电解质 • 促甲状腺激素	• 贫血、缺铁 • 急性缺乏、呕吐、腹泻时可能伴有电解质异常

[a] 腰围的正确测量参照图 13.1。

[b] 负相急性期反应物，但半衰期短，危重症时改变更为迅速。

[c] 白蛋白是一种半衰期长的负相急性期反应物，急性炎症时降低。前白蛋白是一种半衰期短的急性期反应物。

1. 膳食史

膳食史是营养评估、超重或肥胖评估的重要组成部分。询问具体的饮食模式，如纯素食、素食、无麸质，或其他模式。萨莉尝试过许多不同的饮食方式，重要的是要了解她目前正在吃什么，以提供进一步的咨询。你注意到她有一部智能手机。

饮食回忆是一种有用的工具，可以是前瞻性的，也可以是回顾性的。有几种可在智能手机或其他装置上使用的饮食日记软件，可有助于获得前瞻性饮食史（表 13.2）。这种前瞻性饮食日记的形式，要求在进食时输入，比回顾性的饮食日记更为可靠。[1] 饮食日记的主要缺点是：患者倾向于隐瞒实际消耗的食物；体重越重的人记录得越少。[2] 此外，多数人并没有实施个体化的行为干预或者没有感受到利用动机面询的好处。单独使用这些应用软件，不会带来长期的效果。[3]

食物频率问卷（Food Frequency Questionnaire, FFQ）含有食物和饮料列表。病人记录下在规定的时间段内（通常是前一年）所享用的食物，以及每种食物享用的次数。流行病学研究经常使用这些问卷，但对病人来说不如饮食日记有效。

你告诉萨莉做食物记录应该会有帮助，建议使用应用程序（App），比如 Lose It 或 MyFitnessPal。你要求她在正餐和零食后马上记录下来，以提高信息准确性，并来诊所随访。

表 13.2 ▶ 营养和减肥应用程序

应用和链接	描述
减掉它（Lose It https://www.loseit.com）	用于电脑、安卓或 iOS 的免费应用程序，有助于预算热量，跟踪常见食物、运动；包含一些健康提示链接
我的健身伙伴（MyFitnessPal, https://www.myfitnesspal.com/）	适用于电脑、安卓及 iOS 的免费应用程序；计算热量、饮食和运动日记
健康餐馆（Healthy Out, https://healthyout.com/）	适用于安卓和 iOS 的免费应用程序，帮助找到当地的餐馆，根据饮食偏好确定菜单（比如纯素食、低热量、无麸质）
体重观察者（Weight Watchers, www.weightwatchers.com）。	综合系统的一部分，使用社会支持、教育和积分系统（不是热量）来跟踪食物的摄入和活动。对体重观察者的会员免费
激起热情（Sparkpeople, www.sparkpeople.com）	适用于电脑、安卓和 iOS 的免费应用程序；跟踪热量，制订个人的健身计划，有一些社区支持的成分
"精密测量仪"（Cronometer, www.cronometer.com）	此应用程序在电脑使用免费，在安卓或 iOS 使用需付费，可以跟踪热量、锻炼、生物测定、维生素、矿物质，以及宏量营养素的分解。没有具体的指导或社区支持

2. 体格检查

大多数电子病历会根据身高和体重自动计算体重指数，体重指数=体重（kg）/身高^2（m^2）。可在 https://www.nhlbi.nih.gov/ 上找到体重指数计算器。表 13.3 列出了成年人的体重指数分类。

表 13.3 ▶ 成年人体重指数定义

体重指数（kg/m^2）	分类
18.5 ～ 24.9	正常体重
25.0 ～ 29.9	超重
30.0 ～ 39.9	肥胖
40 及以上	极度肥胖

在儿童和青少年中，用体重指数与标准生长图上的正常值进行比较，利用体重指数年龄百分位分布显示患者的体重指数与其同龄人群的相比结果。表 13.4 列出了儿童和青少年体重指数分类。

表13.4 ▶ 儿童和青少年体重指数分类	
体重指数年龄百分位数	**分类**
小于第5百分位数	体重过轻
介于第5～85百分位数	健康体重
介于第85～95百分位数	体重过重的风险
第95百分位数或以上	超重

腰围是腹部脂肪的一个指征。腰围应该在髂嵴上方测量。男性腰围＞40英寸，以及非妊娠妇女＞35英寸，表明患心脏病和2型糖尿病的风险升高。如图13.1所示[4]，用标准方法准确测量腰围非常重要。

> 腰围似乎比腰臀比更能预测心血管疾病和糖尿病的风险。腰围是代谢综合征的标准之一，而不是体重指数的增加。

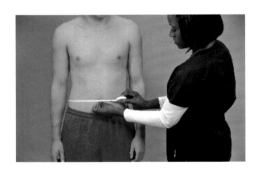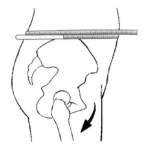

图 13.1 ▶ 腰围测量

资料来源：The Centers for Disease Control and Prevention: Healthy Weight: Assessing Your Weight. May 15, 2015. 网址：https://www.cdc.gov/healthyweight/assessing/。

皮层厚度也有助于间接提示身体成分，但是测量标准化有困难。不管是体重指数、腰围，或者皮层厚度都不是身体脂肪量的最佳测量指标。测量的唯一黄金标准是尸体分析，其他比较精确的方法包括双能X线吸收测量仪（DEXA）测量法以及水下称重，而其中任何一项在门诊中都难以实现。[5]因此，体重指数和腰围似乎是预测与体重相关疾病潜在危险的适当替代指标。

二、特定营养素缺乏的生理体征

如表13.5和表13.6所示，缺乏特定的宏量营养素（碳水化合物、脂肪和蛋白质）或微量营养素可导致特定的身体体征。典型的体征以黑体字标注。值得注意的是，因为许多营养素都与食物摄入相关，所以一个人很少只表现为单一营养素缺乏。任何一种营养素缺乏的病人都可能缺乏多种营养成分。萨利通过患者信息门户网站发来的饮食细节，没有显示营养缺乏的迹象，但是和大多数初级保健中的患者一样，她摄入热量过多。

表 13.5 ▶ 特定营养素缺乏

营养素	营养素缺乏体征	造成缺乏的原因
生物素	**皮炎**、**食欲降低**、**神经炎**、**舌炎**	摄入降低
钙	症状出现晚；生长不良、**骨质缺失**、**骨软化**、**骨质疏松**、**手足抽搐**、**肌肉痉挛**、**心律失常**	摄入不足，维生素 D 摄入不足，女性绝经后或其他低雌激素状态，乳糖不耐受，素食
碳水化合物	体重减轻，生长不良	摄入降低，吸收不良，与碳水化合物代谢相关的遗传疾病
脂肪	生长不良，皮肤脱屑，免疫受损，伤口愈合障碍，脱发	摄入降低，吸收不良
叶酸	**巨幼细胞贫血**、衰弱、**疲倦**，注意力不集中，黏膜溃疡；**母亲叶酸缺乏时，婴儿有神经管畸形**	酒精中毒，吸收不良
铁	**小细胞低色素性贫血**、**疲倦**，免疫障碍	失血，摄入不足
镁	行为障碍，震颤，**神经肌肉易激惹**，厌食症，**心律失常**，冠状动脉痉挛	酒精中毒，胃小肠疾病（腹泻、吸收不良），回肠切除，2 型糖尿病，年长者
烟酸	糙皮病——**意识模糊**，妄想，腹泻，恶心，**黏膜炎**，**鳞状皮肤**	摄入降低，吸收不良，透析
泛酸	疲倦，不适，失眠，感觉异常，抑郁	摄入降低，吸收不良
磷	生长不良，厌食症，焦虑，虚弱，手脚感觉异常	酒精中毒，糖尿病，饥饿，过多使用抗酸剂或利尿剂
钾	肌肉虚弱，**节律异常**、麻痹	药物，比如利尿剂
蛋白质	生长不良和发育落后，免疫反应障碍，水肿、肌肉无力［夸希奥科病（kwashiorkor）主要是蛋白质缺乏；消瘦症为蛋白质和热量缺乏］	摄入降低，消耗增加（肾脏疾病），吸收不良，先天性代谢缺陷
硒	心肌病、肌肉痛、男性不育症	罕见；中国的部分地区为低硒地区（土壤），以致植物和动物硒含量减低；透析、HIV 感染
锌	生长不良，伤口愈合障碍，厌食症，免疫功能不良，男性性腺机能减退，脱发，腹泻	吸收障碍（GI 手术，炎性肠道疾病），慢性肝脏或肾脏疾病，镰状细胞病，糖尿病，癌症，慢性腹泻。素食者可能有风险

表 13.6 ▶ 特定维生素缺乏

维生素	缺乏体征	缺乏的原因
维生素 B_1（硫胺素）	脚气病——**神经病变**，意识模糊，疼痛，手脚麻木	摄入降低，吸收不良，肾透析
维生素 B_2（核黄素）	贫血，**唇炎**、**口腔病变**，生长不良，牙龈炎	摄入降低，吸收不良

续表

维生素	缺乏体征	缺乏的原因
维生素 B₆（吡哆醛化合物）	贫血，**皮疹**，抑郁，意识模糊，婴儿癫痫	摄入降低，吸收不良，药物诱发
维生素 B₁₂（谷氨素）	**巨幼细胞贫血**，疲倦，**神经病变**，步态不稳，意识模糊，舌炎	胃酸降低、摄入降低（严格的素食主义者有风险），胃切除术后、回肠疾病（比如克罗恩病）
维生素 A	**眼干燥症以及夜盲症**（妇女和儿童），可能有铁储存低下	早产（婴儿），摄入降低（无法获得动物食品），胰腺功能不全（脂肪吸收不良）
维生素 C（抗坏血酸）	坏血病（急性缺乏）——疲劳，**牙龈炎**，**出血点**，**淤血**，关节痛，胶原纤维合成障碍，导致结缔组织减弱以及角化过度。缺铁可能造成儿童长期的骨质疾病	摄入降低（食品种类不佳，缺乏水果和蔬菜），酒精滥用，吸收不良，严重的肾脏疾病
维生素 D	**软骨病**，**骨软化**，**骨痛**	母乳喂养婴儿有风险（需要添加辅食），日照不足，摄入降低
维生素 E	**新生儿——溶血性贫血**；周围神经病变，共济失调，肌肉病变，视网膜病变，免疫反应障碍	脂质吸收障碍，低体重婴儿
维生素 K	**出血**、**凝血不佳**，淤血可以造成骨质疏松	脂质吸收障碍，肝脏疾病

表 13.7 含有与营养缺乏相关的生理表现照片。

美国国立卫生研究院膳食补充办公室（Office of Dietary Supplements at the National Institutes of Health）（https://ods.od.nih.gov/factsheets/list-all/）是个体微量营养素很好的信息来源。

重要的是要向患者强调，摄入所有营养素的最佳方式是通过食物而不是补充剂。虽然许多患者可能偏爱新鲜水果和蔬菜，但最重要的信息是他们以何种形式摄入这些食物。商业罐装和冷冻是在靠近食物来源的地方进行的，而要罐装或冷冻的水果和蔬菜通常都是为了这个目的而种植的，在保存时最大限度地保存了营养价值。如果一味地向患者建议食用新鲜的而不是储存的食物可能会适得其反，因为许多人可能无法获得或买不起新鲜蔬菜。

 表 13.7 ▶ 营养缺乏时生理表现的照片

夸希奥科病（kwashiorkor）——严重蛋白质缺乏；腹部膨隆，手脚浮肿[a]

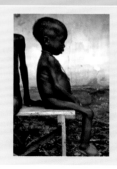

续表

消瘦症——蛋白质和热量缺乏；皮肤松弛、垂松，水肿，肋骨膨隆 [b]	
维生素 B_2 缺乏——口角炎；干肿的嘴唇、嘴角病变，牙龈发炎 [c]	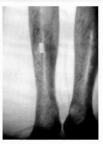 唇炎
维生素 B_6（烟酸）以及维生素 C 缺乏（脚气病和坏血病）——过度角质化，斑驳色素沉着 [c]	
维生素 D 缺乏（营养性软骨病）——弓形腿，腕关节变大 [c]	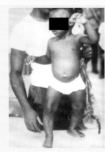

[a] CDC and Dr. Lyle Conrad. Centers for Disease Control and Prevention, Public Health Image Library (PHIL), https://phil.cdc.gov/phil/home.asp。

[b] CDC and Dr. Edward Brink. Centers for Disease Control and Prevention, Public Health Image Library (PHIL), https://phil.cdc.gov/phil/home.asp。

[c] CDC. Centers for Disease Control and Prevention, Public Health Image Library (PHIL), https://phil.cdc.gov/phil/home.asp。

膳食补充办公室也有一系列表格，提供有关推荐摄入量和宏量营养素、水、维生素和矿物质来源的信息：https://ods.od.nih.gov/Health_information/Dietary_Reference_intakes.aspx。

1. 什么是健康饮食?

在与患者讨论饮食模式时，使用"节食"一词可能意味着一种暂时性的改变，例如"进行节食"。患者应努力建立一种永久性的整体健康饮食模式。给患者提供关于构成健康饮食的具体信息很重要，而不是简单的建议他们"吃更健康的食品"。在萨利的案例中，你可以根据她的食物日记来确定具体需要改进的地方，比如减少分量，取消中午快餐和深夜的零食。

人们对食物有自己的偏好，饮食模式是基于他们自己的文化、宗教和健康信仰，因此利用共同决策的方法来帮助最大限度地摄入健康的食物是至关重要的。

美国政府定期发布有关健康饮食的消费者信息。这些建议的最新版本，《2015～2020年美国膳食指南》，可在 https://health.gov/dietaryguidelines/2015/guidelines/ 上找到。该出版物是基于与健康饮食模式相一致而需做出的改变。总体而言，健康饮食模式包括吃各种蔬菜、全水果、谷物（至少一半应该是全谷物）、低脂或脱脂乳制品、各种含蛋白质的食物，以及限制饱和脂肪和反式脂肪的含量。在线文档的附录中包含一些有用的图表，如有关体力活动、热量要求和特定营养素的来源。

一般来说，地中海饮食和得舒饮食（防止高血压的饮食方法）模式在预防慢性病和降低死亡率方面有强有力的支持证据。[6,7] 地中海饮食有多种，一般来说，它包括相对较高的橄榄油、水果、坚果、蔬菜、全谷类食物，相对少的红肉、全脂奶制品、加工肉和糖，以及适量的葡萄酒和适量的鱼、家禽。

得舒饮食与地中海饮食非常相似，强调全谷物、蔬菜、水果、低脂乳制品、鱼、家禽、豆类和植物油。得舒饮食要求限制高饱和脂肪的食物，以及含糖饮料和甜食。有关得舒饮食的更多信息，请访问 http://www.nhlbi.nih.gov/health/health-topics/topics/dash/followdash。

患者可能会就当前正在使用的或想尝试的节食方法提出问题。表 13.8 总结了一些流行的节食计划。注意，虽然许多节食计划被认为是"时尚"，但患者很难长期坚持下去。

> 萨莉回来接受随访，在讨论了饮食中需要改进的方面之后，她说她在遵循特定的饮食时做得最好。你给她提供了膳食指南网站的链接以及得舒饮食和地中海饮食的打印件。你讨论了不同饮食的利弊，她很想尝试。作为共同决策的一部分，莎莉表示了她对改变饮食模式和活动水平的偏好。

表 13.8 ▶ 流行的节食计划

节食	描述	正（＋）/ 负（－）属性
抗炎饮食	由安德鲁·威尔博士（Dr. Andrew Weil）提出；多样化、新鲜食物、水果和蔬菜为基础	＋ 富含优质食物 － 复杂，对每种营养素的需求不同
阿特金斯（Atkins）饮食 [a]	注重通过饮食控制胰岛素；限制碳水化合物	＋ 有些人能减肥 － 可能存在酮症、维生素和矿物质缺乏；副作用有头痛、头晕、虚弱 / 疲劳

续表

节食	描述	正／负属性
得舒饮食（防止高血压的饮食方法）	非淀粉类蔬菜和水果、低脂乳制品、全谷物、瘦肉和家禽、鱼、坚果和种子、健康脂肪（如橄榄油）；乳制品和肉类多于地中海饮食	+ 健康食品系列 – 水果和蔬菜比大多数美国人通常吃的要多
无麸质饮食[b]	饮食中不吃任何形式的谷类食物，如小麦、黑麦、大麦、小黑麦（小麦和黑麦的混合物），最初用于那些不耐麸质的人	+ 帮助麸质不耐症患者 – 热量可能更高；存在营养缺乏（钙、纤维、铁、B 族维生素）
清肠果汁	为期 3～10 天的水果和蔬菜汁，旨在减轻体重和冲洗毒素。	– 许多病例报告了蔬菜和坚果中草酸含量高导致草酸盐肾病
地中海饮食	强调植物性食物，适量的鱼和家禽（包括鸡蛋）以及少量的肉类；奶酪和酸奶是主要的乳制品；橄榄油是主要的脂肪来源	+ 有益健康的证据确凿，包括降低死亡率、心血管疾病、癌症和神经退行性疾病 – 与大多数美国人所遵循的不同
生食饮食	食品未经加工或烹调（至少四分之三未经烹调）；完全以植物为基础，最好是有机食品	+ 减肥；高纤维 – 如果过分严格遵守会造成营养缺乏，高纤维会导致腹胀和胃肠道不适，某些生的食物会有更高的毒素或污染[c]
南滩饮食	着重于控制胰岛素水平和未加工碳水化合物的益处；强调鱼和橄榄油中的低饱和脂肪；适量低碳水化合物饮食	+ 精碳水化合物低 – 脂肪和蛋白质含量高于通常认为的健康水平
纯素饮食	就像一种特殊的饮食一样，注重的是一种生活方式，更多的是出于环境和伦理的原因，而不是健康；不吃任何动物性食物，包括鸡蛋、奶制品和蜂蜜	+ 含有大量植物纤维 – 如果严格遵守，矿物质和维生素（特别是钙、维生素 B_{12}）可能缺乏
素食	饮食中不包括动物性食品。种类包括乳素食主义（允许乳制品）、水果制品（仅限水果）、乳蛋制品（允许乳制品和鸡蛋）、蛋素（允许鸡蛋）、鱼素（允许鱼）、半节食（似乎确定了哪些食品将被排除／包含在内）	+ 比肉食者体重轻，寿命长，疾病少 – 维生素 B_{12} 缺乏，并且视饮食的限制程度可能出现其他维生素和矿物质的缺乏
体重观察计划	注重通过饮食、锻炼和社会支持来减重	+ 对减重有效 – 必须保持生活方式的改变
区域饮食	目的是在每餐／每次进食时保持营养平衡；每天至少包括两份零食，每份零食和每餐都含有蛋白质；强调高质量的碳水化合物和脂肪，如橄榄油、牛油果和坚果；饮食不包括热量的计算	+ 经常作为体育俱乐部的养生饮食 – 因为需要时刻注意他们在吃什么，所以可能很难准确跟踪

[a] 那些患有高血压、糖尿病、心脏病或高胆固醇的患者在开始治疗前需要咨询健康工作者。

[b] 大约有 1800 万美国人被认为是对麸质不耐受的；最初是对乳糜泻，但扩展到那些对麸质敏感的人（有乳糜泻症状但没有胃损伤）和麸质不耐受的人（有或没有乳糜泻的痉挛、胀气、恶心和腹泻症状）。

[c] 潜在的毒性：紫花苜蓿芽（刀豆氨酸毒素），羽衣甘蓝（大量生食时的一种甲状腺毒素），芸豆（植物血凝素毒素），生鸡蛋（沙门氏菌），杏仁（氰化物），欧洲萝卜（呋喃香豆素），生肉（细菌，寄生虫，病毒），生奶（牛分枝杆菌）。

CVD，心血管疾病；GI，胃肠道。

2. 儿童膳食结构

儿童健康饮食计算器可在 https://www.bcm.edu/cnrc-apps/HealthyEatingCalculator/eatingCal.html 上找到。

三、进食障碍

作为营养评估的一部分，医生需要意识到患者潜在的进食障碍。表 13.9 总结了进食障碍的类型，包括体征、症状和危险因素。注意，虽然化验结果不能用于诊断进食障碍，但是神经性厌食和贪食症都可能导致严重的代谢紊乱。[8,9]

四、超重和肥胖

根据国家健康和营养检查调查（National Health and Nutrition Examination Survey，NHANES），大约 40% 的男性和 30% 的女性超重，35% 的男性和 37% 的女性肥胖。[10] 儿童和青少年超重和肥胖的患病率在同一时期没有显著增加；在 2009～2010 年，婴幼儿平卧长度的体重偏高率约为 9.7%，2～19 岁的儿童和青少年肥胖率约为 17%。[11] 超重或肥胖的患者发生心血管疾病的风险增加，而且肥胖患者全死因风险增加。[12] 值得注意的是，当患者减掉体重的 3%～50% 时，死亡率降低。[12] 这通常是那些制定无法实现目标的患者的一个驱动力。

表 13.9 ▶ 进食障碍和并发症

进食障碍的类型	描述	并发症	潜在的原因	危险因素	常见治疗
神经性厌食症（终生患病率为 1/20；女性患病率 9/1000，男性 3/1000）	通常是患者认为自己太胖，为了追求更瘦，而进行严格的饮食限制。此病在女性中更常见，通常在青少年时期开始，但可以发生在老年期；经常与抑郁症、焦虑症和药物滥用一起出现；通常与完美主义有关。	骨质疏松（OP）；头发/指甲变脆；皮肤干燥发黄；毛发细软如胎毛；贫血；肌肉耗损和虚弱；闭经；严重便秘；血压、体温和脉搏低；心律失常，心脑损伤；多器官衰竭；水肿；肢端紫绀；疲劳；不孕症；身体和精神的严重损伤；潜在致命的实验室指标：低钾血症、低钠血症、低血糖、皮质醇增多症；TSH 低、T3 和 T4 正常、低镁血症	• 基因 • 环境（瘦身的文化压力），同伴压力（戏弄，欺负，嘲笑） • 可能有身体/性虐待史 • 完美主义者、冲动行为、人际关系困难导致自卑	• 年龄（青少年早期和 20 岁左右更常见） • 性别［女性，虽然男性不常寻求帮助（每 10 个诊断中有 1 个为男性）］ • 家族史（父母或兄弟姐妹有进食障碍时风险增加） • 节食减肥 • 生活改变（比如开始新的学校、新的工作、离婚） • 某些活动（体操运动员、跑步者、摔跤者、舞蹈者）	• 早期诊断恢复结果最佳；精神健康专业人士做心理评估 • 监测食物摄入量和治疗所列出的医疗问题 • 个体、团体，或家庭心理治疗 • 营养咨询 • 有时候使用药物（尤其是治疗抑郁症和焦虑症，也可以刺激食欲）

续表

进食障碍的类型	描述	并发症	潜在的原因	危险因素	常见治疗
神经性贪食症（女性患病率为15/1000，男性患病率为5/1000）	阶段性暴饮暴食，接着自我引吐或使用泻药（每周几次到每天几次）；频繁反复发作，导致失控感；通常体重正常，可能超重。女性更常见；通常在青少年时期开始；与抑郁症、焦虑症和药物滥用有关。	慢性炎性喉咙疼痛；颈部和下巴唾液腺肿大；牙釉质损耗，牙齿敏感和龋齿；返酸和胃肠道问题；滥用泻药引起的肠道刺激；严重脱水；电解质失衡；自卑；电解质和水失衡会导致心律失常，心力衰竭和致死性实验室指标：低钾、低氯，代谢性碱中毒；可能低钠	等同于神经性厌食症	等同于神经性厌食症	• 与神经性厌食症相似。 • CBT 和／或人际关系治疗有效 • 抗抑郁药可以作为主要的治疗手段
暴食症（女性患病率为35/1000，男性患病率为2/1000）	进食失控，但没有代偿性催吐、过度运动或禁食。女性更常见；通常在青少年时期开始；患者可能体重正常，过重或肥胖	肥胖者有更多的CVD和高血压风险；因暴饮暴食产生的内疚、羞耻和苦恼的精神压力导致更加暴饮暴食	可能与神经性厌食症相同	可能与神经性厌食症相同	可能与神经性贪食症相同
进食紊乱	临床实践中常见于对身体不满意且经常节食无效的节食者；通常自尊心和生活满意度较低	生活不满；营养摄入降低；有可能最终发展为进食障碍	通常是因为媒体对超常的瘦身形象的赞美文化所造成的，这对大多数人而言是不现实的	美国媒体，以及从同伴和其他方面得到强化	不鼓励因为形象的原因而节食，鼓励健康饮食

BP，血压；CBT，认知行为疗法；OP，骨质疏松。

资料来源：Williams PM, Goodie JL. Anorexia, bulimia, and eating disorders (amended 2016 June 13; cited 2016 November 10). In: Essential Evidence Plus; Hoboken, NJ: John Wiley & Sons, Inc. 2012]. 网址 http://www.essentialevidenceplus.com/content/eee/620; 以及 Mehler PS. Bulimia nervosa. N Engl J Med. 2003;349:875 – 881。

　　在与萨莉的随访中，你强调即使是适度减重，也可以改善她的整体健康状况，降低患慢性病的风险，包括心血管疾病（她已经有高血压家族史，现在她的血压很高），癌症（她有乳腺癌家族史）和骨关节炎。萨莉似乎已经做好了行动的准备。你鼓励她在你确定需要改善的方面选定一到两个小目标，逐步进行改变。此外，你还提供了增加她活动量的方法。你计划定期随访。

　　在第十二章可找到关于成人肥胖的讨论。管理的方法包括饮食、运动、药物、减肥手术和减肥装置。

儿童肥胖

目前认为儿童的肥胖是多因素造成的，如母亲的营养、压力和体力活动、环境有害应激、家庭压力、遗传学和表观遗传学因素等，都起到了一定的作用，而且不受孩子的控制。[13]

对儿童超重和肥胖的管理变得越来越有必要。证据表明，以积极的方式鼓励健康饮食，避免任何类型的饮食限制的建议很重要。此外，父母在不强调外表或体重的情况下，鼓励健康的生活方式可以发挥作用。表 13.10 概述了当前有关儿童和青少年超重和肥胖的管理。请注意用药对儿童既不安全，也无效果。奥利司他（Orlistat）对 12 岁及以上儿童可能有用。[14]

表 13.10 ▶ 儿童和青少年超重和肥胖的管理

预防体重相关问题的策略
鼓励和支持
• 健康饮食
• 体力活动
• 健康的生活方式
• 健康的习惯
• 正面身体形象
• 经常家庭聚餐
不鼓励
• 节食
• 不吃饭
• 使用减肥药
• 体型不满意
• 谈论体重
• 每天超过 2 小时的屏幕时间
询问关于
• 霸凌
• 虐待
仔细监视
• 预防半绝食减肥造成的医学并发症

五、常见的误解和趋势

1. 结肠清洁

结肠清洁的概念已经存在了几十年，甚至几个世纪。"春季大扫除"这个概念对某些人来说既适合我们的家庭，也适合我们的身体。在春季服用强力泻药来清洁我们的身体的想法在整个美国一直流行到 20 世纪 50 年代，之后不再流行，很少有人经常这样做。

　　然而随着人们对健康生活方式越来越感兴趣，这种定期清洁身体有助于清除"粘在结肠壁上"的废物的观念似乎又重新流行起来。有人使用诸如营养补充剂、泻药、灌肠剂、凉茶或结肠水疗（在医生诊所）等产品试图清洗结肠。

　　这项方式的践行者声称，它能帮助治疗疾病，如关节炎、哮喘、肠易激性疾病和其他慢性问题。清洁疗法潜在的副作用包括呕吐、恶心、痉挛、头晕、脱水、肠穿孔、感染、消耗益生菌、钠和钾，以及肾损伤。结肠清洁会改变肠道内的微生物群，这实际上可能对健康有害。没有强有力的证据表明结肠清洁对任何慢性疾病有益。[15]

2. 超重意味着营养过剩

　　很多时候，医生忽略了对超重患者的营养状况的评估。事实上，超重的病人特别是老年人可能会出现营养不良，甚至肌肉减少（肌肉或瘦体重减少）。肌肉减少是老年人面临的一个重要问题，他们会逐渐变得虚弱；骨骼肌力量和重量的缺乏增加他们跌倒的风险，使他们无法满足日常的活动（见第十章）。即使是超重的人也要在饮食中获得足够的蛋白质，以保持肌肉量。在阻力肌肉锻炼缺失的情况下蛋白质补充剂对建立瘦体重没有帮助。

3. 超重总是不健康的

　　重要的是要避免仅仅根据体重指数来判断一个人的健康状况。虽然超重和肥胖使人们容易患多种慢性病，但许多超重的人在其他方面都很健康，没有太大的患其他疾病的风险。事实上，研究表明，随着年龄的增长，轻微超重可能延长寿命。[16]

六、肥胖以及体重管理的未来方向

1. 营养生态学

　　营养学家们开始深入研究影响营养和肥胖的许多因素。营养生态学是研究进化（和基因频率的变化）和生态学是如何影响营养，或人类有机体如何与其环境相互作用的。营养生态学家正在研究营养素的组合，而不是单个营养素的总和，与身体系统的相互作用。饮食模式，比单个营养素的数量，可能对体重和健康有更大的影响。[17]

2. 肠道菌群及其对体重的影响

　　与营养生态学相关的是目前关于肠道菌群如何影响营养状况和体重的研究。研究表明在肥胖患者的肠道中肠道菌群的类型能够使肠道有效地吸收饮食中的能量。肠道菌群组成的改变会导致肠道黏膜屏障损坏，以及肠道组织免疫和代谢功能改变，目前的理论认为，这些可能导致肥胖的发生。反过来，影响肠道菌群的因素包括年龄、饮食、运动、抗生素的使用，对儿童而言，有母乳喂养与奶瓶喂养及分娩期间的暴露。饮食在调节肠道菌群方面起主要作用；非母乳喂养的婴儿比母乳喂养者更易肥胖。[18] 高精糖饮食的部分负面影响是，这些糖的代谢产物的浓度会导致肠道细菌组成的变化，这可能更容易使体重增加。微生物群变化影响体重增加的机制尚未完全阐明，但可能包括营养物质吸收和 / 或代谢的变化，以及影响食欲和饱腹感的神经激素调节。[19]

3. 脂肪类型在能量平衡中的作用

最近研究的第 3 个领域是不同类型的脂肪组织与能量代谢的关系。最近在动物身上的研究表明，棕色脂肪组织能高效地将化学能转化为热能。研究人员推测，通过诱导更多的这种所谓的"米色脂肪"，我们有可能找到治疗肥胖和相关代谢疾病的方法。[20]

4. 营养基因学

研究人员正在证明，个体如何代谢和使用营养素可能受到遗传因素的影响。个体如何选择饮食模式也可能有遗传因素的影响。一些公司目前正在推销测查可能会使一个人容易患上不同的营养相关疾病或缺陷的基因，从而提供定制的建议。目前，还没有足够的证据来推荐常规的基因检测来进行营养管理，但这是一个快速增长的知识领域。

问题

1. 肥胖患者通常必须减掉 20% 以上的体重才能对健康有显著的影响。
   - A. 正确
   - B. 错误

2. 哪些饮食与心血管疾病患者死亡率降低有关?
   - A. 地中海饮食
   - B. 低脂饮食
   - C. 阿特金斯饮食
   - D. 低热量饮食

3. 下列哪一项是糖尿病的预测因子和代谢综合征的标准之一?
   - A. 家族史
   - B. 体重指数

C. 实际重量

D. 年龄

E. 腰围

4. 夸希奥科病（Kwashiorkor）的特征是？

A. 蛋白质缺乏

B. 维生素 B_{12} 缺乏

C. 维生素 C 缺乏

D. 维生素 D 缺乏

5. 以下哪一项对大多数神经性贪食症患者的描述是正确的？

A. 体重不足

B. 他们为青少年

C. 他们服用避孕药

D. 体重正常或超重

答案

问题 1：正确答案是 B。

值得注意的是，当患者能够减掉 3% 到 5% 的体重时，发病率下降。

问题 2：正确答案是 A。

一般来说，地中海饮食和得舒（防止高血压的饮食方法）饮食模式在预防慢性病和降低死亡率方面有最有力的支持证据。

问题 3：正确答案是 E。

腰围似乎比腰臀比更能预测心血管疾病和糖尿病的风险，腰围是代谢综合征的标准之一，而不是体重指数的增加。

问题 4：正确答案是 A。

表 13.7 夸希奥科病是由于严重的蛋白质缺乏引起的；儿童通常表现为腹部隆起，手脚浮肿。

问题 5：正确答案是 D。

表 13.9. 患有神经性贪食症的人存在阶段性暴饮暴食，随后自我引吐或使用泻药（每周几次到每天几次）；反复频繁发作，导致缺乏控制感；通常体重正常，可能超重。

参考文献

1. Hammond KA. Dietary and clinical assessment. In: Mahan LK, Escott-Stump S, eds. *Krause's Food, Nutrition, and Diet Therapy*. Philadelphia, PA: Saunders-Elsevier; 2004:403–435.

2. Lichtman SW, Pisarska K, Berman ER, et al. Discrepancy between self-reported and actual caloric intake and exercise in obese subjects. *N Engl J Med*. 1992;327:1893–1898.

3. Laing BY, Mangione CM, Tsent C, et al. Effectiveness of a smartphone application for weight loss compared with usual care in overweight primary care patients: a randomized, controlled trial. *Ann Intern Med*. 2014;161(10 Suppl):S5–S12.

4. Centers for Disease Control and Prevention. Available at: https://www.cdc.gov/healthyweight/assessing./ Also, Impact of obesity at: https://www.youtube.com/watch?v=9Y1MAN23FSQ. Accessed November 10, 2016.

5. Talma H, Chinapaw JM, Bakker B, et al. Bioelectrical impedance analysis to estimate body composition in children and adolescents: a systematic review and evidence appraisal of validity, responsiveness, reliability and measurement error. *Obesity Rev*. 2013;14:895–905.

6. Sofi F, Abbate R, Gensini GF, et al. Accruing evidence on benefits of adherence to the Mediterranean diet on health: an updated systematic review and meta-analysis. *Am J Clin Nutr*. 2010;92:1189–1196.

7. Sotos-Prieto M, Bhupathiraju SN, Mattei J, et al. Changes in three diet quality scores and total and cause-specific mortality. *Circulation*. 2016;133(Suppl 1), Available at: http://circ.ahajournals.org/content/133/Suppl_1/A29.short. Accessed August 31, 2016.

8. Williams PM, Goodie JL. Anorexia, bulimia, and eating disorders (amended 2016 June 13). In: *Essential Evidence Plus*. Hoboken, NJ: John Wiley & Sons, Inc.; 2012. Available from http://www.essentialevidenceplus.com/content/eee/620. Accessed November 2016.

9. Mehler PS. Bulimia nervosa. *N Engl J Med*. 2003;349:875–881.

10. Yang L, Colditz GA. Prevalence of overweight and obesity in the United States, 2007–2012. *JAMA Intern Med*. 2015;175(8):1412–1413.

11. Ogden CL, Carroll MD, Kit BK, et al. Prevalence of obesity and trends in body mass index among US children and adolescents, 1999–2010. *JAMA*. 2012;307(5):483–490.

12. National Heart, Lung, and Blood Institute, Managing overweight and obesity in adults: systematic evidence review from the obesity expert panel, 2013. U.S. Department of Health and Human Services. Available at: https://www.nhlbi.nih.gov/health/educational/lose_wt/guidelines.htm. Accessed December 2017.

13. McGuire S. Examining a developmental approach to childhood obesity: the fetal and early childhood years: workshop in brief. *Adv Nutr*. 2015;6:487–488.

14. McDuffie JR, Callis KA, Uwaifo GI, et al. Three-month tolerability of orlistat in adolescents with obesity-related comorbid conditions. *Obes Res*. 2002;10(7):642–650.

15. Mishori R, Otubu A, Jones AA. The dangers of colon cleansing. *J Fam Practice*. 2010;60:454.

16. Chapman IM. Obesity paradox during aging. *Interdiscip Top Gerontol*. 2010;37:20–36.

17. Raubenheimer D, Simpson D. Nutritional ecology and human health. *Ann Rev Nutrition*. 2016;36:603–626.

18. Nahera VV. Gut microbiota: modulation of host physiology in obesity. *Physiology*. 2016;31(5):327–335.

19. Boroni Moreira AP, Fiche Salles Teixeira T, do C Gouveia Peluzio M, et al. Gut microbiota and the development of obesity. *Nutr Hosp*. 2012;27:1408–1414.

20. Wu J, Cohen P, Spiegelman B. Adaptive thermogenesis in adipocytes: is beige the new brown? *Genes Dev*. 2013;27:234–250.

第十四章 避孕

本章要点

1 ▶ 通过共同决策，临床医生有责任评估医疗禁忌证，并且尊重妇女对避孕方法的选择。

2 ▶ 对于避孕的宣传依然有许多误传，过去的虐待被遗忘，也有许多人对避孕方法不信任。

3 ▶ 对育龄期妇女采用顾及其文化背景的方式来筛选怀孕意愿是她们每次门诊访问的一部分。如果她已经在使用某种方法，要确认她对此方法的满意度。

4 ▶ 利用现有的临床医生和病人的丰富资源：手机应用程序、教育网站以及教学视频。

5 ▶ 虽然各种避孕方法之间有着不同的避孕效果，但对于女性个体而言，有效性或许不是她考虑的重点，必须尊重患者。

6 ▶ 一个重要的目标是实施最佳措施，包括续药1年、当天开始服药、提供任何使用者都可靠的紧急避孕药，以及在不同的方法切换时要有重叠以避免出现空隙。

7 ▶ 人工流产效果极佳且并发症极少，当意外怀孕时，应作为一种选择。

8 ▶ 对于那些觉得自己已经完成生育任务的患者，可以选择具有永久性的避孕措施。其中，输精管切除术可以在门诊安全进行，而且没有妇女绝育手术的风险。

　　玛丽亚（Maria）是一位 18 岁的新病人，因避孕需求而来诊所。她就要上大学了，害怕自己会忘了每天吃药，又担心怀孕，需要有效的避孕措施。

　　你询问了病史，确定玛丽亚健康，没有任何疾病，也没有服用任何药物。

一、玛丽亚的避孕选择以及如何与她讨论

　　▶ 介绍避孕方法时应包括所有选择的信息和 / 或相关讨论。

　　▶ 介绍不同方法以及每种方法利弊的小手册可能是一个非常有效的工具；参照 http://www.reproductiveaccess.org/resource/birth−control−choicesfact−sheet/。

　　▶ 寻问病史不仅能获得病史资料，而且还能了解患者的避孕需求和理念，以及满足预防性传播感染（STI）的需求。

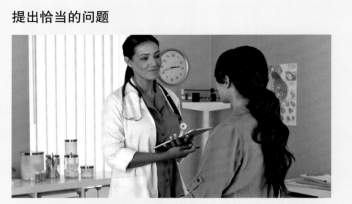

提出恰当的问题

- 防止怀孕对你来说有多重要？
- 你希望以什么样的频率来考虑避孕一事？
- 现有的避孕方法从每天都得考虑到永远不再操心的都有，你想知道吗？
- 如果在你的身体或子宫里放东西，你会感觉怎么样？
- 你是否知道自己什么时候想怀孕？
- 你的月经怎么样？有月经过多或痛经吗？
- 你的朋友或家人有没有为你提供任何的建议？

▶ 玛丽亚表示她很在乎避孕的有效性，但是其他患者的侧重点可能有所不同，具体包括：

- 副作用，尤其是出血情况和体重增加；
- 能否自行控制，无论是终止/还是开始；
- 恢复生育能力；
- 防止性传播疾病以及人类免疫缺陷病毒（HIV）感染的必要性（比如避孕套）。

共同决策是避孕咨询最适合的咨询模式，因为没有一种方法适合所有人（见第五章）。https://bedsider.org/ 是咨询的一个好资源，是一个很好的互动网站，尤其对青少年。

临床医生还应了解美国滥用避孕药具的历史，因为这可能会影响患者对避孕以及提供避孕方法的医生的看法。其中包括：

▶ 有色人种的非自愿绝育。

• 在 20 世纪 60 年代末至 70 年代初，有相当数量的墨西哥移民在紧急剖宫产时被迫结扎输卵管。这些妇女中的许多人描述在分娩期间用英语签署了文件，但直到很久以后才知道自己已经被结扎了（见美国公共电视网纪录片 *No Mas Bebes*）。

• 近至 20 世纪 70 年代，加利福尼亚州监狱在没有任何解释或获得任何同意的情况下对妇女进行了绝育。

▶ 强制避孕。

● 在 20 世纪 80 年代，避孕方法诺普兰特（Norplant）作为保证福利待遇的条件被强制推行给女性。要进一步了解这点，请参阅 Roberts, Dorothy. Killing the Black Body: Race, Reproduction, and the Meaning of Liberty. Vintage, 2014。

● 为贫困妇女提供金钱奖励促其使用避孕措施。

▶ 未经知情同意在非白人人群中进行避孕试验（见波多黎各最初的口服避孕药试验）。

● 目前的研究表明，在咨询中，临床工作者倾向于将长效可逆避孕药具 [Long-Acting Reversible Contraceptives，LARC，如宫内节育器（Intrauterine Contraceptives Device, IUD）或植入药] 推广给有色人种妇女。

对这些问题保持敏感，并采用以患者为中心的咨询方法可以减少他们的不信任感。例如，如果患者有兴趣从宫内节育器等更有效的避孕方式转变为避孕套等不太有效的避孕方式，医生有责任与患者讨论这一决定潜在的影响，但是，如果患者坚持更换，临床工作者需要尊重患者的意愿并取出宫内节育器。

经过咨询，玛丽亚决定不在子宫内放置节育器，而是选择了避孕植入物（品牌名称 Nexplanon）。

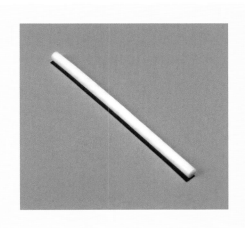

避孕植入物是一个小的塑料棒。在局部注射麻药以后，植入上臂。美国食药监局（FDA）批准使用期为 3 年。在避孕实验中没有一个女性怀孕！

二、玛丽亚什么时候可以放植入物?

最佳措施：尽可能在同一天开始避孕。

美国疾控中心（CDC）选择的实施建议是：所有的方法在确信排除了妊娠以后都应立即开始——最后一次月经或者流产后 7 天内，没有无保护措施的性行为，产后 4 周内，目前采用可靠方法，以及产后 6 个月内完全或几乎完全哺乳。其他信息见表 14.1（http://www.cdc.gov/reproductivehealth/contraception/usspr.htm）。

表 14.1 ▶ 何时开始使用特定避孕方法

避孕方法	何时开始（如果临床工作者有理由确定该妇女没有怀孕）	需要额外的避孕措施（即备用措施）	使用前所需的检查或测试[a]
铜 IUD	任何时候	不需要	双合诊和宫颈检查[b]
左炔诺孕酮 IUD	任何时候	如果月经开始后 >7 天，使用备用方法或禁欲 7 天	双合诊和宫颈检查[b]
植入物	任何时候	如果月经开始后 >5 天，使用备用方法或禁欲 7 天	无
注射类	任何时候	如果月经开始后 >7 天，使用备用方法或禁欲 7 天	无
联合激素避孕	任何时候	如果月经开始后 >5 天，使用备用方法或禁欲 7 天	测量血压
黄体酮丸	任何时候	如果月经开始后 >5 天，使用备用方法或禁欲 2 天	无

[a] 决定避孕治疗资格不需要体重测量（BMI），因为所有方法对肥胖女性都可以使用（U.S. MEC 1），或通常可以使用（U.S. MEC 2）。然而，测量基础体重和计算 BMI [体重（kg）/ 身高（m^2）] 可能有助于监测体重，并咨询那些可能担心体重变化并且认为这些变化与避孕方法有关的妇女。

[b] 大多数妇女在上宫内节育器时不需要额外的 STD 筛查。如果有 STD 危险因素的妇女没有按照美国疾控中心的 STD 治疗指南（http://www.CDC.gov/STD/Treatment）进行淋病和衣原体筛查，则可以在放置宫内节育器时进行筛查，并且不应延迟上环。患有化脓性宫颈炎、衣原体感染或淋球菌感染的妇女不应接受宫内节育器（U.S. MEC 4）。

BMI，体重指数；IUD，宫内节育器；STD，性传播疾病；U.S.MEC，美国避孕药使用医疗合格的标准。

资料来源：CDC. US Selected Practice Recommendations (US SPR) for contraceptive use, 2016: When to start contraceptive methods and routine followup. Available at: http://www.cdc.gov/reproductivehealth/contraception/pdf/when–to–start_508tagged.pdf.

▶ 如果无法肯定是否妊娠，美国疾控中心建议无论如何尽快开始口服避孕药以及长效甲羟孕酮，两周以后进行随访妊娠试验。

• http://www.reproductiveaccess.org/resource/quick–start–algorithm/。

• 激素避孕（联合口服避孕药、仅含孕激素的药丸、贴片、环、植入物和孕酮宫内节育器）需要 7 天的备用避孕措施。

▶ 玛丽亚在避孕植入物放入前不需要做盆腔检查。

• 巴氏涂片要到 21 岁才开始。淋病和衣原体可以通过尿液检查。在开始避孕之前没有常规做盆腔检查的必要。

最佳措施：最好把进行巴氏涂片和盆腔检查与开避孕药分开，以提高就诊机会。

玛丽亚在拜访你之后非常满意，因而把她的朋友乔伊（Joy）介绍给你。乔伊今年 17 岁，从未怀过孕。她很烦恼，因为在她被确诊患有先兆偏头痛后，她的神经科医生告诉她必须停用避孕药。她想知道她是否还能使用其他药物。

美国疾控中心将避孕药具的治疗资格分为四个等级，与世界卫生组织（WHO）分级一致：

世界卫生组织（WHO）治疗资格：分级

一级：	使用该方法不受任何限制
二级：	使用该方法的益处通常超过理论或已证实的风险
三级：	使用该方法理论上或已证实的风险通常大于益处
四级：	使用该方法会造成无法接受的健康风险

▶ 一般来说，常规给予一级或二级避孕方法是安全的。永远不要开属于第四级的避孕处方。一般不开属于第三级的避孕处方，但在特定情况下，其益处可能大于风险。

▶ 先兆性偏头痛属于四级情况，因为使用含雌激素的避孕法会造成卒中的危险增加。

三、乔伊可以使用什么方法避孕？

▶ 乔伊可以使用任何不含雌激素的方法，如宫内节育器、避孕植入物、甲羟孕酮（Depo Provera），仅含孕激素的药丸以及屏障方法。

● 世界卫生组织 MEC 标准。

● http://www.reproductiveaccess.org/resource/medical-eligibility-initiating-contraception/。

● 适用于苹果和安卓手机的 CDC 应用软件：http://www.cdc.gov/mobile/mobileapp.html。

● http://www.cdc.gov/mmwr/volumes/65/rr/rr6503a1.htm?s_cid=rr6503a1_w。

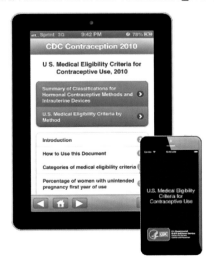

经过咨询，乔伊对宫内节育器很感兴趣。但她以为因为她从来没生过孩子，不能放宫内节育器。她还从母亲那里得知宫内节育器（表 14.2）会增加感染的风险。

▶ 宫内节育器分为两大类：

- 仅含黄体酮激素的宫内节育器。
- Mirena，美国食药监局批准使用 5 年（研究支持使用 7 年）；
- Skyla，美国食药监局批准使用 3 年；
- Liletta，美国食药监局批准使用 3 年（与 Mirena 的激素浓度相同，因此可能持续 5～7 年）；
- Kyleena，美国食药监局批准使用 5 年。
- 非激素或铜宫内节育器。
- Paragard，美国食药监局批准使用 10 年（但有足够数据显示可持续 12 年）。

宫内节育器误传	宫内节育器事实
宫内节育器不能用于未生育的患者	宫内节育器可以作为青少年和未生育妇女的一线避孕工具[1]
宫内节育器引起盆腔感染	这个误传是建立在现已失效的 20 世纪 80 年代的 Dalkon 盾牌基础上的。有新的证据表明，现代宫内节育器一旦放置，就有可能防止盆腔感染[2]
宫内节育器引起异位妊娠	宫内节育器在总体上降低了异位妊娠的风险。然而，如果一个妇女带着宫内节育器怀孕，有三分之一到一半的可能发生异位妊娠
在放置宫内节育器之前，需要检查淋病和衣原体	不建议在放置宫内节育器之前对淋病和衣原体进行深入检测。然而如果阳性，当天检测和治疗可降低 PID[3]

表 14.2 ▶ 不同避孕方法之间的转换

从	转换至						
	药丸	贴剂	环	黄体酮注射（"Depo"）	黄体酮植入物	激素 IUD	铜 IUD（非激素）
药丸	无间隙：在服用旧药的第 2 天服用新药。	停止服药的前一天开始贴剂	无间歇：在服用药片的第 2 天放置	在停服药物 7 天前开始第 1 针	在停服药物 4 天前放入植入物	停服药物 7 天前放激素 IUD	停服药物 5 天以内可以放置铜 IUD
贴剂	停止使用贴剂的前 1 天开始服药		无间歇：同一天放入环并同时去掉贴剂	停止贴剂 7 天前开始第 1 针	停止贴剂 4 天前放植入物	停止贴剂 7 天前放激素 IUD	停止贴剂 5 天以内可以放置铜 IUD
环	取环前 1 天开始服药	取环前 2 天开始贴剂		取环前 7 天开始第 1 针	取环前 4 天放置植入物	取环前 7 天放置激素 IUD	取环后 5 天以内可以放置铜 IUD

从	转换至						
	药丸	贴剂	环	黄体酮注射（"Depo"）	黄体酮植入物	激素 IUD	铜 IUD（非激素）
黄体酮植入物	植入物取出前 7 天开始服药	植入物取出前 7 天开始贴剂	植入物取出前 7 天开始上环	植入物取出前 7 天开始第 1 针		植入物取出前 7 天放入激素 IUD	植入物取出后 5 天以内放入铜 IUD
激素 IUD	IUD 取出前 7 天开始服药	IUD 取出前 7 天开始贴剂	IUD 取出前 7 天开始上环	IUD 取出前 7 天开始第 1 针	IUD 取出前 4 天放植入物		激素 IUD 取出后马上放铜 IUD
铜 IUD	IUD 取出前 7 天开始服药	IUD 取出前 7 天开始贴剂	IUD 取出前 7 天开始放环	IUD 取出前 7 天开始第 1 针	IUD 取出前 4 天放植入物	铜 IUD 取出后马上放激素 IUD。使用 7 天备用方法	

资料来源 Reproductive Health Access Project: How to switch birth control methods, June, 2015。网址：http://www.reproductiveaccess. org/resource/switch–birth–control–methods/。

IUD，宫内节育器。

乔伊对放置宫内节育器感到紧张，因为她从未做过盆腔检查。你建议她在上环前使用 600 mg 布洛芬，房间里有一个给她支持的人，在操作中使用热敷，播放音乐，并讲解每一步，所有这些都可以帮助任何患者（特别是青少年）在上 LARC 过程中更加放松（见 http://www. reproductiveaccess.org/resource/contraceptive–pearl–non–pharmacologic–pain–management/）。

最佳措施：如果确信排除了怀孕可能，那么当天植入包括宫内节育器在内的长效可逆避孕药具。

6 年后，玛丽亚又回来见你了。她对自己的植入物非常满意，3 年前取出来后，又放了一个。当你问她有什么打算时，她说她想在一年内怀孕。但是，她仍然担心自己可能忘记每天吃药。

四、你如何为玛丽亚提供咨询?

对于考虑不久后怀孕，但目前希望良好避孕的妇女，有以下几种选择：

▶ 醋酸甲羟孕酮（Depo，Depo-Provera），然而，有证据表明生育能力恢复延迟。

▶ 宫内节育器和植入物在取出后可迅速恢复生育能力，但是如果仅短期使用，成本太高。

▶ 病人可以自己开始和停止像阴道隔膜或避孕套加泡沫这样的方法。

▶ 对于不想用长效可逆避孕药具但又不想每天考虑避孕的患者来说避孕环（Nuva 环）（放置 3 周，然后停用 1 周）和避孕贴片（如下所示）（3 周内每周更换，然后停用 1 周）是一个不错的选择。

▶ 也有一些证据表明植入物有效期为 4 年[4]，玛丽亚可以选择暂时不取出而保留植入物，直到她想要怀孕。

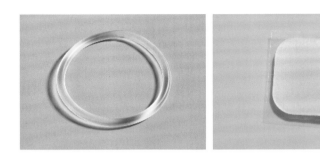

玛丽亚经过咨询，选择了避孕环，因为她仍然担心自己会忘记每天吃药。

1. 什么是最佳时机?

▶ 转换节育方法的最佳时机信息见表 14.2。对玛丽亚来说，她应在取出植入物前 1 周开始使用避孕环，以防止出现间隙。

最佳措施：可能的话，两种方法重叠以防止避孕措施出现空隙。

你给玛丽亚开了避孕环的处方。她计划明天开始使用，一周后回来取出植入物。

2. 你应该续药多久?

最佳实践是提供 1 年的避孕措施，如提供 90 天的药量加上 1 年的续药。

几个月后，玛丽亚紧急来访。她感到非常焦虑，因为她上星期月经后忘了把避孕环放回去，昨晚和丈夫发生了无保护性行为。

五、对于无保护性行为有哪些选择？

▶ 紧急避孕（Emergency Contraception, EC）：http://www.reproductiveaccess.org/wp-content/ uploads/ 2014/12/emergency- contraception.pdf。

- 左炔诺孕酮紧急避孕（商标名"B 计划"）。

- 无保护性行为后 72 小时内有效。

- 当体重为 155 磅和 / 或体重指数 >25 时，有效性急剧下降。

- 没有医学禁忌证。

- 延缓排卵。服用后一周内生育力更强！

- 不需要处方。

- 醋酸乌利司他酯（Ulipristal Acetate，UPA），商品名 Ella，一种选择性孕酮受体调节剂（模拟孕酮并与受体结合）。

- 在无保护性行为后 120 小时（5 天）内有效。

- 当体重指数 >35 时，效果开始下降。延迟排卵，服用后一周内生育力更强！

- 许多方法中的孕激素可能会与 UPA 相互作用，降低其有效性。

- 美国疾控中心选择的实践建议指南（http://www.cdc.gov/reproductivehealth/contraception/ usspr.htm）建议服用 UPA 后 5 天内不要使用含孕激素的方法。这必须与另一次无保护性行为的可能性相权衡。

- 需要处方。

- 铜宫内节育器。

- 最有效的紧急避孕类型（99%）。

- 在无保护性行为后 120 小时内有效（可能更长）。

- 没有体重指数 / 体重的限制。

- 可以作为常规避孕继续使用。

最佳措施：在给予任何依赖使用者的避孕方法处方（如避孕套、贴片、药丸、避孕环）时提供紧急避孕处方。[5]

玛丽亚今天的体重是 135 磅。你给了她左炔诺孕酮紧急避孕（商品名"B 计划"），这在你的诊所就有，并建议她两周后在家里或门诊进行妊娠测试。

▶ 她应该什么时候重新开始使用避孕环？对于左炔诺孕酮紧急避孕，在服用紧急避孕药的同一天重新开始避孕。对于 UPA 紧急避孕，2016 年美国疾控中心选择的实施建议是，在 5 天后重新开始含孕激素的避孕方法（http://www.cdc.gov/mmwr/volumes/65/rr/pdfs/rr6504. pdf）。

- 她问你，如果紧急避孕不起作用，她还有什么选择（大约 85% 左炔诺孕酮紧急避孕可以防止怀孕）。[5]
- 非计划妊娠的选择包括流产、继续妊娠和领养。
- 解释一下没有一种避孕方法是完美的！即使那些竭尽所能预防怀孕的女性，也会发生意外怀孕。
- 相反，由于身体的问题、既往副作用或其他个人因素，女性可能会选择一种不太有效的避孕方式，并将堕胎作为后备措施，如果只是时机不当但并非不想要，则可以继续怀孕。

玛丽亚刚被解雇，虽然她和她丈夫不久后想有个孩子，但现在不是时候！

在美国，每年非计划妊娠约占怀孕的一半，这其中大约一半以流产告终，另一半继续妊娠。[6]

▶ 妊娠早期（前 3 个月）流产的选择包括手术流产和药物流产，从末次月经起 70 天内有效。

▶ 这两种流产都很安全（比继续妊娠更安全）。

▶ 对未来的生育能力没有影响，乳腺癌的风险也没有增加。高质量的证据也表明，堕胎没有长期的心理后遗症。[7]

▶ 任何医生不管他们的信仰如何，都应该为意外怀孕的妇女提供咨询，并按照病人的要求转诊治疗。

2 周后玛丽亚回来复诊做妊娠检测。知道了检测阴性后，她轻松了许多。她感谢你有渊博的避孕知识！你提醒她应该在怀孕前开始服用叶酸。

两个月后，玛丽亚又得了上呼吸道感染。你跟她商量了她的节育方法和怀孕计划。原来她停了避孕环，现在想怀孕。她已经开始服用叶酸。你很高兴你询问了这个，这样你就可以讨论她的整体健康状况，为怀孕做准备（见第八章）。

最佳措施：抓住每一次机会筛查怀孕意愿和避孕方法的满意度。

时光如梭，3 年过去了。玛丽亚现在怀上了第 2 个孩子，正为产前护理来看你，她怀孕 30 周了，你与她讨论产后避孕计划，玛丽亚表示这次怀孕后她和丈夫就不想再要孩子了。

六、绝育

▶ 感觉自己已经完成生育任务的患者可能会要求永久性的避孕措施。

▶ 适当的咨询和给予充分时间做出决定是很重要的。虽然有时可以逆转手术，但逆转的成功率很低。

玛丽亚永久绝育的选择有哪些?

女性绝育的选择包括手术绝育（输卵管结扎）和宫腔镜放置输卵管植入物（Essure）。值得注意的是，因为 Essure 上市后有的负面事件的报道，包括腹痛、阴道出血和子宫穿孔，目前正在接受监查。

男性绝育的选择包括输精管结扎术，可在门诊进行，恢复期短。产后避孕的选择如表 14.3 所示。

表 14.3 ▶ 产后避孕的选择

避孕方法	时间
联合激素避孕（联合口服避孕药、贴剂、环）	用于没有静脉血栓形成危险因素的女性。分娩 30 天后可以开始。对哺乳期妇女可能干扰乳汁分泌
注射避孕药（Depo-Provera）	可以在产后任何时间开始，最好在出院前开始
植入物	可以在产后任何时间放入
宫内节育器：含激素和不含激素	最好是在胎盘排出后 10 分钟放入或者产后 4～6 周可以在产后任何时间放入
黄体酮避孕药（POP）	可以在产后任何时间开始，最好是在出院时
输卵管结扎	剖宫产时进行或者阴道分娩以后出院之前

玛丽亚感谢你提供的信息。她会考虑她的选择，但她认为她的丈夫可能对输精管结扎术感兴趣。于是你为她丈夫预约了你办公室的一位同事，就输精管结扎术进行咨询，以了解更多关于该手术的信息（https://www.plannedparenthood.org/learn/birth-control/vasectomy）。

问题

1. 性行为活跃的女性应该从最有效的避孕方法开始。

　A. 正确

　B. 错误

2. 以下哪一项适用于宫内节育器？

    A．不应该用于从未怀孕的女性

    B．不应该用于 20 岁以下的女性

    C．一旦放置，宫内节育器可能预防盆腔感染

    D．在放置宫内节育器之前，应进行性传播感染的深入检测

3. 美国疾控中心根据安全性对避孕药具使用分级的治疗资格标准。"一级"分类是指下列哪一项？

    A．在任何情况下都不应使用该方法

    B．如果收益大于风险，则可以使用该方法

    C．该方法使用没有限制

    D．这种方法可以在患者需要时使用，而不考虑风险

4. 以下哪一项是对出现意外怀孕的妇女的适当管理？

    A．医生应根据自己的信仰向她提出建议

    B．医生应该告诉她堕胎比足月妊娠更危险

    C．医生们应该不管个人信仰如何，毫无偏见地就患者的选择（继续怀孕、堕胎或收养）向她提供咨询

    D．医生应该祝贺她

5. 在无保护性行为 3 天后，以下哪种方法是最有效的紧急避孕方法？

    A．放置铜宫内节育器

    B．放置孕激素宫内节育器

    C．B 方案（左炔诺孕酮）

    D．Ella（醋酸乌利司他酯）

    E．大剂量联合口服避孕药

答案

问题 1：正确答案是 B。

    避孕选择的介绍包括关于所有选择的信息和 / 或讨论。

问题 2：正确答案是 C。

    现代宫内节育器一旦放置，可防止盆腔感染。

问题 3：正确答案是 C。

    美国疾控中心将避孕药具使用的治疗资格分为四个等级："一级"是一种对避孕方法的使用没有限制的情况。

问题 4：正确答案是 C。

所有的医生不管自己的信仰如何，都应该为非计划妊娠的女性提供咨询，并且按患者的要求转诊治疗。

问题 5：正确答案是 A。

铜宫内节育器是最有效的 EC 类型（99%），而且从无保护性行为起长达 120 小时以内有效（可能更长）。

参考文献

1. Committee on Adolescent Health Care Long-Acting Reversible Contraception Working Group, The American College of Obstetricians and Gynecologists. Committee opinion no. 539: adolescents and long-acting reversible contraception: implants and intrauterine devices. *Obstet Gynecol.* 2012;120(4):983–988.
2. Jatlaoui TC, Simmons KB, Curtis KM. The safety of intrauterine contraception initiation among women with current asymptomatic cervical infections or at increased risk of sexually transmitted infections. *Contraception.* 2016;94(6):701–712.
3. Sufrin CB, Postlethwaite D, Armstrong MA, et al. Neisseria gonorrhea and Chlamydia trachomatis screening at intrauterine device insertion and pelvic inflammatory disease. *Obstet Gynecol.* 2012;120(6):1314–1321.
4. Ali M, Akin A, Bahamondes L, et al. Extended use up to 5 years of the etonogestrel-releasing subdermal contraceptive implant: comparison to levonorgestrel-releasing subdermal implant. *Hum Reprod.* 2016;31(11):2491–2498.
5. Practice bulletin no. 152: emergency contraception. *Obstet Gynecol.* 2015;126(3):e1–e11.
6. Guttmacher Institute. Available at: https://www.guttmacher.org/fact-sheet/unintended-pregnancy-united-states. Accessed November 2016.
7. Biggs MA, Neuhaus JN, Foster DG. Mental health diagnoses 3 years after receiving or being denied an abortion in the United States. *Am J Pub Health.* 2015;105(12):2557–2563.

第十五章

妇女医疗服务

本章要点

1 ▶ 照顾女性度过不同的生命周期需要了解她们在每个阶段激素、社会因素和身体的变化。

2 ▶ 在初级医疗诊所中因月经和乳房的原因就诊的患者很常见。

3 ▶ 获取性病史和做盆腔检查是妇女保健的重要内容。

坦尼亚（Tanya）是一位 46 岁的新病人，她来门诊进行健康体检。她从来没有做过乳腺钼靶检查，而且最后一次巴氏涂片和盆腔检查至少是在 5 年前。她的月经总是不正常，最近几个月间隔 14～21 天，有 4～5 天的阴道出血，前 1～2 天出血量大而且有血块。初潮是在 12 岁，在育龄期月经周期不规则而且出血量大。之前的 B 超检查提示有卵巢"囊肿"，但是她最近没有做任何评估。她同时叙述了在月经间隔期有阴道瘙痒和白色分泌物。最近 3 个月她与一男伴有性生活，但是过去一年有过其他两个男性同伴。她从来没有做过性传播感染（STI）检查，她认为自己的风险很低。她通常用避孕套来避孕。

对女性的整个生命周期的照顾，需要了解她们不同发展阶段独特的医疗服务需求。家庭医生应该了解女性每个阶段的各种激素变化，能够对患者采取适当的筛查和预防措施，并为其提供适当的咨询和教育服务。家庭医生在为妇女提供终身护理方面有独特的地位。通过向妇女提供各个生理期的咨询，包括从初潮到生育期，再到更年期，家庭医生可以帮助女性解决具体的生殖问题和其他问题，从而减轻这些问题对妇女整体健康的影响。

图 15.1 概述了女性整个生命周期的各种激素变化，以及免疫接种、咨询、筛查和教育主题的不同。

一、月经周期

理解正常排卵的月经周期（图 15.2）中激素的改变非常重要，因为任何异常都会造成激素改变，最终导致月经异常（描述月经异常的名词见表 15.1）。

对月经的担心在初级保健医生的诊所很常见，正如图 15.1 所示（激素变化）。虽然坦尼亚的月经不规律，但对她来说是正常的。你可以与她讨论预期的围绝经期变化。例如，过量的、无对抗的雌激素分泌会抑制促黄体激素的正常飙升，导致无排卵周期和月经异常。这是多囊卵巢综合征典型的激素表现，其中无对抗雌激素是常见的。图 15.2 显示了正常月经周期所需的黄体酮水平的正常上升和下降。"黄体期"孕酮的分泌不足可能是生育能力受损以及月经周期缩短或不规则的一个因素。

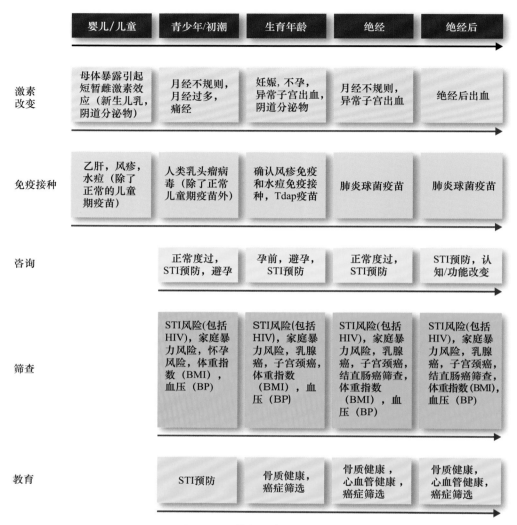

图 15.1 ▶ 整个生命周期的比较

表 15.1 ▶ 描述月经异常的名词

名词	定义
月经次数过多	月经频率异常（周期 < 21 天）
月经次数过少	月经周期过长（周期 >35 天）
月经过多／月经过量	月经流量大
月经量过少	月经流量异常的少
子宫不规则出血	月经间隔不规则（通常在预期月经之间）
痛经	月经期疼痛
不规则性月经过多	月经量大或出血时间长，不规则以及比正常间隔更为频繁

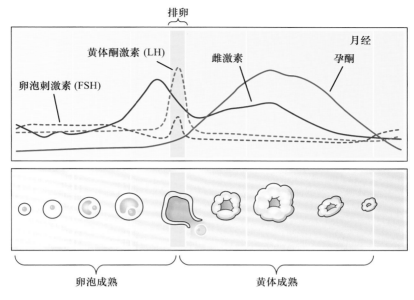

图 15.2 ▶ 正常月经周期

熟悉国际妇产科联合会月经失调工作组（Menstrual Disorders Working Group of the International Federation of Gynecology and Obstetrics）提出的 PALM-COEIN 分类系统将有助于对异常子宫出血（Abnormal Uterine Bleeding, AUB）的可能原因进行分类，并最终有助于指导治疗（图 15.3）。[1]

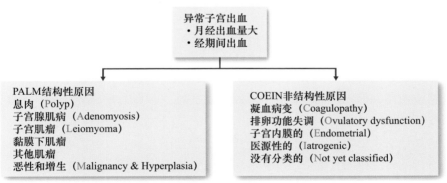

图 15.3 ▶ 异常子宫出血的 PALM-COEIN 分类系统

二、采集性生活史

为了恰当地诊断和处理常见的问题，从容自如地获得患者的性生活史很重要。熟悉 "5P's" 的方法可以指导医务工作者强调重要的问题或性生活史（参照第十八章）。坦尼亚去年有三个性伙伴，虽然她认为自己感染性传播病的风险很低，但应该为她提供检测。况且避孕套不是最有效的避孕方式，与她讨论避孕也是合适的。

5P's:
- ▶ 性伙伴（Partners）；
- ▶ 性行为（Practices）；
- ▶ 性传染病的保护（Protection from STIs）；
- ▶ 性传染病的病史（Past history of STIs）；
- ▶ 妊娠（Pregnancy）。

美国疾控中心和美国家庭医生学会（AAFP）为获取患者性生活史提供了指南（http://www.cdc.gov/STD/treatment/SexualHistory.pdf, http://www.aafp.org/afp/2002/1101/p1705.html）。处理患者的性问题是照顾患者的一个重要部分，也是一个重要的筛查工具，因为器质性病变、精神疾病和药物副作用都可能表现为性功能障碍，如果没有足够的性生活史，这些症状可能会被忽视。

三、亲密伴侣暴力筛查

询问患者关于亲密伴侣暴力（Intimate Partner Violence, IPV）的情况。大约每7名妇女中就有1名妇女在身体、性或心理上受到来自现任或前任伴侣或配偶的伤害。[2]有几个专门用来筛查亲密伴侣暴力的问卷，包括"HITS"筛查工具（你的伴侣多久一次：在身体上伤害你、侮辱你、威胁要伤害你、对你尖叫，或者诅咒你？）。有关亲密伴侣暴力的更多信息，请访问 http://www.ncbi.nlm.nih.gov/pmc/articles/PMC2688958/table/T1/ 和第二十一章。

尽管女性可能不愿意披露亲密伴侣暴力，但开诚布公地讨论这个主题为患者在目前或将来就诊中讨论她们的担忧提供了机会。当询问坦尼亚时，她否认在她目前的关系中有受到任何威胁或虐待，但承认前伴侣在争吵时会威胁她，"有时候他会打我"。她说她现在的关系很安全。

轻松自如地对亲密伴侣暴力进行筛查以及提供帮助是家庭医生需要培养的一项重要技能。网上有讨论州法律的其他资源和一些可供患者使用的资源。

四、乳腺检查

在检查中，坦尼亚提到她注意到乳房有一个"肿块"，希望你检查一下。你注意到她右乳房上部外象限有一个坚硬的、2 cm大、活动性差的肿块。乳房没有皮肤凹陷、红肿或者疼痛，也没有乳头溢液。没有任何腋下或锁骨上淋巴异常。你建议坦尼亚做一个右边乳房的诊断性钼靶检查加上B超，左边乳房做筛查性检查。两者结果都正常。你建议对"肿块"进行诊断性活检。

根据美国预防服务工作组（USPSTF）以及美国癌症协会（the American Cancer Society，ACS）的说法，常规临床乳腺检查并不能改善任何年龄段妇女的预后。美国家庭医生学会同意这些团体的观点，建议临床工作者与患者讨论临床乳腺检查的风险和益处，并推迟检查，除非患者表达了极大的担忧，或认为检查的益处大于风险。表15.2 比较了各组织对乳腺癌筛查的建议。其他健康筛查信息见第七章。

表15.2 ▶ 来自不同组织的乳腺癌筛查建议

组织	自身乳腺检查	临床乳腺检查	乳腺钼靶检查	MRI 或 DBT	BRCA 检测
美国预防服务工作组	不主张筛查(D)	没有足够的证据支持或反对(I)	50～74岁的女性最为有益（B）（两年一次筛查），尤其年龄在60～69岁者	证据不足，即使对乳腺组织致密的人（I）	没有足够的证据推荐给所有的女性(I) 如果一级亲属中有家族史可考虑筛查；对结果进行咨询
美国家庭医生学会	讨论风险/益处，但是反对筛查	与患者讨论乳腺检查的风险和益处，但是反对常规筛查	与美国预防服务工作组一致	与美国预防服务工作组一致	与美国预防服务工作组一致
美国癌症协会	反对筛查	反对筛查	年龄在45～54岁之间的女性，每年一次；55岁及以上且预期寿命至少还有10年的女性，每两年一次。提供给40～44岁的妇女	从30岁开始，在乳房钼靶检查之外提供给有高风险且健康状况良好者	没有提供意见
美国妇产科医师学会	对所有女性提倡"乳房自我意识"，也包括自己检查	对20～39岁的女性，每1～3年筛查一次；40岁或以上者每年筛查	40岁开始每年提供筛查	不适用于风险一般的女性；与风险增加的女性讨论	适用于患遗传性乳腺癌或卵巢癌的概率大于20%～25%的女性

指南的网址如下：http://www.uspreventiveservicestaskforce.org/Page/Document/UpdateSummaryFinal/breast-cancer-screening; http://www.aafp.org/patient-care/clinical-recommendations/all/breast-cancer.html; http://www.cancer.org/ healthy/findcancerearly/cancerscreeningguidelines/american-cancer-society-guidelines-for-the-early-detection-of-cancer。

DBT，数字乳腺断层摄影；MRI，磁共振成像。

如果临床乳腺检查显示异常但乳腺钼靶却未检出，则应进行进一步的放射检查（B超，MRI，或者数字乳房断层扫描），以及外科转诊进行诊断活检。对有乳腺肿块的患者采取系统的方法非常重要（http://www.aafp.org/afp/2012/0815/afp20120815p343-f1.gif）。

当患者报告有乳腺肿块时，必须注意乳腺癌风险增加的相关症状，如以下所列。坦尼亚没有这些特征，除了可能活动性差以外。但是，考虑到她的年龄和可触及的肿块，有必要对肿块进行活检。

🏳 **乳腺癌的线索或"危险信号"**

▶ 单侧非周期性疼痛

▶ 水样或血样乳头溢液

▶ 单侧、硬、不活动的肿块

▶ 皮肤回缩/凹陷，或水肿（橘皮样改变）

▶ 乳腺癌既往史

▶ 绝经前乳腺癌或卵巢癌家族史

临床医生还应熟悉其他常见的乳房症状，包括疼痛、乳头溢液（溢乳）或出血。以周期性方式出现的疼痛通常是双侧的，并且与正常的激素变化有关；周期性疼痛约占此类主诉的三分之二。非周期性疼痛多为单侧性，应怀疑感染、创伤或纤维囊性疾病。

虽然乳房疼痛是乳腺肿瘤的罕见表现，但在鉴别诊断时一定要考虑到这一点。乳房疼痛患者的处理方法可以在 http://www.aafp.org/afp/2000/0415/afp20000415p2371–f1.gif 找到。

评估乳头溢液的患者时应该考虑激素病因，包括近期停止母乳喂养、补充激素治疗（hormone therapy, HT）（如避孕）、甲状腺疾病和催乳素分泌过多（如产生催乳素的垂体肿瘤）以及感染（如乳腺炎或脓肿）（http://www.aafp.org/afp/2012/0815/afp20120815p343–f3.gif）。血性乳头溢液是一种更严重的症状，应全面评估以排除肿瘤，特别是导管内原位癌或导管内乳头状瘤。可引起溢乳的药物见表 15.3。

◤ **表 15.3** ▶ **造成溢乳的药物**

精神活性药物	抗焦虑药：苯二氮䓬类，丁螺环酮 抗抑郁药：MAOIs，SSRIs，三环类药物 抗精神病药（第一或第二代）：氟哌啶醇，落沙平，甲硫哒嗪，吗茚酮，氨酚噻吨，氟奋乃静，利培酮、三氟拉嗪，硫杂蒽类，盐酸氯丙嗪，羟哌氯丙嗪
中枢神经系统药物	双氢麦角氨，舒马普坦，丙戊酸
抗高血压药	阿替洛尔，甲基多巴，利血平，维拉帕米
胃肠道药	H_2 受体阻滞剂（西米替丁，法莫替丁，雷尼替丁），甲氧氯普胺
性激素类药物	达那唑，雌激素，醋酸甲羟孕酮，口服避孕药
受控制药/非法药物	苯丙胺类，大麻制品，可卡因，鸦片制剂

MAOI，单胺氧化酶抑制剂；SSRI，选择性 5–羟色胺再摄取抑制剂。

五、盆腔检查

　　由于坦尼亚至少5年没有做巴氏检查或盆腔检查，你建议她接受盆腔检查，加上巴氏检查以及细菌培养，她同意了。你选择做液基细胞学和HPV联合检测。你说如果两个检查都正常，她5年内不再需要筛查。她也同意了。在检查中你注意到有少量的黄色分泌物伴有轻度的阴道刺激，但没有子宫颈病变。

　　进行盆腔检查是护理妇女整个生命周期的重要内容，也是健康妇女体检的重要部分。[3] 检查通常会引起患者焦虑，也会引起缺乏经验的临床工作者的焦虑。在包括视觉检查外生殖器、窥镜检查，尤其如双合诊检查的过程中沟通非常重要，可以减轻恐惧，让患者和临床工作者都能进行更自如的检查。子宫颈癌症筛查的建议已经在第七章讨论过了。[4] ASCCP概述了异常巴氏检查的处理（www.asccp.org）。

　　对21岁以下的女性如果没有理由需要进一步查询，外生殖器检查就已经足够了。表15.4概述了缺乏经验的临床工作者在对患者进行盆腔检查时的一些常见的问题和"该做和不该做"的建议。建议为所有的临床工作者提供陪同人员，而男性临床工作者必须有陪同人员。

表 15.4 ▶ 盆腔检查中常见的问题

常见问题	该做	不该做
不熟悉设备或设备不齐全	确保所有设备齐全并能正常工作，包括阴道窥镜、光源、润滑剂、培养管、样品杯以及手套	自认为你所需要的设备都在房间，在没有确认设备齐全之前就开始检查
检查前忘了交流	给患者解释你检查的步骤	自认为患者知道将要做什么
检查中忘了交流	检查中和患者交流	检查中忘了和患者交流
忘了关注患者的不适	在检查中洞察患者的不适，询问不适的情况	匆忙做完检查，认为这样可以降低不适
使用让患者不舒服的语言	在检查中使用"检查"或"查看"等词	在检查中使用"感觉"或"触摸"之类的词
在窥镜检查时没能找到子宫颈	在你放入窥镜时旋转45° 并向后施压，然后在全面插入时，转平，向前倾斜，直到看到子宫颈	插入时不旋转45° 或向前（向尿道）施压
拿出窥镜时忘了合上窥镜	拿出窥镜时确定已完全合上窥镜	
检查后忘了与患者交流临床发现	告知患者任何正常或异常的发现以及预期的随访	检查后避免再次进入房间以节省时间或避免进一步的互动

六、阴道分泌物和病变

　　虽然其他的检查需要几天才有结果，但阴道湿片法可以在医生办公室中进行，可以现场为患者提供一些信息。表 15.5 列出了使用阴道湿片法的步骤，表 15.6 列出了几种常见的阴道感染，可以在实验室结果出来之前帮助临床工作者作出诊断。因为坦尼亚的分泌物看起来正常，而且也没有典型的阴道感染的体征或症状，所以你没有使用阴道湿片法。

　　其他的性传播疾病可能表现为生殖器病变，比如单纯疱状病毒，典型的表现为在红肿的基础上有水泡性病变，而梅毒最初表现为单个无痛溃疡。生殖器疣，是一种人类乳头状病毒感染，典型表现可能为多个无痛病变。表 15.7 列出了阴道炎和性传播疾病的治疗。

表 15.5 ▶ 阴道湿片法步骤[a]

步骤
1. 进行阴道培养并（由医生或患者）取阴道液样本；
2. 放一滴氯化钠（NaCl）和一滴氢氧化钾（KOH）在单玻片上；
3. 把少量的阴道液与每一种溶剂混合，再盖上盖玻片；
4. 准备好后，马上把玻片放到显微镜下，用低倍镜来聚焦（10 倍）；
5. 在氯化钠（NaCl）视野下找线索细胞、白细胞，以及在滴虫、氢氧化钾（KOH）下找出芽孢菌丝；
6. 如果有的话，做氨嗅味试验，检查 pH；
7. 与患者讨论你的临床发现和治疗方法。

[a] https://www.youtube.com/watch?v=VI5y1mZ4iZk&feature=youtube。

表 15.6 ▶ 常见阴道感染

疾病类型	细菌性阴道炎	阴道念珠菌病	滴虫病	淋病或衣原体病	正常生理性	萎缩性阴道炎
症状	气味，少量分泌物，轻度瘙痒	瘙痒（严重），分泌物很稠	瘙痒，分泌物，许多无症状	瘙痒，分泌物，许多无症状	分泌物	瘙痒，灼痛，不适
分泌物	稀薄，白色	白色，凝乳状	灰色/黄色，薄，泡沫状	透明，黏液样	透明到白色，各种不同	黄色，恶臭（有时）
检查	鱼腥味	阴道上皮细胞水肿，红肿	恶臭，子宫颈出血点（草莓样子宫颈）		无病变或刺激	黏膜薄，发炎；阴道干燥
pH	4.5 ～ 7.0	< 4.5	> 5.0 ～ 7.0	< 4.5	3.8 ～ 4.2	> 5.0
实验室	显微镜下的线索细胞[a]（NaCl）	显微镜下假菌丝和芽殖酵母菌[b]（KOH）	显微镜下鞭毛原生动物[c]（NaCl）；培养	培养，PCR	显微镜下乳酸杆菌（NaCl）	萎缩性细胞改变；旁基底细胞增多

[a] http://images.slideplayer.com/25/7840100/slides/slide_63.jpg。

[b] https://www.tcd.ie/Biology_Teaching_Centre/assets/pdf/by2205/by2205-webgalleries2011/by2205-gallery1/candida.pdf。

[c] http://images.slideplayer.com/16/5002629/slides/slide_51.jpg。

疾病	治疗[a]
阴道念珠菌病	1% 的克雷唑阴道膏，阴道内，每天 5 g，持续 7～14 天，或者 150 mg 氟康唑，口服一次
细菌性阴道炎 / 加特纳菌	口服灭滴灵 500 mg，每天两次，持续 7 天（可选择一次口服 2 g）或者口服克林霉素 300 mg，每天两次，持续 7 天
滴虫病	口服灭滴灵一次 2 g 或者 7 天 500 mg，每天两次
淋病	肌注头孢曲松一次 250 mg，加口服阿奇霉一次 1 g
衣原体	口服阿奇霉一次 1 g，或口服强力霉素 7 天 100 mg，每天两次
单纯疱疹病毒（HSV）[b]	口服阿昔洛韦 400 mg，每天三次，持续 7～10 天或者口服伐昔洛韦 1 g，每天两次，持续 7～10 天
梅毒	肌注苄星青霉素 G2.4 百万 U，一次
人乳头瘤病毒（HPV）	外部病变不需治疗；筛查子宫颈癌

表 15.7 ▶ 阴道炎和性传播疾病治疗

[a] 更多相关信息参考 https://www.cdc.gov/std/tg2015/2015-wall-chart.pdf。

[b] 参照 http://www.cdc.gov/std/tg2015/herpes.htm。

　　你将所有这些发现包括检查结果告知坦尼亚，并与她讨论了她的巴氏检查和培养结果出来后的随诊。你们讨论了适当的预期指导和筛查，包括骨质疏松症和心血管疾病的筛查。由于她没有骨质疏松症的显著危险因素，你建议她在 65 岁时再考虑进行正式筛查，在此之前，你建议她采取预防措施，包括日常的负重锻炼和适当的钙和维生素 D 的摄入。[5] 因为她的体重指数为 22.5 kg/m² 在正常范围，血压为 110/72 mmHg，你建议她保持每年筛查。你们还讨论了要在 50 岁时开始进行的大肠癌筛查。她也同意进行艾滋病筛查，因为她以前从未做过这种检查。

七、异常子宫出血

　　当你打电话告诉坦尼亚她的巴氏检查和培养结果都正常，乳腺活检显示有纤维腺瘤时，她告诉你她自从在诊所见到你以后的 10 天里一直有阴道出血，最近 3～4 天出血更为严重，而且有血块和痉挛性疼痛。你请她到诊所做异常出血的评估。

　　异常子宫出血是初级保健中常见的症状。之前表 15.1 列出了描述异常子宫出血的术语。区分月经出血是否为排卵性有助于检查和处理。询问排卵的症状或体征，如排卵性盆腔痛（mittelschmerz）、月经周期宫颈黏液的典型变化和经前症状，提示排卵周期。除了 PALM-COEIN 分类（图 15.3）之外，异常子宫出血可分为排卵性和无排卵性原因，如表 15.8 所示。坦尼亚的月经周期正常，没有感染的迹象，所以她的大出血可能代表排卵性出血，也可能与更年期、纤维瘤或息肉等结构问题有关，还可能是妊娠并发症或癌症。

了解正常排卵月经周期所涉及的激素水平（图 15.1）、可能改变严重病因风险的因素（如年龄），可以帮助临床工作者决定进一步的检查、治疗和调整治疗 （http://www.aafp. org/afp/1999/1001/afp19991001p1371–f3.gif）。最终，异常子宫出血的治疗主要取决于临床表现，包括病史和体检结果（表 15.8）。此外，应对育龄妇女进行妊娠试验以排除妊娠并发症，对无排卵妇女应进行促甲状腺激素（甲状腺紊乱）和血清催乳素（垂体腺瘤）水平的测定。

坦尼亚回到诊所后，你给她做了妊娠试验，妊娠试验的结果是阴性；你还让她做了盆腔超声，她的超声显示子宫内膜增厚，放射科医生建议进行盐水灌注超声检查（超声子宫造影 – https://www.bocafertility. com/images/figg_3.png）。超声子宫造影显示子宫内膜息肉（http://www. advancedwomensimaging.com.au/files/imagecache/page–image– enlarged/img/page/ConfirmedEndrometrialPolyp.jpg），以及 5 mm 的子宫内膜带，未发现卵巢异常。手术评估后，她接受了宫腔镜检查和 D&C 切除息肉。她 3 个月后回来随访时感觉好多了，不再有月经出血。不过，她说，盗汗的症状越来越严重，白天还有些潮热。

表 15.8 ▶ 根据排卵状态区分异常子宫出血的原因和处理

异常子宫出血的排卵性原因		异常子宫出血的非排卵性原因	
原因	处理	原因	处理
黄体期缩短	LNG–IUD（对严重经期出血治疗最有效），激素治疗（比如合并 OCs，周期性黄体酮）	下丘脑/垂体/卵巢调节失调（尤其是在育龄期的极端情况下）	激素治疗（比如合并 OCs，周期性或持续性黄体酮）；无法控制时进行手术
结构性病变（子宫颈或子宫内膜息肉，子宫肌瘤或子宫腺肌病）	摘除	甲状腺功能失调	甲状腺功能减退时用甲状腺激素替代法，甲状腺功能亢进时用药物、手术或 RAI
感染（PID 或子宫颈炎）	抗生素	雌激素过多状态（PCOS）	二甲双胍，OCs
凝血障碍	治疗潜在的障碍	胰岛素过多状态（血糖代谢障碍）	二甲双胍；治疗潜在的障碍
肿瘤（子宫颈，子宫，子宫内膜）	手术治疗	避孕药相关的出血	调整激素水平（OC），NSAID

AUB，异常子宫出血；IUD，宫内节育器；LNG，左炔诺孕酮；OC，口服避孕药；PID，盆腔炎；PCOS，多囊卵巢综合征。

资料来源：Keehbaugh J, Burns E, Smith MA. Abnormal uterine bleeding （2016 年 5 月 7 日修改；2016 年 12 月 9 日引用）。In: Essential Evidence Plus ［Internet］. Hoboken（NJ）：John Wiley & Sons, Inc.; 2012。网址 http://www.essentialevidenceplus.com/content/eee/225; Paladine HL, Shah PA. Abnormal vaginal bleeding. In: Smith MA, Shimp LA, Schrager S, eds. Lange: Family Medicine Ambulatory Care and Prevention. 6th ed. New York: McGraw–Hill; 2014。

八、绝经和绝经期症状

美国妇女自然绝经的平均年龄大约为 52 岁，一般在 45 ～ 55 岁之间。[6] 早期绝经发生在 40 ～ 45 岁，40 岁之前绝经被称为原发性卵巢功能不全，通常由于自身患有免疫疾病。消融术也可以造成永久停经。

根据传统的标准，一年无月经诊断为绝经，是回顾性诊断。绝经的血清标志通常不容易解释。绝经前多年卵泡刺激素变化很大，在绝经前几年也可能高于 30 mIU/ml。想要停止服用口服避孕药又不想怀孕的女性，FSH40 ～ 60 mIU/ml 的截止水平相当可靠——至少在停止口服避孕药 10 天以后测量激素水平。

1. 症状

在美国，大多数妇女在更年期过渡期及以后都有更年期症状。最常见的更年期症状是血管舒缩（潮热），就像坦尼亚表现的那样。大多数围绝经期和绝经后的妇女都有烦人的潮热，潮热高峰出现在末次月经后的一年，约有 10% 的妇女有终身潮热。其他常见症状是情绪和睡眠障碍以及性欲下降。随着时间的推移，绝经妇女出现阴道黏膜萎缩，可引起性交不适和阴道刺激等症状。更年期泌尿生殖器症状的聚集现在被称为更年期泌尿生殖系统综合征。

2. 性激素治疗

雌激素补充治疗更年期症状始于 20 世纪 60 年代，对于有子宫的妇女来说，补充雌激素明显增加了子宫内膜癌的风险。到 20 世纪 80 年代，添加孕激素来保护子宫是一种常见的做法。到 20 世纪 90 年代，根据大量的观察数据，更年期使用激素替代已成为一种普遍措施，期望有益健康。这种做法在 2002 年妇女健康倡议（the Women's Health Initiative, WHI）联合激素替代治疗研究的结果发表后而结束。在这项研究中，口服结合的雌激素加甲羟孕酮（medroxyprogesterone, MP）（Prempro）与安慰剂在多个结果上进行了比较。[7] 总的来说，治疗组每 10000 名妇女每年发生 19 例不良事件，或在 5 年期间发生率约为 1%（表 15.9）。**从那时起，政府和专业组织建议尽可能地用最低的剂量和最短时间的激素治疗（HT）来治疗绝经期症状。**[8]

给有绝经期症状的妇女开激素治疗的处方至少有两个重要的考虑因素。第一个考虑因素是雌激素的给药途径。几种研究证实，通过使用经皮制剂避免最初通过肝脏，雌激素的促血栓效用几乎可以消除。第二个考虑因素是孕激素的选择。法国进行了一项长达 20 多年的大型队列研究，结果显示，根据所用孕激素的不同，患者患乳腺癌的风险非常不同。[9] 口服 MP（类似于 WHI 的结果）患乳腺癌的风险最高，而口服微粒化孕酮（与其他中间物）患乳腺癌的风险根本没有增加。因此，对于那些要求治疗绝经症状的女性来说，最安全的选择似乎是经皮雌激素和微粒化孕酮。后者只有美国食药监局（FDA）批准做周期性使用，例如，每天服用 200 mg，每月服用 10 ~ 15 天。如果坦尼亚的症状变得更严重，如下文所述，讨论血管收缩症状的激素疗法或者其他选择似乎比较恰当。

阴道干燥可以通过低剂量局部雌激素制剂来治疗，并且不会有刺激子宫内膜的风险。要么用阴道润滑剂替代局部雌激素制剂。

表 15.9 ▶ 妇女健康倡议（WHI）研究的主要结果

有益的结果	1 年需要治疗人数 / 人	5 年需要治疗人数 / 人
髋关节骨折	2000	400
椎骨骨折	2000	400
结肠直肠癌	1667	333
有害的结果	**1 年需要治疗人数 / 人**	**5 年需要治疗人数 / 人**
静脉血栓形成	555	111
心肌梗死	1429	286
卒中	1250	250
乳腺癌 [a]	1250	250

[a] 单独使用雌激素者没有乳腺癌升高。

资 料 来 源 Writing Group for the Women's Health Initiative. Risks and benefits of estrogen plus progestin in healthy postmenopausal women: Principle results from the Women's Health Initiative randomized controlled trial. JAMA. 2002;288:321–333; Shumaker SA, Legault C, Rapp SR, et al. Estrogen plus progestin and the incidence of dementia and mild cognitive impairment in postmenopausal women: The Women's Health Initiative Memory Study: a randomized controlled trial. JAMA. 2003;289:2651–2662;14 The Women's Health Initiative Steering Committee. Effects of conjugated equine estrogen in postmenopausal women with hysterectomy: The Women's Health Initiative randomized controlled trial. JAMA. 2004;291:1701–1712。[15]

3. 其他治疗选择

对于那些不适合使用激素治疗或不想使用激素治疗，但又有令人烦恼的潮热的女性，还有其他的替代品。例如，与安慰剂相比，加巴喷丁（300 mg，每天三次）使用后可减少潮热 20% ~ 30%。[11]

文拉法辛和一些选择性 5-羟色胺再摄取抑制剂也有一定的疗效，尽管研究结果存在争议。小剂量帕罗西汀（品牌 Brisdelle）是美国食药监局批准的唯一非激素治疗更年期的药物。

关于补充疗法，曾有一项精心设计的黑升麻研究显示与安慰剂没有区别。关于植物雌激素的使用一直存在争议。有限的证据表明放松技巧可能有效，[12] 但锻炼没有效果。[13]

问题

1. 国际妇产科联合会月经失调工作组提出的 PALM-COEIN 分类系统描述了以下哪一种病因？
   A. 流产
   B. 绝经
   C. 异常子宫出血
   D. 避孕

2. 美国预防服务工作组、美国家庭医生学会和美国癌症协会建议妇女定期进行自身乳腺检查。
   A. 正确
   B. 错误

3. 当女性出现乳房肿块时，下列哪一项是乳腺癌的"危险信号"？
   A. 双侧疼痛
   B. 根据月经周期时隐时现的肿块
   C. 单侧血性乳头溢液
   D. 祖母在 76 岁时有乳腺癌

4. 下面哪一项是细菌性阴道炎的特征？
   A. 低 pH 值
   B. 子宫颈出血点（草莓样子宫颈）
   C. 子宫上皮细胞红肿
   D. 线索细胞
   E. 白色浓稠分泌物

答案

问题 1： 正确答案是 C。

熟悉由国际妇产科联合会月经失调工作组提出的 PALM-COEIN 分类系统，将有助于对异常子宫出血的可能原因进行分类，并最终有助于指导治疗。

问题 2： 正确答案是 B。

表 15.2，美国预防服务工作组和美国癌症协会建议不要自身乳腺检查；美国家庭医生学会也不建议，但建议讨论自身乳腺检查的风险和益处。

问题 3： 正确答案是 C。

当患者报告乳房肿块时，必须注意乳腺癌风险增加的相关症状，例如下列症状：单侧非周期性疼痛、水性或血性乳头溢液等。

问题 4：正确答案是 D。

（表 15.6）：细菌性阴道炎与分泌物少和瘙痒、白色稀薄分泌物、鱼腥味、高 pH 值和显微镜下的线索细胞有关。

参考文献

1. ACOG practice bulletin 136: management of abnormal uterine bleeding associated with ovulatory dysfunction. *Obstet Gynecol*. 2014;122:176–185.
2. Centers for Disease Control and Prevention. Available at: http://www.cdc.gov/violenceprevention/pdf/intimatepartnerviolence.pdf. Accessed November 2016.
3. American Congress of Obstetricians and Gynecologists. Available at: http://www.acog.org/Resources-And-Publications/Committee-Opinions/Committee-on-Gynecologic-Practice/Well-Woman-Visit. Accessed November 2016.
4. United States Preventive Services Task Force. Available at: https://www.uspreventiveservicestaskforce.org/Page/Name/us-preventive-services-task-force-issues-new-cervical-cancer-screening-recommendations. Accessed November 2016.
5. National Academies. Available at: http://www.nationalacademies.org/hmd/~/media/Files/Report%20Files/2010/Dietary-Reference-Intakes-for-Calcium-and-Vitamin-D/Vitamin%20D%20and%20Calcium%202010%20Report%20Brief.pdf. Accessed December 2016.
6. Cramer DW, Xu H. Predicting age at menopause. *Maturitas*. 1996;23:319–326.
7. Writing Group for the Women's Health Initiative. Risks and benefits of estrogen plus progestin in healthy postmenopausal women: Principle results from the Women's Health Initiative randomized controlled trial. *JAMA*. 2002;288:321–333.
8. North American Menopause Society clinical recommendations. Available at: https://www.menopause.org/publications/clinical-care-recommendations/chapter-8-prescription-therapies. Accessed December 2016.
9. Fournier A, Berrino F, Riboli E, et al. Breast cancer risk in relation to different types of hormone replacement therapy in the E3N-EPIC cohort. *Int J Cancer*. 2005;114:448–454.
10. Hill DA, Crider M, Hill SR. Hormone therapy and other treatments for symptoms of menopause. *Am Fam Physician*. 2016;94(11):884–889.
11. Toulis KA, Tzellos T, Kouvelas D, et al. Gabapentin for the treatment of hot flashes in women with natural or tamoxifen-induced menopause: a systematic review and meta-analysis. *Clin Ther*. 2009;31(2):221–235.
12. Freedman RR, Woodward S. Behavioral treatment of menopausal hot flushes: evaluation by ambulatory monitoring. *Am J Obstet Gynecol*. 1992;167:436–439.
13. Aiello EJ, Yasui Y, Toworger SS, et al. Effect of a yearlong, moderate-intensity exercise intervention on the occurrence and severity of menopause symptoms in postmenopausal women. *Menopause*. 2004;11:382–388.
14. Shumaker SA, Legault C, Rapp SR, et al. Estrogen plus progestin and the incidence of dementia and mild cognitive impairment in postmenopausal women: the Women's Health Initiative Memory Study: a randomized controlled trial. *JAMA*. 2003;289:2651–2662.
15. The Women's Health Initiative Steering Committee. Effects of conjugated equine estrogen in postmenopausal women with hysterectomy: the Women's Health Initiative randomized controlled trial. *JAMA*. 2004;291:1701–1712.

第十六章　男性医疗服务

本章要点

1 ▶ 各年龄段男性的主要死因包括心血管疾病、癌症、意外伤害和自杀。

2 ▶ 男性，特别是 45 岁以下的男性，寻求常规或主要医疗服务的可能性要小得多。所以请将每一次服务视为筛查、预防、风险评估的机会。

3 ▶ 最好用共同决策来决定前列腺癌筛查以及与年龄相关的性腺功能减退的治疗。

一、青年男性的医疗服务

科尔（Cole）是一位 20 岁男性，来诊所做"检查"。他是一名全日制大学生，兼职做侍应生。他认为他的身体很好，但希望能接受性传播感染（STI）的检查，因为他儿时的一个朋友最近被诊断感染人类免疫缺陷病毒（HIV），这让他很害怕。他否认有任何慢性疾病，也没有服用任何药物。

1. 对青年男性的服务重点

青年男性寻求预防性服务的频率明显低于女性。[1] 在美国，18 ~ 64 岁的男性中，近 25% 没有真正的初级保健资源，并且他们倾向于去急诊室或亚急诊室寻求紧急医疗服务。[2] 这等于他们错过了发现潜在有害行为和为他们提供安全、健康生活方式和性健康教育的机会。基于证据的临床决策工具，如美国医疗服务研究与质量局（AHRQ）任命的美国预防服务工作组（USPSTF）的电子预防服务选择器（https://epss.ahrq.gov/PDA/index.jsp），易于使用，且同时有助于提供高效的综合护理。

2. 青年男性的死亡率

虽然科尔的首要问题是筛查性传播感染，但你也应该与他讨论其他预防性健康项目（表 16.1，图 16.1）。

表 16.1 ▶ 青年男性高危行为筛查

行为	USPSTF 或其他建议	筛查工具	咨询和干预工具
酒精滥用 [3]	USPSTF：18 岁或以上的成年人 B 级	AUDIT-C [4]（3 个问题问卷）	在一个或多个场合的简短咨询（>5 分钟）最有效（例如，NIAA 袖珍指南 [5]）
非法药物滥用 [6]	USPSTF：筛查成年人的证据不够	CAGE-AID4（5 项问卷）	筛查低患病率人群的数据有限
烟草使用 [7]	USPSTF：通过筛查、咨询以及干预来推动戒烟为 A 级	5 个 A 方法 [8] • Ask 询问（加生命体征） • Advice 建议戒烟 • Assess 评估戒烟的意愿 • Assist 帮助戒烟 • Arrange 安排随访（参照第二十三章）	行为疗法（面对面，通过电话、网络） 举例：我想戒烟——美国肺脏协会（ALA 药物治疗） • 尼古丁替代法（口香糖，含片，贴剂，鼻腔喷雾剂等） • 安非他酮缓释剂，瓦伦尼克林合并治疗
驾驶安全	没有循证或共识指南。考虑进行教育（机动车碰撞是青少年和成年人外伤相关死亡的主要原因）[9]	无法获得	各种网站提倡开车安全： http://youth.gov/ https://www.cdc.gov/
武器使用	没有循证或共识指南。考虑询问拥有枪支或娱乐性枪支使用 [a]	无法获得	鼓励枪支安全培训和安全存放。不主张私人拥有发射超过 10 次的武器。[10]

[a] 一些州立法禁止医生调查枪支所有权（限制言论自由法）。[11]

USPSTF，美国预防服务工作组。

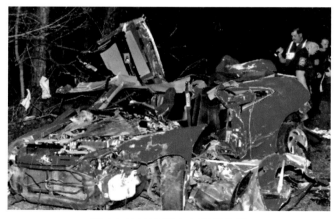

图 16.1 ▶ 三名青少年死于车祸

酒精使用引起的车祸。车上的三个青少年都喝了酒。资料来源：CDC and Gwinnett County Police Department 1999. Centers for Disease Control and Prevention, Public Health Image Library (PHIL). https://phil.cdc.gov/phil/home.asp。

在美国 15 ～ 44 岁男性的前五大死因中，意外伤害和自杀排在第一和第二位，凶杀排在第四位。[12] 虽然支持常规地对这些问题进行筛查和干预的证据不足，但我们仍然应该考虑优先安排时间进行预防受伤和死亡的教育。与患者建立融洽的关系可以鼓励他们分享这些和其他敏感信息。

你与科尔进一步交谈后获知，他通常在周末社交时喝 4 ～ 5 杯啤酒。他偶尔使用大麻，但否认使用烟草、非法药物或管制药物，包括处方药。他喜欢在大学校队里攀岩和打篮球。他在学校表现很好，主攻政治学，没有任何学习上的问题。他父亲患有高血压并服用降胆固醇的药物。他母亲患偏头痛。他不知道家里有任何早期心血管疾病或其他癌症病史。

3. 青年男性高风险行为的筛查和预防

酒精和物质使用的筛查

在美国，估计有 30% 的 18 岁及以上的男性在过去一年至少喝过一次中等到多量的酒（疾病控制中心定义为一天内喝五杯或更多）。酒精滥用可能导致每年超过 85000 人死亡，这是主要的可预防死因。[3] 有证据表明，在初级保健环境中进行筛查和短暂干预可以有效减少成年人的危险饮酒行为（见第二十三章）。针对酒精滥用最有效的干预措施应该至少持续 6 ～ 15 分钟，且形式多样，包括面对面咨询或提供书面或网络材料等。[3]

支持在初级保健中筛查非法药物使用的证据有限。然而，在美国，18 ～ 20 岁的成年人中，非法药物使用率最高，[6] 因此，关于是否使用非法药物的问题可能需要进一步得到关注。由于科尔承认偶尔吸食大麻，他可能会有使用其他药物的风险。除了非法药物外，医务工作者还应询问处方药的滥用情况，在美国处方药滥用和过量使用的比例越来越高。

男性性传染疾病的筛查

据科尔报告，他已经有 4 年的性活跃史。他有 4 个女性伙伴，其中一个保持着长期的性关系，其余的为一夜情。他有过口交和阴道插入性交，大部分时间使用避孕套。他否认肛交，从来没有检测过性传播疾病，也不知道有任何已知的暴露史。他没有泌尿生殖系统症状。他开车，而且每次都系着安全带；否认拥有枪支。

尽管科尔没有症状，也没有任何接触史，但根据他的年龄、多个性伴侣和不是每次都使用避孕套等情况，他患性传播疾病的风险增加。第十八章提供了进一步获得患者适当性生活史的信息，这是决定给对方提供何种筛查的关键。前面提到的 AHRQ 电子预防服务选择器可以帮助你确定他可能需要哪些测试。请务必评估每个建议的风险和细节。在查看这些部分时，你会发现支持这些选择的证据有别。人类免疫缺陷病毒（HIV）阴性的异性恋男性性传播疾病筛查的频率也没有明确的建议，应考虑评估包括性伴侣类型和数量以及性行为在内的危险因素。

对纯粹异性恋的性活跃男性进行衣原体和淋病筛查没有足够的证据，[13] 但是科尔有多个性伙伴以及没有在每次性交时都使用避孕套，因此有理由为他提供筛查淋病和衣原体的尿样或尿道标本核酸扩增检测。尿液样本最好是第一次晨尿以增加敏感度。不主张对没有任何症状或没有确凿的衣原体或淋病暴露史者进行治疗。检测最主要的益处是可以降低传染给女性同伴的概率，因为她们罹患衣原体和淋病并发症的风险更高。[14]

无论是何性别（自我或伴侣），高风险性行为都会带来高危险。与男人发生性关系的男性（MSM）患性传播疾病的风险比只与女人发生性关系的男性更高，原因可能是插入性和接受性肛交频率更高。MSM 患性传播疾病的风险更高，包括乙肝和丙肝。对所有的患者询问包括口交、肛交以及阴道接受性和插入性性交（只要适合患者的性别），性伙伴数量以及避孕套使用情况的性行为非常重要。对高风险者应该提供关于人类免疫缺陷病毒、梅毒、乙肝和丙肝、淋病和衣原体（在生殖器和非生殖器部位，如肛门和咽喉取样）筛查。对 MSM 性传播疾病的筛查应该每年一次，对有人类免疫缺陷病毒或高风险性行为者可能应更为频繁。[14]

性健康咨询

美国预防服务工作组建议对性行为活跃、性传播感染风险增加的成年人进行高强度行为咨询。[15] 这主要是基于青少年女性在经过频繁和长时间的团体咨询后性传播疾病感染率降低的证据。对于工作或学习忙碌的年轻人来说，一般不可能进行高强度干预。在门诊时优先考虑这个话题通常是最好的选择。

预防性传播疾病的方法包括禁欲和使用避孕套。避孕套不能预防包括疱疹、梅毒、人类乳头瘤病毒以及通过皮肤接触传播的性传播疾病。

在对与女性发生性关系的男性进行性教育时，应讨论怀孕和避孕的问题。使用避孕套或禁欲是目前可逆的男性避孕方式。

4. 体格检查

根据美国预防服务工作组的建议，应定期筛查高血压和肥胖以表明有必要在此次随访时测量生命体征、身高和体重。[16,17] 在没有症状的情形下，对青年男性没有其他强制的体检项目。

许多医务工作者可能会选择简单检查头部和颈部，听诊心脏和肺，如果病人要求，作为性传播疾病筛查的一部分，也可能检查生殖器。虽然不一定对个体有益，但是体检可以加强医务工作者和患者之间的联系，并可能促进医务工作者与患者建立融洽关系和进行病人教育。

5. 癌症筛查

睾丸癌是 15 ~ 34 岁男性中最常见的癌症，但它仍然是一种罕见的癌症（所有男性患病的终身风险为 0.4%）。截至 2013 年，每 10 万男性中有 5.7 例新发睾丸癌，5 年生存率为 95%。[18] 美国预防服务工作组根据其罕见的发病率、总体的良好预后和筛查的危害风险，对睾丸癌筛查的建议定为 D 级。[19,20] 其他预防建议见第七章。

> 你对科尔做了一个包括生命体征和心肺的简短检查，结束了今天的随访。你用 PHQ-2 和 AUDIT-C 量表筛查的结果都是阴性或表明低风险。你查阅了性传播疾病的筛查指南，对他进行人类免疫缺陷病毒、梅毒、淋病和衣原体检测，并鼓励他使用避孕套。你告诉他非故意伤害是他这个年龄段死亡的主要原因，并鼓励他小心驾驶和进行娱乐运动时采取适当的安全预防措施。

二、中年男性的医疗服务

> 汤姆（Tom）是一名 47 岁的男性，为做体格检查而来。他大约有 10 年没来过诊所了，因为厌倦了妻子的唠叨，他才同意来的。他的语气中充满恼怒，眼神缺乏交流。他与第二任妻子结婚 10 年了，有两个学龄期的孩子。他是办公室职员，明年他的公司将要裁员，他担心丢掉工作，包括他和家庭的健康保险。他不经常锻炼，但认为自己在维修房屋和执教儿子的足球队方面很积极。他的重要家族史包括父亲 52 岁时死于心脏病。他不抽烟，周末时喝 2 ~ 3 听啤酒。他的体重超标。

1. 对中年男性的服务重点

近 12% 的成年男性认为自己的健康状况"一般"或"差"；在 45 ~ 64 岁的男性中这个比率增加到 17%，并随着年龄的增长而继续增加。[21] 汤姆在过去 10 年中缺乏定期医疗服务，这对在 20 ~ 30 分钟的就诊时间中给他提供综合性的服务提出了挑战。与他有效地建立融洽关系和制定一个共同的议程，并希望他定期随访，可能有助于促进持续的高质量综合服务。[22]

趁汤姆换衣服时，你可以在 AHRQ ePSS 网站搜索推荐的筛查和预防服务（https://epss.ahrq.gov/ePSS/search.jsp）。随着男性年龄的增长，心血管疾病的风险增加，年龄成为发病率和死亡率升高的一个突出的原因。在这个年龄组中，许多推荐的预防性健康项目都是围绕预防和检测心血管疾病，其中包括肥胖、高血压、高脂血症、糖尿病的筛查，以及评估生活方式行为，如物质使用、饮食习惯和体育活动。其他预防建议见第七章。

除了预防性服务外，男性还可以因为各种问题寻求初级服务。[23] 标准化的男性健康就诊表有助于有效筛选常见疾病。一个男性健康就诊表的示例可通过以下网址下载：http://www.aafp.org/fpm/2003/0700/fpm20030700p35-rt1.pdf。

在花了几分钟了解了汤姆之后，你检查了他填写的男性健康就诊表，并注意到他对自己的婚姻以及勃起功能障碍表示担忧。进一步的讨论显示，他和他的妻子经常因为经济问题在家争吵。他说他们已经 3 个月没有性生活了，他的勃起已经无法超过几分钟。他的性欲很差。他开玩笑说这可能是他妻子要他来看你的真正原因。你向他保证，你很高兴他来这里讨论他的健康问题，并提出今天的访问重点是他婚姻的压力和性问题，因为这似乎是最重要的。你建议解决这些问题，然后做一些筛查性实验室检查，以便下次随访时讨论。汤姆同意了你的计划，见方框 16.1。

方框 16.1　汤姆初次和后续访问的计划样本

1. 解决汤姆的主要问题（性欲下降和勃起功能障碍）。
2. 心血管疾病筛查以及风险分类。
   a. 测量血压，身高／体重（计算体重指数），腰围。
   b. 体格检查［无瞳孔扩张的眼底检查（如果血压升高），听诊心肺，触摸腹部跳动性肿块和器官肥大，因勃起功能障碍而进行生殖器检查、触诊／观察四肢有无水肿、脱发］。
   c. 实验室检查：胆固醇套餐，糖化血红蛋白；一旦可能，计算 10 年心血管疾病风险（比如 ASCVD 风险评估器 http://tools.acc.org/ASCVD-Risk-estimator/）。
   d. 如果可行的话，对健康饮食和锻炼（每星期超过 150 分钟中等强度的心血管运动，考虑每星期 2 ～ 3 次力量训练）提供简短的健康咨询。
3. 其他筛查。
   a. 抑郁症：PHQ-2 或 PHQ-9。

---

2. 勃起功能障碍

汤姆曾简短地提到过他对勃起功能障碍（Erectile Dysfunction, ED）的担忧，但是像许多男人一样，他的担忧可能比他愿意承认的更大。患勃起功能障碍的男性人数可能比统计数据显示的更常见，并且随着男性年龄的增长而增加。引起勃起功能障碍有多种病因，包括心脏病、高血压、高脂血症、糖尿病、超重／肥胖、吸烟、焦虑、关系紧张、生活压力源、虐待史、久坐生活方式、性腺功能减退、甲状腺疾病、生殖器疼痛，以及许多药物，包括鸦片剂、抗抑郁药、抗组胺药、抗高血压药、利尿剂和抗焦虑药。[24] 汤姆的情况为共享议程设置提供了宝贵的机会，在对汤姆进行进一步的勃起功能障碍评估过程中，你将获得筛查心血管疾病的机会，并有可能帮助患者采取预防措施，从而改善勃起功能障碍和心血管疾病的风险。

男性可能会感到尴尬或不愿意描述他们对勃起功能障碍的苦恼，从而使评估变得困难。可使用一些有效的临床工具来帮助医务工作者和患者。其中一个工具是国际勃起功能五项指数（IIEF-5），可用于诊断和监测治疗效果（见表 16.2）。[24]

表 16.2 ▶ 国际勃起功能五项指数（IIEF-5）

问题	分数				
	1	2	3	4	5
你如何评估自己达到和维持勃起的自信度？	非常低	低	中度	高度	非常高
当性刺激后勃起时，硬到可以插入的概率是多少？	几乎没有或从来没有	有几次[a]	有时候[b]	多数时间[c]	几乎总是或总是
在性交过程中，进入你的伴侣后你的勃起能维持多久？	几乎没有或从来没有	有几次[a]	有时候[b]	多数时间[c]	几乎总是或总是
在性交过程中，保持勃起到完成性交有多困难？	极度困难	非常困难	困难	有些困难	不困难
当你尝试性交时满意的概率是多少？	几乎没有或从来没有	有几次[a]	有时候[b]	多数时间[c]	几乎总是或总是

注意：分数是以上 5 个问题回答的总和。根据这些分数对勃起功能障碍进行分级：17 ～ 21= 轻度；12 ～ 16= 轻到中度；8 ～ 11= 中度；5 ～ 7= 重度。

[a] 少于一半时间。

[b] 差不多一半时间。

[c] 大大超过一半时间。

关注药物使用很重要，因为许多常见的药物都有勃起功能障碍的副作用。应该进行心血管和生殖器检查（注意睾丸大小和是否有肿块），以及评估男性的第二特征（体毛）。如果除了性欲降低和勃起功能障碍外，还注意到患者无自发勃起、体力和耐力下降、情绪低落、疲劳、内脏脂肪增多、睡眠障碍，和／或注意力和记忆力下降时应该考虑检测睾酮缺乏。[25] 专家们把睾酮缺乏定义为伴有症状，且第一次晨试时酶联免疫血清浓度小于 300 ng/dL（参照第十六章中"三、老年男性的医疗服务"）。[25] 实验室检查可能仅限于常规心血管检查，但如果临床需要，可能会要求额外的实验室检查。

勃起功能障碍的治疗取决于病因，可能需要多种方式，包括伙伴关系或心理健康咨询、改变生活方式和如表 16.3 所示的针对性药物治疗。[24]

表 16.3 ▶ 勃起功能障碍的治疗

一线

- 管理慢性病——糖尿病，高血压等
- 生活方式改变——减重，常规锻炼
- 戒烟
- 个人或配偶咨询和 / 或心境障碍或焦虑的治疗
- 口服 PDE-5 拮抗剂

二线

- 真空装置
- 前列地尔——海绵体内或尿道内

三线

- 泌尿科转诊
- 阴茎假体

3. 中年男性心血管疾病筛查

高血压

虽然没有证据提示最佳高血压筛查的间隔期，美国预防服务工作组建议对年龄 40 岁及以上，或者有高血压高风险者每年进行血压筛查［比如那些在正常血压高值（130 ～ 139/85 ～ 89 mmHg），超重或肥胖者，以及非裔美国人］。[26] 血压升高时应该在家或者在第二次门诊随访时通过进一步测量来证实。美国预防服务工作组证据表明动态血压监测（Ambulatory BP Monitoring, ABPM）是诊断高血压最好的方法。[26]

超重 / 肥胖

在美国，34.5% 的 20 岁及以上的男性被认为肥胖，只有 50% 的 18 岁以上的男性达到联邦指南要求的适当体力活动，如表 16.4 所示。[27] 所有成年人都应通过体重指数计算来筛查肥胖，以及最好用腹围 / 腰围来检测代谢综合征。[28]

表 16.4 ▶ 美国疾控中心成人体力活动指南

有氧运动

- 150 分钟 / 星期 中等强度的运动（如健步走）
- 75 分钟 / 星期 高强度的运动（如跑步 / 慢跑）
- 中度和高强度的均等混合运动

肌肉强化运动

- 每星期 2 天及以上
- 锻炼所有主要肌肉群

资料来源：https://www.cdc.gov/physicalactivity/basics/adults/index.htm。

美国预防服务工作组建议（B级）对肥胖和有心血管危险因素的成年人进行饮食和体育锻炼的咨询。适度的证据显示了 9～12 个月中 5～16 次的咨询干预的有效性。应该给肥胖的成年人推荐针对肥胖的强化干预项目。综合性的干预最为有效，一年至少12～26 次。[29]

脂肪检测

脂肪套餐可以用于作为计算 10 年心血管疾病风险的几种参数之一。美国心脏病学会以及美国心脏协会 ASCVD 风险计算器就是这样一个例子（http://tools.acc.org/ascvd-risk-estimator/）。美国预防服务工作组与美国心脏病学会、美国心脏协会及其他组织一样，建议为年龄在 40～75 岁的成年人 10 年心血管疾病评估风险 10% 或以上者提供他汀类药物，作为心血管疾病的一级预防。[30]

4. 中年男性中的自杀

自杀仍然是 35～65 岁男性的主要死因，其自杀死亡率近几十年来有所上升，此年龄段男性自杀人数在美国自杀人数中所占比例最大，[31] 然而，预防工作一般没有集中在这一年龄组。自杀死亡的男性更有可能体验更强烈的绝望感和死亡决心；死亡时更有可能是喝醉状态；一旦出现自杀意念，更有可能迅速采取行动。[32] 男性自杀的危险因素包括家庭和工作环境的压力以及合并药物滥用。虽然对筛查和预防自杀的建议尚不清楚，但建议进行抑郁症筛查（美国预防服务工作组 B 级）。由于男性不太可能寻求心理健康服务，初级医务工作者可能是有自杀风险的男性在医疗系统中的唯一接触点。

汤姆的 IIEF-5 工具评分为中度。PHQ-9 抑郁症筛查为阳性，但对第九问"自杀意念"的回答为否。他接受了转诊到行为健康顾问的建议，并计划与妻子讨论婚姻咨询。他今天谢绝了抑郁症和勃起功能障碍的药物治疗，他想先尝试咨询和改变生活方式。你对他进行的包括生殖器官在内的身体检查全部正常。你开了胆固醇套餐、糖化血红蛋白的检查单，并预约了两个星期后对检查结果进行分析的随诊。你建议他开始常规的运动，以达到每周 150 分钟中等强度心血管运动的目的。

三、老年男性的医疗服务

杰克（Jack）现年 68 岁，患有高血压、高脂血症、甲状腺功能减退和良性前列腺肥大，他要求补充慢性药物。他每年看 2 次医生。他退休后，每天都和妻子一起做园艺或一些家务劳动，收集和出售古董，帮助照顾住在长期护理机构的母亲。他每周在健身房检查

2 次血压，血压通常在 135/80 mmHg。他每周 3 次步行 2 英里，每周举重 2 次。他担心双侧慢性膝关节疼痛。他还询问了自己的睾丸激素水平，因为他的几个朋友开始使用睾酮贴剂后感觉体力更强和更健康。

1. 对老年男性的服务重点

对于老年男性患者，医务工作者可能会遇到多种慢性疾病，适合年龄的筛查项目和更多的疫苗接种，以及通常由患者提出的急性或新问题。对有老年医保的患者，医务工作者通常还要平衡病人的需要或愿望与受保服务的限制。确定目标的优先次序、制定共同议程和保持透明度将有助于提供恰当和成本效益高的服务。

如果慢性病稳定且得到很好的控制，那么更多的时间可以用于患者的急性病和预防上。在探访前，由医学助理查阅病历，以确定哪些筛查项目（如有）到期。使用 AHRQ ePSS 工具（https://epss.ahrq.gov/ePSS/search.jsp）查看针对杰克的适当筛查和预防建议。

老年男性常见的问题包括与良性前列腺肥大相关的下尿路症状（Lower Urinary Tract Symptoms, LUTS）、勃起功能障碍，以及对睾酮水平和前列腺癌的担忧。

杰克每晚约有 3 次夜尿，但对他来说并不是问题。他排尿没有困难。他和妻子每月有几次同房，他没有表示任何性欲或勃起问题。杰克的药物包括赖诺普利、氨氯地平、左旋甲状腺素、洛伐他汀和每天 1 次小剂量阿司匹林。他在膝关节疼痛时服用对乙酰氨基酚。他的手术史包括膝关节置换、肩关节手术和胆囊切除，没有过敏史，以前抽烟但是 30 年前就戒了。他每年看 2 次牙医；最后一次视力筛查是 6 个月前，而且换了新的眼镜。他和太太住在一个两层楼的独立房里。他们生活完全自理，而且两人平时都还在开车。他和太太计划在一个月左右开房车进行全国旅游，他要确定药物可持续到 5 个月他回来的时候。

2. 下尿路症状

尿频、夜尿症和小便不畅的症状，统称为下尿路症状，常见于老年男性，但通常患者不会直接说出来。只有通过回顾标准化筛查表上的症状，或在患者报告失眠或急性膀胱梗阻后，才可间接识别这些症状。良性前列腺肥大是下尿路症状的常见病因，且随年龄增长而增加，但也应考虑其他病因（方框 16.2）。[33]

对于由良性前列腺肥大引起的下尿路症状患者，医务工作者可以使用美国泌尿外科协会（American Urological Association, AUA）良性前列腺肥大症状评分指数问卷（见表 16.5）对患者病情的严重程度进行分级并评估治疗效果。[34]

方框 16.2　良性前列腺肥大以外的下尿路症状原因

- ▶ 膀胱或前列腺感染
- ▶ 糖尿病
- ▶ 膀胱结石
- ▶ 膀胱或前列腺癌
- ▶ 尿路狭窄
- ▶ 药物，包括利尿剂，抗组胺药，抗胆碱类药，阿片类药，拟交感神经药
- ▶ 咖啡因（膀胱刺激物）
- ▶ 神经源性膀胱
- ▶ 膀胱过度活动症

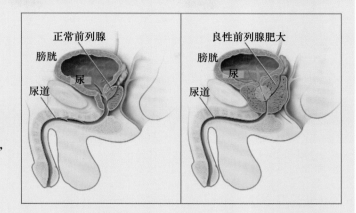

图片来源：National Cancer Institute. Benign prostatic hyperplasia. 2005. https://visualsonline. cancer.gov/details.cfm?imageid=7137

表 16.5 ▶ 美国泌尿外科协会良性前列腺肥大症状评分指数问卷

过去一个月左右	从来没有	五次中少于一次	少于一半时间	大概一半时间	多于一半时间	差不多总是
你排尿后感觉膀胱没有完全排空的概率是多少？	0	1	2	3	4	5
在排尿后不到 2 小时，你又要排尿的概率是多少？	0	1	2	3	4	5
排尿时停下来，又开始排尿的概率是多少？	0	1	2	3	4	5
对你来说控制不上厕所有多难？	0	1	2	3	4	5
尿流减慢的概率是多少？	0	1	2	3	4	5
开始排尿时，需要用力的概率是多少？	0	1	2	3	4	5
	从来没有	一次	两次	三次	四次	五次
从晚上睡觉到早上起床，你通常会起床小便多少次？	0	1	2	3	4	5

下尿路症状的评估和管理

直肠指检虽然有限，且受医生技术的限制，但应该用来评估下尿路症状，以帮助评估前列腺大小、压痛和不规则轮廓或肿块。[33] 应进行尿液分析和检查血清前列腺特异性抗原（Prostate-Specific Antigen, PSA），因为可能会提示下尿路症状其他的原因；然而前列腺特异性抗原在良性前列腺肥大中通常会有轻度或中度的升高，对前列腺癌没有特异性。

许多因良性前列腺肥大而出现轻微症状的男性可能选择只是监测病情，还有一些人

可能希望接受治疗；目前的证据表明，在没有急性尿路梗阻或其他并发症的情况下，这两种方法都是合理的。那些选择监测病情的人可能会从生活方式的改变中受益，包括晚间减少液体摄入、减轻体重、避免膀胱刺激物，或停止使用恶化症状的药物。需要治疗的患者可以接受药物治疗（见表 16.6）或手术治疗。目前的手术选择包括各种经尿道消融或切除术。[33]

表 16.6 ▶ 治疗良性前列腺肥大的药物

药物	剂型	副作用（慎重）	评价
α1受体阻滞剂（松弛前列腺尿路平滑肌）	• 首选尿路特异性的，因为低血压的风险较低（例如每天 10 mg 的阿夫唑嗪） • 非选择性（比如多沙唑嗪每天 1～8 mg）。	可能造成逆行射精或射精减低（尿路选择性），体位性低血压（非选择性）	症状在 2～4 周得到改善尿检药物费用更贵；非选择性药物更容易产生副作用
5α-还原酶抑制剂（降低前列腺大小）	• 举例：非那雄胺每天 5 mg	勃起功能障碍，性欲减低，射精障碍	症状在几个月后得到改善；可以与 α 受体阻滞剂一起服用，这些药物可降低前列腺特异性抗原水平
抗胆碱药（降低膀胱收缩；二线药物）	• 举例：长效托特罗定每天 4 mg	尿潴留，口干，便秘	用来降低刺激症状通常与一线药合并使用

资料来源：Pearson R, Williams PM. Common questions about the diagnosis and management of benign prostatic hyperplasia. Am Fam Physician. 2014;90(11):769–774。

3. 前列腺癌筛查

2012 年 5 月，美国预防服务工作组推荐不使用前列腺特异性抗原筛查前列腺癌。2017 年审核后草稿更改为 55～69 岁平均风险的男性筛查建议为 C 级，70 岁或以上的男性为 D 级。筛查指南各不相同，用前列腺特异性抗原筛查前列腺癌在医学界内外仍处于不断发展和高度争议之中。再加上媒体的关注，可以理解为什么在患者中造成了更多的困惑，尤其是那些以前一直接受筛查或者被认为高风险者（表 16.7）。临床工作者应该熟悉表 16.7 中显示的主要筛查指南以及提倡共同决策。[35]

对于正在考虑前列腺癌筛查的男性来说，很难在全面健康检查的范围内进行充分的讨论。如果仍然需要筛查，最好提供教育材料并让患者进行随访。

表 16.7 ▶ 不同前列腺癌筛查指南的比较

美国预防服务工作组：有平均风险的男士，55～69 岁前列腺特异性抗原筛查为 C 级，70 岁及以上为 D 级（2017 年 7 月草稿建议）
• 年龄 55～69 岁男性——共同决策

美国泌尿外科协会（AUA）
• 年龄小于 40 岁：不建议前列腺特异性抗原筛查

续表

- 年龄 40 ～ 54 岁
- 平均风险者不主张常规筛查
- 高风险者（比如阳性家族史或非裔美国人）的前列腺癌筛查决定应该因人而异
- 年龄 55 ～ 69 岁
- 根据已知的潜在危害，衡量 10 年来每 1000 名男性中可以预防一人死于前列腺癌的益处
- 对正在考虑前列腺特异性抗原筛查的男性使用共同决策，并根据男性的价值观和偏好进行筛查
- 筛查的间隙：常规筛查间隔最好为 2 年或 2 年以上，而不是每年筛查
- 70 岁或以上，或者预期寿命小于 10 ～ 15 年的男性：不主张筛查

美国医师协会（ACP）

- 50 ～ 69 岁：告知男性有限的潜在利益和重大危害
- 筛查的多方面危害：
- 前列腺特异性抗原筛查检测：焦虑、高假阳性率和阴性率
- 活检：感染、疼痛、过度诊断和过度治疗
- 前列腺癌的治疗：泌尿 / 胃肠功能障碍、性问题、大手术固有的其他风险
- 根据男士前列腺癌风险、健康状态和寿命预期值，还有患者自己的偏好来做出筛查的决定；不需要时不要筛查。
- 不建议筛查年龄小于 50 岁、大于 69 岁或者寿命预期值小于 10 ～ 15 年者

资料来源：AHRQ National Guidelines Clearinghouse. Guideline synthesis "screening for prostate cancer"。网址：https://www. guideline.gov/syntheses/synthesis/49682/screening–for–prostate–cancer?q=prostate ± cancer ± screening, 2017 年 3 月进入网址。

4. 睾酮和男性更年期

与年龄相关的性腺功能减退，有时称为"男性更年期"，与血清睾酮水平降低的一系列症状相关，包括但不限于性欲减退、疲劳或感觉肌肉无力和勃起功能障碍，但我们对此知之甚少。[36] 在没有已知的与睾丸、垂体或下丘脑疾病或特定抗雄激素治疗的不良反应相关的性腺功能减退的中老年男性中，睾酮替代疗法（Testosterone Replacement Therapy, TST）治疗男性更年期仍有争议。[37,38] 寻求男性更年期评估和治疗的患者应该意识到，围绕睾酮替代疗法潜在的益处和风险的证据是相互矛盾的（表 16.8）。

表 16.8 ▶ 睾酮替代疗法潜在的益处、风险及禁忌证

潜在的益处	风险	禁忌证
• 改善性欲和勃起功能	• 前列腺癌	• 前列腺或乳腺癌
• 改善心境	• 良性前列腺肥大	• 前列腺肿块
• 提高体力和性能	• 降低尿流 • 心血管疾病 • 睡眠呼吸暂停 • 红细胞增多	• PSA 升高 >4 ng/mL，非裔美国男士 PSA>3 或者有前列腺癌家族史者 • 未经治疗的严重阻塞性睡眠呼吸暂停综合征 • 控制不佳的充血性心力衰竭 • 红细胞比容 >50% • 严重的下泌尿道症状（IPSS 分数 >19）

血清总睾酮低的定义没有统一标准，通常使用的水平包括小于 200 ng/dL 或小于 300 ng/dL。[36] 血清睾酮水平在一天中也会有很大变化，尽管在中老年男性中变化程度较小。在提供治疗之前，至少应进行两次测试以确认低水平。传统的做法是在清晨进行了测量。对睾酮水平持续低下的患者应该检测滤泡刺激激素和黄体生成素来评估原发或继发性腺功能减退。[25]

选择开始睾酮治疗的男性应接受适当监测（表 16.8）。[25] 睾酮剂量应调整至血清水平达到中等正常范围，而不是高于可接受的正常范围。

> 病历回顾证实杰克在 2 年前进行过糖尿病筛查，糖化血红蛋白为 6.3%。他的最后一次血脂套餐也是 2 年前做的。去年他的促甲状腺激素（TSH）水平在正常范围，前 10 年他的促甲状腺激素（TSH）水平全部正常。5 年前他做过结肠镜；活检为管状腺瘤，每一个都小于 10 mm，被告知 5～10 年重复检查。他今年已经接种了流感疫苗，并且所有其他疫苗都接种完毕，其中包括 4 年前破伤风 / 白喉加强针，PCV13 和 PPSV23 都在 3 年以内接种的，带状疱疹疫苗是 5 年前接种的。

5. 为享受老年医保的男性提供预防服务

65 岁及以上的男性可以选择使用老年医保享受全部或大部分医疗服务。医疗保险覆盖 65 岁时的首次预防性健康访问，以及之后每年一次的健康访问。这些访问的重点包括全面评估医疗和社交史、进行或计划预防性服务，如筛查和免疫接种、临终计划和筛查认知功能和其他功能减退。覆盖的一系列预防性服务通常与美国预防服务工作组的 A 级和 B 级建议一致。[39] 患者和医务工作者应意识到，在每年的健康访问中，不包括从头到脚全身的体检。[40]

> 杰克在 65 岁时用老年医保建立了医患关系，而且做了第一次健康体检。他希望今天的随访也可以作为年度体检通过老年医保来报销。你测量了他的生命体征，身高 / 体重，计算了体重指数。你检查了他的膝关节，认为他的慢性膝关节疼痛很可能是因为骨关节病；因为疼痛没有限制他的活动，你建议他仍然坚持活动而且继续在需要时服用对乙酰氨基酚，因为他目前的慢性疾病控制得很好，你续药后没有对治疗做任何改变。
>
> 在 AUA SI 问卷中，他得了 2 分，属于下尿路症状的轻度范围。由于目前他没有任何症状的困扰，你们讨论了继续观察症状恶化的情况。你为杰克提供睾酮水平检查以及讨论了睾酮替代疗法的潜在风险与益处。因为他没有任何年龄相关的性腺激素功能减退症状，你建议不用检查，他同意了。你与他讨论了用前列腺特异性抗原做前列腺癌筛查的风险和益处。他有一个朋友死于前列腺癌，但是杰克以前对前列腺癌检查的风险和益处做过评估，他决定现在不需要。

你开了血脂套餐的检查单，杰克表示有兴趣立即做结肠镜检查，因而在讨论了合适的时间后，你转诊他做结肠镜检查。你提出做超声检查主动脉瘤，但他谢绝了。所有其他的预防项目都已完成。你要求他1年后回来再做下一次健康体检，或者出现任何问题时随时回来（方框16.3）。

方框 16.3　对杰克初始和后续随诊的计划样本

1. 解决杰克双侧膝关节疼痛的主要顾虑。
2. 续药。
3. 讨论他的睾酮水平问题。
4. 评估慢性疾病的控制。
   a. 高血压：控制在目标血压；
   b. 高胆固醇血症：似乎得到控制，但是最后一次检查是在两年前；
   c. 甲状腺功能低下——得到控制；
   d. 良性前列腺肥大——用 AUA 问卷评估下尿路症状。
5. 筛查。
   a. 结肠癌（建议 50 ～ 75 岁的成年人）[41]：5 年前做过结肠镜，有小的管状腺瘤，考虑在未来 5 年内重复筛查；
   b. 腹主动脉瘤（65 ～ 75 岁吸烟男性一次性筛查）[42]：提供腹部超声检查；
   c. 丙肝（出生在 1945 ～ 1965 年的成年人筛查一次）[43]：已做；
   d. 跌倒预防——杰克非常活跃，目前没有风险。[44]

问题

1. 一位 21 岁的男士到诊所来建立医患关系。他没有特别的担心，但是想要做任何他需要做的检查。他与多名男性伴侣发生过性行为，平时喝酒、吸烟。下面哪一些针对类似情况患者的筛查、检测或行为工具具有美国预防服务工作组推荐的 A 级证据？
   A. 血脂套餐筛查
   B. 烟草使用
   C. 仔细的心血管检查
   D. 酒精使用不当
   E. 睾丸检查

2. 以下哪一项体检内容推荐给中年不吸烟的健康男性？

    A. 肥胖筛查

    B. 颈动脉杂音评估

    C. 甲状腺触摸

    D. 腹股沟疝气评估

    E. 直肠检查

3. 以下哪一项被认为是没有明显原因的勃起功能障碍患者的一线治疗措施？

    A. 限制酒精

    B. 个体或配偶咨询

    C. 海绵体内注射前列地尔

    D. 真空装置

    E. 泌尿科转诊

4. 现年 75 岁的中国台湾男子罗纳德（Ronald）回来与你讨论他长期以来的良性前列腺肥大和下尿路症状。他 4 个月前最后一次就诊时，美国泌尿外科协会良性前列腺肥大症状评分为 8 分；他今天的评分是 10 分。他使用最大剂量的 α 受体阻滞剂，无副作用，每日 1 次非那雄胺。他没有尿潴留的症状，以及为高血压管理而做的肌酐检测也正常。他现在应该做下列哪一项？

    A. 治疗无改变。虽然他的症状加重但是他并不担心，而且也没有终末器官损伤的证据

    B. 转诊到泌尿科做进一步非手术管理

    C. 转诊泌尿科做手术管理

    D. 停止服用 α 受体阻滞剂，因为它们的使用加重了症状

答案

问题 1：正确答案是 B。

（表 16.1）：美国预防服务工作组对年轻男性烟草使用筛查评级为 A。

问题 2：正确答案是 A。

在这个年龄组中，许多推荐的预防性健康项目都是以预防和 / 或检测心血管疾病为主。其中包括肥胖、高血压、高脂血症、糖尿病的筛查，以及评估生活行为方式，如物质使用、饮食习惯和体育活动。

问题 3：正确答案是 B。

（表 16.3）：勃起功能障碍的一线治疗，包括慢性疾病管理、生活方式调整（减重，运动）、戒烟、个体或配偶咨询，以及口服 PDE-5 抑制剂。

问题 4：正确答案是 A。

许多有轻微良性前列腺肥大症状的男士可以选择监测，也可以选择接受治疗；目前的证据建议在没有急性尿道阻塞或其他并发症时两种方法都可以。

参考文献

1. Marcell AV, Klein JD, Fischer I, et al. Male adolescent use of health care services: where are the boys? *J Adolesc Health*. 2002;30(1):35–43.
2. Centers for Disease Control and Prevention (CDC)/National Center for Health Statistics(NCHS). Table 62. No usual source of health care among adults aged 18–64, by selected characteristics: United States, average annual, selected years 1993–1994 through 2013–2014. In Health, United States, 2015 – Utilization of Health Resources, Ambulatory Care Trend Tables. Available at: https://www.cdc.gov/nchs/data/hus/2015/062.pdf. Accessed January 2017.
3. U.S. Preventive Services Task Force. Final Recommendation Statement: Alcohol misuse: screening and behavioral counseling interventions in primary care. 2013. Available at: https://www.uspreventiveservicestaskforce.org/Page/Document/UpdateSummaryFinal/alcohol-misuse-screening-and-behavioral-counseling-interventions-in-primary-care. Accessed March 2017.
4. Substance Abuse and Mental Health Services Administration (SAMHSA) – Health Resources and Services Administration (HRSA) Center for Integrated Health Solutions website. Screening Tools. Available at: http://www.integration.samhsa.gov/clinical-practice/screening-tools. Accessed March 2017.
5. National Institute on Alcohol Abuse and Alcoholism (NIAAA). A Pocket Guide for Screening and Brief Intervention. 2005 edition. Available at: https://pubs.niaaa.nih.gov/publications/practitioner/PocketGuide/pocket.pdf. Accessed March 2017.
6. U.S. Preventive Services Task Force. Final Recommendation Statement: Drug use, illicit: screening. 2014. Available at: https://www.uspreventiveservicestaskforce.org/Page/Document/RecommendationStatementFinal/drug-use-illicit-screening. Accessed March 2017.
7. U.S. Preventive Services Task Force. Final Recommendation Statement: Tobacco smoking cessation in adults, including pregnant women: behavioral and pharmacotherapy interventions. 2016. Available at: https://www.uspreventiveservicestaskforce.org/Page/Document/RecommendationStatementFinal/tobacco-use-in-adults-and-pregnant-women-counseling-and-interventions1. Accessed March 2017.
8. Agency for Healthcare Research and Quality, Rockville, MD. Five major steps to intervention (The "5 A's"). 2012. Available at: http://www.ahrq.gov/professionals/clinicians-providers/guidelines-recommendations/tobacco/5steps.html. Accessed March 2017.
9. CDC, National Center for Injury Prevention and Control, Division of Unintentional Injury Prevention. Teen drivers: get the facts. 2016. Available at: https://www.cdc.gov/motorvehiclesafety/teen_drivers/teendrivers_factsheet.html. Accessed March 2017.
10. AAFP policy statement. Firearms and safety issues. Available at: http://www.aafp.org/about/policies/all/weapons-laws.html. Accessed March 2017.
11. Weinberger SE, Hoyt DB, Lawrence HC, et al. Firearm-related injury and death in the united states: a call to action from 8 health professional organizations and the American Bar Association. *Ann Intern Med*. 2015;162:513–516.
12. CDC/NCHS. Table 19. Leading causes of death and numbers of deaths, by sex, race, and Hispanic origin: United States, 1980 and 2014. In *Health, United States, 2015 – Health Status and Determinants, Mortality Trend Tables*. Available at: https://www.cdc.gov/nchs/data/hus/2015/019.pdf. Accessed January 2017.
13. U.S. Preventive Services Task Force. Final Update Summary: Chlamydia and Gonorrhea: screening. 2016. Available at: https://www.uspreventiveservicestaskforce.org/Page/Document/UpdateSummaryFinal/chlamydia-and-gonorrhea-screening?ds=1&s=gonorrhea. Accessed February 2017.
14. Ghanem KG, Tuddenham S. Screening for sexually transmitted infections. *UpToDate*. 2016. Accessed online 24 February 2017.

15. U.S. Preventive Services Task Force. Final Update Summary: Sexually Transmitted Infections: behavioral counseling. 2016. Available at: https://www.uspreventiveservicestaskforce.org/Page/Document/UpdateSummaryFinal/sexually-transmitted-infections-behavioral-counseling1. Accessed February 2017.

16. U.S. Preventive Services Task Force. Final Update Summary: High blood pressure in adults: screening. 2016. Available at: https://www.uspreventiveservicestaskforce.org/Page/Document/UpdateSummaryFinal/high-blood-pressure-in-adults-screening?ds=1&s=hypertension. Accessed April 2017.

17. U.S. Preventive Services Task Force. Final Update Summary: Obesity in adults: screening and management. 2016. Available at: https://www.uspreventiveservicestaskforce.org/Page/Document/UpdateSummaryFinal/obesity-in-adults-screening-and-management. Accessed April 2017.

18. National Cancer Institute Surveillance, Epidemiology and End Results Program. Cancer stat facts: testis cancer. Available at: https://seer.cancer.gov/statfacts/html/testis.html. Accessed April 2017.

19. U.S. Preventive Services Task Force. Final Evidence Review: Testicular cancer: screening. 2014. Available at: https://www.uspreventiveservicestaskforce.org/Page/Document/EvidenceReportFinal/testicular-cancer-screening-february-2004. Accessed February 2017.

20. U.S. Preventive Services Task Force. Final Recommendation Statement: Testicular cancer: screening. 2016. Available at: https://www.uspreventiveservicestaskforce.org/Page/Document/RecommendationStatementFinal/testicular-cancer-screening. Accessed February 2017.

21. CDC/NCHS National Health Interview Survey. Table A-11a. Age-adjusted percent distribution (with standard errors) of respondent-assessed health status among adults aged 18 and over, by selected characteristics: United States, 2014. Available at: https://ftp.cdc.gov/pub/Health_Statistics/NCHS/NHIS/SHS/2014_SHS_Table_A-11.pdf. Accessed March 2017.

22. Mauksch LB, Dugdale DC, Dodson S, et al. Relationship, communication and efficiency in the medical encounter. *Arch Intern Med*. 2008;168(13):1387–1395.

23. CDC/NCHS National Ambulatory Medical Care Survey. Table 11. Twenty leading principal reasons for office visits, by patient sex: United States, 2013. Available at: https://www.cdc.gov/nchs/data/ahcd/namcs_summary/2013_namcs_web_tables.pdf. Accessed March 2017.

24. Rew KT, Heidelbaugh JJ. Erectile dysfunction. *Am Fam Physician*. 2016;94(10):820–827.

25. Bhasin S, Cunningham GR, Hayes FJ, et al. Testosterone therapy in men with androgen deficiency syndromes: an Endocrine Society clinical practice guideline. *J Clin Endocrinol Metab*. 2010;95(6):2536–2559.

26. U.S. Preventive Services Task Force. Final Recommendation Statement: High blood pressure in adults: screening. 2016. https://www.uspreventiveservicestaskforce.org/Page/Document/RecommendationStatementFinal/high-blood-pressure-in-adults-screening. Accessed 2 April 2017.

27. CDC Fast Stats. Men's health. https://www.cdc.gov/nchs/fastats/mens-health.htm. Accessed 8 Mar 2017.

28. U.S. Preventive Services Task Force. Final Recommendation Statement: Obesity in adults: screening and management. 2016. https://www.uspreventiveservicestaskforce.org/Page/Document/RecommendationStatementFinal/obesity-in-adults-screening-and-management. Accessed 2 April 2017.

29. U.S. Preventive Services Task Force. Final Recommendation Statement: Healthful diet and physical activity for cardiovascular disease prevention in adults with cardiovascular risk factors: behavioral counseling. 2016. Available at: https://www.uspreventiveservicestaskforce.org/Page/Document/UpdateSummaryFinal/healthy-diet-and-physical-activity-counseling-adults-with-high-risk-of-cvd. Accessed April 2017.

30. U.S. Preventive Services Task Force. Final Recommendation Statement: Statin use for the primary prevention of cardiovascular disease in adults: preventive medication. 2016. Available at: https://www.uspreventiveservicestaskforce.org/Page/Document/UpdateSummaryFinal/statin-use-in-adults-preventive-medication1. Accessed April 2, 2017.

31. CDC National Center for Injury Prevention and Control. Suicide facts at a glance 2015. Available at: https://www.cdc.gov/violenceprevention/pdf/suicide-datasheet-a.pdf. Accessed April 2, 2017.

32. Bilsker D, White J. The silent epidemic of male suicide. *BCMJ*. 2011;53(10):529–534.

33. Pearson R, Williams PM. Common questions about the diagnosis and management of benign prostatic hyperplasia. *Am Fam Physician*. 2014;90(11):769–774.

34. American Urological Association. Benign prostatic hypertrophy. https://www.auanet.org/education/benign-prostatic-hypertrophy.cfm. Accessed April 2, 2017.

35. AHRQ National Guidelines Clearinghouse. Guideline synthesis "screening for prostate cancer". https://www.guideline.gov/syntheses/synthesis/49682/screening-for-prostate-cancer?q=prostate±cancer±screening. Accessed April 2, 2017.
36. Snyder PJ. Overview of testosterone deficiency in older men. *UptoDate*. 2016. Accessed March 17, 2017.
37. Fugh-Berman A. Editorials: Should family physicians screen for testosterone deficiency in men? No: screening may be harmful, and benefits are unproven. *Am Fam Physician*. 2015;91(4):226–228.
38. Heidelbaugh JJ. Editorials: Should family physicians screen for testosterone deficiency in men? Yes: screening for testosterone deficiency is worthwhile for most older men. *Am Fam Physician*. 2015;91(4):220–221.
39. Medicare Learning Network. Medicare preventive services. Available at: https://www.cms.gov/Medicare/Prevention/PrevntionGenInfo/medicare-preventive-services/MPS-QuickReferenceChart-1.html. Accessed April 2, 2017.
40. Medicare.gov website. https://www.medicare.gov/coverage/preventive-visit-and-yearly-wellness-exams.html. Accessed March 17, 2017.
41. U.S. Preventive Services Task Force. Final Recommendation Statement: Colorectal cancer: screening. 2016. https://www.uspreventiveservicestaskforce.org/Page/Document/RecommendationStatementFinal/colorectal-cancer-screening2. Accessed April 2, 2017.
42. U.S. Preventive Services Task Force. Final Recommendation Statement: Abdominal aortic aneurysm: screening. 2014. https://www.uspreventiveservicestaskforce.org/Page/Document/RecommendationStatementFinal/abdominal-aortic-aneurysm-screening. Accessed April 2, 2017.
43. U.S. Preventive Services Task Force. Final Recommendation Statement: Hepatitis C: screening. 2016. Available at: https://www.uspreventiveservicestaskforce.org/Page/Document/RecommendationStatementFinal/hepatitis-c-screening. Accessed April 2, 2017.
44. U.S. Preventive Services Task Force. Final Recommendation Statement: Falls prevention in older adults: counseling and preventive medication. 2016. Available at: https://www.uspreventiveservicestaskforce.org/Page/Document/UpdateSummaryFinal/falls-prevention-in-older-adults-counseling-and-preventive-medication. Accessed April 2, 2017.

第十七章 肌肉骨骼问题

本章要点

1 ▶ 根据渥太华关节准则决定急性踝关节扭伤是否做影像检查。
2 ▶ 使用特定检查帮助诊断和确定肩部损伤的治疗。
3 ▶ 年龄、发病和症状持续时间有助于膝关节疼痛的诊断。
4 ▶ 急性非特异性腰痛的影像检查只应该用于有危险信号的症状和体征者。

这一章涉及肌肉骨骼问题，将涵盖踝关节疼痛、膝盖疼痛、肩膀疼痛和腰痛。当你评估有这些问题的患者时，使用助记法 OPQRST 来描述他们的疼痛，按以下的示意来整理病史会有帮助。注意患者的职业和业余爱好，因为这通常有助于理解损伤机制和制订康复计划。

▶ Onset：发病（急性与慢性，外伤与过度使用）；Provocation and palliation：诱发和缓解（什么使疼痛恶化或缓解）；Quality：疼痛的特征（尖锐、痉挛、钝痛、隐痛）；Radiation：放射（到身体其他部位）；Severity：严重度（疼痛评级 1 ~ 10）；Timing and therapies trialed：时间（持续性与阵发性），以及尝试过的治疗（药物、冰敷、物理疗法）。

▶ 年龄（不同的诊断或多或少取决于年龄）。

▶ 职业或体育运动。

▶ 支配手（有助于确定病因和预后）。

▶ 以前的损伤。

▶ 合并症（例如，粘连性关节炎在糖尿病中更为常见，炎症性关节炎常见于自身免疫疾病）。

标准的关节体格检查部分通常包括观察、触诊、活动度（ROM；被动和主动）、抵抗运动时的力量/疼痛、感觉、反射和特殊测试。

一、踝关节疼痛

萨莎（Sasha）是一位 15 岁的女孩，因为踝关节疼痛就诊。自从 2 年前踝关节扭伤后就有间歇性疼痛，但是最近 1 个月疼痛加重。萨莎每周大约花 15 个小时跳芭蕾、爵士以及踢踏舞。

踝关节疼痛是初级保健诊所中常见的问题，每年门诊量达 75 万人次。[1] 踝关节损伤可能是急性的，也可能慢性的。它们可能累及骨头、韧带和肌腱，但是也可能是退行性、炎性，或者感染性。大多数急性踝关节损伤愈合很好。然而，一部分人在踝关节扭伤后会产生永久性关节松弛，并且更容易扭伤和产生关节不稳定。很可能萨莎由于永久的韧带松弛而不断地重复扭伤脚踝。

1. 功能解剖

踝关节是一个铰链关节，有一些额外的特点。踝关节由远端腓骨、距骨和远端胫骨组成。踝关节的踝窝允许背屈、跖屈、内旋和外旋（图 17.1）。由跟骨和距骨形成的距下关节允许内翻、外翻和内外旋转。

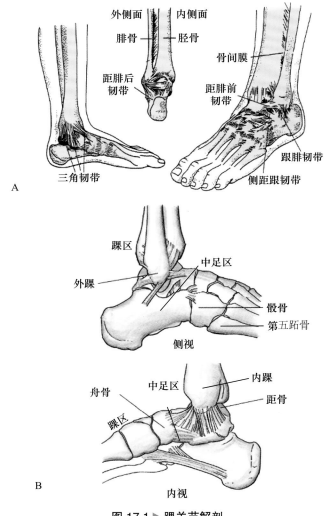

图 17.1 ▶ 踝关节解剖

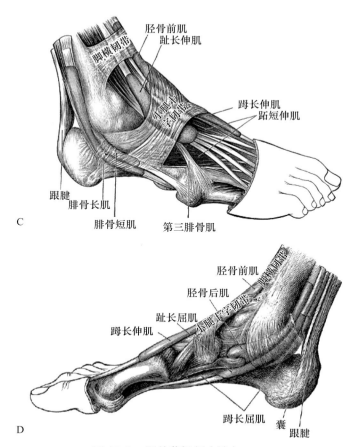

图 17.1 ▶ 踝关节解剖（续）

（A）韧带结构；（B）骨头结构；（C）踝关节肌腱，外侧图；（D）踝关节肌腱，内侧图

C，D 选自 Gray H. Anatomy of the Human Body. Philadwelphia, PA: Lea & Febiger; 1918; Bartleby.com, 2000. www.bartleby.com/107/。

踝关节外侧稳定结构包括距腓前韧带、跟腓韧带及距腓后韧带（ATFL, CFL, PTFL），以及腓骨长肌腱和短肌腱。内侧稳定结构有三角韧带、胫骨前肌韧带和胫骨后肌韧带。踝关节有几个韧带固定，包括距腓前韧带、跟腓韧带、距腓后韧带，以及腓骨长肌腱和腓骨短肌腱。韧带联合为胫骨和腓骨之间的小腿骨间膜。韧带联合损伤也称为高位踝关节扭伤。

2. 初次评估

在踝关节疼痛的初步评估中，一定要先确定这种情况是外伤性损伤还是过度使用造成的。使用助记法 OPQRST 和本章开头显示的要点来帮助你询问病史。

表 17.1 概述了踝关节检查的组成部分。

一旦完成病史和体格检查就可做出鉴别诊断，如表 17.2 所示。检查时发现，萨莎在距腓前韧带有触痛以及前抽屉试验有轻度关节松弛。

表 17.1 ▶ 踝关节检查

观察	注意任何淤血或水肿。评估站立姿势和步伐。注意足外旋或内旋 [a]
触摸骨结构，韧带和肌腱	寻找腓骨远端 / 外踝疼痛；胫骨远端 / 内踝；距骨［尤其注意第 5 跖骨基底和舟骨（图 17.1B）］；韧带（图 17.1A）；以及肌腱（图 17.1C、D）。其他：触摸位于远端跟腱前的跟骨后囊
活动度（ROM）	检查主动或被动背屈、跖屈、内翻以及外翻，注意是否活动受限或疼痛
力度	检查阻抗下的背屈、跖屈、内翻、外翻 [b]
感觉	坐骨神经或腓总神经的皮结或多神经病变 [c]
反射	检查跟腱反射，与另一边反射做比较。两边反射不对称可能表明有神经缺损，尤其是 S1 神经根

特殊测试 [b]	阳性结果的意义
前抽屉测试：踝关节轻度跖屈以及外旋，抓住跟骨试着往前移动脚跟	与对侧相比活动增大表明有 ATFL 韧带损伤。
距骨倾斜测试：固定小腿远端。用另一只手抓住脚的距骨并且施加内翻压力。	患侧松弛度变大，表明 CFL 损伤
跳跃测试：让患者一只脚跳几下	过度使用损伤疼痛可能表明有应力性骨折
挤压测试：挤压小腿，压迫腓肠肌和比目鱼肌	韧带联合处疼痛，表明有高位踝关节扭伤
汤普森测试（Thompson test）：患者脸朝下，挤压小腿	足部无跖屈表明跟腱断裂

[a] 扁平足畸形，寻找"脚趾过多迹象"——患者背对着你，从后面观察患者的脚，所有的脚趾都可以从侧面看到（参照 http://orthoinfo.aaos.org/topic.cfm?topic=a00166）。

[b] 特殊体征的总结参照：https://www.youtube.com/watch?v=QiSm8rz2cmo。

[c] 皮结参照 http://www.backpain-guide.com/Chapter_Fig_folders/Ch06_Path_Folder/4Radiculopathy.html。

表 17.2 ▶ 踝关节疼痛鉴别诊断

提示诊断 [a]	关键病史	关键体格检查发现
外伤性损伤		
外踝关节扭伤	内翻机理，外侧踝关节疼痛。踝关节扭伤史	ATFL（最常见），CFL 或者 PTFL 触痛。前抽屉测试阳性
第五跖骨骨折	内翻损伤，直接力作用于侧中足，脚外侧疼痛	第五跖骨处触痛
内踝关节扭伤	外翻损伤，内踝关节疼痛，踝关节扭伤史	三角韧带处触痛，距骨倾斜测试阳性
远端腓骨 / 侧踝骨折	内翻损伤，外踝关节直接作用力	腓骨 / 外踝处触痛，外踝变形
内踝骨折	外翻损伤，内踝关节直接作用力	胫骨 / 内踝触痛，内踝变形
韧带联合损伤 / 踝关节高位扭伤	外旋机理	前侧踝关节疼痛，联合韧带处触痛，挤压测试阳性

提示诊断[a]	关键病史	关键体格检查发现
使用过度		
跟腱炎	跑步或高冲击力运动	跟腱处或跟骨疼痛，肌腱变厚
胫后肌腱炎	跑步或高冲击力运动	胫后肌腱处触痛，阻力内翻和跖屈时疼痛
腓骨肌腱炎	跑步，高冲击运动或跳舞，尤其是芭蕾	腓骨肌腱处触痛，阻力外翻和跖屈时疼痛
胫骨或腓骨应力性骨折	跑步	骨压痛点。跳跃测试阳性。轴向负荷产生疼痛
慢性踝关节不稳定	多次或康复不良的踝关节扭伤后的慢性踝关节疼痛	非特异性疼痛，可能位于外侧韧带。前抽屉测试阳性

[a] 按最常见到罕见顺序排列。

3. 何时做影像检查

使用渥太华踝关节准则帮助确定是否需要影像检查。[2] 如果患者的踝区或中足有疼痛，再加上以下任意一种情况时，请进行踝关节或脚部 X 线检查（前后位、侧面、踝穴位）：

- ▶ 后缘骨头触痛，或外踝或内踝顶部触痛。
- ▶ 舟骨触痛。
- ▶ 第五跖骨底部骨性压痛。
- ▶ 评估时无法承重（以 4 步定义）。

踝穴位有助于评估联合韧带和三角肌韧带的完整性。距骨和内踝之间的间隙变宽可能表明这些韧带受到损伤。因为萨莎没有急性损伤，这些都不适合她。

> 你与萨莎以及陪她就医的父亲讨论她的慢性踝关节不稳可能是因为以前的踝关节扭伤所致。

4. 踝关节损伤处理

- ▶ 踝关节扭伤：
- • SOR C：对乙酰氨基酚或非甾体抗炎药（NSAIDs）止痛[3]；短期固定或包扎；理疗以增加踝关节的活动度，增强起稳定作用的肌肉群和改善平衡。[4]
- ▶ 韧带联合损伤：转诊骨科（SOR C）。
- ▶ 肌腱炎（SOR C）：
- • 理疗强化踝关节的肌腱和肌肉，注射类固醇降低炎症，可以考虑血小板丰富血浆注射或者经皮肌腱切开术提高愈合。[5]
- ▶ 慢性踝关节不稳，如萨莎的病例（SOR C）：
- • 理疗以增强踝关节的肌腱和肌肉。[6]
- • 用胶带或固定器固定。

- 将难治病例转介外科会诊。[7]

踝关节骨折处理见表 17.3。

表 17.3 ▶ 踝关节骨折处理

骨折	最初处理	随诊或者如果复杂病例
应力性骨折：无错位/高风险[a]	非承重以及固定 6～8 周	转诊骨科做手术评估
应力性骨折：无错位/低风险	2～8 周行走靴，改良活动	8 周后如果没有改善做磁共振或者转诊
第五跖骨：撕脱伤	如果没有错位：两个星期的行走短靴；可忍受的活动度	如果错位转骨科会诊
第五跖骨：骨干应力性骨折或干骺联合处	转诊骨科做手术会诊	
腓骨远端：单独的，无错位的	肿胀用冰和加压包扎，短腿石膏或者行走靴 4～8 周	每 2 周进行一次 X 线检查，直到骨痂形成，以评估错位和愈合；考虑骨科转诊
腓骨远端：骨折错位，双踝骨折，或者踝穴位增宽	转诊骨科做手术会诊	

[a] 非愈合高风险包括舟骨、第五跖骨、内踝。

资料来源：Patel DS, Roth M, Kapil N. Stress fractures: diagnosis, treatment and prevention. Am Fam Physician. 2011;83(1):39‑46; Hatch RL, Alsobrook JA, Clugston JR. Diagnosis and management of metatarsal fractures. Am Fam Physician. 2007;76(6):817‑826; Herscovici D, Scaduto JM, Infante A. Conservative treatment of isolated fractures of the medial malleolus. J Bone Joint Surg. 2007;89(1):89‑99。

萨莎被转诊接受理疗。在那里，她着重于踝关节的活动和强化训练。通过治疗后，她慢慢地去掉了踝固定器。在后续的随访中她已经恢复练习舞蹈，脚踝疼痛已经缓解。你给她的医嘱为：继续按照在治疗中所制订的每日锻炼计划进行锻炼。

二、膝关节疼痛

约瑟（Jose）是一名 45 岁的男子，两个月前的半马拉松训练后开始有膝盖外侧疼痛。他每天跑 3～8 英里，每周跑 5 天。他否认有肿胀或外伤，否认有任何膝关节卡住感，但在站起时，有时会有被锁住的感觉。他在建筑行业工作已经有 20 年了，他说由于疼痛，大部分时间上下楼梯都感觉很困难。

每年有 200 万人次因膝关节疼痛就诊。[1]骨关节炎的年发病率为 0.24%，其在美国是致残的主要原因之一。女性患前交叉韧带损伤的概率是男性的 2～8 倍。

膝关节疼痛的危险因素包括：肥胖、对应不良、柔韧性差、训练设备或技术不佳、训练强度突然增加，以及涉及拦截、跳跃、旋转和突然减速的活动。

1. 功能解剖

膝关节为铰链关节，其活动包括往前水平移动、膝屈曲时内旋、往后水平移动、伸展时外旋。膝关节由股骨、胫骨、腓骨、髌骨组成。稳定膝关节的结构有前交叉韧带（ACL）、后交叉韧带（PCL）、内侧副韧带（MCL）、外侧副韧带（LCL）、半月板以及关节囊。膝关节二级固定结构有髂胫束；股四头肌，腘绳肌，腘肌（图17.2）。

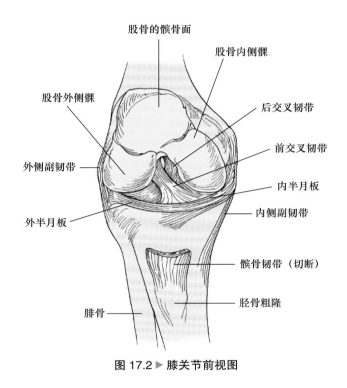

图 17.2 ▶ 膝关节前视图

前交叉韧带防止关节前移，后交叉韧带阻挡关节后移。外侧应力时内侧副韧带稳定，内侧应力时外侧副韧带稳定。因为约瑟没有损伤也没有关节不稳定，所以他不太可能有韧带撕裂。半月板是减震器。腘肌有多种作用，包括防止外侧半月板在屈膝时卡在胫骨和股骨之间，帮助锁定伸直的膝盖，并在屈膝开始时松开。半月板损伤时，当撕裂的软骨片卡在膝关节时，通常有锁住感。

2. 初次评估

了解了解剖和损伤机制后，膝关节疼痛的治疗方法可以根据疼痛的慢性程度来细分。使用助记法 OPQRST 和本章开篇所列的要点来帮助获得病史。当患者感到疼痛时可能听到"咔嚓"响声。表17.4列出了膝关节疼痛检查的部分，根据检查和特殊测试的结果（表17.5），可以做出膝关节疼痛的鉴别诊断（表17.6）。因为韧带和半月板损伤很常见，所以在检查约瑟时，你应该进行拉赫曼测试（Lachman's）、回旋挤压测试（McMurray's），以及后抽屉测试（posterior drawer test）。

表17.4 ▶ 膝关节疼痛检查

观察	红肿，积液（把液体挤到髌上囊，检测液体波动）
触摸	内外关节线和髌骨表面；MCL，LCL 起点，鹅足腱滑囊，股二头肌，半膜肌，髂胫束
活动度（ROM）	屈曲（正常 135°），伸展（正常 -5 ～ -10），直腿抬起（腘绳肌）
力度	膝关节屈伸，髋关节屈伸，外展，内收
感觉	根据皮结
反射	髌骨

LCL，外侧副韧带；MCL，内侧副韧带。

　　检查没有发现约瑟有肿胀、积液，或者畸形。他的外关节线有疼痛，活动度减小，直腿抬高 60°，膝盖弯曲大于 90° 后有疼痛，但可伸展到 135°。拉赫曼测试和内翻、外翻加压测试呈阴性，足部旋转加屈曲和外旋时有疼痛和咔嚓声（回旋挤压测试阳性）。

表17.5 ▶ 膝关节疼痛评估的特殊测试 [a]

特殊测试（测试重点）	方法	阳性结果的意义
拉赫曼测试（ACL）(Lachman's)	腿弯曲 30°，固定股骨，前移胫骨	无终点表明 ACL 撕裂
回旋挤压测试（半月板）(McMurray's)	手指放在关节线，弯曲和内旋同时伸展膝关节；在外旋时重复	外侧半月板咔嚓声和 / 或疼痛（内旋时）；内侧半月板咔嚓声和 / 或疼痛（外旋时）
欧柏测试 (ITB) (Ober Test)	患者健侧卧，曲膝 90°。检查者一手固定臀部，一手外展及后伸患肢。在保持外展时，尝试使膝下落到内收位	髂胫束疼痛或紧张会造成患肢保持外展位或膝外侧疼痛
髌骨挤压测试（OA，PFS）	腿伸展时在髌骨上端往下和远端施压。同时要求患者收缩股四头肌	疼痛表明髌股疼痛。年龄 < 25 岁：PFS。年龄 > 25 岁：髌骨软骨软化症或者 OA
后抽屉测试（PCL）	膝关节弯曲至 90°，坐在患者脚上以固定，然后抓住胫骨往后施压。	没有终止点表明 PCL 撕裂
塌陷测试	患者仰卧位，髋关节和膝关节弯曲至 90°，检查者托起小腿部	由于重力造成胫骨往后塌陷表明 PCL 功能障碍
内侧应力测试（LCL）	膝弯曲至 30°，施以内侧应力	如有韧带松弛关节张开更大。如果腿伸展到 0° 松弛仍然持续存在，表明 LCL 完全断裂。
外侧应力测试（MCL）	腿弯曲至 30°，实施外侧应力	如果韧带松弛关节张开更大。腿伸展为 0° 时松弛仍持续存在，表明韧带完全断裂。

[a] 有关膝盖检查的精彩概述，查看 YouTube 上的系列视频 "Dr. Mark Hutchinson's knee exam"。

ACL，前交叉韧带；LCL，外侧副韧带；MCL，内侧副韧带；OA，骨关节炎；PCL，后交叉韧带；PFS，髌股综合征。

表 17.6 ▶ 膝关节疼痛的鉴别诊断、受伤机理、关键体格检查发现

诊断	受伤机理	关键体格检查发现
外伤		
前交叉韧带撕裂	过度伸展，减速，拦截	关节积液（血性），拉赫曼测试（阳性），前抽屉测试（阳性）
后交叉韧带撕裂	过度伸展或膝关节弯曲时摔倒	后抽屉测试 + 塌陷测试 +/–
内侧副韧带撕裂	外侧力	外侧应力测试 +ª
外侧副韧带撕裂	内侧力	内侧应力测试 +ª
半月板撕裂	足部固定时旋转动作	积液 +/–，回旋挤压测试 +，关节线触痛
使用过度		
髌股综合征	活动突然增加，久坐疼痛	髌骨挤压 +，年龄 < 25 岁
髌骨软骨软化	活动突然增加，久坐疼痛	髌骨挤压 +，年龄 > 25 岁
骨关节炎	上下楼梯或承重疼痛，运动后僵硬改善。有不稳定感和功能限制	关节积液 +/–，关节线触痛 +/– 如果髌股关节 OA 髌骨挤压 +。年龄 > 45 岁
髂胫束	活动突然增加；跑步，骑单车，爬山出现疼痛，或走路时脚跟着地时疼痛	欧柏测试 +。大转子和股骨外侧髁疼痛

ª 一级：张开 < 5 mm，但是终点牢固；二级：张开 5～8 mm，终点牢固；三级：张开 8～11 mm，没有终点或终点松弛；四级：张开超过 11 mm，没有终点或终点松弛。

OA，骨关节炎。

3. 何时做影像检查

使用渥太华膝关节准则帮助决定何时进行膝关节平片检查。[8] 有下列一项或多项情形时做 X 线检查：

▶ 年龄 55 岁及以上。

▶ 腓骨头触痛。

▶ 单独髌骨触痛。

▶ 无法弯曲到 90°。

▶ 无法立即负重或在急诊室负重（走 4 步，不管有无跛行）。

磁共振检查：

▶ 如有关节积液急性损伤，检查时关节松弛。

▶ 如果疼痛或者运动范围在物理治疗 6～8 周后没有得到改善，约瑟没有急性损伤，所以这些规则对他不适用。

4. 膝关节疼痛处理

在大多数膝关节损伤的急性期，RICE（休息、冰敷、加压包扎和抬高）是主要的治

疗方法。

▶ 后交叉韧带撕裂（SOR C）：急性期，RICE。

▶ 内侧副韧带撕裂（SOR C）：

- 急性期：RICE；负重以能忍受为度，早期活动度和力度训练；铰链支撑减少外翻畸形。

- 部分撕裂可采取非手术治疗。[9]

▶ 外侧副韧带撕裂（SOR C）：

- 急性期：RICE；承重以能忍受为限。

- 恢复工作，运动。一级平均 4 周，二级平均 10 周，三级平均 10 ~ 14 周。

▶ 前交叉韧带撕裂（SOR C）：急性期，RICE。

- 非手术：SOR C，少动；运动改为游泳、跑步、骑车。

- 手术：18 ~ 35 岁有前交叉韧带撕裂者（AAOS 推荐强度为中度；SOR B）；重建 6 个月后恢复运动。

▶ 半月板撕裂，如约瑟的情况（SOR C）：

- 保守治疗：冰敷；非甾体抗炎药；理疗以减轻疼痛、肿胀，改善运动范围和力量。对于退行性半月板撕裂患者，保守治疗与关节镜下半月板部分切除术在 12 ~ 24 个月时症状和功能改善效果一样。[10]

  - 用于退化性撕裂，非错位 / 无症状撕裂，不宜手术的根部撕裂者（多种共病，晚期骨关节炎）。

- 手术治疗。

  - 修复——有足够的红 – 红区（血管周围），年龄小于 60 岁者；或者红 – 白区，年龄小于 40 岁者。

  - 半月板切除——白 – 白区（血管中央部分）。

  - 修复与半月板切除相比，前者长期活动水平更佳（SOR B）。

▶ 髌股疼痛综合征 / 髌骨软化症：

- 急性疼痛期冰敷、加压包扎、非甾体抗炎药。

- 六周的物理治疗，重点是内侧股四头肌、髋关节、核心力量和增加本体感觉 / 功能训练。[11]（SOR B）

- 髌骨包扎、足底矫形器可作为辅助治疗，有助于立即减轻疼痛。[12]（SOR B）

- 手术（罕见）；如果没有改善，则考虑其他诊断。手术后 5 年疼痛没有改善。[13]（SOR B）

▶ 骨关节炎：

- 力量 / 抵抗力训练可以减轻疼痛，改善生理机能。[14]（SOR B）

  - 有氧运动、水上与陆地康复运动在改善疼痛和功能方面同样有效。[15]（SOR A）

- 非甾体抗炎药效果有限，但是副作用较少。[16]（SOR B）
- 如果没有改善，关节腔内注射类固醇皮质激素可能有帮助。[17]（SOR C）
- 黏性补充剂的疗效证据相互矛盾；在锻炼或注射类固醇皮质激素无效时使用（SOR C）。
- 对治疗后持续疼痛，X线显示骨关节炎，保守疗法失败者手术治疗。

▶ 髂胫束：
- 最初避免反复屈膝。泡沫滚动物理治疗，解除软组织粘连；强化髋外展肌（臀中肌），核心稳定骨盆。神经肌肉步伐再训练。
- 急性期使用非甾体抗炎药和理疗。[18]（SOR C）
- 类固醇皮质激素注射治疗后前两周跑步时可降低疼痛。[19]（SOR C）
- 手术干预。（SOR C）

约瑟被诊断为外半月板撕裂。他用冰敷膝盖，注射类固醇皮质激素后休养了1周，并开始正式的物理治疗，以增加他的臀部和核心力量。他逐渐恢复了跑步，再没有疼痛。

三、肩膀疼痛

你在门诊为金（Kim）女士看病，她50岁，在邮局送了20多年的包裹。她是因为把包裹举过头顶时使前部肩膀疼痛加剧而来。她否认任何急性损伤或创伤。她表示疼痛比以前加重了，现在晚上痛得无法睡觉。冰敷可以缓解，通过吃布洛芬（美菱）可以勉强完成工作。

在初级保健中，肩膀疼痛年发病率为1.5%。[20]在初级保健诊所肩膀疼痛最常见的原因大致可分为四种：肩袖疾病（肌腱炎、部分撕裂、完全撕裂），粘连性肩关节炎，骨关节炎（盂肱关节和肩锁关节），肩膀不稳定（半脱位和脱位）。

1. 功能解剖

了解肩关节解剖及其四个关节对诊断至关重要：胸锁关节，肩锁关节，盂肱关节，肩胛胸廓关节。维持肩关节的稳定机制分静态稳定机制和动态稳定机制。静态稳定机制有身体支持、关节囊、盂肱韧带、盂唇。动态稳定机制有肩袖肌（冈上肌、冈下肌、小圆肌以及肩胛下肌）和二头肌腱长头（图17.3）。

使用助记法OPQRST获取初始病史并完成体检，注意主动运动和被动运动范围及有无力量缺损。特殊的测试也可以帮助你诊断（表17.7）。

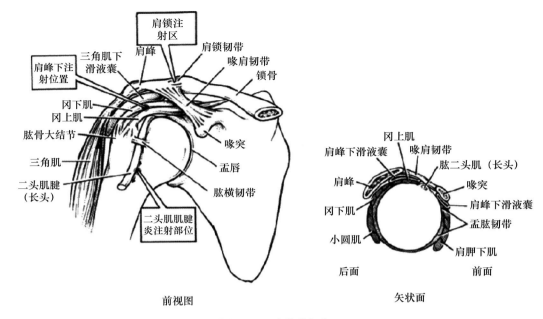

图 17.3 ▶ 肩关节解剖

表 17.7 ▶ 肩膀的检查

观察	对称性，关节积液
触诊	胸锁关节，锁骨，肩锁关节，肱二头肌肌腱，肩峰下滑液囊。评估疼痛
运动度（ROM）	被动运动和主动运动。前屈（180°），外展（180°），内收，内旋和外旋；在 60°～120° 之间的疼痛为疼痛弧，与肩袖有关
力度	前屈，外展（冈上肌），内旋（肩胛下肌），外旋（冈下肌和小圆肌）
感觉	皮结，寻找臂丛神经损伤或颈椎神经根病变[a]
反射	肱二头肌，肱三头肌，肱桡肌；反射消失，表明臂神经丛损伤或颈椎神经根病变

特殊测试[b]	阳性结果的意义
恐惧测试（前稳定性）：患者仰卧，并放松。手臂弯曲 90°，肘部弯曲 90°，轻轻外旋	患者如果出现恐怖表情，表明盂肱关节不稳定，测试结果为阳性
上臂下垂测试（肩袖）：被动地将手臂外展至 160°，然后要求患者放下手臂	上臂下垂失控，表明大的肩袖撕裂
空罐测试（冈上肌）：患者手臂外展 90°，然后前屈 30°。内旋手掌如空罐动作。检查者往下施压，患者抵抗	疼痛或无力表明冈上肌病变（肌腱炎或撕裂）
霍金斯测试（Hawkins）（肩袖）：肘关节弯曲 90°，被动前屈手臂到 90°，然后被动内旋手臂到终点（大约 90°）	疼痛表明肩袖撞击，通常是冈上肌肌腱。
抬离测试（肩胛下肌）：患者坐位，把手背放在下腰部，在检查者施压下抬离手掌	疼痛或无力，表明肩胛下肌病变（肌腱炎或撕裂）

特殊测试 [b]	阳性结果的意义
尼尔测试（Neer's）（肩袖）：内旋患者的手臂并用力使患臂前屈	肩膀前外沿疼痛表明肩袖撞击，通常是冈上肌肌腱
欧布莱恩（O'Brien's）（上盂唇）：被动弯曲 90°。然后内展 10°，拇指朝下。检查者往下施压，患者抵抗。拇指朝上重复	只有在拇指朝下描述为"深部"的疼痛表明盂唇病变。如果疼痛定位在肩锁关节，则表明肩锁关节病变（扭伤，骨关节炎）
沟槽征（多方位不稳定）：患者手臂放在身旁，检查者通过往下拽动手臂往下施压	如果观察到沟槽形成或凹陷，测试结果为阳性，表明不稳定性

[a] 皮结：http://www.backpain-guide.com/Chapter_Fig_folders/Ch06_Path_Folder/4Radiculopathy.html。

[b] 参见 https://www.youtube.com/watch?v=r7xyq_l_Kcw，2016 年 11 月进入网站。

完成检查和特殊测试后即可做出肩痛的鉴别诊断，如表 17.8 所示。根据金女士的病史，你怀疑是过度使用造成的损伤，很可能是肩袖肌腱炎。

表 17.8 ▶ 肩膀疼痛的鉴别诊断、损伤机理、关键体格检查发现

可能的诊断	机理	关键体格检查发现
外伤性		
肩膀脱臼	手臂处于外展和外旋位置，有咔响声或移位的感觉	恐惧测试结果为阳性，沟槽征为阳性 / 阴性（如果多方向不稳定性）
AC 关节扭伤	摔倒时手臂外展内旋	交叉内收测试结果为阳性
肩袖全层撕裂	跌倒时抓住某些东西	上臂下垂测试结果为阳性，霍金斯测试结果为阳性，尼尔测试结果为阳性，外旋和空罐测试时表现无力，年龄大于 60 岁
过度使用		
肩袖障碍（肌腱病变，部分撕裂）	重复的头顶运动，晚上加重，隐痛	疼痛定位于三角肌。测试肩袖力度时疼痛（空罐测试；内旋，外旋）。霍金斯测试结果为阳性，尼尔测试结果为阳性，年龄大于 40 岁
粘连性肩关节炎	疼痛并伴有主动运动和被动运动范围逐渐丧失。与糖尿病及女性相关	年龄为 40～60 岁。疼痛以及主动运动和被动运动范围丧失
AC 关节炎	反复过头顶动作或者举重训练。肩关节上端疼痛	AC 关节触痛。交叉内收结果为阳性，欧布莱恩测试结果为阳性，疼痛定位于 AC 关节
盂肱关节炎	跌倒 / 受伤史，深部广泛疼痛	被动活动度丧失。外旋和外展降低

AC，肩锁。

图 17.4 显示了对急性肩痛患者的诊疗思路，包括何时做高端影像检查。图 17.5 显示了对慢性肩膀疼痛患者的诊疗思路。

在检查中，金女士没有萎缩或肩胛骨翼。大结节处有触痛，无肱二头肌腱压痛。由于疼痛，与被动运动范围相比，主动运动范围降低。空罐测试时表现无力（冈上肌），但是上臂下垂测试结果呈阴性（无大的肩袖撕裂）。内旋和外旋力度正常（5/5）。尼尔测试结果呈阳性，霍金斯测试结果呈阳性（冈上肌肩袖撞击），欧布莱恩测试结果呈阴性（无盂唇或肩锁关节损伤）。

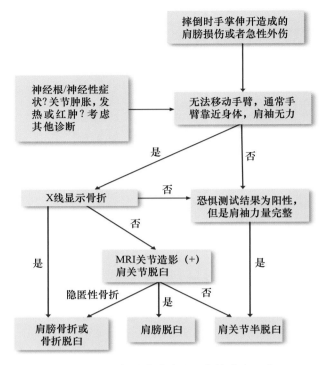

图 17.4 ▶对急性肩膀疼痛患者的诊疗思路

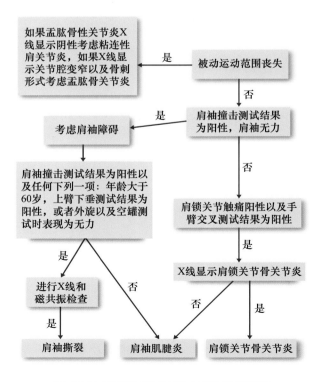

图 17.5 ▶对慢性肩膀疼痛患者的诊疗思路

2. 肩膀疼痛处理

▶ 肩膀前方脱臼。

● 复位。

● 髁氏外旋法: 将患者肘关节弯曲90°，外旋70°～80°。将患者肘部滑动至胸部中线，并将肘部内旋穿过胸部，使手掌接触对肩。

● 直立法：患者坐着，对肩胛骨施加压力，使肩胛骨向内侧移动，然后将患者弯曲的肘部放在检查者的手臂上并在肘部往下推，将手腕固定，在手肘处向下牵引。

● 吊带固定小于1周与大于3周同样有效。[21]（SOR C）避免过度固定，因为手肘会丧失运动范围。患者应该进行运动范围和强化训练。

● 如果脱臼超过2次，年龄小于25岁，或者伴有骨折或不稳定性时，进行手术修复。

▶ 肩膀后方脱位。

● 后肩膀前方变平喙突明显，以及无法外旋。通常与肱骨颈和大结节处骨折相关，需要手术治疗。

表17.9中显示了如何处理肩膀扭伤、撕裂关节炎及粘连性肩关节炎。如果金女士有完全肩袖撕裂，治疗会有所不同，所以有必要做影像检查。肌腱炎通常可以通过暂时避免疼痛加剧的活动和物理治疗而得到改善；由于金女士的情况影响了睡眠，所以她需要止痛药。

金女士的肩部X线结果显示正常。考虑到她有肩峰下囊触痛和夜间疼痛，你给她注射了类固醇，并让她接受理疗。在接下来的一个月里，她增加了肩胛周围的力量和肩袖的力量，她的疼痛也得到了改善。

表 17.9 ▶ 肩膀扭伤、撕裂、关节炎及粘连性肩关节炎的处理

损伤	处理[a]
肩锁关节扭伤	
X线正常或者锁骨外端稍微抬高（1级或2级）	吊带固定1～2周，冰敷，非甾体抗炎药；吊带固定3～7天后开始运动范围和力量训练
喙锁距增加25%（Ⅲ）	有争议，但是倾向于非手术治疗；吊带固定2～4周，冰敷，非甾体抗炎药，运动范围和力量训练
锁骨后错位，锁骨至尖峰距离或者远端锁骨，尖峰下或喙突下超过100%（Ⅳ～Ⅵ）	手术：一期修复或加强，或韧带重建
肩袖	
肩袖部分撕裂	冰敷，物理治疗；单次肩峰下注射类固醇和利多卡因可能有益[22]；肩峰下注射透明质酸可能对肩袖部分撕裂症状有帮助[23]
肩袖完全撕裂	单次关节内注射类固醇皮质激素可减轻疼痛长达3个月，[24]完全撕裂超过1～3 cm的手术治疗1年后比物理治疗更有效[25]

损伤	处理 [a]
肌腱炎	避免任何加剧疼痛的活动，进行肩部活动，24～48 小时内每天冰敷 2～3 次；局部（SOR A）或口服（SOR B）非甾体抗炎药；逐渐加强抵抗力训练 / 运动 (SOR B)；如果没有改善，尖峰下注射类固醇皮质激素可帮助止痛达 12 周
关节炎	
肩锁关节	调节活动，冰敷，物理治疗改善肩胛回缩，肩锁关节注射类固醇皮质激素可以短期缓解疼痛 6～12 个月。手术：远端锁骨切除
盂肱关节	调节活动（避免过多的运动），关节休整，间歇性冰敷，物理治疗以及力量训练；关节腔内注射类固醇皮质激素。手术：全肩关节置换

粘连性肩关节炎

保守治疗：非甾体抗炎药止痛，逐渐进行运动；对抗物理治疗可以改善肩膀的功能和疼痛（SOR A）；单次关节腔内注射类固醇皮质激素可以加快恢复（SOR B）

手术：如果 6 个月以后仍有功能缺陷，那么在麻药下手法松懈治疗（不比自身运动更为有效，SOR B）

[a] SOR C，除非特别指出。

四、腰部疼痛（腰痛）

山姆（Sam）是一位 30 岁的男士，因腰痛而来就诊。疼痛大约从 1 年前逐渐开始，主要位于腰的中间和左边。他没有任何腿部的症状。山姆是办公室职员。他在俱乐部球队打橄榄球。

腰部疼痛（Low Back Pain, LBP）非常常见，人群发病率为 60%～70%。[26] 它是家庭科就诊最常见的原因之一。腰痛可以分成急性腰痛和慢性腰痛（超过 3 个月）。山姆属于慢性腰痛。

急性腰痛和慢性腰痛的鉴别诊断很长。机械性腰痛包括肌肉功能失调，退行性疾病，以及椎间盘疾病，大约占腰痛的 97%。在青少年中，脊椎滑脱是机械性腰痛的常见原因。即使经过完整的评估，仍有相当一部分机械性腰痛是特发性的。

腰痛通常只需要保守评估和治疗。一般来说，预后良好，30% 的患者在 1 周内好转，60% 的患者在 6～7 周内好转。[27] 然而病情可能反复，大约 24%～33% 的患者可以在 6 个月内复发。[28]

1. 功能解剖

脊柱由椎体组成，椎体通过后关节突关节和椎间盘相互连接。脊柱和韧带兼容并保护脊髓（图 17.6A）。在脊髓的每一层，神经通过神经孔离开脊柱（图 17.6B）。脊椎外侧是脊柱旁肌肉，它通常是腰痛的罪魁祸首。

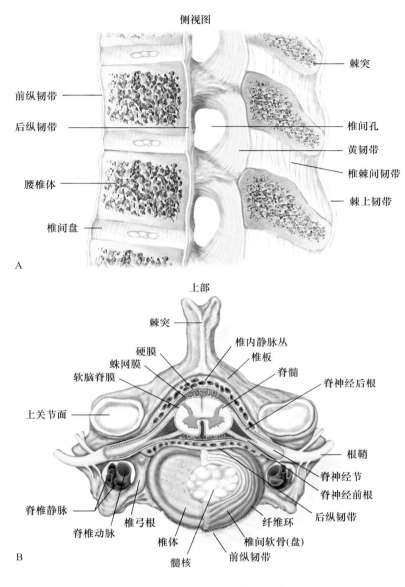

侧视图

前纵韧带

后纵韧带

腰椎体

椎间盘

棘突

椎间孔

黄韧带

椎棘间韧带

棘上韧带

A

上部

棘突

硬膜

蛛网膜

软脑脊膜

上关节面

脊椎静脉

脊椎动脉

椎弓根

椎体

髓核

椎内静脉丛

椎板

脊髓

脊神经后根

根鞘

脊神经节

脊神经前根

后纵韧带

纤维环

椎间软骨(盘)

前纵韧带

B

图 17.6 ▶ 脊椎韧带侧视图和腰椎间盘单元断面图
（A）脊椎韧带侧视图；（B）断面图，腰椎间盘单元

2.初次评估

在对患者的腰痛进行初次评估时，请务必使用助记法 OPQRST 和本章开头的彩色框中详细介绍的方法获取完整的病史。由于大多数腰痛都不是因为严重的基础疾病，而且通常是自限的，所以在诊断策略上应采取保守的方法。一定要警惕危险信号以便及时做 X 光平片和高级影像检查。应该承认引发腰痛原因是多方面的，有时可能无法做出准确诊断。

🏳 **腰痛患者早期或紧急影像检查的危险信号**

▶ 尿潴留，充盈性尿失禁，大便失禁或者肛门括约肌张力降低，鞍状麻痹，双下肢无力或麻木，进行性神经缺陷，主要运动或感觉缺失（马尾综合征）。

▶ 癌症，体重减轻，夜间痛病史（癌症）。

▶ 长期使用类固醇皮质激素或严重外伤史（骨折）。

▶ 发热，静脉药物滥用史，近期或现在细菌感染，静息痛，免疫功能低下（感染）。

表 17.10 列出了帮助诊断的背部检查步骤和两个特殊测试。神经检查在锁定椎间盘突出水平时尤为重要（表 17.11）。根据临床评估，如表 17.12 所示可以形成腰痛的鉴别诊断。

表 17.10 ▶ 背部检查

观察	评估体位和步态。比较髋关节高度，评估不对称性。轻度不对称性很正常也很常见。然而髋高的差别可能表明两腿长度不一，腰部痉挛，或者脊椎侧弯
触诊	触摸棘突和横突查看有无疼痛；触摸两侧 SI 关节查看有无疼痛；触摸脊柱旁肌肉检查有无肌张力增加或痉挛；触摸臀部梨状肌评估有无触痛
运动范围	检查前屈、伸展、侧弯、旋转，评估有无运动受限。检查髋关节及髋关节运动范围，因为腰痛可能是髋关节牵涉痛，或者髋关节本身的原因造成的
力度	检查阻力下髋关节伸展、膝关节伸展和屈曲、踝关节背屈和趾屈，以及大脚趾背屈以评估神经功能（参照表 17.11）
感觉	评估每一个皮结[a]（参照表 17.11）
反射	检查髌骨和跟腱反射，注意有无不对称性（参照表 17.11）

特殊测试[b]	阳性结果的意义
直腿抬高测试：患者平躺，膝关节完全伸展被动的屈曲患者髋关节	再现超过膝关节的神经根痛（小心区分神经根症状与腘绳肌紧张）
Stork 测试（单腿过度伸展测试）：患者单腿直立，往后伸展	疼痛位于受损的脊椎水平

[a] 皮结参照：http://www.backpain-guide.com/Chapter_Fig_folders/Ch06_Path_Folder/4Radiculopathy.html。

[b] 参照 https://www.youtube.com/watch?v=4ik29RwqA3s; https://www.youtube.com/watch?v=9cb3iLlmTEA。

表 17.11 ▶ 背部体格检查神经发现

椎间盘突出水平	受损神经根	感觉缺失	运动无力	检查手法	受损反射
L3 ～ L4 椎间盘	L4	足内侧	膝关节伸展	下蹲和直起	髌反射
L4 ～ L5 椎间盘	L5	足背	踝关节 / 大脚趾背屈	脚后跟行走	无
L5 ～ S1 椎间盘	S1	足外侧	踝关节 / 脚趾头趾屈	脚尖行走	跟腱反射

表 17.12 ▶ 用病史和体格检查来鉴别诊断腰痛

诊断提示 [a]	关键病史	关键体查发现
机械性		
脊柱峡部裂（椎体峡部缺陷或骨折，为椎骨的一部分）	青少年，男性，参加反复屈、伸、转动体育运动的运动员。腰部伸展时疼痛	受损区 / 棘突处深部触痛。单腿过度伸展检查，造成承重的一边疼痛
椎体滑脱（与邻近的椎体相比椎骨前移）	青少年或老年人（退化性）。腰椎伸展时疼痛。可能有神经根症状，或静息痛	深度触摸受损椎体有触痛。可能存在偏移（椎体偏移）。单腿过度伸展实验可以造成承重一边疼痛
肌筋膜腰痛 / 腰肌劳损	急性损伤或逐渐发作，侧腰痛	肌肉张力可能增加或痉挛，脊柱旁肌肉触痛
椎间盘疝 [b]（髓核从椎间盘中突出；可以压迫脊髓神经根）	年龄在 30～55 岁。疼痛放射到臀部和腿部，尤其是膝关节以下。屈曲、咳嗽、屏气时加重。可能有下肢无力或麻木	直腿抬高结果呈阳性。下肢力量和皮结感觉检查时可能有无力或麻木。也可能有不对称反射
退行性关节面 / 骨关节炎（椎骨关节的退化）	年龄大于 40 岁。局部疼痛。可放射到腹股沟、臀部、大腿，但是不超过膝关节。早晨症状更重。伸展、旋转、站立、坐可以加重症状。咳嗽或屏气没有改变	检查时无法触摸关节面。过度伸展和旋转造成疼痛
椎间盘退化（脊椎中的椎间盘退化）	年龄大于 40 岁。僵硬、疼痛在 20～30 分钟活动后减轻。坐、腰部屈曲、旋转屏气可以加重。屈髋屈膝侧卧可以减轻	可能有多层的椎体触痛或 ROM 困难
椎管狭窄（关节面和黄韧带增厚的退行性改变）	年龄大于 60 岁。神经性跛行（下肢疼痛，运动增加时伴有无力或麻木）。坐、屈可以改善疼痛；伸展时加重	前屈姿势。腰部后伸可以诱发症状。下肢无力或感觉异常 +/−，如果有异常，可能影响多个皮结
骨折（如压缩性，外伤性）	年龄大于 50 岁，女性。有骨质疏松或受伤史	可能有椎体压痛点
非机械性		
炎性关节炎	年龄小于 40 岁。逐渐发病。僵硬，活动几个小时后疼痛缓解。多个关节受损	腰椎活动受限
感染	发热，免疫抑制。急性发病。近期感染源	可能有椎体压痛点
肿瘤	夜间疼痛，体重减轻，静息痛	

[a] 每个部分的诊断根据最常发生的年龄排列，从年轻到年长。

[b] 危险症状：尿潴留，大便失禁，鞍状麻痹，主要运动或神经缺陷。

3. 考虑非脊柱原因的诊断

病史或体格检查提示下列诊断时，考虑腰痛的其他原因尤其重要：

▶ 盆腔。

- 肾结石：结石，侧腹痛，血尿史。
- 肾盂肾炎：发热，侧腹痛，脓尿。
- 盆腔炎：性传染疾病史，脓性阴道分泌物，宫颈举痛。

▶胃肠道。

- 胰腺炎：上腹部疼痛放射到背部，厌食，发热，恶心。
- 胆囊炎：右上腹疼痛，恶心，厌食，发热，胆管绞痛史。
- 胃溃疡：与饮食相关的上腹部绞痛，腹胀。

▶疱疹（带状疱疹）：限于一个皮节的疼痛或皮疹。

▶主动脉瘤：上背部"撕裂"样痛。

腰痛患者管理指南如图 17.7 所示。

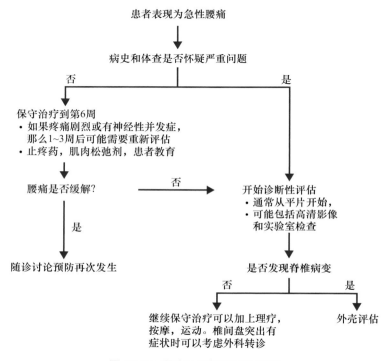

图 17.7 ▶ 腰痛处理指南的流程图

检查发现，山姆在腰椎旁肌处有触痛。力量和感觉正常。单腿过度伸展测试和直腿抬高测试结果为阴性。你与山姆讨论了病情，认为他可能有慢性肌筋膜疼痛。

4.影像检查

虽然影像检查通常不需要，但是如果有表 17.13 中列出的指征，应该考虑影像检查。应该意识到许多无症状的成年人在背部影像中多少都有些病理发现，这个很重要，所以阳性发现并不表明是腰痛的原因。山姆本来希望今天能做 X 线检查，但考虑到他的疼痛并不是骨源性或神经根性的，所以你与山姆讨论后决定如果下次随诊时疼痛没有好转的话再做 X 线检查。

表 17.13 ▶ 背部影像诊断的指征

检查	指征	可能发现
平片（腰骶椎站立前后和侧视位）	• 6 周后症状没有改善，可以考虑 • 如果有外伤、骨质疏松、长期类固醇使用史，或年长者，可考虑早期影像检查	可能发现退行性改变，压缩性骨折，脊椎峡部裂，脊椎滑脱
CT 扫描（无造影剂）	• 怀疑有骨折但平片检查阴性时可以考虑	可能发现隐性骨折
用脊柱单光子发射计算机断层显像（SPECT）TC99m 骨扫描	• 如果怀疑儿童或青少年有脊椎峡部裂而平片阴性时可以考虑	可能发现隐性的脊椎峡部裂（金标准）
MRI	• 如果怀疑韧带损伤、椎间盘疾病、椎管狭窄、肿瘤，或者感染时可以考虑	可能发现椎间盘性疾病、急性脊椎峡部裂、椎管狭窄、肿瘤或感染

资料来源：Davis PC, Wippold FJ 2nd, Brunberg JA., et al ACR Appropriateness Criteria on low back pain. J Am Coll Radiol. 2009;6(6):401－407。

5.腰痛处理

急性腰痛如无危险症状，包括疑似肌筋膜疼痛、骨关节炎、椎间盘疾病和椎管狭窄，一般可自行缓解，而且通常在 6～8 周后症状得到改善。对患者的建议如下：

▶ 坚持活动，使用止痛药，如对乙酰氨基酚（尽管没有证据支持）。[29, 30]（SOR C）

• 非甾体抗炎药和肌肉松弛剂短期有效，但是有严重的副作用。[31, 32]（SOR B）

• 有脊椎峡部裂的运动员应该休息 3 个月以上，然后逐渐恢复运动，并佩戴脊柱支撑 3～6 个月。[33]（SOR C）

对于慢性腰痛，可以继续选择保守治疗或探索有创干预治疗（SOR C）。

▶ 运动治疗、脊柱推拿、针灸对慢性腰痛患者可能会有改善疼痛和恢复功能的效果。[34] 由于山姆相对年轻又很活跃，运动治疗应该是一个合适的选择，但也应该提供不同的选择。

▶ 度洛西汀可能改善慢性腰痛；然而选择性 5–羟色胺再摄取抑制剂和三环类抗抑郁剂没有显示有效。[35, 36]

▶ 退行性椎间盘疾病患者可通过硬膜外类固醇注射获得短期缓解。[37]

▶ 对于退行性小关节炎/骨关节炎患者，小关节注射可能并不比安慰剂好。[38]

山姆被转到理疗科接受腹部和臀部肌肉强化训练。治疗后，山姆把他所学的运动融入每天的锻炼中。在之后的随访中，他报告说他已经恢复了橄榄球运动，疼痛减轻了 80%。我建议他继续每天进行运动。

转诊指征

磁共振成像显示神经根病变和椎管狭窄的患者在保守治疗或注射后没有改善可以转诊做手术评估。

▶ 脊椎骨折的患者治疗因人而异。这可能需要咨询骨科医生。

▶ 脊椎炎性关节炎患者应转诊给类风湿科医生。

▶ 肿瘤患者应转诊给肿瘤科医生。

问题

1. 你评估一名高中运动员，他在足球训练中扭伤了脚踝。他外踝区有疼痛。以下哪一项踝关节影像对他是合适的？

   A. 特殊踝关节测试，如由距骨倾斜试验决定是否需要做踝关节 X 线检查

   B. 只要没有脚步畸形，就没有必要做踝关节 X 线检查

   C. 因为他报告的疼痛位置需要做 X 线检查

   D. 使用渥太华踝关节准则决定是否需要做踝关节 X 线检查

   E. 任何在学校发生的损伤都应该做 X 线检查

2. 以下哪一项初级保健实践中常见膝关节问题适合外科治疗？

   A. 外侧副韧带撕裂建议手术

   B. 建议 18 ～ 35 岁前交叉韧带撕裂的成人进行手术

   C. 半月板部分撕裂手术治疗比保守治疗更有效

   D. 髌股疼痛综合征手术治疗 5 年后症状改善

3. 在评估肩痛患者时，以下哪一点可能是病因？

   A. 恐惧测试结果为阳性提示肩关节不稳 / 肩关节脱位

   B. 摔倒时手臂外展内旋提示肩袖撕裂

   C. 青少年中肩膀运动范围的丧失提示粘连性肩关节炎

   D. 负重训练提示肩关节炎

   E. 交叉内收测试结果为阳性提示肩袖病变

4. 以下哪一项对腰部疼痛的描述是正确的？

   A. 机械性腰痛的诊断占半数以下

   B. 腰椎峡部裂是老年人腰痛的常见病因

   C. 保守评估和治疗通常是适宜的

   D. 大多数腰痛患者 1 周后改善

   E. 超过半数的患者 6 个月以内会再次出现腰痛

5. 下面哪一项对腰痛患者的处理是恰当的？

   A. 急性腰痛前 2 天卧床休息

   B. 短期使用阿片类药物治疗急性腰痛

   C. 选择性 5–羟色胺再摄取抑制剂治疗慢性腰痛

D．运动治疗、脊柱推拿和针灸治疗慢性腰痛

E．椎间小关节注射治疗背部骨关节炎

答案

问题 1：正确答案是 D。

用渥太华踝关节准则帮助决定是否需要影像检查。如果患者在踝区或者中足区有疼痛，再加下列任意一种情况时，则需要做踝关节或脚部 X 线检查（前后位、侧位、踝穴位）：在后缘或外踝顶部或内踝顶部有骨性触痛；舟骨触痛；第五趾骨底部骨性压痛；评估时无法承重（以 4 步做定义）。

问题 2：正确答案是 B。

建议年龄在 18～35 岁前交叉韧带撕裂者进行手术治疗（AAOS 的推荐强度为中度；SOR B）；重建 6 个月后恢复运动。

问题 3：正确答案是 A。

表 17.7：如果患者产生恐惧则恐惧测试结果为阳性，表明有肩关节不稳定。

问题 4：正确答案是 C。

对腰痛的评估和治疗采取保守的方法通常是恰当的。一般来说，腰痛愈后极佳，30% 的患者 1 周内好转，60% 的患者 6～7 周内好转。

问题 5：正确答案是 D。

对慢性腰痛应该采取保守治疗或者探索有创干预（SOR C）。对慢性腰痛患者采取运动治疗、脊椎推拿、针灸，可能会改善疼痛和功能。

参考文献

1. Centers for Disease Control and Prevention, National Center for Health Statistics. *National Ambulatory Medical Care Survey*. Hyattsville, MD: National Center for Health Statistics; 2000.

2. Stiell IG, McKnight RD, Greenberg GH., et al Implementation of the Ottawa ankle rules. *JAMA*. 1994;271(11): 827–832.

3. Jones P, Dalziel SR, Lamdin R., et al Oral non-steroidal anti-inflammatory drugs versus other oral analgesic agents for acute soft tissue injury. *Cochrane Database Syst Rev*. 2015;(7):CD007789.

4. van Rijn RM, van Ochten J, Luijsterburg PA., et al Effectiveness of additional supervised exercises compared with conventional treatment alone in patients with acute lateral ankle sprains: systematic review. *BMJ*. 2010;341:c5688.

5. Moraes VY, Lenza M, Tamaoki MJ., et al Platelet-rich therapies for musculoskeletal soft tissue injuries. *Cochrane Database Syst Rev*. 2014;(4):CD010071.

6. Sefton JM, Yarar C, Hicks-Little CA., et al Six weeks of balance training improves sensorimotor function in individuals with chronic ankle instability. *J Orthop Sports Phys Ther*. 2011;41(2):81–89.

7. de Vries JS, Krips R, Sierevelt IN., et al Interventions for treating chronic ankle instability. *Cochrane Database Syst Rev*. 2011;(8):CD004124.

8. Stiell IG, Greenberg GH, Wells GA., et al Derivation of a decision rule for the use of radiography in acute knee injuries. *Ann Emerg Med*. 1995;26:405–413.

9. Lundberg M, Messner K. Long-term prognosis of isolated partial medial collateral ligament ruptures. A ten-year clinical and radiographic evaluation of a prospectively observed group of patients. *Am J Sports Med*. 1996;24(2):160–163.

10. Swart NM, van Oudenaarde K, Reijnierse MJ., et al Effectiveness of exercise therapy for meniscal lesions in adults: a systematic review and meta-analysis. *J Sci Med Sport*. 2016;19(12):990–998.

11. van der Heijden RA, Lankhorst NE, van Linschoten R, et al. Exercise for treating patellofemoral pain syndrome. *Cochrane Database Syst Rev*. 2015;1:CD010387.

12. Callaghan MJ, Selfe J. Patellar taping for patellofemoral pain syndrome in adults. *Cochrane Database Syst Rev*. 2012;(4):CD006717.

13. Kettunen JA, Harilainen A, Sandelin J., et al Knee arthroscopy and exercise versus exercise only for chronic patellofemoral pain syndrome: 5-year follow-up. *Br J Sports Med*. 2012;46(4):243–246.

14. Lange AK, Vanwanseele B, Fiatarone Singh MA. Strength training for treatment of osteoarthritis of the knee: a systematic review. *Arthritis Rheum*. 2008;59(10):1488–1494.

15. Fransen M, McConnell S, Harmer AR., et al Exercise for osteoarthritis of the knee. *Cochrane Database Syst Rev*. 2015;(1):CD004376.

16. Towheed TE, Maxwell L, Judd MG., et al Acetaminophen for osteoarthritis. *Cochrane Database Syst Rev*. 2006;(1):CD004257.

17. Bannuru RR, Schmid CH, Kent DM., et al Comparative effectiveness of pharmacologic interventions for knee osteoarthritis: a systematic review and network meta-analysis. *Ann Intern Med*. 2015;162(1):46–54.

18. Schwellnus MP, Theunissen L, Noakes TD., et al Anti-inflammatory and combined anti-inflammatory/analgesic medication in the early management of iliotibial band friction syndrome. A clinical trial. *S Afr Med J*. 1991;79(10):602–606.

19. Gunter P, Schwellnus MP. Local corticosteroid injection in iliotibial band friction syndrome in runners: a randomised controlled trial. *Br J Sports Med*. 2004;38(3):269–272.

20. Van der Windt DA, Koes BW, de Jong BA., et al Shoulder disorders in general practice: incidence, patient characteristics, and management. *Ann Rheum Dis*. 1995;54(12):959–964.

21. Hanchard NC, Goodchild LM, Kottam L. Conservative management following closed reduction of traumatic anterior dislocation of the shoulder. *Cochrane Database Syst Rev*. 2014;(4):CD004962.

22. Alvarez CM, Litchfield R, Jackowski D., et al A prospective, double-blind, randomized clinical trial comparing subacromial injection of betamethasone and xylocaine to xylocaine alone in chronic rotator cuff tendinosis. *Am J Sports Med*. 2005;33(2):255–262.

23. Chou WY, Ko JY, Wang FS., et al Effect of sodium hyaluronate treatment on rotator cuff lesions without complete tears: a randomized, double-blind, placebo-controlled study. *J Shoulder Elbow Surg*. 2010;19(4):557–563.

24. Gialanella B, Prometti P. Effects of corticosteroids injection in rotator cuff tears. *Pain Med*. 2011;12(10):1559–1565.

25. Moosmayer S, Lund G, Seljom US., et al Tendon repair compared with physiotherapy in the treatment of rotator cuff tears: a randomized controlled study in 103 cases with a five-year follow-up. *J Bone Joint Surg Am*. 2014;96(18):1504–1514.

26. Deyo RA, Mirza SK, Martin BI. Back pain prevalence and visit rates: estimates from US national surveys, 2002. *Spine*. 2006;31:2724–2727.

27. Wolsko PM, Eisenberg DM, Davis RB., et al Patterns and perceptions of care for treatment of back and neck pain: results of a national survey. *Spine*. 2003;28(3):292–297; discussion 298.

28. Stanton TR, Henschke N, Maher CG., et al After an episode of acute back pain, recurrence is unpredictable and not as common as previously thought. *Spine*. 2008;33(26):2923–2928.

29. Dahm KT, Brurberg KG, Jamtvedt G., et al Advice to rest in bed versus advice to stay active for acute low-back pain and sciatica. *Cochrane Database Syst Rev*. 2009;(6):CD007612.

30. Williams CM, Maher CG, Latimer J., et al Efficacy of paracetamol for acute low-back pain: a double-blind, randomised controlled trial. *Lancet*. 2014;384(9954):1586–1596.

31. Roelofs PD, Deyo RA, Koes BW., et al Non-steroidal anti-inflammatory drugs for low back pain. *Cochrane Database Syst Rev*. 2008;(1):CD000396.
32. van Tulder MW, Touray T, Furlan AD., et al Muscle relaxants for non-specific low-back pain. *Cochrane Database Syst Rev*. 2003;(2):CD004252.
33. El Rassi G, Takemitsu M, Glutting J., et al Effect of sports modification on clinical outcome in children and adolescent athletes with symptomatic lumbar spondylolysis. *Am J Phys Med Rehabil*. 2013;92(12):1070–1074.
34. Chou R, Atlas SJ, Stanos SP., et al Nonsurgical interventional therapies for low back pain: a review of the evidence for an American Pain Society clinical practice guideline. *Spine*. 2009;34(10):1078–1093.
35. Skljarevski V, Zhang S, Desaiah D., et al Duloxetine versus placebo in patients with chronic low back pain: a 12-week, fixed-dose, randomized, double-blind trial. *J Pain*. 2010;11(12):1282–1290.
36. Urquhart DM, Hoving JL, Assendelft WW., et al Antidepressants for non-specific low back pain. *Cochrane Database Syst Rev*. 2008;(1):CD001703.
37. Bono CM, Ghiselli G, Gilbert TJ., et al An evidence-based clinical guideline for the diagnosis and treatment of cervical radiculopathy from degenerative disorders. *Spine J*. 2011;11(1):64–72.
38. Ribeiro LH, Furtado RN, Konai MS., et al Effect of facet joint injection versus systemic steroids in low back pain: a randomized controlled trial. *Spine*. 2013;38(23):1995–2002.

第十八章 关于性行为和人际关系的问题

本章要点

1 ▶ 询问性生活史应该在私密的环境下，使用开放式的、非批判性的语言来进行。

2 ▶ 关于性别和性行为的特定提问对于我们接下来如何照顾患者非常重要。

3 ▶ 青少年和老年人的性行为与其他成年人不同。

4 ▶ 家庭医生经常被要求为那些经历过诸如性虐待、离婚或配偶死亡等重大关系问题的患者提供咨询。

一、询问性/人际关系史

你的下一个患者叫米凯拉（Michaela），一位 23 岁的女性，她来讨论启用注射避孕针。当你走进房间时，你注意到米凯拉的装束看起来很像男士，短发，休闲裤，扣子衬衫，和一个领结。你自我介绍后问道："怎样称呼你？"病人让你用"米克"。你说："你今天来这里是为了打避孕针，对吗？"米克回答说："嗯，我想是的，事实上我很讨厌来月经，希望能停止。我听说这种针很管用。"你开始询问她性生活史。

1. 定义和术语

在询问性生活史之前，了解有关性、性别和性的术语很有帮助。一些基本定义见表18.1。我们每个人都有不同的生理性别、性别认同和性取向，这些都可能随着时间的推移而改变。

2. 性/关系史框架

在获取性生活史之前，使用一段开场白来说明你要问的是标准化的问题。

你对米克说："我想问你一些关于性健康的问题。我知道这些都是私人问题，但所涉及的这些问题对整体健康非常重要。所有的病人我都会问同样的问题，无论他们的年龄、性别或婚姻状况，而且我很尊重你的隐私。在我们开始之前你有什么疑问吗？"

记住，问性生活史的主要目的之一是为了决定对这个特定的患者什么筛查合适。为此，临床医生需要确定某个人是否性活跃，谁是他们的性伙伴，以及以前有多少个性伙伴（图18.1）。在获得这些基本信息以后，接下来的问题可以因人而异。

表18.1 ▶ 性别和性行为术语	
性	出生时用来决定性别的生物或解剖特征（如染色体、激素以及内外生殖器）
性别	为男女社会结构特征（如角色、关系、规范、行为）；由文化和历史时期定义
性别认同	认为自己是男性、女性、两者都是或都不是的内在感觉
变性或跨性别	有时被用作总括词来描述任何人的身份或行为超出了常规的性别规范。指其性别身份与其出生时赋予的性别不匹配的人
性取向	指被某一特定性别的人在感情上、浪漫色彩上或性上所吸引

美国疾控中心（CDC）建议使用"5Ps"（方框18.1）的办法来获得更详细的性生活史（http://www.cdc.gov/STD/treatment/SexualHistory.pdf）。

图18.1总结了如何获取性生活史。虽然没有包括在诊疗思路图中，但是非常重要的也是保护患者隐私的一步，就是在获取性生活史之前要求患者的朋友或家人离开检查的房间。

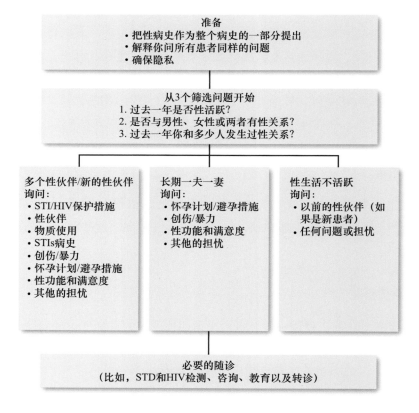

图 18.1 ▶ 询问性生活史

资料来源：Taking routine histories of sexual health：a systemwide approach for health centers，by the National LGBT Health Education Center，November 2015。网址：http://www.lgbthealtheducation.org/wp-content/uploads/COM-827-sexual-history_toolkit_2015.pdf。

方框 18.1　5Ps

Partners 性伙伴

▶ "你的性伙伴是男人、女人、变性人或几种的混合？"

Practices 行为

▶ "你对自己的性生活有任何问题或担忧吗？"

▶ "跟我说说你的性行为。"

Protection from STDs 性病防护

▶ "当进行阴道性交（或者口交或者肛交）时你使用避孕套的概率是多少？"

▶ "告诉我你使用或不使用避孕套的理由。"

▶ "你或你的伴侣有没有用性来交换诸如房租、住所、毒品或金钱之类的东西？"

Past history of STDs　既往性病史

▶ "你是否有过性传染病（STI）？"

▶ "你现在有任何症状让你担心自己有性传染病吗？"

Protection from pregnancy 防止怀孕

▶ "你有怀孕和 / 或做父母的计划是什么？"

▶ "你想知道关于避孕的信息吗？"

3. 针对变性患者的技巧和特殊注意事项

▶ 在获得变性患者的性生活史时请使用适当的名字和代名词。（女性代名词为她，她的；男性代名词为他，他的；中性代名词为他们，他们的）。即使他们的性别与病历中标明的不一样也应该使用这些称谓。米克告诉你，他自认为是变性男，使用男性代名词，所以你也应该这样做。

▶ 一定要记住，变性人可能会表明自己是异性恋、同性恋、女同性恋、酷儿（Queer）或其他性取向，而且这可能会随着时间的推移而发生变化。

▶ 使用开放式问题（例如，"你能告诉我一些你的性行为吗？"），而不是询问特定身体部位的问题，因为这对性别焦虑的患者来说可能很困难。

▶ 如果你在使用代名词或识别性别时搞错了一定要道歉。

▶ 请不要想当然地认为知道他们的性取向。

米克的性取向为"酷儿"，并解释说他有一个主要的女性性伙伴，他们的关系是公开的，而且他的女性性伙伴经常与男性和女性发生性关系。他常规检查人类免疫缺陷病毒，6 个月前最后一次检查是阴性。他从来没有接受过盆腔检查，因为一想到要在"那个位置"做检查就很害怕，他认为自己不需要，因为他所有的性伙伴都是女性。

二、性器官检查

在 https://www.youtube.com/watch?v=lZnQ70WFsoQ 上可以找到一个演示如何进行完整女性生殖器检查的视频。关于完整的男性生殖器检查的一系列视频可以在 https://www.auanet.org/education/medical-student/gu-exam/index.cfm?video=opening 上找到。此外，对因为特定健康问题来访的患者进行针对性的检查就可以了。

检查跨性别患者时的特别注意事项

加利福尼亚大学旧金山分校变性健康卓越中心为跨性别患者进行贴心的体检提供了极好的指导（http://transhealth.ucsf.edu/trans?page=guidelines-physical-examination）。《为变性男患者提供巴氏涂片的技巧》的小册子上有很好的建议（http://checkitoutguys.ca/sites/default/files/Tips_Paps_TransMen_0.pdf）。

三、筛查和预防

应该根据每一个患者的危险因素制定个体化的筛查和检查（参照第七章）。虽然米克是一个变性男，但是也应该根据他的年龄、性别以及性行为建议他进行适当的预防检查。

为此目的的应用软件！

美国预防服务工作组有一个网站（https://www.uspreventiveservicestaskforce.org/BrowseRec/Index）以及一个免费的应用软件（http://epss.ahrq.gov/PDA/index.jsp）可以帮你很快地决定应该推荐哪些筛查检测。

对那些有人类免疫缺陷病毒感染高风险的患者，接触前预防是一个强有力的预防工具。这是一种每天一次的药片（恩曲他滨/替洛福韦），如果使用正确，可以降低高达92%的人类免疫缺陷病毒感染风险。[1,2] 更多的信息可以查看美国疾控中心网站 https://www.cdc.gov/hiv/risk/prep/。

米克否认在过去2周内曾接受过阴道性交。他的尿妊娠试验阴性，所以你今天提供避孕注射。你告诉他，根据他的病史，你建议他做艾滋病毒、衣原体和淋病的检测。你提议衣原体和淋病的尿液检测，并建议他在下一次就诊时带一个他信得过的人陪他做巴氏检查。

四、为未婚人士服务

对于那些没有合法婚姻的人（单身人士、未婚同性恋者、同居者、多种性关系者）应提供咨询，促其采取步骤保护他们的决定。设立医疗服务的预立医嘱（也叫生前意愿），以及指定医疗服务的代言人对所有年龄的人都非常重要。

五、青少年性行为：特别注意事项

> 杰西（Jessi）是一个 15 岁的女孩，预约了时间讨论腹痛的问题。她妈妈陪同来诊，描述她的疼痛持续一个月了，疼痛严重到每周杰西要缺课 1～2 天。杰西描述说疼痛在肚脐周围，没有放射，不伴有发热、呕吐、腹泻以及大便带血。在解释了诊所和州政府有关青少年医疗服务保密的政策后，你让杰西的妈妈离开房间，接着问病史。当你开始询问社交史，问她恋爱的事时，杰西哭了起来，说她几周前试图和男朋友分手，因为他强迫她发生性关系，阻止她和朋友出去玩。他推搡她，叫她婊子，还威胁说要把她的裸照贴到社交媒体上。她不知道该怎么办。

获得青少年性史的技巧：

▶ 务必熟悉你所在州的未成年人同意法，可以从古特马赫研究所开始（The Guttmacher Institute）（https://www.guttmacher.org/state-policy/explore/overviewminors-consent-law）。

▶ 务必向青少年及其父母 / 监护人明确说明保密性及其限度。

▶ 务必与青少年讨论健康的人际关系。在帮助杰西时这一点很重要，她需要知道不管是生理还是心理的霸凌都是不对的，她需要支持来结束这段关系。

▶ 务必在患者表明性取向前最好使用性别中性的词。（比如，"你喜欢谁吗？"）

▶ 避免使用术语。（比如，可用"你有过性行为吗？"而不用"你有性交吗？"）

▶ 务必尽一切努力，在没有父母、兄弟姐妹或伴侣在场的情况下，单独访谈青少年。如上所述，杰西只有在她母亲离开房间后才向你报告她的情况。这是经常发生的情况。

▶ 不要以审问的方式提问（如"你没有无保护的发生性关系，是吗？"）或者在提问时使用可以被认为是消极的肢体语言（如摇头"不"，皱鼻子）。

▶ 不要断定有残疾的青少年就没有性行为。

谈谈同意

同意是一个对每个人都很重要的话题，不分年龄，明确讨论同意是青少年健康关系咨询的重要组成部分。定义同意的其中一种方法是：

▶ 同意可以定义为：同意是说"是"，而不是没有说"不"，而且每次都需要同意。

更多的自学资料

加利福尼亚大学旧金山分校青少年健康工具箱（http: //nahic.ucsf.edu/resource_center/toolkit-youth-centered-care/）。

▶ 针对初级保健医生。

▶ 包括筛查，评估以及转诊的工具。

▶ 青少年和父母 / 看护人手册。

青少年健康工作组健康提供者工具箱系列（https: //www.ahwg.net）。

▶ 包括的主题：创伤与恢复，同意和保密，性健康，行为健康，身体基础知识，青少年健康服务 101。

生殖健康医师：青少年生殖和性健康教育计划网络课程（https: //prh.org/）。

▶ 关于长效可逆避孕计划，对跨性别患者询问性生活史，如何透露自己的性取向、性传染疾病以及更多标准病历视频。

没有暴力的未来（https: //futureswithoutviolence.org）。

▶ 预防、发现以及强调青少年性虐待指南。

▶ 免费下载：青少年安全卡，张贴在诊所的海报。

六、老年人性行为

在美国的一项大型调查中，39.5% 的女性和 67% 的男性在 65 ～ 74 岁的年龄段报告了过去 12 个月里有性行为。大约一半的调查对象报告说至少有一个伤脑筋的性问题，但只有 38% 的男性和 22% 的女性报告说自 50 岁后和医生讨论过性问题。[3]

一些可以帮助你和老年患者谈论性生活的问题[4]

"我想问几个关于性健康的问题；可以吗？"

▶ "关于性生活，在您目前的年龄您感到满意吗？"

▶ "您有什么关于性健康的问题或者疑虑需要讨论吗？"

▶ "您性生活活跃吗？"

▶ "过去一年您有一个以上的性伙伴吗？"

▶ "您有检查过性传染疾病吗？如果您和您的性伙伴任何一方不是专一的性关系时仍然可以发生性传染疾病。"

▶ "有没有因为健康或其他方面的问题限制了您想要达到的性生活能力？"

对性功能有负面影响的健康状况

应特别考虑健康状况，如高血压、糖尿病和关节炎，以及抗抑郁药、抗精神病药、抗惊厥药、胆碱酯酶抑制剂、激素和 β 受体阻滞剂等可能对性功能产生的负面影响，[5] 病史应包括勃起功能障碍、阴道干燥、性交疼痛、早泄、无法达到高潮、性生活缺乏乐趣、性行为焦虑和缺乏性欲等问题。

在与老年患者讨论性生活史时，注意认知状态也很重要。患者可能不愿意或无法讨论与性有关的认知能力下降。痴呆并不一定没有双方自愿的性行为。然而，中重度痴呆会损害决策能力或导致不适当的性行为，包括不必要的言语或身体性行为、性侵犯、公开暴露乳房和 / 或生殖器以及公开手淫。如果你怀疑性虐待和 / 或性剥削，必须向有关当局报告。不适当的性行为通常需要用综合方式处理，包括行为管理策略和对家庭和照顾者的教育。[6]

七、关系

如何处理复杂的人际关系是患者经常咨询家庭医生的又一个问题。当然许多情况可以从讨论和咨询中受益，但有三种情况特别具有破坏性：分居和离婚、性侵犯、丧亲和悲伤。

1. 分居和离婚

几乎一半的第一次婚姻在 20 年内以分居或离婚而告终。[7] 大约三分之一的第一次同居在 5 年内以分居而告终。[8] 在精神压力事件的范围内离婚仅次于丧偶。[9]

在帮助患者渡过分居和离婚这一复杂的情感过程时，医务工作者应不偏不倚地倾听并提供情感支持；安慰患者悲伤是对失去伴侣关系的自然反应；鼓励健康饮食、锻炼和充足睡眠；鼓励参与健康的社交活动；筛选药物滥用并在必要时进行干预；帮助患者识别抑郁症的症状和体征；酌情提供心理健康服务。[10]

如何对经历父母分居和离婚的儿童提供支持

分居或离婚父母的子女在这一过程中的所有阶段都需要特别的关注和支持。离婚压力对孩子的影响因发育阶段而异。在所有年龄段，儿童经常有心身症状作为对愤怒、失落、悲伤、感觉不被爱和其他压力源的反应。然而，负罪感和家庭破裂的责任感也很普遍，一些孩子会觉得他们应该努力修复父母之间的关系。[11]

医务工作者应向儿童和父母提供有关离婚反应的支持和与儿童年龄适合的建议，特别是内疚、愤怒、悲伤和失去关爱的感觉。医务工作者应避免选择立场，并尽量保持与父母双方的积极关系。建议家长不要在孩子面前争吵，不要鼓励孩子站在谁的一边，也不要在孩子面前消极地谈论另一个家长。[11] 尽可能保持孩子的日常生活。任何对正常生活的破坏都应事先由父母双方进行沟通（http://www.helpguide.org/articles/family-divorce/children-and-divorce.htm）。

2. 性侵犯

美国疾控中心将性暴力定义为"未经他人自愿同意而对他人实施的性行为"。[12] 在2012 年对美国成年人进行的一项调查中，近五分之一（18.3%）的女性和七十一分之一（1.4%）的男性报告称，他们一生中的某个时候曾遭受过强奸。[13] 此外，每 11 名女性中就有一名曾被亲密伴侣强奸。[13] 见第二十一章。

应给报告遭遇性侵的患者提供性侵犯法医检查，由性侵护士检查者（Sexual Assault Nurse Examiner，SANE）或有相关资历的医务工作者提供（图 18.2）。这使我们能够迅速收集 DNA 和其他可用于法律诉讼的证据，并提供适当的医疗服务，如性传播感染预防和转诊以处理伤害。医务工作者应联系国家性侵犯热线 1-800-656-HOPE 或当地卫生部门，以确定其执业地点的资源。

性暴力幸存者的长期后果是多方面的，包括焦虑、抑郁、创伤后应激障碍、人际关系紧张、药物滥用、危险性行为、慢性疼痛、胃肠道疾病、偏头痛和其他慢性头痛。[14]

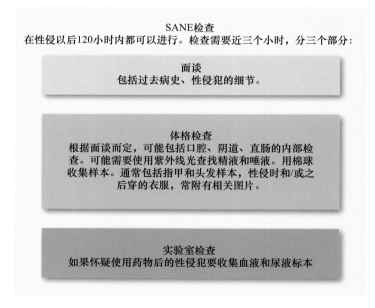

图 18.2 ▶ 性侵护士检查者检查格式

资料来源：Washington University in St. Louis. What to expect from a SANE/forensic exam. 2012。获取渠道：https://shs.wustl.edu/SexualViolence/What-to-do-if-you-have-been-sexually-assaulted/Pages/What-to-expect-from-a-SANEforensic-exam.aspx。2016 年 11 月 21 日进入网站。

3. 丧亲和悲伤

> 吉姆（Jim）是一个有高血压和糖尿病的 71 岁男性，与他一起生活 40 年的妻子去世 13 个月后来诊所看病。他曾经是一个爱开玩笑的人，和太太一起社交活动活跃，但是现在他很少出门，也避免去以前常去的场所和家庭聚会，因为他不想有人提起自己的太太。他现在觉得生活毫无意义，虽然他否认有自杀的计划，但他希望死去，这样他和太太就可以相聚了。他每时每刻都在想念她，不能接受她已死去。他承认自己感觉愤怒和痛苦，在描述他妻子死后的生活时泪流满面。

亲人死亡是老年人中最常见的不幸事件之一。丧亲是经历丧失亲人时的一种状态。悲伤是丧亲的自然反应，以极度哀伤并伴有思念和渴望，对目前的活动兴趣降低，对死者的频繁思念为特征。[15] 通常情况下，急性悲伤会融入日常生活，症状不会影响正常功能。[16]

然而，在极少数情况下，悲伤的时间延长，症状持续严重并造成障碍；这种情况被称为持续性复杂丧亲障碍或复杂悲伤。吉姆就是如此，他的情绪困惑已经超出了通常的悲伤过程，需要更多的关注。复杂悲伤的特点是：长期对逝者的强烈思念、极度悲伤和情感上的痛苦、对逝者和 / 或亲人死亡情况的专注、对任何让病人想起逝者的人、地点和情境的过度回避、难以接受失去亲人的事实，围绕失去亲人的自责、愤怒和痛苦，与他人隔绝的感觉和 / 或在失去亲人后生活缺乏意义和目的的感觉。可能有希望加入死者的自杀念头。[15, 17]

遭遇丧亲之痛，悲伤以及持续性复杂丧亲障碍的患者可能对他们的身体健康有负面影响，死于心脏病和自杀的危险率升高。[15] 应该直接询问老年人关于丧亲的问题，有严重悲伤的患者，医务工作者应该考虑把他们转诊到精神科。新的研究提示，持续性复杂丧亲障碍可以接受心理治疗，而且这应该是治疗的首选。[18] 抗抑郁药在治疗持续性复杂丧亲障碍的作用仍然不是很清楚。[15, 18]

> 你诊断吉姆为持续性复杂丧亲障碍，并把他转诊到精神科进行健康评估和咨询。另外，你建议他寻求社会支持渠道，如民间组织或志愿者服务，并尽可能地与家人和朋友重新接触。

问题

1. 性别认同定义为对自己作为男性，女性，两者皆是或者皆不是的内心感觉。

    A. 正确

    B. 错误

2. 与青少年谈论性行为可能很困难。以下哪一个建议是推荐的？

    A. 告诉患者你认为青少年不应该有性行为

    B. 递给他们小手册以避免尴尬，并询问他们是否有任何问题

    C. 在患者确定了性偏好之前使用中性词（例如，"你喜欢谁吗？"）

    D. 认为他们是异性恋，除非他们告诉你不一样的情形

    E. 使用医学术语

3. 性侵犯后体格检查应该包括下列哪一项？

    A. 由 SANE 护士或有相等资格的人提供

    B. 由患者的初级保健医生提供

    C. 快速进行

    D. 由于患者感觉不舒适，不包括盆腔检查

答案

问题 1： 正确答案是 A。

    如表 18.1 中所列出，性认同是关于自己作为男性，女性，两者皆是或皆不是的内在感觉。

问题 2： 正确答案是 C。

    获取青少年性史的技巧包括使用中性词（例如，"你喜欢谁吗？"）直到患者确立了性偏好。

问题 3： 正确答案是 A。

    应该给予受性侵犯的患者由 SANE 或同等资历医务工作者提供的性侵犯法医检验的选择。（图 18.2）

参考文献

1. Grant RM, Lama JR, Anderson PL, et al. iPrEx Study Team. Preexposure chemoprophylaxis for HIV prevention in men who have sex with men. *N Engl J Med.* 2010;363(27):2587–2599.
2. Baeten JM, Donnell D, Ndase P, et al. Partners PrEP Study Team. Antiretroviral prophylaxis for HIV prevention in heterosexual men and women. *N Engl J Med.* 2012;367(5):399–410.
3. Lindau ST, Schumm LP, Laumann EO, et al. A study of sexuality and health among older adults in the United States. *N Engl J Med.* 2007;357:762–774.
4. Omole F, Fresh EM, Sow C, et al. How to discuss sex with elderly patients. *J Fam Pract.* 2014;63(4):E1–E4.
5. De Giorgi R, Series H. Treatment of inappropriate sexual behavior in dementia. *Curr Treat Options Neurol.* 2016;18(9):41.
6. Alzheimer's Society. Sex and intimate relationships. 2015. Available at: https://www.alzheimers.org.uk/site/scripts/download_info.php?fileID=1801. Accessed October 15, 2016.
7. Copen CE, Daniels K, Vespa J, et al. *First Marriages in the United States: Data From the 2006–2010 National Survey of Family Growth. National Health Statistics Reports; No. 49.* Hyattsville, MD: National Center for Health Statistics; 2012.

8. Copen CE, Daniels K, Mosher WD. *First Premarital Cohabitation in the United States: 2006–2010 National Survey of Family Growth. National Health Statistics Reports; No. 64.* Hyattsville, MD: National Center for Health Statistics; 2013.

9. Dohrenwend BP. Inventorying stressful life events as risk factors for psychopathology: Toward resolution of the problem of intracategory variability. *Psychol Bull.* 2006;132(3):477–495.

10. Segal J, Kemp G, Smith M. Coping with a breakup or divorce. Available at: http://www.helpguide.org/articles/family-divorce/coping-with-a-breakup-or-divorce.htm. Accessed October 15, 2016.

11. Cohen GJ; American Academy of Pediatrics. Committee on Psychosocial Aspects of Child and Family Health. Helping children and families deal with divorce and separation. *Pediatrics.* 2002;110(5):1019–1023.

12. Basile KC, Smith SG, Breiding MJ, et al. *Sexual Violence Surveillance: Uniform Definitions and Recommended Data Elements, Version 2.0.* Atlanta, GA: National Center for Injury Prevention and Control, Centers for Disease Control and Prevention; 2014.

13. Black MD, Basile KC, Breiding MJ, et al. *The National Intimate Partner and Sexual Violence Survey (NISVS): 2010 Summary Report.* Atlanta, GA: National Center for Injury Prevention and Control, Centers for Disease Control and Prevention; 2011.

14. Centers for Disease Control and Prevention. Sexual violence: Consequences. Available at: http://www.cdc.gov/violenceprevention/sexualviolence/consequences.html. Accessed October 15, 2016.

15. Shear MK, Ghesquiere A, Glickman K. Bereavement and complicated grief. *Curr Psychiatry Rep.* 2013;15(11):406.

16. Chentsova Dutton Y, Zisook S. Adaptation to bereavement. *Death Stud.* 2005;29(10):877–903.

17. American Psychiatric Association. *Diagnostic and Statistical Manual of Mental Disorders.* 5th ed. Washington, DC: American Psychiatric Association; 2013.

18. Shear MK, Reynolds CF 3rd, Simon NM, et al. Optimizing treatment of complicated grief: A randomized clinical trial. *JAMA Psychiatry.* 2016;73(7):685–694.

第十九章 皮肤问题

本章要点

1 ▶ 最常见的皮炎类型有：特应性皮炎、脂溢性皮炎、接触性皮炎和钱币状湿疹。

2 ▶ 以阻塞性为主的痤疮可引起粉刺，称为粉刺性痤疮，而发生炎症的痤疮称为炎症性痤疮；前者最好用维甲酸类药物治疗，后者最好用外用或口服抗生素治疗。

3 ▶ 银屑病，涉及小于 5% 体表面积的，通常可以用局部类固醇和维生素 D 治疗；涉及更大面积或有相关的银屑病关节炎时，可以用甲氨蝶呤或生物制剂治疗。

4 ▶ 最常见的皮肤癌按照发病率由高到低分别为：基底细胞癌、鳞状细胞癌和黑色素瘤。

5 ▶ 用手持皮肤镜对皮肤进行实体检查，可以让你在皮肤癌变大、变深，并可能致命之前发现那些相对小且不太严重的病灶。

一、接待患者

在体格检查肺部听诊时，你注意到患者背上有一个 9 mm 的皮肤色素病变（图 19.1）。病变可以按黑色素瘤的 ABCDE 标准（表 19.1）进行诊断。

尽管美国预防服务工作组（USPSTF）认为对成人（一般人群）通过目测筛查皮肤癌的利弊评估证据不足，但尽早发现黑色素瘤可以挽救生命。然而，数据表明，对皮肤癌的筛查确实有利于那些有皮肤癌个人和家族史的人群、免疫抑制人群和各种高危皮肤病患者。

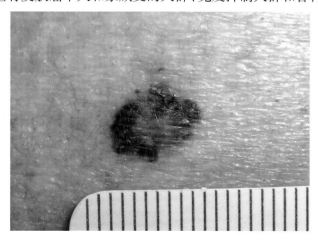

图 19.1 ▶ 皮肤色素病变

表 19.1 ▶ 黑色素瘤的 ABCDE 标准	
ABCDE	**描述**
不对称性（Asymmetry）	病变不对称
边界不规则（Border irregularity）	病变的边缘不规则（参差不齐的、模糊的或有缺口的）
颜色（Color）	有不同的颜色
直径（Diameter）	直径大于 6 mm
变化（Evolution）	病变在颜色、大小和形状上有变化

皮肤镜检查能让训练有素的临床医生发现小到 2～3 mm 的黑色素瘤和无色素沉着的黑色素瘤（图 19.2 和图 19.3）。

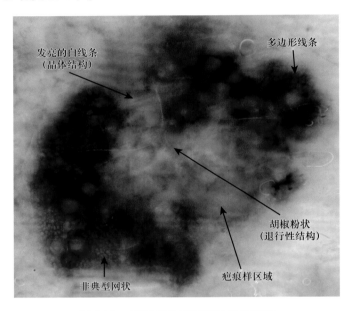

图 19.2 ▶ 原位黑色素瘤伴退行性病变

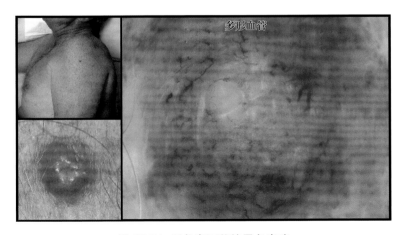

图 19.3 ▶ 无色素沉着的黑色素瘤

　　主治医生用皮肤镜对皮肤病变做进一步查看，注意到有退化性区域和其他可疑点（图 19.2）。碟形手术活检后，病理诊断为原位黑色素瘤。手术安排在下周，家庭科医生切掉了残余的肿瘤及周边 5 mm。这应该有 99% 的治愈机会。

二、诊断皮肤病变的原则

　　虽然我们受过的教育是做体检之前先问病史，但是对诊断皮肤病变，这不是最有效的方法。当患者有皮肤问题或体检时发现皮肤上有什么东西时，立即查看，边看边提问。如果上述病例的学生没有注意到皮肤病变并提请主治医生注意，那么这种病变可能要过很长一段时间才会被发现，大大减少了成功治愈的机会。

　　一种新的观察方法是像上面的例子一样使用皮肤镜（图 19.4），在技术革新的现代，用皮肤镜检查皮肤可以大大提高皮肤检查的质量。

　　皮肤镜使用偏振光和交叉偏振光滤镜来深入观察皮肤。皮肤镜有各种形状和大小，许多公司都有制造。最好的皮肤镜与智能手机和摄像头连接，让你可以拍照，然后将图像放大 10 倍，以便更深入地观察。皮肤镜增加了皮肤癌诊断的敏感性和特异性。[1]

　　除了以上列出的好处外，另一个额外的好处是能够用皮肤镜看到疥疮螨，无须进行刮片和显微镜检查就可以对疥疮作出明确诊断。有关皮肤镜的更多信息，请参阅免费应用程序（Dermoscopy：The Two-Step Algorithm and You）。

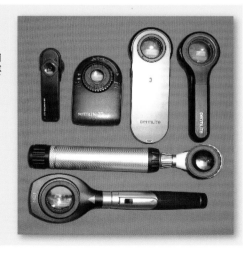

- 将皮肤放大10倍；使用偏振光
- 连接智能手机或照相机
- 让你在小的皮肤癌扩散之前，发现它们
- 让你识别良性的皮肤肿瘤，避免不必要的活检

图 19.4 ▶ 皮肤镜

模式识别在皮肤科的学习和实践中起着很大的作用，人们见识过无数皮肤病例的专家，通过模式识别，大部分病变只要看上一眼，就能立即做出准确的诊断。那么新手怎样才能做到这一点呢？第一步是学习表 19.2 中列出的原发性和继发性皮肤病变的基本模式。这将为你提供适当的词汇和概念模型来观察和描述你所看到的。如果将包括对病变类型和分布的敏锐观察与详细的病史相结合，你将能够做出一个有依据的鉴别诊断。

你可以把从观察和病史中获得的信息对照皮肤病图谱、教科书或咨询会诊医生来完成诊断。有时你可能需要进一步的检查，如活检或培养；然而，你需要对可能的诊断有足够的了解，才能适当地计划活检或实验室评估。对可疑病灶当天进行活检的迅速决定加快了原位黑色素瘤的治疗，增加了治愈的可能性。

表19.2 ▶ 原发性和继发性皮肤病变

皮肤病变	描述
原发性（基础）病变	
斑点	局限性扁平变色（达到 10 mm）
瘢痕	平坦不可触及的变色（＞ 10 mm）
丘疹	隆起的实性病变（达到 10 mm）
斑块	隆起的实性病变（＞ 10 mm）（通常是丘疹的汇合）
结节	可触及的实性（圆形）病变，比丘疹深
风团（荨麻疹）	粉红色水肿斑块（圆形或扁平），高出皮肤，一过性
脓疱	隆起的脓液汇集
水泡	局限性、隆起的液体聚集（直径可达 10 mm）
大疱	局限性、隆起的液体聚集（直径＞ 10 mm）
继发性（序贯）病变	
鳞片（脱皮）	过多的表皮死细胞
结壳	干血清、血或脓的汇集
糜烂	表皮浅层缺损
溃疡	表皮和真皮局灶性缺损
裂缝	表皮和真皮的线性缺损
萎缩	表皮 / 真皮变薄引起的皮肤凹陷
抓痕	抓挠引起的侵蚀
苔藓化	表皮增厚，有明显的皮肤纹

三、临床评估

1. 体格检查

观看和触摸

尝试确定原发性病变和任何继发性病变的类型（见表 19.2）。如果你认为这些病变可能有传染性，如疥疮或疱疹性病变，请使用手套。对于某些病变，如带鳞片的光化性角化病或猩红热的砂纸样皮疹，轻轻地触摸皮肤可以提供很多信息。对于较深的病变，如结节和囊肿，需要深入触诊。

分布

原发性病变是成群、环状、线状排列，还是仅仅散布在皮肤上？例如，单纯疱疹的水泡通常是沿感觉神经的走向而成组分布的，而水痘的水泡通常由于病毒的血液传播而散落分布。确定哪些部位的皮肤受到影响、哪些没有。

扩大查看范围

查看其余的皮肤、指甲、头发和黏膜。患者通常只给你看皮肤的一小部分，似乎不愿意显示其他皮肤。对于许多皮肤病，查看受影响最严重的部位以外的皮肤至关重要。

把你自己想象成一个收集线索的侦探。例如，当考虑银屑病的诊断时，查看指甲凹陷会有帮助。患者的背部或脚上可能有他们没有观察到的病变。例如，患者手部皮疹可能是足部真菌感染的自体湿疹化的表现——如果你不去检查足部真菌，你就会漏诊。有些皮肤病（如扁平苔藓）有口腔病变；在口腔黏膜上发现白色斑块可能会引导你做出正确的诊断。

不要羞于要求患者脱掉鞋子和衣服，向你显示做准确诊断需要的任何身体部位。良好的光源和放大镜有助于区分许多皮肤疾病的形态。或者用智能手机拍摄皮肤病变并在屏幕上放大，可以显示单凭肉眼难以辨别的细节。

2. 病史

一旦你开始查看皮肤，你的病史将更加集中且着重于正确的诊断上。以下信息将帮助你做出诊断并计划治疗：

▶ 皮肤病变的起病和持续时间——持续性或间歇性？

▶ 皮疹出现模式：从哪里开始的？怎样变化？

▶ 任何已知的诱因，如药物暴露（处方药和非处方药）、食品、植物、阳光、外用制剂、化学品（职业和爱好）？

▶ 皮肤症状：瘙痒、疼痛。

▶ 全身症状：发热、寒战、盗汗、疲劳、虚弱、体重减轻。

▶ 潜在的疾病：糖尿病，人类免疫缺陷病毒（HIV）。

▶ 家族史：痤疮、过敏性皮炎、银屑病、皮肤癌、非典型痣。

3. 实验室检查

在大多数情况下，实验室检查用于证实根据病史和体检做出的临床诊断。皮肤科最重要的实验室检查是：

▶ 显微镜检查：在诊断真菌感染时，将一些皮鳞刮到显微镜载玻片上，加入 KOH（用真菌染色剂或二甲基亚砜），寻找皮肤癣菌的菌丝或念珠菌的假菌丝，或者糠秕孢子菌。

▶ 培养试验：可能对某些怀疑细菌、病毒或真菌的感染有用。

▶ 血液检查：快速血浆反应素和抗核抗体有助于确定未知病变的病因是否为梅毒或红斑狼疮。

▶ 伍德（Wood）光（紫外线）检查：有助于头癣和赤癣的诊断。由小孢子菌引起的头癣产生绿色荧光，毛癣菌不发光。赤癣菌有珊瑚红荧光。

▶ 手术活检：可作为皮肤癌、良性肿瘤或不明皮疹的诊断和治疗工具。合理的鉴别诊断有助于你选择合适的活检方法——通常是削切或打孔活检。如果怀疑是黑色素瘤，建议进行切除活检（蝶状切除或椭圆切除），以确保获取黑色素瘤的最深层做分期鉴定。剃须刀刀片可以有效地进行碟状活检（深度削切），获得够宽且够深的组织，以提高诊断的准确性。

四、皮炎分类

某些最常见皮炎的类型在表 19.3 中进行了描述。

面部最常见的皮肤病类型（不包括肿瘤）是痤疮和酒渣鼻（表 19.4）。狼疮虽然并不常见，但有累及面部皮肤的倾向。

1. 银屑病

银屑病是一种慢性免疫介导的疾病，以表皮增生和炎症为特征。在肤色浅的人群中，病变界限分明，呈三文鱼色，鳞状区内有白色或银色增厚的鳞片（图 19.5），但在肤色深的人群中鳞片可能为银色或色素加重。受累区域包括头皮、指甲和四肢的伸肌表面、肘部、膝盖、骶骨和生殖器。

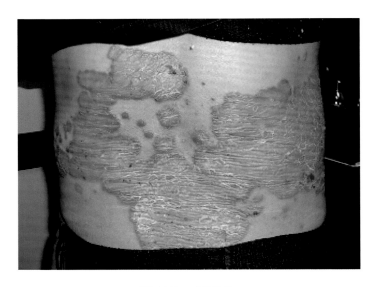

图 19.5 ▶ 银屑病

银屑病变也可能是像水珠般的颗粒滴状；在皮肤摩擦区域，如腹股沟和臀间的皱褶之间，可能为平的；或者在掌心或脚底时称为掌跖。20% ～ 40% 银屑病患者有银屑病指甲变化。[2]这些指甲变化包括凹陷、甲剥离、甲下角化病。银屑病患者也可能患有银屑病关节炎。

表 19.3 ▶ 常见皮炎分类

类型	特点	治疗	图片
特应性（又称为湿疹）	在儿童从脸部开始，然后累及弯曲的区域	润肤剂，局部类固醇，钙调神经磷酸酶抑制剂	

类型	特点	治疗	图片
接触性	由过敏原或一种刺激物引起的过敏性或刺激性皮炎（常见诱因为毒常春藤和镍金属）	识别并避免造成病变的物质，局部类固醇	
脂溢性	引起头皮上的头皮屑和面部红斑剥落区，是对马拉色菌糠秕的一种反应	抗头皮屑洗发精，局部抗真菌试剂以及局部类固醇	
钱币样	钱币样红肿和鳞片区，通常见于肢体	润肤剂和局部类固醇	

银屑病的治疗方案多种多样。[3]银屑病涉及的体表面积不足 5% 时，通常可以用局部类固醇和局部维生素 D 治疗。患者有更大的受累面积或银屑病关节炎时，应使用氨甲蝶呤

或生物制剂治疗。窄带紫外线 B 光是一种适用于有大面积皮肤受累但没有银屑病关节炎的患者。局部焦油和水杨酸洗发水对头皮银屑病有用。其他治疗更严重银屑病的口服制剂包括环孢素、口服维甲酸和阿普司特。

表 19.4 ▶ 常见面部皮肤病变

病名	特征	治疗	图片
粉刺型痤疮	毛囊皮脂腺单位阻塞引起的开放性和封闭性粉刺	局部试剂，比如过氧化苯甲酰和维甲酸；维甲酸最为有益	
炎性和囊性痤疮	当毛皮脂腺单元破裂导致丘疹、脓疱、结节和囊肿时发生。囊性痤疮是指有严重炎症变化的痤疮	从局部或口服抗生素开始，加入另一种局部药物，如过氧化苯甲酰和维甲酸，保留口服异维A酸治疗最严重的顽固性病例	
红斑酒渣鼻	红肿，毛细血管扩张、丘疹和脓疱（无粉刺）	局部甲硝唑、壬二酸、强力霉素或米诺环素	
狼疮（盘状或系统性）	有或无疤痕的红斑，尤指蝴蝶形或颧骨分布	口服羟基氯喹和需要时免疫抑制剂	

银屑病最常见的治疗包括局部类固醇（表 19.5），其中强力软膏最有效。避免使用全身类固醇治疗银屑病，因为这会导致严重的病情加重和全身性脓疱病。

表 19.5 ▶ 局部皮质类固醇的药效

药效	普药名称（按类举例）
"超效"（1 级）	氯倍米松
高效（2 级和 3 级）	醋酸氟轻松
中效（4 级和 5 级）	曲安奈德
低效（6 级和 7 级）	氢化可的松、地索尼德

2. 皮肤感染

皮肤感染可以是细菌、真菌、病毒或寄生虫 / 害虫侵袭，如表 19.6 至表 19.9 所示。[4]

表 19.6 ▶ 细菌皮肤感染

诊断	皮肤深度	病因	治疗	图片
脓包病	表浅（表皮）	GABHS 以及 S. aureus（通常为 MSSA）	莫匹罗星软膏或者口服治疗 MSSA 的抗生素	
蜂窝织炎	更深层（累及真皮）	主要是 GABHS，但如果是化脓性的，怀疑 S. aureus，可能是 MRSA	口服抗生素覆盖 MSSA；如果发现化脓，使用抗生素覆盖 MRSA。根据严重程度和免疫状况决定是否住院治疗	
脓肿	皮下感染袋，累及皮肤浅层较多	大多为 S. aureus（MRSA 比例很高）	切开引流是主要治疗方法，如果周围有蜂窝织炎，可口服抗生素覆盖 MRSA。根据严重程度和免疫状况决定是否住院治疗	

诊断	皮肤深度	病因	治疗	图片
坏死性筋膜炎	最深（累及肌肉）	GABHS 和很多其他的微生物	住院，并咨询外科医生即刻手术。根据可疑细菌积极静脉注射抗生素。有培养结果时重新评估	

GABHS，A 组 β 溶血性链球菌；MRSA，抗甲氧西林金黄色葡萄球菌；MSSA，甲氧西林敏感金黄色葡萄球菌；S. aureus，金黄色葡萄球菌。

表 19.7 ▶ 浅表真菌皮肤感染

诊断	位置	微生物	治疗	图片
头癣	头皮	皮肤癣菌——犬小孢子菌（m.c.），毛发癣菌和其他	口服抗真菌药	
体癣 足癣（手癣）股癣	躯体 足（手）腹股沟	皮肤癣菌——犬小孢子菌（m.c.），红色毛癣菌	小面积局部抗真菌，大面积或耐药口服抗真菌	
甲真菌病	指甲	皮肤癣菌——犬小孢子菌（m.c.），红色毛癣菌	口服特比萘芬数月，外用药物疗效低	

续表

诊断	位置	微生物	治疗	图片
花斑癣	躯干，但可累及颈部和手臂	糠秕马拉色菌（糠秕孢子菌）	外用唑类抗真菌药或硒和/或一次口服氟康唑 400 mg	
念珠菌感染（鹅口疮、龟头炎、阴道炎和擦烂）	口、生殖器、腹股沟和皮肤褶皱	白念珠菌和其他念珠菌	外用唑类、制霉菌素或口服氟康唑（剂量根据部位和免疫状态而定）	

3. 皮肤癌

最常见的皮肤癌见表 19.10 和表 19.11；它们是[5-7]：

▶ 基底细胞癌（Basal Cell Carcinoma，BCC）：最常见。

▶ 鳞状细胞癌（Squamous Cell Carcinoma，SCC）：其次。（图 19.6）

▶ 黑色素瘤：4%（最为罕见但最致命）。

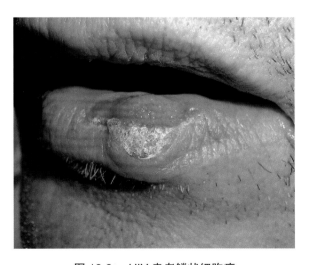

图 19.6 ▶ HIV 患者鳞状细胞癌

表 19.8 ▶ 病毒性皮肤感染

诊断	特征	治疗	图片
尖锐湿疣，疣（人乳头瘤病毒）	尖锐湿疣可能有类似花椰菜的外观。疣可以是疣状的，扁平的或跖疣。通常没有疼痛，但可能有瘙痒	冷冻疗法，局部外用水杨酸，局部咪喹莫特	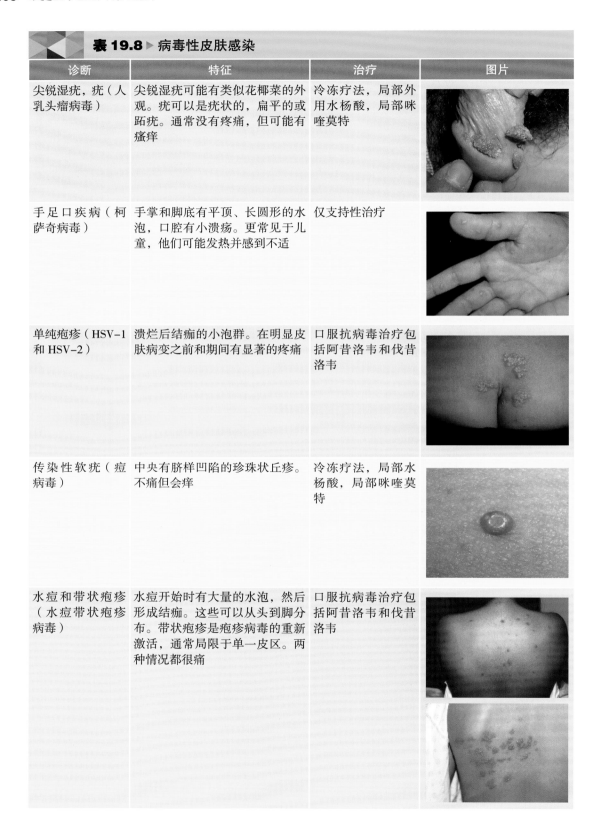
手足口疾病（柯萨奇病毒）	手掌和脚底有平顶、长圆形的水泡，口腔有小溃疡。更常见于儿童，他们可能发热并感到不适	仅支持性治疗	
单纯疱疹（HSV-1 和 HSV-2）	溃烂后结痂的小泡群。在明显皮肤病变之前和期间有显著的疼痛	口服抗病毒治疗包括阿昔洛韦和伐昔洛韦	
传染性软疣（痘病毒）	中央有脐样凹陷的珍珠状丘疹。不痛但会痒	冷冻疗法，局部水杨酸，局部咪喹莫特	
水痘和带状疱疹（水痘带状疱疹病毒）	水痘开始时有大量的水泡，然后形成结痂。这些可以从头到脚分布。带状疱疹是疱疹病毒的重新激活，通常局限于单一皮区。两种情况都很痛	口服抗病毒治疗包括阿昔洛韦和伐昔洛韦	

表 19.9 ▶ 常见的昆虫侵袭

诊断	治疗	图片
疥疮（疥螨）	外用氯菊酯，其他外用药物，口服伊维菌素	
虱子（头、体、会阴部）（头虱、体虱、阴虱）	外用氯菊酯，其他外用药物，口服伊维菌素	
皮肤幼虫移行症（钩虫瘤）	口服阿苯达唑或伊维菌素	

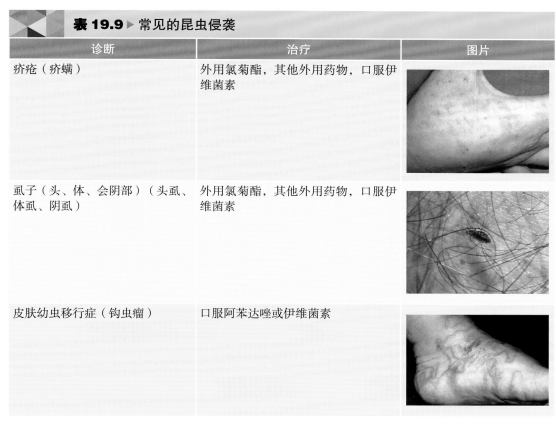

表 19.10 ▶ 基底细胞癌

类型	特征	侵袭性	图片
结节样	隆起、珍珠样、毛细血管扩张、溃疡	侵袭性中度，尤其是微结节	

类型	特征	侵袭性	图片
表浅性	相对平整、线状边界、点状色素沉着	侵袭性最低	
硬化型 / 浸润型	疤痕样、硬结的，可能隆起或溃疡	侵袭性最强	

表 19.11 ▶ 黑色素瘤种类

类型	特征	侵袭性	图片
浅表扩散癌	可能满足至少两个 ABCDE 标准	侵袭性最低，直到垂直生长期	
结节样	凸起，可能只有一种颜色，可能黑色或者甚至粉色	侵袭性最强，迅速垂直生长	
恶性雀斑样痣	容易出现在有明显日晒的老年人脸上，可能是扁平的，生长缓慢	倾向于水平生长而且缓慢。由于最常见于脸部，治疗很可能困难	

类型	特征	侵袭性	图片
指端雀斑样痣	发生在手和脚上，包括指甲	侵袭性可以极强	
无色素性	通常为粉红色或皮肤色，可为粉红色结节	侵袭性可能非常强，不能用 ABCDE 标准进行识别	

日晒是最重要的危险因素，其他危险因素包括阳性家族史和皮肤白皙。这些癌症的发病率随着年龄的增长而增加，可能是由于日晒的累积。然而，所有这些皮肤癌都可能发生在未暴露在日光下的区域。

基底细胞癌和鳞状细胞癌最常见于头颈部，其次是躯干和四肢。鳞状细胞癌多见于免疫抑制患者，如服用药物预防移植排斥反应的患者。鳞状细胞癌出现在下唇，也可能出现在手、生殖器和肛周等与人类乳头状瘤病毒接触有关的区域。

防晒对预防皮肤癌和光照性皮肤衰老至关重要。防晒措施包括：

▶ 避免日照，尤其是正午的阳光；

▶ 穿防护服；

▶ 戴防护帽，尤其是宽边的；

▶ 涂防晒霜。

问题

1. 评估皮肤病变患者时，下列哪一项增加了皮肤癌诊断的敏感性和特异性？

   A. 病变发生史

   B. 病变的诱因

   C. 病变存在糜烂

   D. 使用伍德（Wood）光检查

   E. 使用皮肤镜检查

2. 一位家长带着一个 4 岁的孩子来就诊，这个孩子的脸上开始有发痒的丘疹，现在主要位于手臂和腿的弯曲部位。这位患者可能有下列哪种情况？

   A. 接触性皮炎

   B. 湿疹（特应性皮炎）

   C. 脂溢性皮炎

   D. 脓疱病

   E. 体癣

3. 你在诊治一位主要为开放性和封闭性粉刺的青少年。非处方面霜没有帮助。以下哪一种对这类痤疮最有益？

   A. 局部外用维甲酸

   B. 局部外用抗生素

   C. 口服抗生素

   D. 口服异维甲酸

4. 关于银屑病以下哪一项是正确的？

   A. 病变为弥漫性和丘疹性

   B. 几乎所有的患者都有指甲的变化

   C. 局部类固醇和局部维生素 D 通常是有益的

   D. 全身类固醇用于更严重的银屑病患者

   E. 如果出现银屑病关节炎，使用窄带紫外线 B 光

5. 下列哪一项皮肤癌的评价和治疗是正确的？

   A. ABCDE 标准有助于确定 BCC 的诊断

   B. 鳞状细胞癌最常见

  C. 家族史是最重要的危险因素

  D. 防晒是预防皮肤癌的关键

  E. 无色素性黑色素瘤是侵袭性最低的

答案

问题 1：正确答案是 E。

  皮肤镜提高了皮肤癌诊断的敏感性和特异性。

问题 2：正确答案是 B。

  如表 19.3 所示，特应性皮炎始于儿童的面部，然后累及弯曲部位。

问题 3：正确答案是 A。

  如表 19.4 所示，粉刺型痤疮的治疗包括局部药物，如过氧化苯甲酰和维甲酸类药物，维甲酸类药物是最有益的。

问题 4：正确答案是 C。

  银屑病的治疗方法多种多样。银屑病累及不到 5% 的体表面积时通常可以用外用类固醇和外用维生素 D 治疗。银屑病最常见的治疗方法包括外用类固醇（见表 19.5），其中强力软膏最有效。

问题 5：正确答案是 D。

  防晒对于防止皮肤癌和光照老化是必不可少的。防晒措施包括避免日照，特别是正午的阳光；穿防护服；戴防护帽，特别是宽边的；涂防晒霜。

参考文献

1. Argenziano G, Puig S, Zalaudek I, et al. Dermoscopy improves accuracy of primary care physicians to triage lesions suggestive of skin cancer. *J Clin Oncol*. 2006;24(12):1877–1882.

2. Edwards F, de Berker D. Nail psoriasis: clinical presentation and best practice recommendations. *Drugs*. 2009;69(17):2351–2361.

3. Hsu S, Papp KA, Lebwohl MG, et al. Consensus guidelines for the management of plaque psoriasis. *Arch Dermatol*. 2012;148(1):95–102.

4. Stevens DL, Bisno AL, Chambers HF, et al. Practice guidelines for the diagnosis and management of skin and soft tissue infections: 2014 update by the Infectious Diseases Society of America. *Clin Infect Dis*. 2014;59(2):e10–52.

5. Katalinic A, Kunze U, Schäfer T. Epidemiology of cutaneous melanoma and non-melanoma skin cancer in Schleswig-Holstein, Germany: incidence, clinical subtypes, tumour stages and localization (epidemiology of skin cancer). *Br J Dermatol*. 2003;149(6):1200–1206.

6. Leiter U, Eigentler T, Garbe C. Epidemiology of skin cancer. *Adv Exp Med Biol*. 2014;810:120–140.

7. Rogers HW, Weinstock MA, Feldman SR, et al. Incidence estimate of nonmelanoma skin cancer (keratinocyte carcinomas) in the U.S. *population*, 2012. *JAMA Dermatol*. 2015;151(10):1081–1086. http://jamanetwork.com/journals/jamadermatology/fullarticle/2281227.

第二十章 慢性疼痛

本章要点

1 ▶ 在制订治疗计划之前，需要对疼痛进行全面的评估。

2 ▶ 管理慢性疼痛的方法通常用多学科管理为最佳。

3 ▶ 疼痛管理包括非药物性和药物性治疗。

4 ▶ 阿片类药物治疗慢性疼痛引发了更为复杂的问题，包括适当的病人选择、滥用和误用、副作用和特殊的监测程序。

5 ▶ 仔细记录目标、对治疗的反应和治疗计划的修订对于安全有效的慢性疼痛管理至关重要。

6 ▶ 丁丙诺啡和纳洛酮正成为治疗慢性疼痛和滥用障碍的有效辅助药物。

玛莎（Martha）是一位43岁的妇女，她来诊所建立医患关系。她把病历转到了你诊所，并带来了一份复印件。她有一份工作，吸烟，每周饮酒不超过两杯。她唯一的健康问题是纤维肌痛。她以前的医生给她每日三次氢可酮/APAP治疗纤维肌痛，必要时每日加服一次，而她通常需要加服一次。她担心自己的处方28天内到期，需要续药（120片）。

慢性疼痛是初级保健中最常见，也是最难处理的问题之一。[1]美国有1亿多人患有慢性疼痛，造成每年5600亿～6000亿美元的经济负担。[2-5]随着人口老龄化，我们可以预测会有更多的患者因为慢性疼痛而就医。

在过去的10年里，我们目睹了疼痛医学领域涌现出大量的指导方针、法规、专家门诊、研究、疼痛杂志和专业培训。[6]指导方针的主要推动因素之一，包括美国卫生总署（Surgeon General）的新建议，是因为美国每年因阿片类药物而死亡的人数巨大（2014年为28647人，2015年为33091人），现已超过每年因车祸而死亡的人数。[7]

尽管如此，初级保健仍然存在疼痛管理不足的问题。部分原因是缺乏治疗知识、疼痛评估技能、害怕监管审查等医生层面的障碍，以及呼吸抑制、睡眠呼吸暂停恶化、过量和死亡、骨折风险增加和阿片类药物使用障碍等患者层面的因素。[8]

在初级保健中成功地管理多种疼痛综合征需要一个综合性、有组织的方法。常见的疼痛情形包括慢性颈部和下背部疼痛、偏头痛和其他头痛综合征、骨关节炎、纤维肌痛、慢性腹痛和盆腔痛、糖尿病神经病变、带状疱疹后神经痛、继发于神经系统疾病或损伤的幻肢痛、卒中后疼痛、多发性硬化和混合性疼痛综合征。

一、慢性疼痛治疗的一般方法

　　慢性疼痛治疗计划应该是全面的，包括综合评估、基于诊断和疼痛机制制订的治疗计划、患者教育和现实的目标设定。治疗计划包括维持和监测阶段。[6-9] 治疗计划应满足患者的生理、社会、功能和心理需求，[10] 以提高生活质量、增加功能和减少痛苦为目标。

　　并非三个目标全都能实现。虽然指南中推荐了治疗方式，但大多数治疗方案的有效性缺乏实际证据。成功的治疗一方面需要缓解疼痛和提高生活质量，另一方面需要降低药物副作用和风险，从而达到一个良好平衡（图 20.1）。

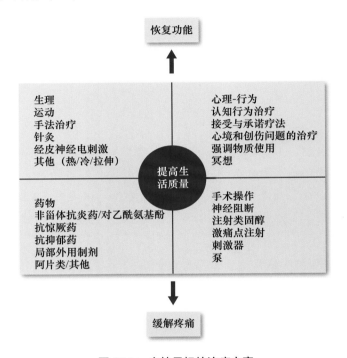

图 20.1 ▶ 支持目标的治疗方案

资料来源：Massachusetts Medical Society Webinar "Incorporating the New Opioid Prescribing Guidelines into Practice" by Daniel Alford，MD，MPH，FACP，FASAM. http: //www.massmed.org/Patient-Care/Health-Topics/Opioids/ Incorporating-the-New-OpioidPrescribing-Guidelines-Into-Practice-（Webinar）。

　　第一步，应该审核玛莎的病历记录，以确定她的治疗计划是否恰当。

　　全面和有组织的方法如表 20.1 所示。这一方法是基于 2013 年美国各州医学委员会联盟（Federation of State Medical Boards，FSMB）关于使用阿片类镇痛剂治疗慢性疼痛的示范政策而定。[9] 通过遵循这种框架来克服诸如阿片类药物非法转让、成瘾和滥用，缺乏知识，对阿片类药物副作用的担忧和对监管审查的恐惧[11, 12]之类的挑战。

表 20.1 ▶ **在治疗慢性疼痛中阿片类镇痛药的使用方法** [a]

患者评估

获取病史和体格检查并记录，包括：

- 疼痛的性质 / 强度
- 目前 / 既往疼痛的治疗
- 潜在 / 共存的疾病或条件
- 疼痛对功能的影响（生理 / 心理）
- 药物滥用史
- 如果临床上需要使用受管制的药物需要记录在案

治疗计划

书面治疗计划应：

- 写明决定成功的客观表现
- 注明是否需要进行进一步的诊断检查
- 强调心理社会和生理功能
- 调整治疗以满足患者需求
- 除药物治疗外，使用非药物治疗法

知情同意和治疗协议

- 与患者或代理人讨论药物治疗的风险 / 好处
- 患者应尽可能从一个医生和药房获得处方
- 高危患者应签订书面协议，包括：
  - a. 按要求进行尿液药物筛查
  - b. 药物补充数量和频率的书面记录
  - c. 可能终止药物治疗的原因（违反协议）

咨询

愿意接受转诊来达到目标。应特别注意有药物误用、滥用或处方药非法转让的患者。以下人员可能需要会诊：

- 精神疾病
- 药物滥用问题（过去或现在）

定期审查

临床医生应：

- 定期审核疼痛治疗的过程和任何关于疼痛病因的新信息
- 基于下列情况评估和修改药物治疗：
  - a. 患者对药物的反应
  - b. 功能改善 / 降低的客观证据
  - c. 如果进展不令人满意，评估是否继续或改进治疗

医疗病历

医疗记录应包括：

- 病史和体格检查
- 诊断检查和实验室结果
- 评估和会诊咨询
- 治疗目标和治疗
- 知情同意和风险与获益的讨论
- 药物和续药的记录
- 指导和协议
- 定期审查

记录应该随时更新，易于获取及审核

续表

遵守受管制物质的法律和法规
- 必须符合州和联邦法规的相关文件
- 相关文件请咨询美国禁毒局（USDEA）和美国各州医学委员会

a 资料来源：Model Policy on the Use of Opioid Analgesics in the Treatment of Chronic Pain. Federation of State Medical Boards of the United States，Inc. 获取渠道：http://www.fsmb.org/Media/Default/PDF/FSMB/Advocacy/pain_policy_july2013.pdf，2016 年 12 月进入网站。

当存在并发的精神病症时，病人物质滥用的风险很高，此时专科治疗、会诊或转诊疼痛管理专家可能会有帮助，而且也恰当。[12] 像玛莎这样的慢性疼痛患者通常伴有情绪障碍，因此询问这方面的问题很重要。在遭受过生理、心理或性虐待的成年幸存者中某些类型的慢性疼痛更为常见。创伤后应激障碍（Posttraumatic Stress Disorder，PTSD）的诊断同样增加了慢性疼痛的风险。

二、慢性疼痛的类型

慢性疼痛的特征是伤害性疼痛或神经病理性疼痛。

▶ 伤害性疼痛源于组织损伤和 / 或炎症，通常来自肌肉骨骼、炎症或机械性 / 压迫。与伤害性疼痛相关的常见原因包括骨关节炎、腰痛和外伤后疼痛。非甾体抗炎药和阿片类药通常对伤害性疼痛有效，表明这类疼痛与阿片受体有关。

▶ 神经病理性疼痛的产生是由于病理过程造成了周围或中枢神经系统的神经组织破坏或损伤。许多医学疾病与对神经元的损伤或毒性效应有关，导致神经信号处理的改变。神经性疼痛通常被描述为"灼烧、电流、电击、闪电、冷冻、放射痛、刺痛或刀割样痛"。常见的例子包括糖尿病神经病变、带状疱疹后神经痛、三叉神经痛，也可能是纤维肌痛。神经病理性疼痛主要对非阿片类辅助药物如抗惊厥药和抗抑郁药有反应。

▶ 大多数慢性疼痛综合征是混合性疼痛综合征，既有伤害性成分，也有神经病理性成分。因此，慢性疼痛很少对单一的药理学干预有反应。这一概念为使用不同机制的药物组合提供了基础。

三、临床评估

1. 病史和体格检查

慢性疼痛评估包括疼痛史、既往病史、社会和精神病史以及体检。评估疼痛的性质、类型、时间、分布以及缓解和加剧因素都很重要。为此可以：

▶ 确定疼痛为伤害性疼痛（组织损伤）、神经病理性疼痛（对神经或非神经损伤的神经反应）或两者兼而有之。

▶ 使用视觉模拟量表，如表情疼痛量表对疼痛进行量化（http://www.iasp-pain.org/Education/Content.aspx?ItemNumber=1519）和 / 或用 0 ～ 10 数字量表。这些量表已经过验证，而且使用起来简单，可用于幼儿、认知障碍者和语言障碍者。它们有助于识别疼痛和记录治疗反应。[13, 14] 玛莎两次服药之间的疼痛按 10 分计有时是 8 分。

病史应包括过去对疼痛状况的评估、手术和非手术治疗、所有非药物和药物治疗，以及任何共病和精神疾病。应记录疼痛对患者生活质量、活动、工作、睡眠、情绪和人际关系的影响。

医生应查阅过去的病历和记录，以确认是否达到需要恢复和继续以前治疗的标准。建立并确认合理可信的慢性疼痛诊断十分重要；应警惕比如诈病、做作性障碍、觅药行为，或其他反常行为，如有迹象，考虑做进一步调查。

社交和精神病史会提醒医生其他可能影响达到疼痛治疗目标的因素，如现在或过去的物质滥用、抑郁、焦虑。目前的功能状态和支持系统也很重要。

还应评估患者滥用阿片类药物的风险。第二十三章有关于阿片类药物风险评估工具的信息。其他工具可以在本章的参考资料中找到。[13, 15-18] 此外，州处方药监测计划（Prescription Drug Monitoring Programs, PDMPs）已在几乎所有州颁布或实施。[19] 该计划从医生和药房收集处方数据，并将数据提供给监管机构和医务工作者。相信这些计划将有助于确定、减少和可能消除药物非法转手途径。[20]

对那些可能滥用阿片类药物风险的患者，例如那些以前或现在有物质滥用史，或有严重精神疾病的患者，你可以选择修改治疗方案或把他们转介给疼痛专家。

体格检查可用来评估疼痛区域的客观发现，确定神经和肌肉骨骼功能，并观察由慢性疼痛引起的任何身体残疾。

在回顾了玛莎的病史后发现，虽然她一直在抵抗抑郁症，但从未接受过正式治疗。她的症状评估很全面，符合纤维肌痛的诊断标准。她没有尿检记录，没有滥用药物的危险信号，也没有证据显示进行过阿片类药物风险工具的筛查。因为纤维肌痛的客观诊断和体征很少，这使得治疗更具挑战性。

2. 诊断测试

有时可能需要诊断测试以判断或验证一个诊断，排除更严重的疾病，以及确定其他的共病。基于患者的主诉，测试可能包括实验室检查和放射学调查。介入性诊断测试偶尔也可能有助于澄清患者疼痛的原因。

如果磁共振成像（MRI）结论不确定时用包括选择性脊神经根阻滞等干预性诊断确定病理水平；用椎间盘造影以确定椎间盘是否为"疼痛的原因"；以及射频消融前使用神经阻滞，以预测治疗效果。

四、管理

新的指南不建议使用阿片类药物治疗纤维肌痛，因此你认为玛莎的疼痛管理可能需要改变和更新。

慢性疼痛的一般管理包括制订和记录治疗计划，并设立实际的治疗目标。治疗计划应有可实现的目标，如改善功能和生活质量。慢性疼痛的治疗选项应包括非药物治疗和药物治疗。非药物治疗包括生活方式和心理治疗、补充和替代医学、理疗，以及介入性治疗。药物治疗包括辅助药物、非阿片类和阿片类镇痛剂。

当选择使用阿片类药物时，应遵循美国各州医学委员会联盟的指南。美国各州医学委员会联盟强调通过以下方式选择合适的患者：评估药物滥用的危险因素、阿片类药物的使用协议、阿片类药物的选择、定期审查治疗效果、使用尿液药物检测、处理精神问题和尽量减少药物副作用。

1. 制订和记录治疗计划

适当的治疗选择取决于患者疼痛的特征或机制、特定的疼痛障碍诊断，和疼痛强度。[21]一旦确定了疼痛障碍的诊断，就可以制订并记录个体化治疗计划，并与患者讨论诊断、治疗方案和治疗目标。

成功的管理始于患者教育和设定实际的目标。[21]彻底解除痛苦是一个不太现实的目标；重点应该是提高生活质量。不管是否药物治疗，都应该首先尝试非药物的选择。[6]非药物治疗，如理疗、运动、瑜伽、咨询、放松或认知行为治疗，都需要患者的参与和动力。这需要时间。虽然希望这些策略能改善机体活动能力、健康、情绪、睡眠和整体健康，但对于那些避免参与任何可能加剧疼痛的活动（即所谓的疼痛回避循环）的患者来说，这可能是非常困难的。

药物治疗取决于疼痛障碍的诊断，以及潜在的疼痛机制是否具有伤害性疼痛、神经病理性疼痛或混合性疼痛的特征（表 20.2）。[1,8,11,21,22]

最初的药物选择应该是非阿片类药物。如果使用阿片类药物，则从较弱的短效阿片类药物开始，必要时调高计量。用混合药物针对疼痛路径的不同部位，并利用药物副作用和叠加效应治疗并存的其他问题。[23]

表 20.2 ▶ 基于疼痛类型的初步药物选择

伤害性疼痛	神经病理性疼痛	混合性疼痛
一线用药 • 非甾体抗炎药物，高剂量对乙酰氨基酚	一线用药 • 局部利多卡因、三环类抗抑郁药，5- 羟色胺去甲肾上腺素再摄取抑制剂（SNRI），加巴喷丁或者普瑞巴林	一线用药 • 非甾体抗炎药、高剂量对乙酰氨基酚
二线用药 • 阿片类	二线用药 • 曲马多或阿片类	二线用药 • 抗抑郁药、抗惊厥药、局部利多卡因
三线用药 • 辅助抗抑郁药、抗惊厥药、局部利多卡因	三线用药 • 其他阿片类、局部辣椒素，抗惊厥药（比如卡马西平、丙戊酸钠）	三线用药 • 阿片类 / 非阿片类混合药（受非阿片类成分的最大剂量的限制）

阿片类药物已被证明能改善中重度急性疼痛；[24] 然而，支持长期使用阿片类药物减轻慢性疼痛和改善慢性疼痛患者功能的证据不太有力。[25] 尽管如此，共识仍倾向于在有适当监督的、经过筛选的、中重度慢性疼痛患者中使用阿片类药物治疗。玛莎可能属于这一类，但如果她有潜在的抑郁症，应考虑替代或辅助治疗。

使用阿片类药物的决定应基于一套先前已审查过的指导原则，必须确定使用阿片类药物的理由并做记录。处方者还应清楚地了解阿片药代动力学以及阿片类药物使用的预期和非预期后果。这些包括耐药、依赖、成瘾、假性成瘾、滥用和副作用。每位临床医生还应熟悉在其执业的每个州使用管制药物治疗疼痛的规章制度。

滥用或成瘾问题在使用阿片类药物的患者中占 8% ～ 29%。[26] 滥用药物的最强预测因素是药物滥用的个人或家族史、年龄较轻、有精神疾病。[26] 其他已知的危险因素是年龄小于 41 岁、男性、失业、精神病共病（人格障碍、焦虑障碍、抑郁障碍或双相情感障碍），以及诸如违法行为或机动车肇事史等社会因素。[27]

高危患者可以接受阿片类药物治疗，但可能需要更严格的监控，包括其他管制。这可能包括更频繁的随诊，增加随机尿检（Urine Drug Testing, UDT），以及每次就诊时提供更少的药物。当滥用的风险超过使用阿片类药物的好处时，可能需要成瘾专家或疼痛专家的建议。

有必要让患者了解阿片类只是多种治疗计划的一部分。目前的指南建议，在 0 ～ 10 疼痛量表上改善 2 ～ 3 分是合理的预期。[27] 更重要的是，设定一些小但可实现的功能目标，如步行三个街区、重新回到工作岗位或增加户外活动，将有助于患者保持积极但是现实的心态。同时应该强调烟草使用和体重问题。

知情同意和治疗协议是通过使用"阿片类药物协议"来实现的。[28] 该协议提供了诊断、药物、医患之间关于阿片类药物使用的讨论以及预期和非预期使用后果的书面文件。该协议还包括患者必须遵守的用以提高阿片类药物使用安全性并限制滥用风险的条件。《家庭实践管理》杂志的协议样本如下：https://www.aafp.org/fpm/2010/1100/fpm20101100p22-rt1.pdf。

2. 阿片类药处方

谨慎的处方和明智的使用是成功使用阿片类药物治疗疼痛的关键。美国疾控中心（CDC）有慢性疼痛开阿片类药物处方指南（https://www.cdc.gov/mmwr/volumes/65/rr/rr6501e1.htm#），摘要见方框 20.1，以及清单（https://www.cdc.gov/drugoverdose/pdf/PDO_Checklist−a.pdf）。

方框 20.1　慢性疼痛开阿片类药物处方指南

▶ 首选非药物和非阿片类治疗

▶ 必须在制定明确的治疗目标，以改善功能和疼痛控制为重点后，方可使用阿片类药物

▶ 应讨论使用阿片类药物的风险

▶ 应首选立即释放，而不是缓释阿片类药物，避免美沙酮

▶ 开最低有效剂量。[a] 当阿片类剂量每日超过 50 mg 吗啡当量（Morphine Milligram Equivalents，MME）时，应谨慎，避免每日使用超过 90 mg 吗啡当量（MME）

▶ 急性疼痛的阿片类药物限用 3 天

▶ 在 1～4 周内审查阿片类药物使用的适当性，然后每 3 个月审查一次

▶ 在高危患者中避免使用阿片类药物或使用额外的转诊资源进行共同管理；考虑给予纳洛酮处方

▶ 在开始阿片类药物治疗之前和之后定期考虑尿液药物测定

▶ 避免同时使用阿片类止痛药和苯二氮䓬

▶ 监测阿片类药物使用障碍并安排治疗（如有）

美国疾控中心网站有一个 MME 转换表

（https://www.cdc.gov/drugoverdose/pdf/calculating_total_daily_dose−a.pdf）

无论是有意或无意，美沙酮、芬太尼和奥克康定对致命的药物过量有明显的促进作用。[29, 30] 大多数阿片类药物过量死亡涉及一种以上的药物。[31] 例如，美沙酮与苯二氮䓬类药物结合时，毒性增强；死亡的原因可能是因为美沙酮在血液中蓄积，引起 QT 间期延长和尖端扭转型室性心动过速。[32] 海洛因与合成阿片类药物混合也显著导致药物过量死亡。

丁丙诺啡和纳洛酮

丁丙诺啡被认为是治疗阿片类药物依赖的安全有效的药物，尤其是与咨询和行为疗法相结合时。不同于美沙酮必须在结构严谨的诊所中配药，丁丙诺啡没有特殊的处方限制，大大增加了治疗的机会。丁丙诺啡是阿片类部分激动剂。与阿片类药物一样，它也会产生兴奋或呼吸抑制等效应，但这些效应比海洛因或美沙酮等完全激动剂弱。丁丙诺啡对生理依赖性和戒断效果的影响显著降低，在过量用药的情况下更安全。

纳洛酮是一种救命药，通过阻断阿片受体，暂时停止或逆转阿片类过量，从而逆转其作用。纳洛酮的给药途径有鼻内喷雾、肌肉、皮下或静脉注射。救护车上通常携带，以及在执行任务时怀疑药物过量的情况下给予纳洛酮。新的治疗指南包括建议给那些长期使用阿片类药物的患者开鼻用纳洛酮处方和使用说明。纳洛酮还与丁丙诺啡合用。参考文献中提供了更多信息的链接。[33, 34]

考虑到玛莎的情况，你注意到阿片类药物治疗纤维肌痛几乎没有成功的证据。你决定和她讨论逐渐减少以至停止阿片类药物使用的话题。你提议重新预约回访，以便有更充分的时间解释你的计划。她同意了并在 3 天后复诊，进行更长时间的访问和讨论。你回顾了临床慢性疼痛指南（基于美国疾控中心和美国各州医学委员会联盟指南），并解释了阿片类药物可能不是最好的治疗方法，可能咨询和进一步的非药物干预将更为合适。

3. 患者监测

随访可以监测治疗效果、副作用、依从性以及可能表明违反阿片类药物协议或滥用药物的患者行为。这些访问还可以讨论进一步治疗和目标修订的方向。

有很多慢性疼痛管理的随访工具可供使用[36]，而且越来越多的电子病历整合了这些工具。在随访中至少应该用 PEG 量表［一个 Likert 量表，涉及平均疼痛水平（average Pain），生活乐趣（Enjoyment of life），以及一般活动（General activity）］进行评估，[36] 以及 6 个 A 量表的所有组成部分[35]：

▶ 无痛觉（Analgesia）；

▶ 情感（Affect/mood）；

▶ 活动（评价日常生活活动和功能）（Activities）；

▶ 辅助治疗（非药物 / 非阿片类治疗）（Adjuncts）；

▶ 不良反应（治疗副作用）（Adverse effects）；

▶ 异常行为（耐药、依赖和类似上瘾的行为）（Aberrant behavior）。

在治疗早期或治疗计划的调整时期，患者的复诊间隔应该相对频繁。一旦稳定，建议患者随访不要少于每 3 个月一次。

虽然法律上不必做随机尿检，但许多指南仍然推荐。[9, 35] 即使在没有提示存在药物滥用行为的情况下，如果使用得当，随机尿检可以通过暴露非法药物使用和确认治疗依从性，来协助阿片类药物对慢性疼痛的管理。在慢性疼痛患者中，使用随机尿检和监测异常行为可最大限度识别阿片类药物的滥用。[37]

开处方的临床医生应该了解他们的特定实验室可以筛选哪些药物，因为不同实验室之间的疼痛和阿片类药物筛选套餐不同，一些患者在门诊就诊前避免使用非法物质，造成误导性结果。因此，随机尿检是首选的测试方法。使用随机尿检的临床医生也应该熟悉阿片和阿片代谢物。[38]

在做随机尿检之前，医生应该对随机尿检阳性（检测显示非处方或非法物质或没有显示处方药物）所导致的行动有所准备。所有随机尿检阳性都必须处理，并且采取某些行动——离开、转介物质滥用咨询或治疗，或拒绝进一步处方管制药。

在随访期间监测并保持警惕，注意可能暗示药物滥用的异常行为。异常行为包括因疼痛以外的原因使用止痛药、控制能力受损（自我控制或药物使用的控制）、强迫性使用药物、不顾伤害（或缺乏益处）继续使用药物、渴望或增加药物使用。[39]其他异常行为的例子还有：出售、篡改处方，偷取或转手药物，提前补药请求，处方丢失，觅药行为，从多个医生处获取处方，或不愿意用非药物治疗。

在玛莎的后续随访中，她承认自己有抑郁症，并提到了她生活中的一个创伤事件，但是她当时并不想讨论。这让你想到了创伤后应激障碍，以及她身体上的疼痛和心理上的痛苦之间的相互影响，你开始与她讨论五羟色胺去甲肾上腺素再摄取抑制剂，一种用于慢性疼痛综合征的常用抗抑郁药。她发现有可能通过使用五羟色胺去甲肾上腺素再摄取抑制剂来处理这些问题，帮助缓解疼痛，这让她受到鼓舞，这样一来逐渐减少阿片类药物的谈话就变得更加顺利。

精神疾病是常见的共病，包括情绪障碍、焦虑障碍、躯体化障碍、物质滥用和人格障碍。了解它们的诊断和治疗至关重要。[40]

4. 药物副作用

药物副作用，特别是阿片类药物的副作用，需要预测和加以处理。副作用包括呼吸抑制（尤其是对有睡眠呼吸暂停综合征者）、嗜睡、恶心、镇静（通常在10天内出现耐受或缓解）和便秘（没有耐受或缓解）。

开始使用阿片类药物的患者可以联合服用刺激性/软化性泻药来预防便秘。例如，番泻叶和月桂酸钠是常用的药物；也可以加上10天的抗恶心药物。避免使用大便膨胀剂，因为这会加重服用阿片类药物患者的便秘，因为便秘是由于大便通过时间减慢所致。

长期使用缓释类阿片与性腺功能减退有关。证据不足以推荐对无症状患者进行常规睾酮测试，但如果报告出现性欲明显下降、性功能障碍、疲劳或整体感觉差等症状，谨慎起见可以检查睾丸激素水平（见第十六章）。长期服用阿片类药物还与耐受性和可能增加的疼痛敏感性有关，称为阿片诱导的痛觉过敏。这可能会导致与初始疼痛刺激源无关的身体区域自相矛盾的疼痛，并被认为是由于细胞因子失调造成的。[41]

慢性疼痛患者可能遇到的其他药物问题，包括与美沙酮有关的 QT 间期延长、非甾体抗炎药相关的消化性溃疡病、消化不良、慢性肾功能不全、高血压、肾衰竭和充血性心力衰竭加重。高剂量的对乙酰氨基酚导致肝中毒，在有明显肝功能异常或酒精使用障碍的人群中应避免使用。[27, 42, 43]

你向玛莎解释，阿片类药物协议包括不少于每 3 个月一次的密切监测、常规和随机尿检，以及风险工具等组成部分。你建议她慢慢减少阿片类药物。她对此非常担心，你提议转介她去看疼痛管理专家，征求其他人的意见。她开始信任你和你的判断力，所以她暂时不想去看专家，并想了解更多关于减量的信息。

5. 转诊和疼痛门诊

如果在进行了适当的多维管理和持续的阿片类药物使用后，慢性疼痛问题持续存在，那么建议转诊给疼痛管理专家。[39, 41] 有药物滥用史或有令治疗复杂化的人际关系的患者可能会从会诊中受益。[12, 40]

疼痛管理专家可以为难以处理的复杂疼痛问题做进一步评估（影像学检查、神经测试、外科或理疗师会诊）。精神科会诊解决由于慢性疼痛或妨碍成功疼痛管理而经常出现的精神问题。

介入性疼痛治疗法已经有了很大的发展，包括进一步阐明慢性疼痛病因和提供治疗的手段。诊断性干预用于确定脊神经病变水平（选择性脊神经根阻滞），确定疼痛是否源于椎间盘（椎间盘造影），提高射频消融病变的有效性（神经阻滞）。

治疗干预包括硬膜外类固醇注射治疗脊神经根炎、关节突关节注射、射频消融、骶髂关节注射、交感神经阻滞（星状或腰椎阻滞）治疗复杂区域性疼痛综合征，注射肉毒杆菌治疗痉挛，核成形术或环成形术治疗椎间盘疼痛，脊髓刺激器植入和鞘内药物输入泵等装置治疗难治性疼痛。深部脑刺激也被尝试治疗难治性神经病理性疼痛。[44] 表 20.3 列出了基于科克伦协作的治疗效果证据（www.cochranelibrary.com）。

表 20.3 ▶ **有疗效证据的慢性疼痛的关键疗法**[a]

介入	证据	意见和注意事项
生活方式和心理方法		
减肥、戒烟或戒酒，PT，咨询、催眠		关于慢性疼痛的疗效没有评论
CBT/BT	CBT 后 6 个月时仍然有效	CBT：对改善疼痛、情绪和残疾的作用较弱；BT：无效

续表

介入	证据	意见和注意事项
锻炼	质量低	对纤维肌痛症状有效
	质量高	改善 OA 髋关节疼痛——10 个 RCTs[b]
	好	OA——降低膝关节疼痛有高质量证据，有中度证据改善生理功能
	稍微有效	对非特异性慢性 LBP 有效
脊柱矫正	质量高	与 LBP 标准治疗同样有效
职业疗法 / 背部训练	质量低	不确定背部训练对急性和亚急性非特异性 LBP 是否有效
TENS	研究缺乏严谨性	证据不足，无法推荐（4 个 RCTs）
药物治疗		
水杨酸类，阿片类混合药物		没有关于慢性疼痛疗效的综述
非典型的抗抑郁药（NNT=3）	中等证据	文拉法辛治疗神经病理性疼痛有效；度洛西汀（60 mg 和 120 mg）治疗糖尿病神经病变和纤维肌痛有效
NSAIDs / 对乙酰氨基酚	中度有效	对慢性疼痛优于安慰剂
长期阿片类	弱	临床上有显著的疼痛缓解，但因许多不良反应而停药
	质量极低至中等	对短期（<120 天）疼痛缓解有效，对慢性 LBP 有效性无安慰剂对照试验
阿片类，非合并	质量不一致	氢吗啡酮和吗啡同样有效
	矛盾的和模棱两可的研究	对长期神经病理性疼痛的疗效不比安慰剂好
曲马多	NNT=3.8，NNH=8.3	对神经病理性疼痛有效，对 OA 疗效小
辅助药物治疗		
抗抑郁药	无明确的证据	无 LBP 证据
	NNT=3	TCAs 对神经病理性疼痛有效
抗惊厥药	NNT=5.9（DN）	加巴喷丁治疗神经病理性疼痛有疗效。卡马西平可能对神经病理性疼痛有效。拉莫三嗪对神经病理性疼痛无效。普瑞巴林治疗神经性疼痛和纤维肌痛有效。
局部药	与安慰剂对比 NNT=6.9～9.8 NNT=8.8	水杨酸盐类似物无效双氯芬酸和酮洛芬缓解了部分 OA 患者的疼痛；对其他慢性疼痛症状无证据。局部利多卡因高质量的 RCT 无证据显示其治疗神经性疼痛。对 PHN 和 HIV 引起的神经病理性疼痛高浓度比对照组更能缓解疼痛。
手术操作		
核成形术 / 环成形术鞘内注射		没有关于慢性疼痛疗效的综述
交感神经切除术	质量低	对神经病理性或 CRPS 疼痛没有推荐的证据
硬膜外，椎间小关节，TP 注射；注射肉毒杆菌，射频去神经	研究不一致	支持射频去神经法治疗 LBP 或慢性 LBP 的证据不足
交感神经阻滞	质量低	无法得出结论；CRPS 的研究很少
脑深部刺激	不一致	对慢性疼痛可能有很小的短期效果

续表

介入	证据	意见和注意事项
补充 / 替代疗法		
生物反馈，瑜伽，拉伸，反射疗法		对慢性疼痛缺乏有效性综述
正念冥想	质量很低	
放松疗法	质量低	治疗纤维肌痛有效性仍然不明
运动疗法	质量很低	
生物反馈	质量低	
针灸	质量低	慢性下腰痛：3 个月内比不治疗或安慰剂治疗更有效。与常规治疗一样有效；可能是有用的辅助疗法 偏头痛或 TTH：（至少 6 个疗程）有效
	质量中等 研究质量不一致	纤维肌痛：（至少治疗 6 次）改善疼痛和僵硬
行为：操作性、认知性、反应性	低质量	各种轻微作用，对慢性腰痛治疗无多大益处
草药和中药	质量中等 质量低 质量低至中等	短期 OA 疼痛轻微至中度改善； 复方芪麝丸治疗 OA 造成的慢性脖子痛疗效优于安慰剂； 4 种中药短期内可减轻急慢性 LBP，副作用少。
按摩	质量低或者非常低	按摩可能对急性、亚急性和慢性 LBP 短期有效
音乐疗法	NNT=5	音乐可以减少疼痛强度和阿片类药物的需求，但益处不大。综述被撤销
触摸疗法：治愈、治疗性触摸、灵气治疗		缓解疼痛有适度的效果，需要更多的研究。这篇评论过时了，而且已经被撤销

[a] 科克伦协作组（the Cochrane Collaboration）是一个独立的国际性非营利组织，专注于对医疗干预措施的系统综述。

[b] A= 一致的、高质量的以患者为导向的证据；B= 不一致或质量有限的以患者为导向的证据；C= 共识，以疾病为导向的证据，通常为实践、专家意见。

CBT/BT, 认知行为疗法 / 行为疗法；CRPS, 复杂性局部疼痛综合征；DN, 糖尿病性神经病变；LBP, 下背疼痛；NNH，需要造成伤害的数目；NNT，需要治疗的数目；NSAID, 非甾体抗炎药；OA，骨关节炎；PHN，带状疱疹后神经性疼痛；PT，物理治疗；RCT，随机对照试验；TCA，三环类抗抑郁药；TENS, 经皮电神经刺激；TP，激痛点；TTH，张力型头痛。

问题

1. 在治疗那些遭受慢性疼痛的患者时，首要目标应该是以下哪一项？

  A. 消除疼痛

  B. 改善功能

  C. 减少阿片类药物的危害

  D. 延年益寿

  E. 团队合作

2．神经病理性疼痛一线治疗的药物可能包括以下哪一种？

　　A．曲马多

　　B．丙戊酸钠

　　C．三环类抗抑郁药

　　D．阿片类药物

　　E．辣椒素

3．除了潜在的成瘾之外，使用阿片类药物的预期后果可能包括以下哪一项？

　　A．痛觉过敏

　　B．腹泻

　　C．耐药

　　D．性欲亢进

4．在管理每天使用阿片类药物的慢性疼痛患者时，以下哪项关于随机尿检的表达是正确的？

　　A．在大多数州，检测是强制性的

　　B．检测对寻找药物副作用很有用

　　C．检测是每次患者随诊的最佳操作

　　D．最好在未与患者讨论随机尿检使用的情况下进行测试

　　E．检测有助于确认阿片类药物处方的治疗依从性

5．所有寻求初级保健医生治疗慢性疼痛的患者都应该由疼痛管理专家负责护理。

　　A．正确

　　B．错误

答案

问题1：正确答案是B。

　　慢性疼痛障碍患者治疗的首要目的是提高生活质量、改善功能、降低疼痛。要达到消除所有疼痛非常困难。

问题2：正确答案是C。

　　（表20.2）治疗神经病理性疼痛的一线药物包括局部利多卡因、三环类抗抑郁药，SNRI，加巴喷丁以及普瑞巴林。

问题3：正确答案是C。

　　开处方者还应清楚地了解阿片药代动力学以及阿片类药物使用的预期和非预期后果，这些包括耐药、依赖、成瘾、假性成瘾、滥用和副作用。

问题 4：正确答案是 E。

虽然法律上不必做随机尿检，但许多指南仍然推荐。[9, 35] 即使在没有暗示药物滥用行为的情况下，随机尿检如果使用得当，可以通过暴露非法药物使用和确认治疗依从性，来协助阿片类药物对慢性疼痛进行管理。

问题 5：正确答案是 B。

如果在进行了适当的多维管理和持续的阿片类药物使用后，慢性疼痛问题依然存在，那么建议转诊给疼痛管理专家。

参考文献

1. Argoff C. Tailoring chronic pain treatment to the patient: Long-acting, short-acting and rapid-onset opioids. *Medscape Neurology & Neurosurgery.* 2007; Available at: www.medscape.com/viewarticle/554015. Accessed December 2016.
2. Institute of Medicine. *Relieving Pain in America: A Blueprint for Transforming Prevention, Care, Education, and Research.* Washington, DC: The National Academies Press; 2011.
3. Dzau VJ, Pizzo PA. Relieving pain in America: insights from an institute of medicine committee. *JAMA.* 2014;312(15):1507–1508.
4. Reuben DB, Alvanzo AA, Ashikaga T, et al. National Institutes of Health Pathways to Prevention Workshop: the role of opioids in the treatment of chronic pain. *Ann Intern Med.* 2015;162:295–300.
5. Walk D, Poliak-Tunis M. Chronic pain management: an overview of taxonomy, conditions commonly encountered, and assessment. *Med Clin North Am.* 2016;100(1):1–16.
6. Dowell D, Haegerich TM, Chou R. CDC Guideline for prescribing opioids for chronic pain—United States, 2016. *MMWR Recomm Rep.* 2016;65(1):1–49.
7. Rudd RA, Seth P, David F, et al. Increases in drug and opioid-involved overdose deaths—United States, 2010–2015. *MMWR Morb Mortal Wkly Rep.* 2016;65:1445–1452.
8. Glajchen M. Chronic pain: treatment barriers and strategies for clinical practice. *J Am Board Fam Pract.* 2001;14(3): 211–218.
9. Model policy on the use of opioid analgesics in the treatment of chronic pain. Federation of State Medical Boards of the United States, Inc. Available at: http://www.fsmb.org/Media/Default/PDF/FSMB/Advocacy/pain_policy_july2013.pdf. Accessed December 2016.
10. Brookoff D. Chronic pain: 1. A new disease? *Hosp Pract.* 2000;35:45–52.
11. Potter M, Schafer S, Gonzalez-Mendez E, et al. Opioids for chronic non-malignant pain. Attitudes and practices of primary care physicians in the UCSF/Standford Collaborative Network. University of California, San Francisco. *J Fam Pract.* 2001;50:145–151.
12. Gatchel RJ. Psychological disorders and chronic pain: cause-and-effect relationships. In Gatchel RJ, Turk DC, eds. *Psychological approaches to pain management: a practitioner's handbook.* New York: Guilford Press; 1996;36.
13. Jensen MP, Mcfarland CA. Increasing the reliability and validity of pain intensity measurement in chronic pain patients. *Pain.* 1998;55:195–203.
14. Bieri D, Reeve RA, Champion GD, et al. The faces pain scale for the self-assessment of the severity of pain experienced by children: development, initial validation, and preliminary investigation for ratio scale properties. *Pain.* 1990;41:139–150.
15. Webster LR, Webster RM. Predicting aberrant behaviors in opioid-treated patients: preliminary validation of the opioid risk tool. *Pain Med.* 2005;6:432–442.
16. Butler SF, Budman SH, Fernandez K, et al. Validation of a screener and opioid assessment measure for patients with chronic pain. *Pain.* 2007;112:65–75.
17. Passik SD, Kirsh KL, Whitcomb L, et al. A new tool to assess and document pain outcomes in chronic pain patients receiving opioid therapy. *Clin Ther.* 2004;26(4):552–561.

18. Butler SF, Budman SH, Fernandez KC, et al. Development and validation of the current opioid misuse measure. *Pain.* 2007;130(1–2):144–156.

19. Status of state prescription drug monitoring programs, July 2009. Available at: http://www.namsdl.org/library/1810E284-A0D7-D440-C3A9A0560A1115D7/. Accessed March 2017.

20. Wang J, Christo PJ. The influence of prescription monitoring programs on chronic pain management. *Pain Physician.* 2009;12(3):507–515.

21. Institute for Clinical Systems Improvement. *Health Care Guidelines: Assessment and Management of Chronic Pain.* 2nd ed.2007;89: NCG 005586.

22. Stanos S. Use of opioid. *J Fam Pract.* 2007;56(2 Suppl Pain):23–32.

23. Fishbain DA. Polypharmacy treatment approaches to the psychiatric and comorbidities found in patients with chronic pain. *Am J Phys Med Rehabil.* 2005;84(suppl):S56–S63.

24. Ballantyne JC. Opioids for chronic nonterminal pain. *South Med J.* 2006;99(11):1245–1255.

25. Kalso E. Edwards JE, Moore RA, et al Opioids in chronic non-cancer pain: systematic review of efficacy and safety. *Pain.* 2004;112:372–380.

26. Vowles KE, McEntee ML, Julnes PS, et al. Rates of opioid misuse, abuse, and addiction in chronic pain: a systematic review and data synthesis. *Pain.* 2015;156(4):569–576.

27. Chou R, Fanciullo GJ, Fine PG; American Pain Society/American Academy of Pain Medicine Opioids Guidelines Panel. Clinical guidelines for the use of chronic opioid therapy in chronic noncancer pain. *J Pain.* 2009;10(2):113–130.

28. Arnold RM, Han PKJ, Deborah Seltzer D. Opioid contracts in chronic nonmalignant pain management: objectives and uncertainties. *Am J Med.* 2006;119:292–296.

29. Warner M, Chen LH, Makuc DM. Increase in fatal poisonings involving opioid analgesics in the United States, 1999–2006. *NCHS Data Brief.* 2009;(22):1–8. Available at: https://www.cdc.gov/nchs/data/databriefs/db22.pdf.htm. Accessed April 2017.

30. Methadone-associated overdose deaths: factors contributing to increased deaths and efforts to prevent them GAO-09-341. 2009. Available at: http://www.gao.gov/new.items/d09341.pdf. Accessed April 2017.

31. Centers for Disease Control and Prevention (CDC). Overdose deaths involving prescription opioids among Medicaid enrollees—Washington, 2004–2007. *MMWR Morb Mortal Wkly Rep.* 2009;58(42):1171–1175.

32. Andrews CM, Krantz MJ, Wedam EF, et al. Methadone-induced mortality in the treatment of chronic pain. *Cardiol J.* 2009;16(3):210–217.

33. Buprenorphine. Available at: https://www.samhsa.gov/medication-assisted-treatment/treatment/buprenorphine. Accessed April 2017.

34. Naloxone. Available at: https://www.samhsa.gov/medication-assisted-treatment/treatment/naloxone. Accessed April 2017.

35. Trescot AM, Boswell MV, Atluri SL, et al. Opioid guidelines in the management of chronic non-cancer pain. *Pain Physician.* 2006;9:1–39.

36. Krebs EE, Lorenz KA, Bair MJ, et al. Development and initial validation of the PEG, a three-item scale assessing pain intensity and interference. *J Gen Intern Med.* 2009;24(6):733–738.

37. Katz NP, Sherburne S, Beach M, et al. Behavioral monitoring and urine toxicology testing in patients receiving long-term opioid therapy. *Anesth Analg.* 2003;97(4):1097–1102.

38. Gourlay D, Heit H, Caplan Y. Urine drug testing in primary care: dispelling the myths and designing strategies. California Academy of Family Physicians Monograph. PharmaCom Group, Inc. 2002;1–25.

39. Portnoy RK, Payne R. Acute and chronic pain. In: Lowinson JH, Ruiz P, Millman RB, eds. *Comprehensive Textbook of Substance Abuse.* 3rd ed. Baltimore, MD: Williams and Wilkins; 1997:564. Table 57.1.

40. Gureje O. Psychiatric aspects of pain. *Curr Opin Psychiatry.* 2007;20(1):42–46.

41. Continuing Medical Education; Pain Management Series. American Medical Association; Physician Resources, Online CME, Pain Management: The Online Series. No longer available.

42. White F, Wilson N. Opiate-induced hypernociception and chemokine receptors. *Neuropharmacology.* 2010;58:35–37.

43. Krantz, MJ, Martin J, Stimmel B, et al. QTc interval screening in methadone treatment. *Ann Intern Med.* 2009;150:387–395.

44. Mao J. Translational pain research: achievements and challenges. *J Pain.* 2009;10(10):1001–1011.

第二十一章 家庭暴力

本章要点

1 ► 儿童虐待、亲密伴侣暴力（IPV）和老人虐待在美国普遍存在，并造成严重的身心健康后果。

2 ► 建议对育龄妇女进行亲密伴侣暴力常规筛查。

3 ► 目前的证据不支持虐待儿童或虐待老人的常规筛查。

4 ► 所有州都要求医生报告虐待儿童的嫌疑。大多数州要求报告虐待老人的情况。

5 ► 管理家庭暴力的关键组成部分包括转介到社区组织和寻求多学科专业团队的协助。

估算家庭暴力真实的发病率颇具挑战性，因为这些都发生在家庭私密的环境里，并不是所有的案例都受到医务工作者或其他专业人员的注意。任何形式的家庭暴力都可能对人的身心健康造成严重的后果。重要的是，家庭医生要警惕那些暗示家庭暴力的迹象，并了解处理问题的方法。

一、儿童虐待

你作为一名家庭医生，照顾 21 岁的托尼娅（Tonya），她 4 岁的儿子卢卡斯（Lucas）和 1 岁的女儿格蕾斯（Grace）。你只与托尼娅的丈夫、35 岁的凯文（Kevin）见过一面。托尼娅带卢卡斯到诊所看皮疹。在获取病史时你注意到卢卡斯并不在乎他妈妈不断升级的口头管教。她狠狠地打了他的屁股。你问她管教孩子是不是很难。她说即使她从 6 个月就开始打卢卡斯的屁股，但他还是无法无天。在检查中你注意到他的臀部有皮带或鞭子的疤痕，当你发现这些时，他妈妈哭了，她承认自己用了皮带，但是她说当卢卡斯不听话时她丈夫会拿她出气。

儿童虐待包括生理虐待、性虐待、心理虐待以及忽视。被虐待的儿童通常表现为注意力不集中、考试不及格、破坏性症状、焦虑、抑郁、生长障碍，以及一系列躯体症状（从骨折造成的生理疼痛到心源性症状如反复腹部疼痛）。表 21.1 列出了儿童虐待的危险因素。[1]

表 21.1 ▶ 儿童虐待的危险因素
危险因素
● 年龄＜4 岁
● 慢性疾病，残障，或儿童精神疾病
● 父母物质滥用或精神疾病
● 父母有儿童期被虐待史
● 父母年纪小
● 社会经济地位低下
● 家中的非血缘的家庭看护人员（比如继父母）
● 社会隔离

在美国对儿童虐待发生率的估算差别很大，范围为每年每 1000 个儿童中 10.6 ～ 17 例虐待或忽视儿童案件。[2] 这些统计数字只包括儿童保护机构或其他专业人员注意到的案件，可能大大低估了虐待或忽视的真实案件。[3, 4] 虐待儿童的真实发生率可能要高得多。

1. 生理虐待

家庭医生在处理下述儿童损伤病例时应该怀疑生理虐待：（1）无法解释，（2）解释不合理，（3）符合怀疑人为造成伤害的模式，（4）与发育不一致，或（5）由于处罚用力过度。

2. 性虐待

性虐待包括以任何形式发生在儿童与犯罪者之间的与年龄或发育不协调的性接触（口腔 – 生殖器，生殖器，肛门）。也包括没有身体接触的虐待，如暴露癖、窥阴癖以及利用儿童制作色情作品。[6]

3. 忽视

儿童忽视占保护性服务案件的绝大多数。[7] 仅忽视一项就占每年被虐待儿童死亡人数的三分之一以上，约 60% 的案件由社会服务部门获得证实。

忽视可以被认为是没有达到儿童的基本需求，包括适当的监护、食物、衣服、庇护所、医疗服务、教育，以及关爱。忽略的模式往往表现为长期的需要得不到满足。有些州把因为贫困而造成的情形排除在需要举报的法律之外。然而，如果家庭医生意识到照顾不周可能危害孩子的健康或发育的话，她应该避免做出（贫困造成影响）这种判断。比如一个贫困的单亲父亲可能让一个两岁的孩子晚上独自睡觉而去做夜班工作。虽然他的现状促使他忽视了对孩子的照顾，但是孩子仍然有受到极大伤害的危险。

4. 心理虐待

对儿童的心理虐待很常见；然而由于社会规范以及面临既要证明父母的企图又要证明对孩子的伤害的挑战，所以这种类型的虐待是最难证实的。在一项针对家长的调查中，12.8% 的受访家长承认在过去一年中有以下一种或多种做法：（1）威胁要离开或遗弃孩子，（2）威胁把孩子赶出家门，（3）把孩子关在门外，（4）骂孩子愚蠢、丑陋或者无用。[8] 因为很常见，又是长期的，加上伤害很难测量或证实，所以很难决定什么时候这种行为是虐待。

5. 评估

生理虐待

在考虑外伤是否因为虐待造成时许多医生使用实用的 24 小时原则，即如果痕迹超过 24 小时，则认为有严重的损伤。打屁股留下的红色印迹（用手掌、戒尺或者树枝）在 24 小时内消失的，其伤害在大多数管辖区不会达到让保护服务组织关注的程度。[5]

在评估对儿童的任何伤害时，应获得详细的病史并仔细记录。详细的绘画或照片可能会有帮助。损伤应与报告的受伤机制密切吻合。环形、齿痕和线性红肿（用皮带或树枝）是虐待性伤害的常见模式。学步前儿童很少有淤伤：只有少于 1% 的学步前儿童的淤痕被认为是由于非意外伤害。[9]

某些骨骼损伤很可能是虐待。2 岁以下儿童的肋骨骨折和长骨干骺端骨折（在没有严重创伤史或代谢性骨病的情况下）几乎都是由于虐待所致。[10-13]

头部创伤是儿童身体虐待最常见的死亡原因。2 岁以下有其他严重虐待性损伤的儿童应通过脑部成像（CT 或 MR）进行评估，以确定隐性脑损伤，并进行骨骼调查。[12, 14-17]

在儿童虐待方面受过特殊训练或经验丰富的临床医生会有助于阐明模棱两可伤害的机制，并帮助寻找其他解释疾病和损伤的模式（如凝血病、代谢性骨病）。表 21.2 列出了可能有虐待儿童嫌疑的伤害。

表 21.2 ▶ 有虐待儿童嫌疑的伤害

伤害
• 非承重儿童的淤伤
• 多处淤伤
• 肉质身体部位的淤伤（如臀部、大腿、脸部）
• 烫伤（尤其是对称的、会阴部的、边界清楚的）
• 肋骨骨折
• 小于 2 岁儿童的干骺端骨折
• 头部伤害（尤其是硬膜下出血）
• 有一定形状的皮肤损伤（如熨斗、火眼、线圈、香烟烧伤）
• 口腔伤害（尤其是非承重儿童唇系带撕裂）

性虐待

性虐待通常是由孩子透露的。然而，其表现形式各不相同，包括急性性创伤、性传播感染、怀孕、极端的性行为和躯体症状，如排尿困难和遗尿。询问儿童性虐待证据需要特殊技能和培训。这并不妨碍家庭医生对孩子进行全面的病史调查，包括对各种类型的创伤和特定发现的病因提出的开放性和非引导性问题，例如，询问"有什么事困扰你吗"或"你能告诉我这是怎么发生的吗"，在可能的情况下，披露的病史记录应包括直接引述提供者提出的问题和受害者的答复。

儿童性虐待的体格检查应包括截石位和膝胸位的生殖器和肛门的目视检查。有关如何进行检查的资料可在文献中找到。[18] 检查可借助照明设备和阴道镜进行放大。在没有麻醉或镇静的情况下，绝对不应将探针或阴道扩张器等器械插入青春期前阴道。

照片文件可以帮助做法律参考，但也可以使用准确的纸笔示意图。在没有症状的情况下，没有必要进行性传播疾病的常规筛查。不熟悉性虐待身体检查的临床医生应寻求专家咨询。在绝大多数慢性或曾经受到性虐待的案例中，体检结果要么是正常的，要么是非特异性的，这使得病史成为确定性迫害的关键。[18, 19]

忽视

忽视之所以会引起家庭医生的注意，可能是因为不遵守医嘱、没有或延迟寻求医疗服务、未能苗壮成长、毫无控制的肥胖、行为问题、学业失败、卫生不良或无家可归。[20] 在确定可疑的忽视时，用不带评判的态度询问相关信息，这有助于确定问题和找到潜在的解决方案。由于忽视往往是长期的，医生必须确保一段时间里的随访。当忽视的模式（或单个严重事件）上升到伤害或重大伤害风险水平时，医生有义务向保护机构报告该病例。

心理虐待

心理虐待的诊断通常只是通过对亲子互动的长期观察，再加上询问参与儿童生活的其他成年人（如教师、教练）来获得的。在评估有行为和发育障碍的儿童时，临床医生经常看到父母以残忍的方式贬低他们（"他和他爸爸一样愚蠢"或"她快让我发疯了"）。讨论破坏性行为和树立榜样的积极行为可以帮助父母开始意识到教育孩子的问题。表21.3 列出了心理虐待的症状。

表 21.3 ▶ 心理虐待的症状

症状	
• 攻击性	• 注意力缺乏
• 冲动性	• 行为障碍
• 抑郁	• 焦虑
• 多动	• 进食障碍
• 学业失败	• 躯体症状

6. 管理

美国所有州、地区和领地都要求医生举报疑似虐待和忽视儿童的行为。这些法律包括对善意举报的诉讼豁免权。应该咨询父母，举报不是指责或评判，而是履行法律责任。法律上不要求把举报之事通知父母；但是，这可以为开诚布公地对话和对家庭的持续支持奠定基础。

注意病历的仔细记录（包括所提的问题和引用的回答）和有关损伤的绘图或照片记录是至关重要的。在许多情况下，当孩子还在诊所、急诊室，或医院时，接诊被怀疑受虐待或忽视的受害儿童的医生可能需要同时与社会服务机构合作，为其制订一个安全计划。

> 根据你在诊所见到卢卡斯时的发现，你通知托尼娅你要向儿童保护服务中心（CPS）报告。你让她放心，在 CPS 调查时你会继续支持她和她的家人。CPS 证实了有身体虐待，但评估显示除了你在检查中发现的疤痕之外没有其他伤害。托尼娅被推荐参加一个称为"难以置信的年龄"（Incredible Years）育儿课程（http://incredibleyears.com/），并与她的 CPS 办案员保持联系。

二、亲密伴侣暴力

> 3 个月后，托尼娅因为阴道分泌物到诊所看病。她为自己的迟到道歉，说她的丈夫凯文试图阻止她来。在你的检查中，你注意到托尼娅的左眼周围有淤伤。当你问起事情是怎么发生的时，托尼娅不敢看你，咕哝着说她和凯文吵架了。你回想起 3 个月前，当她提到卢卡斯行为不端时"他（凯文）拿她出气"之事，当时错过了机会与她讨论这些问题，计划在未来给予更多关注。

亲密伴侣暴力（Intimate Partner Violence，IPV）包括由现任或前任伴侣或配偶造成的身体、情感和性伤害，是对受害者及其子女造成严重身心健康后果的常见问题。尽管受害者多为女性，但亲密伴侣暴力对男性和女性都有影响，并发生在已婚和未婚夫妇中，影响到异性和同性夫妇。有关不同类别的详细说明，请访问 http://www.cdc.gov/violenceprevention/intimitepartnerviolence/definitions.html。

所有形式的亲密伴侣暴力都有一个普遍的强制和控制模式。来自亲密伴侣暴力幸存者的第一手资料，比如莱斯利·摩根·斯泰勒（Leslie Morgan Steiner）的 TED 演讲（http://www.ted.com/talks/leslie_morgan_steiner_why_domestic_violence_victims_don_t_leave?language=en），可以让我们深入了解受亲密伴侣暴力影响的复杂动态关系。

在美国，大约 36% 的女性和 29% 的男性一生中都遭受过亲密伴侣的强奸、身体暴力或跟踪。[21, 22] 尽管亲密伴侣暴力波及所有年龄、人种、不同民族和社会经济阶层，但年轻女性和低收入者面临的风险最大。[23, 24]

由于遭受亲密伴侣暴力的患者的身心方面患病率高，他们是医疗保健系统的常客。因此，亲密伴侣暴力是家庭医生在职业生涯中经常遇到的一种情形。

1. 常见的表现

亲密伴侣暴力影响身心健康的多个方面，对受害者的健康造成多年的影响，甚至这种影响一直存在在虐待结束后。

损伤

亲密伴侣暴力最直接的健康影响是外伤。某些类型的外伤，如头部、颈部、乳房或腹部的损伤，应怀疑有故意伤害。面部创伤，例如眼眶骨折或牙齿损伤，尤其具有暗示意义，[25, 26] 尽管四肢骨折、扭伤和脱位也很常见。[25] 遭受亲密伴侣暴力的患者也有长期的损伤后遗症，如外伤性脑损伤症状。[27] 全球三分之一以上凶杀案的女性受害者是被亲密伴侣杀害的。[28]

其他生理健康影响

遭受亲密伴侣暴力的患者的常见情况包括性健康问题，如性传播感染和意外怀孕；[27, 29] 慢性疾病，如心血管疾病和卒中；[30] 功能性胃肠道疾病，如肠易激综合征。[31] 遭受亲密伴侣暴力的患者可能出现多种躯体症状，包括胃痛、背痛、月经问题、头痛、胸痛、头晕、晕厥、心悸、气短、便秘、全身疲劳和失眠。[33] 由于创伤的直接后果，慢性应激的长期累积效应和高风险健康行为的普遍性，亲密伴侣暴力可能会增加患上如此广泛疾病的风险。

亲密伴侣暴力以及怀孕

亲密伴侣暴力经常贯穿整个妊娠期，增加了并发症的风险，如自然流产、妊娠高血压疾病、阴道出血、胎盘早剥、严重恶心和呕吐、脱水、糖尿病、尿路感染和胎膜早破。[27, 33] 遭受亲密伴侣暴力的患者经常拖延寻求产前护理，如果是晚接受或未接受产前护理的妇女，应考虑其遭受亲密伴侣暴力的可能。[27] 亲密伴侣暴力相关的凶杀案是美国孕产妇死亡的主要原因。[27] 在妊娠期经历过亲密伴侣暴力的母亲的婴儿也有发生医疗并发症的风险，包括出生体重低、早产和围产期死亡。[33–38]

精神健康

亲密伴侣暴力的受害者通常会经历抑郁、自杀想法和尝试，以及创伤后应激障碍。[31, 33, 39] 烟草、酒精和非法药物滥用很常见，[30, 40] 亲密伴侣暴力的受害者更容易从事危险的性行为。[27, 41]

2. 筛查和评估

美国预防服务工作组（USPSTF）建议对所有育龄妇女进行亲密伴侣暴力筛查，并推荐筛查结果为阳性的妇女接受干预服务。[42] 本建议的依据是，有证据表明，使用目前可用的筛查工具可以准确检测亲密伴侣暴力，有效的干预措施可以减轻亲密伴侣暴力对健康的不利影响，而且筛查本身伤害很小。[43]

初级保健医生应了解遭受亲密伴侣暴力的患者常见的一系列症状。当患者出现与亲密伴侣暴力一致的问题时（表 21.4），临床医生应询问亲密伴侣暴力，因为这些认知可能影响治疗计划或帮助临床医生了解治疗中的障碍。医生认为的不遵守医嘱事实上可能与患者正经历的虐待有关；干扰接受医疗服务可能是施虐者对他们伴侣生活施加控制的一部分。[27] 诊断亲密伴侣暴力的初级保健医生，继而开始理解他们受虐患者所面临的阻碍，可能会形成更有效的治疗关系。识别亲密伴侣暴力还提供了一个支持患者的重要机会；教育她有关亲密伴侣暴力的动态发展及其对她和孩子造成的潜在风险；以及为将来的对话打开大门。

表 21.4 ▶ 引起亲密伴侣暴力怀疑的情形

有以下情形的患者要考虑亲密伴侣暴力

- 面部或躯干损伤
- 受伤害的方式和解释不一致
- 频繁的躯体不适
- 慢性疼痛综合征
- 反复的性健康问题
- 延迟接受产前护理
- 经常迟到或者错过预约
- 物质滥用
- 经常有心理健康的问题

一些用于评估亲密伴侣暴力的问卷已在各种环境中得到验证，并可用于初级保健，如 HITS、妇女虐待筛查工具和持续暴力评估工具（https://www.cdc.gov/violenceprevention/pdf/IPV/ipvandsvsscreening.pdf）。[44]

医生应该找到一个私密的场所，没有朋友或家人在场，必要时有礼貌地告知房间里的其他人，这是我们私下检查病人时的标准程序。医生应该保证患者的隐私，如果需要上报时会通知他们。在询问亲密伴侣暴力的问题时用标准化开场白通常会有帮助，比如，"因为暴力是一个常见问题，我常规性地询问我的病人相关问题"，或者"许多患有（疾病）的人如果过去遭受过身体、情感或性虐待，症状会更严重"。如果有语言不通的问题，医生应该使用翻译。[45]

3. 管理

当在临床环境中发现亲密伴侣暴力时，临床医生的反应应该以建立信任为目的，并为维持治疗关系奠定基础。

初次见面的关键部分应该包括：

▶ 确认患者的担忧；

▶ 关于亲密伴侣暴力动态发展和后果的教育；

▶ 安全评估；

▶ 转介当地资源。

越来越多的证据表明，各种咨询和宣传干预措施在减少暴力和减轻其对健康的负面影响方面是有效的。[46, 47]亲密伴侣暴力通常是一个慢性问题，一两次就诊是无法解决的，而是需要长期地做工作。

对亲密伴侣暴力披露的初步回应应包括以同情和非评判的方式倾听患者的诉说，对患者的健康和安全表示关注，并表达帮助她解决问题的决心。长期遭受虐待的妇女可能认为受虐待是她们的错。医生可以帮助纠正这种观点，使患者意识到，虽然亲密伴侣暴力很常见，但这是不能接受的，也不是受害者的过错。临床医生也应该尊重亲密伴侣暴力受害者如何应对暴力的选择，因为他们可能比自己的医生更清楚什么样的行动方案会导致危险的增加。

临床医生应教育患者亲密伴侣暴力的动态发展以及对受害者及其子女的潜在影响，帮助他们了解一旦在关系中建立暴力动态关系，暴力通常会持续并随着时间的推移而变本加厉。以非评判的方式，医生可以向患者表达亲密伴侣暴力可能对患者及其子女产生负面身心影响的关注。

尽管处理亲密伴侣暴力通常是一个长期的过程，但医生应该对迫在眉睫的危险信号保持警觉（见下面的危险信号）。关于安全计划的英文和西班牙文的宣传材料可以在国家家庭暴力热线网站上找到（www.thehotline.org）。

🚩 **凶杀重伤风险增加的线索或"危险信号"：**

▶ 暴力的频率和严重性不断升级

▶ 最近使用或威胁使用武器

▶ 凶杀或自杀威胁

▶ 劫持人质或跟踪

▶ 酒精或药物使用

▶ 最近与伙伴分居或威胁要离开

最后，医生应向亲密伴侣暴力的受害者提供当地能给她们声援和支持的资源。资源可能包括以社区为基础的声援团体、庇护所、执法机构或社会工作者。全国家庭暴力热线（800-799-SAFE）可以作为一种资源。如果即时存在安全顾虑，医生可以为患者提供从办公室联系这些资源的机会；应安排随访，并在未来就诊时回顾亲密伴侣暴力的问题。

> 在托尼娅的就诊期间，你了解到凯文的暴力行为在最近几个月已经升级。你为托尼娅提供了当地亲密伴侣暴力机构的联系方式，并让她从你的办公室打电话。托尼娅说她爱凯文，不想"把我的孩子从他们的父亲身边带走"。在接下来的一年里，你频繁地在诊所约见托尼娅，询问她与凯文的情况。在一次见面中，她告诉你她已打电话给亲密伴侣暴力支持机构，并且正在制订离开凯文的计划。两年后，她、卢卡斯和格蕾丝有了自己的公寓。托尼娅坚持参加亲密伴侣暴力支持小组和育儿小组。

三、老人虐待

老人虐待定义为（a）"护理人或其他与老年人有信任关系的人对脆弱的老年人造成伤害或造成严重伤害风险（无论是否有意）的故意行为"或者（b）"护理人没有满足老年人的最基本的需求或者保护他们免遭伤害"。[48] 我们对老人虐待比儿童虐待和亲密伴侣暴力了解得更少。老人虐待包括生理虐待、心理虐待、性虐待、经济剥削以及忽视。老人的自我忽视或者无法满足自身的基本需求或者保护自身的健康和安全，有时候也被认为是一种形式的老人虐待。

人口研究表明，在过去一年中，2% ～ 11% 的老年人遭受过某种形式的虐待。[49-51] 最常见的是忽视，其次是情感、身体和性虐待。[49] 家庭护理人员和长期护理工作人员报告的虐待程度比老年人自己报告的甚至更高，[50, 52] 虐待老人的现象非常普遍，以至于在门诊、医院、长期护理机构的临床工作中家庭医生经常会遇到这种情况。

如表 21.5 所示，增加老人虐待危险的标志包括患者本身、照料者、社会和环境因素。老年人的虐待导致不良的健康结果，包括抑郁增加、住院治疗、养老院安置和死亡率。[51, 53, 54]

表 21.5 ▶ 老人虐待的危险因素

危险因素
• 老年人及其照料者的社会隔离
• 老年人的破坏行为或攻击性
• 护理者有精神疾病，特别是抑郁症
• 护理者有酒精滥用
• 护理者在经济上依靠老年人
• 长期护理机构的人员配备和培训不足

1. 评估

美国预防服务工作组声明没有足够证据建议或者反对虐待的常规筛查，因为没有足够的证据证明在临床环境下我们可以准确发现和有效地干预老人虐待。[42] 然而，缺乏筛查证据，不排除对虐待老人的迹象保持警惕，并在确认有老人虐待时进行干预。

没有一个明确的症状群可以确定老年人受到虐待。跌倒、骨折、皮肤损伤和体重减轻在年老体弱的患者中都很常见。有认知障碍的患者尤其如此，他们可能无法对虐待或忽视给予准确的描述。[48, 51] 对护理者的不信任可能是痴呆症症状的一部分；当亲人不能独立管理财务时，护理者对财务适当的控制行为有时很难与经济剥削区分开。

医务工作者应注意颈部、耳朵或生殖器等不寻常部位的瘀伤或烧伤，或与所提供的解释不一致的损伤。[55] 手腕或脚踝的损伤可能是使用约束装置的迹象。脱水、营养不良、压疮、卫生不良或不遵医嘱应怀疑是否存在忽视。[56]

目前还没有一种得到很好验证的评估老年人虐待的工具，但有几个原则可以指导临床医生评估虐待或忽视。应该私下询问和检查患者。在询问有关家庭环境和安全的一般性问题之后，可以提出更直接的问题，即患者是否受到伤害或威胁、是否被拒绝提供食物或药品、患者是否因寻求帮助而使其感到内疚、个人物品被拿走或发生了不必要的身体接触。应仔细记录病史和体格检查结果。对于认知障碍患者，决策能力的评估将指导干预的方法。[51]

也可以直接询问护理者关于虐待或忽视的问题，但医生必须小心避免让护理者心存芥蒂，那样他们反而可能限制你和老人的接触。在直接询问之前，用宽容理解的表达方式可能会有帮助，比如，"照顾你父亲一定很有压力。你是怎么做到的？"

2. 处理

没有很好的证据支持某种虐待老人的管理方法。[57] 最适当的策略将由虐待或忽视的性质和患者个人的情况决定。在大多数州，举报虐待和忽视老人是法律规定的。成人保护服务机构是举报涉嫌虐待老人的第一站。每个州也有一个长期护理监察专员计划，在怀疑长期护理机构中存在虐待或忽视行为时可以提供帮助。

将老年人与社会支持资源联系起来可能是有益的。针对护理者的干预措施可能包括关于什么构成虐待的教育、临时护理资源的转介、联络社会支持，以及针对心理健康问题的心理治疗或药物治疗。

如果虐待是应对具有攻击性的痴呆患者或由其引起，则表明应该针对攻击行为进行干预。对于缺乏决策能力的患者，寻求监护可能是必要的。理想情况下，医生应该寻求多学科团队的帮助，包括护士、政府机构、社会工作者和在虐待老人的各个方面有专长的法律专业人员。[51]

问题

1. 美国预防服务工作组建议家庭医生对下列哪组人群进行暴力筛查?
   A. 年长者
   B. 儿童
   C. 育龄妇女
   D. 青少年

2. 医生必须报告疑似儿童虐待。
   A. 正确
   B. 错误

3. 以下哪项是处于亲密伴侣暴力关系中增加严重伤害或谋杀风险的"危险信号"?
   A. 妊娠
   B. 体重增加
   C. 新工作
   D. 最近试图要离开伙伴
   E. 吸烟

4. 当患者披露她是亲密伴侣暴力的受害者时,下列哪一项应该是家庭医生反应的一部分?
   A. 应该告知患者她应该尽早离开虐待者
   B. 通知执法部门对她的伙伴进行调查
   C. 如果家里有任何儿童通知儿童保护服务机构
   D. 安抚患者暴力不是她的错

答案

问题 1: 正确答案是 C。

　　美国预防服务工作组建议对所有育龄妇女进行亲密伴侣暴力筛查,对筛查阳性者转介干预性服务机构。

问题 2: 正确答案是 A。

　　美国所有州、区域以及领地都要求医生必须举报可疑儿童虐待和忽略。这些法律包括对善意举报的诉讼豁免权。

问题 3: 正确答案是 D。

　　正如文中方框所示,在亲密伴侣暴力关系中造成凶杀或重伤风险增加的危险信号为:暴力的频率和严重性不断升级,最近使用武器或者威胁使用武器,凶杀或自杀威胁,劫持人质或非法跟踪,酒精或药物使用,近期与伙伴分居或者威胁要离开。

问题 4：正确答案是 D。

　　对亲密伴侣暴力的披露最初的反应应该包括富有同情心而不带评判的倾听，对她的健康和安全表示关心，以及声明要帮助她解决问题的决心。长期受到虐待的妇女可能认为虐待是她们的错。医生可以帮助她们改变这种想法，并且向她们表明虽然伴侣暴力很常见，但是此种行为是不能被接受的，以及不是受害人的错。

参考文献

1. Child abuse and neglect: risk and protective factors. 2016. Available at: http://www.cdc.gov/violenceprevention/childmaltreatment/riskprotectivefactors.html. Accessed November 23, 2016.
2. Child maltreatment 2014. 2016. Available at: https://www.acf.hhs.gov/sites/default/files/cb/cm2014.pdf. Accessed October 13, 2016.
3. Zolotor AJ, Motsinger BM, Runyan DK, et al. Building an effective child maltreatment surveillance system in North Carolina. *NC Med J.* 2005;66:360–363.
4. Finkelhor D, Turner HA, Shattuck A, et al. Prevalence of childhood exposure to violence, crime, and abuse: results from the National Survey of Children's Exposure to Violence. *JAMA Pediatr.* 2015;169:746–754.
5. Committee on Child Abuse and Neglect. American Academy of Pediatrics. When inflicted skin injuries constitute child abuse. *Pediatrics.* 2002;110:644–645.
6. Kellogg N. The evaluation of sexual abuse in children. *Pediatrics.* 2005;116:506–512.
7. Sedlak AJ, Mettenberg J, Basena M, et al. *Fourth National Incidence Study of Child Abuse and Neglect (NIS-4): Report to Congress.* Washington, DC: US Department of Health and Human Services, Administration for Children and Families; 2010.
8. Zolotor AJ, Runyan DK. Social capital, family violence, and neglect. *Pediatrics.* 2006;117:e1124–e1131.
9. Maguire S, Mann MK, Sibert J, et al. Are there patterns of bruising in childhood which are diagnostic or suggestive of abuse? A systematic review. *Arch Dis Child.* 2005;90:182–186.
10. Bulloch B, Schubert CJ, Brophy PD, et al. Cause and clinical characteristics of rib fractures in infants. *Pediatrics.* 2000;105:E48.
11. Maguire S, Mann M, John N, et al. Does cardiopulmonary resuscitation cause rib fractures in children? A systematic review. *Child Abuse Negl.* 2006;30:739–751.
12. Kemp AM, Dunstan F, Harrison S, et al. Patterns of skeletal fractures in child abuse: systematic review. *BMJ.* 2008;337:a1518.
13. Flaherty EG, Perez-Rossello JM, Levine MA, et al. Evaluating children with fractures for child physical abuse. *Pediatrics.* 2014;133:e477–e489.
14. Rubin DM, Christian CW, Bilaniuk LT, et al. Occult head injury in high-risk abused children. *Pediatrics.* 2003;111:1382–1386.
15. Kemp AM, Rajaram S, Mann M, et al. What neuroimaging should be performed in children in whom inflicted brain injury (iBI) is suspected? A systematic review. *Clin Radiol.* 2009;64:473–483.
16. Christian, Committee on Child Abuse and Neglect. The evaluation of suspected child physical abuse. *Pediatrics.* 2015;135(5):e1337–e1354.
17. Duffy SO, Squires J, Fromkin JB, et al. Use of skeletal surveys to evaluate for physical abuse: analysis of 703 consecutive skeletal surveys. *Pediatrics.* 2011;127:e47–e52.
18. Berkoff MC, Zolotor AJ, Makoroff KL, et al. Has this prepubertal girl been sexually abused?. *JAMA.* 2008;300:2779–2792.
19. Adams JA, Harper K, Knudson S, et al. Examination findings in legally confirmed child sexual abuse: it's normal to be normal. *Pediatrics.* 1994;94:310–317.
20. Dubowitz H, Giardino A, Gustavson E. Child neglect: guidance for pediatricians. *Pediatr Rev.* 2000;21:111–116.
21. Hibbard R, Barlow J, Macmillan H. Psychological maltreatment. *Pediatrics.* 2012;130:372–378.

22. Black MC, Basile KC, Breiding MJ, et al. *National Intimate Partner and Sexual Violence Survey: 2010 Summary Report*. Atlanta, GA: National Center for Injury Prevention and Control, Centers for Disease Control and Prevention; 2011.

23. U.S. Department of Justice, 2012. Intimate Partner Violence, 1993–2010. Available at: http://www.bjs.gov/index.cfm?ty=pbdetail&iid=4536. Accessed August 24, 2016.

24. Capaldi DM, Knoble NB, Shortt JW, et al. A systematic review of risk factors for intimate partner violence. *Partner Abuse*. 2012;3:231–280.

25. Bhandari M, Dosanjh S, Tornetta P, 3rd, et al. Musculoskeletal manifestations of physical abuse after intimate partner violence. *J Trauma*. 2006;61:1473–1479.

26. Allen T, Novak SA, Bench LL. Patterns of injuries: accident or abuse. *Violence Against Women*. 2007;13:802–816.

27. Plichta SB. Intimate partner violence and physical health consequences: policy and practice implications. *J Interpers Violence*. 2004;19:1296–1323.

28. Stockl H, Devries K, Rotstein A, et al. The global prevalence of intimate partner homicide: a systematic review. *Lancet*. 2013;382:859–865.

29. McFarlane J, Malecha A, Watson K, et al. Intimate partner sexual assault against women: frequency, health consequences, and treatment outcomes. *Obstet Gynecol*. 2005;105:99–108.

30. Breiding MJ, Black MC, Ryan GW. Chronic and health risk behaviors associated with intimate partner violence-18 U.S. states/territories, 2005. *Ann Epidemiol*. 2008;18:538–544.

31. Ellsberg M, Jansen HA, Heise L, et al. Intimate partner violence and women's physical and mental health in the WHO multi-country study on women's health and domestic violence: an observational study. *Lancet*. 2008;371:1165–1172.

32. Eberhard-Gran M, Schei B, Eskild A. Somatic symptoms and diseases are more common in women exposed to violence. *J Gen Intern Med*. 2007;22:1668–1673.

33. Woods SJ. Intimate partner violence and post-traumatic stress disorder symptoms in women: what we know and need to know. *J Interpers Violence*. 2005;20:394–402.

34. Taft CT, Vogt DS, Mechanic MB, et al. Posttraumatic stress disorder and physical health symptoms among women seeking help for relationship aggression. *J Fam Psychol*. 2007;21:354–362.

35. Coker AL, Sanderson M, Dong B. Partner violence during pregnancy and risk of adverse pregnancy outcomes. *Paediatr Perinat Epidemiol*. 2004;18:260–269.

36. Sharps PW, Laughon K, Giangrande SK. Intimate partner violence and the childbearing year: maternal and infant health consequences. *Trauma Violence Abuse*. 2007;8:105–116.

37. Silverman JG, Decker MR, Reed E, et al. Intimate partner violence victimization prior to and during pregnancy among women residing in 26 U.S. states: associations with maternal and neonatal health. *Am J Obstet Gynecol*. 2006;195:140–148.

38. Murphy CC, Schei B, Myhr TL, et al. Abuse: a risk factor for low birth weight? A systematic review and meta-analysis. *CMAJ*. 2001;164:1567–1572.

39. Dutton MA, Green BL, Kaltman SI, et al. Intimate partner violence, PTSD, and adverse health outcomes. *J Interpers Violence*. 2006;21:955–968.

40. Bonomi AE, Anderson ML, Reid RJ, et al. Medical and psychosocial diagnoses in women with a history of intimate partner violence. *Arch Int Med*. 2009;169:1692–1697.

41. Adverse health conditions and health risk behaviors associated with intimate partner violence—United States, 2005. *MMWR Morb Mortal Wkly Rep*. 2008;57:113–117.

42. Moyer VA; USPSTF. Screening for intimate partner violence and abuse of elderly and vulnerable adults: U.S. preventive services task force recommendation statement. *Ann Intern Med*. 2013;158:478–486.

43. Final Update Summary: Intimate partner violence and abuse of elderly and vulnerable adults: screening. 2015. Available at: http://www.uspreventiveservicestaskforce.org/Page/Document/UpdateSummaryFinal/intimate-partner-violence-and-abuse-of-elderly-and-vulnerable-adults-screening. Accessed August 25, 2016.

44. Basile KC, Hertz MF, Back SE. *Intimate Partner Violence and Sexual Violence Victimization Assessment Instruments for Use in Healthcare Settings: Version 1*. Atlanta, GA: Centers for Disease Control and Prevention, National Center for Injury Prevention and Control; 2007.

45. *National Consensus Guidelines on Identifying and Responding to Domestic Violence Victimization*. San Francisco: Family Violence Prevention Fund; 2004.

46. Nelson HD, Bougatsos C, Blazina I. Screening women for intimate partner violence: a systematic review to update the U.S. Preventive Services Task Force recommendation. *Ann Intern Med.* 2012;156:796–808, W-279, W-80, W-81, W-82.

47. Rivas C, Ramsay J, Sadowski L, et al. Advocacy interventions to reduce or eliminate violence and promote the physical and psychosocial well-being of women who experience intimate partner abuse. *Cochrane Database Syst Rev.* 2015;(12):CD005043.

48. Bonnie RJ, Wallace RB, National Research Council (U.S.). Panel to Review Risk and Prevalence of Elder Abuse and Neglect，National Research Council (U.S.). Committee on National Statistics., National Research Council (U.S.). Committee on Law and Justice. *Elder Mistreatment: Abuse, Neglect, and Exploitation in an Aging America.* Washington, DC: National Academies Press; 2003.

49. Acierno R, Hernandez MA, Amstadter AB, et al. Prevalence and correlates of emotional, physical, sexual, and financial abuse and potential neglect in the United States: the National Elder Mistreatment Study. *Am J Public Health.* 2010;100(2):292–297.

50. Cooper C, Selwood A, Livingston G. The prevalence of elder abuse and neglect: a systematic review. *Age Ageing.* 2008;37:151–160.

51. Lachs MS, Pillemer K. Elder abuse. *Lancet.* 2004;364:1263–1272.

52. Lindbloom EJ, Brandt J, Hough LD, et al. Elder mistreatment in the nursing home: a systematic review. *J Am Med Dir Assoc.* 2007;8:610–616.

53. Dong X, Simon M, Mendes de Leon C, et al. Elder self-neglect and abuse and mortality risk in a community-dwelling population. *JAMA.* 2009;302:517–526.

54. Dong X, Simon MA. Elder abuse as a risk factor for hospitalization in older persons. *JAMA Intern Med.* 2013;173:911–917.

55. Gibbs LM. Understanding the medical markers of elder abuse and neglect: physical examination findings. *Clin Geriatr Med.* 2014;30:687–712.

56. del Carmen T, LoFaso VM. Elder neglect. *Clin Geriatr Med.* 2014;30:769–777.

57. Baker PR, Francis DP, Hairi NN, et al. Interventions for preventing abuse in the elderly. *Cochrane Database Syst Rev.* 2016;(8):CD010321.

第二十二章　常见心理问题

　　杰西卡（Jessica）是一位37岁的拉丁美洲人，因为频繁念珠菌阴道炎就诊。她已婚，在职，有两个孩子。作为频繁念珠菌阴道炎检查过程的一部分，你指示测量糖化血红蛋白，结果为7.9，确诊为2型糖尿病。杰西卡有很强的家族糖尿病史，目睹了家庭中很多人因糖尿病而挣扎。她为会走上同样的路而苦恼。

　　在随访中，你进一步探询了她的担忧并鼓励了她，而且强调了你诊所所能提供的团队支持的方法。你为她开了二甲双胍，预约了2周后的随访，并为她预约了诊所的病案管理员的初访讨论自我管理。杰西卡看起来似乎得到了宽慰，而且表示希望能成功控制她的病情。

　　2周后杰西卡来回访。病案管理员在此期间已经与她通过电话，记录表明杰西卡对她新的诊断有点不知所措。在你走进检查室时，她明显看起来很焦虑。在简单的询问最近2周过得怎样以后，你让杰西卡填写新的病人健康问卷（PHQ）-9和广泛焦虑障碍（GAD）-7筛查表，她的得分分别为13和12。因为这些筛查结果均为阳性，你要求她完成糖尿病困扰量表，结果显示也是阳性。

　　杰西卡这种在管理慢性疾病时出现的抑郁症和焦虑症的病例，是家庭科常见的问题。医务工作者在美国提供超过一半的精神健康治疗，大约25%初级保健患者有可诊断的精神健康障碍（最常见为抑郁症和焦虑症）。[1]超过一半的初级保健门诊的随访为躯体主诉，通常与抑郁症和焦虑症相关。[2]像杰西卡一样的拉丁美洲人以及其他种族人群中可能有受他们的文化约束而呈现的精神健康症状，这可能会给成功地筛查这些疾病带来挑战。[3]

　　抑郁症和焦虑症会使其他病情复杂化，并增加医疗费用。此外，68%有精神疾病的成年人患有一种或多种慢性躯体疾病。[4]事实上，患有精神疾病的人比一般人更早死亡，可能是因为他们有更多的并发的健康问题。[5]

根据世界卫生组织（WHO）的观点，一个人的精神健康以及许多常见精神障碍，都受社会、经济以及危险因素的影响。[6]家庭医生在了解患者面临的社会不平等（包括住房、经济和教育）方面有着独特的地位，而且有可能将资源与患者相匹配，帮助他们减轻由于不平等带来的负担。家庭医生及其工作人员必须具备这方面的知识，并尽可能与社区服务组织和资源建立积极的转诊关系，以帮助有需要的人。第二十四章将讨论这些问题。

初级保健中常见的精神健康障碍

心境障碍

▶ 全美共病调查数据备份：12 个月的抑郁症的患病率为 6.6%，终身患病率为 16.2%[7]

▶ 70% ~ 80% 的抗抑郁药是由初级保健医生开的[8]

▶ 美国预防服务工作组建议对一般成人和产后妇女进行抑郁症筛查[9]

焦虑障碍

▶ 在一项调查中，19.5% 的初级保健患者至少有一种焦虑障碍[10]

▶ 许多医学疾病可能有类似焦虑的症状，包括心脏、内分泌、呼吸、神经以及妇科疾病

▶ 有抑郁症的个体存在焦虑症共病的风险更高，彼此有相当多的症状重叠[11]

一、初级保健中的心境障碍和焦虑障碍

初级保健中所见的心境障碍包括重性抑郁障碍（Major Depressive Disorder, MDD）、心境恶劣障碍、伴抑郁心境的适应障碍、由一般健康原因（或者物质使用）造成的心境障碍、1 型双相情感障碍和 2 型双相情感障碍。重性抑郁障碍是常见于其他慢性疾病的共病，比如卒中、糖尿病、慢性阻塞性肺疾病（COPD）、心脏病以及帕金森病。

焦虑症是继抑郁症后在初级保健中最常见的精神疾病。高达 20% 的初级保健机构的患者可能患有焦虑障碍。[10]在初级保健中特殊的焦虑障碍（以及发病率）包括广泛焦虑障碍（7.6%），有或无广场恐怖症的惊恐障碍（6.8%），强迫症（无数据），创伤后应激障碍（8.6%），以及社交焦虑障碍（6.2%）。[10]尽管人们越来越关注焦虑症，但在科研以及包括筛查、诊断和治疗患者所做的临床及公共卫生方面的努力，仍然远远落后于抑郁症。

二、初级保健中的精神病筛查

在初级保健机构工作的医生具有独特的机会来评估和治疗各种各样的精神疾病。尽管美国预防服务工作组（USPSTF）建议对抑郁症进行筛查，[12]但必须建立相应的系统，以确

保正确的诊断、治疗和随访。因此，医生必须实事求是地估计他们有多少时间来评估患者的精神状况。使用专为初级保健机构设计的筛查工具可以有助于评估过程（表 22.1）。

表 22.1 ▶ 初级保健中抑郁症和焦虑症的筛查工具

工具	描述	评语
病人健康问卷（PHQ）-9	九项抑郁自评量表	操作简单 MD 敏感性高（92%）以及特异性合理（82%）
广泛焦虑障碍问卷（GAD）-7	七项自评广泛焦虑量表	操作简单 敏感性 82%，特异性 89%
初级保健创伤后应激障碍量表（PC-PTSD）	四项自评问卷	敏感性 78%，特异性 87%
心境障碍量表（MDQ）	对症状、家族史以及以前诊断的十七项自评量表	精神科门诊患者的敏感性 61.3%，特异性 87.5%
双相谱系障碍量表（BSDS）	患者可以打钩的十九项症状描述；每一项为一分	敏感性 76%，特异性 85%～93%

1. 抑郁症筛查

对医生来说，筛查抑郁症最好也是最实用的工具之一是 PHQ-9（http://www.phqscreeners.com）。[13, 14] 然而，PHQ-9 的阳性结果并不等于抑郁症的诊断，而需要进一步的评估，以确认患者符合《精神障碍诊断与统计手册》第五版（DSM-5）重性抑郁障碍标准。例如，医生助理可以给患者提供 PHQ-9，然后对表格进行评分，并将结果提供给医生，以完成评估。

如果被筛查患者有自杀的想法，则可使用 SAD PERSONS 量表评估自杀企图的可能性（https://www.qxmd.com/calculate/calculator_201/modified-SAD-PERSONS-scale）。我们建议在等级表中添加字母 A 来评估致命手段的易得性。[15] 患有糖尿病、慢性阻塞性肺疾病和冠状动脉疾病等合并症的患者也可能受益于抑郁症筛查，或是评估与疾病相关痛苦的特定筛查（如糖尿病痛苦量表；http://www.diabetesed.net/page/_files/diabetes-distress.pdf）。

2. 焦虑症筛查

GAD-7（https://www.mdcalc.com/gad-7-general-anxiety-disorder-7）是专为初级保健机构开发的。[16] 尽管该工具旨在评估广泛焦虑障碍，即初级保健机构中最常见的焦虑障碍之一，[16] 但它在筛查惊恐障碍（敏感性 74%、特异性 81%）、社交焦虑障碍（敏感性 72%、特异性 80%）和创伤后应激障碍（敏感性 66%、特异性 81%）方面也有一定的优势。[17] 还有一种简短的创伤后应激障碍筛查工具，名为 PC-PTSD。[18]

任何一种筛查工具的阳性结果都需要使用 DSM-5 标准对广泛焦虑障碍和创伤后应激障碍进行进一步评估。应考虑进行额外的评估，以排除伴有焦虑症状的相关疾病（如甲亢、呼吸系统疾病如慢性阻塞性肺疾病和哮喘，以及药物滥用或戒断），并了解共病所扮演的角色。

3. 双相情感障碍筛查

在评估初级保健中患者的抑郁症和焦虑症时，考虑到其他共存的精神疾病（如双相情感障碍）是很重要的。用于初级保健的两个双相情感障碍筛查工具，心境障碍量表（Mood Disorder Questionnaire, MDQ）和双相谱系障碍量表（Bipolar Spectrum Disorder Scale，BSDS）如表 22.1 所示。[19, 20] 任何一个工具的阳性结果都需要进一步评估和额外的医学筛查，以排除病因。

4. 初级保健中的物质依赖

在美国，12 岁以上有 2250 万人符合物质滥用或依赖的标准。[21] 在初级保健中出现抑郁症、焦虑症或双相情感障碍的患者可能更容易出现物质依赖和酒精滥用。有关物质依赖性筛选和治疗的更多信息，请参阅第二十三章。

三、诊断抑郁症和焦虑症

为了确诊重性抑郁障碍或广泛焦虑障碍，我们鼓励健康工作者使用 DSM-5 中重性抑郁障碍的诊断标准来确诊，[22] 患者必须同时在 2 周内出现下列五种（或更多）症状，并且与先前功能相比有改变；至少有一种症状是：（1）情绪低落或；（2）失去兴趣或快乐。注意：不包括明显可归因于其他疾病的症状。

▶ 一天中大部分时间，几乎每天都有抑郁情绪，这可以通过自述（如感到悲伤、空虚、绝望）或其他人的观察（如泪流满面）来表示。（注：在儿童和青少年中，可能有易怒的情绪。）

▶ 几乎每天中的大部分时间，对所有或几乎所有活动缺乏兴趣或快乐（主观描述或观察所示。）

▶ 在非节食时明显的体重减轻或体重增加（比如一个月中体重改变超过 5%），或者几乎每天食欲减低或增加。（注意：儿童未达到预期体重增加时考虑发育迟缓。）

▶ 几乎每天有失眠或嗜睡。

▶ 几乎每天有精神运动性躁动或迟缓（被其他人观察到，而不仅仅是主观感觉的不安或缓慢）。

▶ 几乎每天感到疲劳或无力。

▶ 几乎每天都有一种毫无价值感，或过度或不适当的负罪感（可能是妄想性障碍）（不仅仅是自责或生病的负罪感）。

▶ 几乎每天都缺乏思考或注意力集中的能力，或者犹豫不决（通过主观的描述或其他人的观察）。

▶ 反复有死亡的想法（不仅仅是害怕死亡），有反复自杀的念头而没有具体的计划，或者有自杀的尝试，或者有自杀的具体计划。

重要的是，要将抑郁症状诊断为重性抑郁障碍，这些症状必须在社会、职业或其他重要功能领域引起临床上显著的困扰或损害。此外，抑郁症状的发作不应归因于某种物质或其他健康状况造成的生理影响。

对重大损失（如丧亲、经济损失、自然灾害、严重疾病或残疾）的反应可能包括强烈的悲伤情绪、对损失的冥思苦想、失眠、食欲不振和体重下降，上述情况可能类似于抑郁发作。虽然这些症状是可以理解的或者被认为是对损失的合理反应，但除了对重大损失的正常反应外，还应仔细考虑是否存在严重的抑郁发作。最后，抑郁发作也无法用其他的障碍做更好的解释（比如分裂情感障碍、精神分裂症，以及其他心理障碍），而且应该没有躁狂或轻躁狂发作史。

关于广泛焦虑障碍，DSM-5 要求患者至少 6 个月中大多数日子多数时候有过度焦虑和担忧（惶惶不可终日），以及出现在多项事件或活动中（比如工作和学校的表现）。[22]另外，患者发觉很难控制焦虑。焦虑和担忧至少符合以下 6 项中的 3 项（至少某些症状在过去 6 个月中大多数时间存在）：

▶ 辗转不安，紧张或烦躁。

▶ 容易疲倦。

▶ 无法集中精力或脑子一片空白。

▶ 易激惹。

▶ 肌肉紧张。

▶ 睡眠障碍（入睡或维持睡眠困难，或烦躁不安、睡眠质量不满意）。

注意，儿童只要求符合 1 项。

像重性抑郁障碍一样，要诊断广泛焦虑障碍，焦虑、担忧，或者生理症状应该造成了临床上严重的困扰或干扰了社交、工作或者其他重要功能。另外，这种障碍不是因为物质使用导致（比如毒品滥用、药物）的生理作用或其他身体疾病（比如甲亢）造成的，而且用其他的疾病障碍也无法更好地解释（比如惊恐障碍、社交恐惧症，或者精神分裂症或妄想性障碍中妄想信念的内容）。

四、抑郁症和焦虑症的治疗

PHQ-9 或 GAD-7 任何一项阳性结果并由 DSM-5 获得证实后可以有几种治疗方案。我们强烈建议与患者一起核查几个症状，以验证 PHQ-9 的有效性（例如，患者报告最近的处境压力因而可能会加重症状，而不是真正的重性抑郁障碍）。

抑郁症或焦虑症患者可能会因有精神疾病症状而感到耻辱，重要的是临床工作者必须对这种疾病作出解释，并指出这是一种生物因素，并不意味着患者是一个"软弱"的人。

让患者知道抑郁症是一种常见病，影响到美国 6.7% 的人口（每 15 人中就有 1 人）。这种讨论的另一个重要部分是给患者以希望，告知他们心境障碍是可以治疗的，可以用药物治疗，行为干预和 / 或正式的心理治疗。

以下是我们已经使用了几年的一个解释：

"经历抑郁症（或焦虑症）的人可能感觉似乎被自己的症状风暴所淹没。药物能像救生圈一样，帮你漂浮在风暴的水面上。心理治疗可以教会你游回岸边的技能。" [23]

PHQ-9 分数可以用来帮助指导治疗，见表 22.2。[24] 请注意该表对任何严重程度、行为激活、运动，以及教育都适用。

表 22.2 ▶ 根据评分和抑郁程度采取的治疗措施

PHQ-9 分数	严重度	治疗措施
0～4	无、轻度	无
5～9	轻度	观察性等待；2～4 周随诊重复做 PHQ-9 问卷
10～14	中度	治疗计划，考虑心理治疗，随诊，和 / 或药物治疗
15～19	中重度	积极使用药物治疗和 / 或心理治疗
20～27	重度	立即开始治疗，如果严重受损或对治疗反应不佳，则迅速转诊给精神健康专家进行心理治疗和 / 或协作管理

1. 初级保健中抑郁症和焦虑症的行为干预

有充分的证据支持在初级保健中使用行为干预。行为干预有助于培养患者的技能，减少症状。此外，行为干预可能是轻度抑郁或焦虑症状的治疗选择。

行为激活是一种遵循证据的治疗方法，已被显示可以减少抑郁症状。[25] 抑郁症患者更可能采取逃避和孤立行为，这会使他们的症状恶化。行为激活的目的是通过逐渐增加能给患者带来喜悦或乐趣的活动，帮助患者减少逃避和孤立，并鼓励患者监测他们的活动水平以及每天的情绪。使用如表 22.3 所示的表格可以促进此工作。

表 22.3 ▶ 计划和跟踪积极活动

时间	计划的正向行为 （参考列表）*	完成 （是 / 否）	活动前和活动后心境评分 （0～100，0 等于最差，100 等于最好）
8 点以前			
8～12 点			
12 点到下午 4 点			
下午 4 点到下午 8 点			
晚上 8 点以后			
活动总数			

* 临床工作者还可以向患者提供一份活动清单，供其考虑。可在以下网址获得：http://www.cci.health.wa.gov.au/docs/Fun%20Activities%20Catalogue.pdf。

深呼吸和放松练习有助于患者减少抑郁和焦虑症状。4-7-8 呼吸法是一个常用的呼吸练习。以下是开始此练习的说明：

> ▶ 用嘴深呼气并发出呼的声音。

> ▶ 闭上嘴后用鼻子安静地吸气并且默数到四。

> ▶ 屏住呼吸数到七。

> ▶ 用嘴深呼气，并发出呼的声音数到八。

> ▶ 这是一次呼吸。现在再次吸气，然后重复三次，一共呼吸四次。

运动对抑郁症和焦虑症有一些好处。研究人员发现，与对照组或者无干预组相比，运动可以改善抑郁症患者的症状。[26]临床工作者可以建议患者慢慢开始锻炼，并选择一种愉快的锻炼方式，这种方式可以为患者带来更积极的锻炼体验，并增加继续参与锻炼的可能性。[27]

简短认知反驳是一种特殊的认知行为工具，可以帮助抑郁症或焦虑症患者改变他们的思维方式。当患者感到沮丧或焦虑时，他们可以通过反问自己来学会质疑自己的想法，例如，"如果我最好的朋友或心爱的人有这种想法，我会怎样告诉他们？"或者"如果你这样问问题或对自己那么说，你认为那样会有帮助吗？"[28]，像这样的问题可以让患者以符合其价值观的方式（例如保持友好）做出回答，而不是对他们最初的想法做出反应。

2. 抑郁症的药物治疗

在初级保健中药物治疗是对抑郁症患者的一个重要治疗选择。具体的抗抑郁治疗指南根据 TMAP 和 STAR*D 临床试验制定。[29, 30] 在 STAR*D 试验中，约有一半的患者对初始治疗有反应，三分之一的患者在 6 周内得到缓解。[31]ARTIST 临床试验显示随机服用氟西汀、舍曲林或者帕罗西汀的患者 9 个月时的康复率约为 80%。[32] 但是，使用哪一种或几种特定的药物并没有遵循合理的计划那么重要：[28]

> ▶ 使用充足的抗抑郁药剂量。

> ▶ 监测患者的症状和副作用，根据情形调整剂量。

> ▶ 只有经过充分的治疗尝试，才能换药或在治疗方案中添加新药。

表 22.4 列出了基于 STAR*D 试验的治疗指南，其中还包括行为健康干预和其他可能影响症状和治疗依从性的问题。临床工作者生使用表 22.4 作为开始治疗(第一阶段)的指南，并可根据反应调整治疗（第二阶段和第三阶段）。在每个阶段，考虑依从性、过去 / 现在的自杀意念、反应史、共病情况以及影响治疗和反应的文化因素。

表 22.5 列出了可用于治疗抑郁症的几种药物及其副作用。

表 22.4 ▶ 抑郁症初始治疗指南

分期	处方 / 结果
1	SSRI，行为健康干预，2 周随访，重新用 PHQ-9 评估 • 如果有 > 50% 的改善，4 周随访 • 如果有 25% ～ 49% 的改善，增加剂量，2 周随访（重复两次，然后进入下一期）
2	不同的 SSRI，安非他酮或 SNRI，行为健康干预，两周随访，重新用 PHQ-9 评估 • 如果有 > 50% 的改善，4 周后随访 • 如果有 25% ～ 49% 的改善，增加剂量，2 周随访（重复两次，然后进入下一期）
3	SNRI 或 SNRI 加上安非他酮，行为健康干预，转诊到精神科

PHQ，病人健康问卷；SNRI，5-羟色胺去甲肾上腺素再摄取抑制剂；SSRI，选择性 5-羟色胺再摄取抑制剂。

表 22.5 ▶ 抗抑郁药物及其副作用

药物	抗胆碱	嗜睡	失眠 / 激惹	体位性低血压	QTc 延长	胃肠道反应	增重	性功能紊乱
选择性 5-羟色胺再摄取抑制剂								
西酞普兰	0	0	1+	1+	1+	1+	1+	3+
艾司西酞普兰	0	0	1+	1+	1+	1+	1+	3+
氟西汀	0	0	2+	1+	1+	1+	1+	3+
帕罗西汀	1+	1+	1+	2+	0 ～ 1+	1+	2+	4+
舍曲林	0	0	2+	1+	0 ～ 1+	2+	1+	3+
5-羟色胺去甲肾上腺素再摄取抑制剂								
去甲文拉法辛	0	1+	2+	0	0	1 ～ 2+	0	3+
度洛西汀	0	0	2+	0	0	2+	0	3+
文拉法辛	0	1+	2+	0	1+	1 ～ 2+	0	3+
非典型药物								
安非他酮	0	0	1 ～ 2+	0	1+	1+	0	0
米氮平	1+	4+	0	0	1+	0	4+	1+

0= 无；1+= 轻微；2+= 低；3+= 中；4+= 高。

▶ 选择性 5-羟色胺再摄取抑制剂（SSRI）通常是初级保健中治疗抑郁症的一线药物。SSRI 通常有很好的耐受性，尽管在最初的 5 ～ 7 天内出现的副作用，如紧张、不安、失眠和焦虑增加会影响治疗依从性。然而，重要的是，要确保没有双相情感障碍的症状，因为 SSRI 可以暴露并强化因潜在的双相情感障碍而呈现的抑郁症状。

▶ 5-羟色胺去甲肾上腺素再摄取抑制剂（SNRI）是在初级保健中治疗焦虑症的二线药物。像 SSRI 一样，SNRI 也有恶心、失眠、头痛等副作用可能影响药物的依从性。

▶ 四环类去甲肾上腺素和特殊的抗抑郁药，特别是米氮平，是另一种选择，其好处包括改善睡眠和减少导致性功能障碍的副作用。然而，体重增加可能更为显著，但是它对于因为抑郁造成食欲和体重下降的老年患者可能是一个不错的选择。

▶ 去甲肾上腺素多巴胺再摄入抑制剂，特别是安非他酮，是一种抗抑郁药，具有较少的副作用，可以激活病人。然而，伴发焦虑症的患者可能有增加兴奋和激惹的危险。安非他酮也用于戒烟。

▶ 非典型性抗精神病药阿立哌唑对初次使用标准抗抑郁药治疗未能达到缓解的患者作为协同药物选择显示有效，并已被美国食药监局（FDA）批准作为重性抑郁障碍的辅助治疗。然而由于出现显著副作用的频率，它们的使用仍存争议。这种药物最常见的副作用是静坐不能和体重增加。[33] 应首先考虑其他治疗难治性抑郁症的方法。

3. 焦虑症的治疗

表 22.6 列出了根据 GAD-7 评分采取的治疗措施。我们建议对任何严重程度的患者给予行为干预，包括行为激活、锻炼和教育。

表 22.6 ▶ 根据评分和抑郁程度采取的治疗措施

GAD-7 分数	严重程度	治疗措施
0～4	无到极少	无
5～9	轻度	观察性等待；2～4 周随诊重复用 GAD-7 评估
10～14	中度	治疗计划，考虑心理治疗，随诊，和/或药物治疗
15～19	中重度	积极用药物治疗和/或心理治疗
20～27	重度	立即开始治疗，如果严重受损或对治疗反应不佳，则迅速转诊给精神健康专家进行心理治疗和/或协作管理

4. 焦虑症的药物治疗

焦虑症的几种药物治疗方法：

▶ 在初级保健中，SSRI 通常是治疗焦虑症的一线药物。虽然它的副作用会影响治疗依从性，但治疗通常有良好的耐受性。[31] 减少起始剂量可能有助于减少初始副作用。

▶ 在初级保健中，SNRI 是治疗焦虑症的二线药物。和 SSRI 一样，副作用会影响依从性（见表 22.4）。

▶ 由于普瑞巴林几天后就开始起效，在治疗广泛焦虑障碍症状时可能有用。[34]

▶ 虽然苯二氮䓬类有镇静，头晕，反应时间延长的副作用，以及与认知功能和驾驶技能的负面影响有关，但苯二氮䓬类可以降低焦虑症状。风险包括连续治疗数周或数月后产生依赖。长效制剂优于短效制剂，可以帮助降低依赖的风险。有酒精或物质依赖病史的患者不适合接受苯二氮䓬类治疗，因为有更高的依赖风险。苯二氮䓬类在开始使用 5–羟色胺类药物的最初几周可能有用，以帮助减少伴随这些药物的焦虑。[34]

▶ 抗组胺药，如羟嗪，可以替代苯二氮䓬类药物，副作用包括镇静、高剂量时有抗胆碱能作用、视力模糊、精神错乱、谵妄等。[34]

▶ β 受体阻滞剂，如普萘洛尔已被用来帮助减少焦虑症状。一篇系统综述的作者报道，普萘洛尔疗效的证据不足以支持其在焦虑症治疗中的常规应用。有人认为普萘洛尔的抗焦虑作用可能是由其外周（自主）而非中枢活性引起的。β 受体阻滞剂对表现焦虑的疗效可能比一般性焦虑好。[35]

▶ 阿扎哌隆类（比如丁螺环酮）是治疗焦虑障碍（例如广泛焦虑障碍）的另一个选择。一项系统综述的作者发现，在短期内（4 ～ 9 周），阿扎哌隆类似乎优于安慰剂，但是不比苯二氮䓬类更有效，也可能不如苯二氮䓬类为患者所接受。[36]

5. 初级保健中的双相情感障碍治疗

MDQ 或 BSDS 阳性需要进一步评估，以确定双相情感障碍的诊断。治疗方案包括使用心境稳定剂（锂）、非典型抗精神病药和抗惊厥药。根据症状的表现，精神科医生的会诊有助于指导初始治疗。

6. 心理治疗

认知行为疗法（Cognitive Behavioral Therapy, CBT）是研究最广泛的抑郁症和焦虑症的正规心理治疗。认知行为疗法是一种时间敏感的、结构化的、以当下为导向的心理治疗方法，旨在解决问题并教会患者改变思维和行为的技能。[37] 认知行为疗法被证明是治疗抑郁症和焦虑症的有效方法。[38, 39] 我们建议把患者转诊到经过正规认知行为疗法培训并可以提供这些服务的有执照的心理学家、社会工作者，或咨询师那里。[39] 有关认知行为疗法的信息，请参见 https://www.beckinstitute.org/get-informed/what-is-cognitive-therapy。

问题

1. 心理健康障碍是初级保健中常见的问题。在初级保健患者中以下哪一项是正确的？
   A. 抑郁症的终身发病率约为 50%
   B. 抑郁症患者与非抑郁症患者的焦虑风险相同
   C. 大多数精神疾病患者有一种或多种慢性身体疾病
   D. 创伤后应激障碍是最不常见的焦虑症
2. 以下哪一项是初级保健机构筛查抑郁症和焦虑症的正确方法？
   A. 建议对成年人进行抑郁症筛查，前提是系统到位，以确保正确的诊断、治疗和随访
   B. PHQ-9 筛查阳性就可以诊断抑郁症
   C. 自杀意念筛查呈阳性者应住院治疗

    D．GAD 问卷只对广泛焦虑障碍的筛查有帮助

    E．没有检测双相情感障碍的筛查工具

3．一位新诊断为抑郁症的患者在诊所里讨论可能的治疗方案。以下哪一项是抑郁症治疗的正确方法？

    A．筛查问卷上报告的症状不需要验证

    B．为这种疾病提供生物学解释是有帮助的

    C．运动和呼吸练习对抑郁症状没有帮助

    D．药物治疗对轻度抑郁症患者比行为干预更有效

4．以下哪一种是治疗广泛焦虑障碍的一线药物？

    A．β 受体阻滞剂

    B．五羟色胺去甲肾上腺素再摄取抑制剂

    C．苯二氮䓬类

    D．选择性 5- 羟色胺再摄取抑制剂

    E．去甲肾上腺素多巴胺再摄取抑制剂

5．CBT 是一种旨在解决问题和教授改变思维和行为技能的心理治疗方法，是一种治疗抑郁症和焦虑症的有效方法。

    A．正确

    B．错误

答案

问题 1：正确答案是 C。

    此外，68% 患有精神疾病的成年人有一种或多种慢性生理疾病。事实上有精神疾病的人可能因为他们有更多并存的健康问题，比普通人群死亡更早。

问题 2：正确答案是 A。

    尽管美国预防服务工作组推荐对抑郁症进行筛查，但系统必须到位，以确保正确的诊断、治疗和随访。

问题 3：正确答案是 B。

    抑郁症或焦虑症患者可能会因有精神疾病症状而感到耻辱，重要的是临床工作者必须对这种疾病做出解释，并指出这是一种生物性疾病，并不意味着患者是一个"软弱"的人。

问题 4：正确答案是 D。

    选择性 5- 羟色胺再摄取抑制剂为初级保健中典型的治疗焦虑症的一线药物。虽然它的副作用会影响治疗依从性，但治疗通常是可以耐受的。

问题 5：正确答案是 A。

　　CBT 是一种对时间敏感、结构合理、以当下为导向的心理治疗方法，旨在解决问题，教会患者改变思维和行为的技能。认知行为疗法被证明是治疗抑郁症和焦虑症的有效方法。

参考文献

1. Reiger D, Narrow W, Rae D, et al. The de facto US mental and addictive disorders service system: Epidemiologic Catchment Area prospective 1-year prevalence rates of disorders and services. *Arch Gen Psychiatry*. 1993;50:85–94.
2. U.S. Department of Health and Human Services. *Report of a Surgeon General's Working Meeting on The Integration of Mental Health Services and Primary Health Care*. Rockville, MD: 2001. Available at: www.surgeongeneral.gov/library/mentalhealthservices/mentalhealthservices.PDF4. Accessed December 15, 2016.
3. Office of the Surgeon General (US); Center for Mental Health Services (US); National Institute of Mental Health (US). *Mental Health: Culture, Race and Ethnicity: A Supplement to Mental Health: A Report of the Surgeon General*. Rockville, MD: Substance Abuse and Mental Health Services Administration (US); 2001.
4. Kroenke K. The interface between physical and psychological symptoms. *Prim Care Companion J Clin Psychiatry*. 2003;5(suppl 7):11–18.
5. Substance Abuse and Mental Health Services Administration/ Health Resources Services Administration. Back to basics: what you need to know about primary and behavioral health care integration. Available at: http://www.integration.samhsa.gov/about-us/CIHS_Integration_101_FINAL.pdf. Accessed November 14, 2016.
6. World Health Organization. Social determinants of mental health. 2014. Available at: http://apps.who.int/iris/bitstream/10665/112828/1/9789241506809_eng.pdf. Accessed November 10, 2016.
7. Kessler RC, Berglund P, Demler O, et al. The epidemiology of major depressive disorder: results from the National Comorbidity Survey Replication. *JAMA*. 2003;289:3095–3105.
8. Mojtabai R, Olfson M. National patterns in antidepressant treatment by psychiatrists and general medical providers: results from the national comorbidity survey replication. *J Clin Psychiatry*. 2008;69(7):1064–1074.
9. United States Preventative Services Task Force. Depression in Adults: Screening. Available at: https://www.uspreventiveservicestaskforce.org/Page/Document/UpdateSummaryFinal/depression-in-adults-screening1?ds=1&s=depression screening adults. Accessed on November 14, 2016.
10. Kroenke K, Spitzer RL, Williams J, et al. Anxiety disorders in primary care: prevalence, impairment, comorbidity, and detection. *Ann Intern Med*. 2007;146(5):317–325.
11. Nease DE, Aikens JE. DSM depression and anxiety criteria and severity of symptoms in primary care: cross sectional study. *BMJ*. 2003;327(7422):1030–1031.
12. Siu AL, Bibbins-Domingo K, Grossman DC, et al. Screening for depression in adults: US Preventive Services Task Force recommendation statement. *JAMA*. 2016;315(4):380–387.
13. Gilbody S, Richards D, Brealey S, et al. Screening for depression in medical settings with the patient health questionnaire (PHQ): a diagnostic meta-analysis. *J Gen Intern Med*. 2007;22(11):1596–1602.
14. Nease DE, Maloin JM. Depression screening: a practical strategy. *J Fam Practice*. 2003;52(2):118–124.
15. Campbell, W. Revised SAD PERSONS helps assess suicide risk. 2004. Available at: https://www.qxmd.com/calculate/calculator_201/modified-sad-persons-scale. Accessed January 6, 2017.
16. Spitzer RL, Kroenke K, Williams JB, et al. A brief measure for assessing generalized anxiety disorder: The GAD-7. *Arch Intern Med*. 2006;166(10):1092–1097.
17. Psychiatric times. GAD-7. Available at: http://www.psychiatrictimes.com/clinical-scales-gad-7/clinical-scales-gad-7/gad-7. Accessed November 16, 2016.
18. U.S. Department of Veterans Affairs. Primary care PTSD screen (PC-PTSD). Available at: http://www.ptsd.va.gov/professional/assessment/screens/pc-ptsd.asp. Accessed November 16, 2016.

19. Zimmerman M, Galione JN. Screening for bipolar disorder with the Mood Disorders Questionnaire: A review. *Harv Rev Psychiatry*. 2011;19(5):219–228.

20. Nassir GS, Miller CJ, Berv DA, et al. Sensitivity and specificity of a new bipolar disorder spectrum diagnostic scale. *J Affect Disord*. 2005;84(2-3):273–277.

21. U.S. Department. of Health and Human Services, Substance Abuse and Mental Health Services Administration. Results from the 2009 National Survey on Drug Use and Health: Volume I. Summary of national findings. Available at: http://oas.samhsa.gov/nsduh/2k9nsduh/2k9resultsp.pdf. Accessed November 16, 2016.

22. American Psychiatric Association. *Diagnostic and Statistical Manual of Mental Disorders*. 5th ed. 2013.

23. Ingeborg Van Pelt. "Where is the hurt? How do we help?" *Clin Psychiatry News*. 2009;37(6):10.

24. Instruction manual for Patient Health Questionnaire (PHQ) and GAD-7 measures. Available at: https://phqscreeners.pfizer.edrupalgardens.com/sites/g/files/g10016261/f/201412/instructions.pdf. Accessed November 16, 2016.

25. Dimidjian S, Dobson K, Kohlenberg RJ, et al. Randomized trial of behavioral activation, cognitive therapy and antidepressant medication in the acute treatment of adults with major depression. *J Consult Clin Psychol*. 2006;74(4):658–670.

26. Cooney GM, Dwan K, Greig CA, et al. Exercise for depression. *Cochrane Database Syst Rev*. 2013;(9):CD004366.

27. Craft L, Perna F. The benefits of exercise for the clinically depressed. *Primary Care Companion to J Clin Psychiatry*. 2004;6(3):104–111.

28. Hunter CL, Goodie JL, Oordt MS, et al. *Integrated Behavioral Health in Primary Care*. Washington, DC: American Psychological Association; 2009.

29. Trivedi MH, Rush AJ, Crismon ML, et al. Clinical results for patients with major depressive disorder in the Texas Medication Algorithm Project. *Arch Gen Psychiatry*. 2004;61(7):669–680.

30. Trivedi MH, Rush AJ, Wisniewski SR, et al. Evaluation of outcomes with citalopram for depression using measurement-based care in STAR*D: Implications for clinical practice. *Am J Psychiatry*. 2006;163(1):28–40.

31. Gaynes BN, Rush AJ, Trivedi MH, et al. The STAR*D study: Treating depression in the real world. *Clev Clin J Med*. 2008;75:57–66.

32. Kroenke K, West S, Swindle R, et al. Similar effectiveness of paroxetine, fluoxetine, and sertraline in primary care a randomized trial. *JAMA*. 2001;286(23):2947–2955.

33. Nelson JC, Pikalov A, Berman R. Augmentation treatment in major depressive disorder: Focus on aripiprazole. *Neuropsychiatr Dis Treat*. 2008;4(5):937–948.

34. Bandelow B, Sher L, Bunevicius R, et al.; WFSBP Task Force on Mental Disorders in Primary Care. WFSBP Task Force on Anxiety Disorders. *Int J Psychiatry Clin Pract*. 2012;16:77–84.

35. Steenen SA, Wijk AJ, van der Heijden G, et al. Propranolol for the treatment of anxiety disorders: Systematic review and meta-analysis. *J Psychopharmacol*. 2016;30(2):128–139.

36. Chessick CA, Allen MH, Thase M, et al. Azapirones for generalized anxiety disorder. *Cochrane Database Syst Rev*. 2006;(3):CD006115.

37. The Beck Institute. What is cognitive behavioral therapy? Available at: https://www.beckinstitute.org/get-informed/what-is-cognitive-therapy. Accessed November 10, 2016.

38. Hoffman SG, Asnaani A, Vonk IJ, et al. The efficacy of cognitive behavioral therapy: A review of meta-analyses. *Cognit Ther Res*. 2012;36(5):427–444.

39. Cape J, Whittington C, Buszewicz M, et al. Brief psychological therapies for anxiety and depression in primary care: Meta-analysis and meta-regression. *BMC Med*. 2010;8:38.

第二十三章 物质使用障碍

本章要点

1 ▶ 在初级保健环境中，物质使用障碍很少是患者就诊的理由，尽管它们是导致患者医疗问题的常见因素。

2 ▶ 在病程和患者依从性方面，药物滥用和依赖与许多其他慢性疾病（如 2 型糖尿病和心血管疾病）相似，也应被视为慢性疾病。

3 ▶ 已有成熟的访谈工具可被有效地应用于初级保健环境中，并具有足够的敏感性和特异性来协助治疗有物质使用障碍的患者。

4 ▶ 社会心理问题是早期发现物质使用障碍的常见"危险信号"。

5 ▶ 虽然药物在治疗物质使用障碍，特别是阿片类药物成瘾方面非常有用，但药物治疗与心理咨询相结合更有效。

近年来阿片类药物带来的社会问题凸显了许多患者在日常生活中所面临的挑战，即物质使用障碍。2016 年的《美国面临成瘾：美国卫生总署关于酒精、毒品和健康的报告》[1]记录了这一点，值得一读。成瘾是一种慢性病，而不是性格缺陷。医护人员要知道物质使用障碍与任何其他慢性疾病一样，患者要愿意承担责任并努力学习如何护理这种疾病，同时要理解治愈这种疾病需要的不仅仅是意志力，这样才能为患者提供最好的服务。

虽然每一种物质滥用都有其特征，并且对健康的风险各不相同，但是它们也有一些共同点。

一、发病率和诊断

▶ 在成人和儿童初级保健机构中，药物或酒精使用障碍的发病率为 10%。[2]

▶ 大多数有物质使用障碍的患者，不会因为这个原因来就诊。[3]医生应了解与物质滥用相关的症状和综合征的类型，以及他们所服务人群中这些疾病的流行病学。如果有必要，医生应该适当询问患者物质滥用的问题。

▶ 物质使用障碍的复发率（40% ~ 60%）与其他慢性疾病相当，包括 2 型糖尿病（20% ~ 50%）和高血压（50% ~ 70%）。[1]

▶ 有物质使用障碍者患多种慢性疾病的可能性加倍，包括关节炎、慢性疼痛综合征、卒中、高血压、糖尿病和哮喘。[1]

▶《精神障碍诊断与统计手册》（第五版）（DSM-5）目前采用"物质使用障碍"一词，并分为轻度、中度和重度，而不是"物质滥用"和"药物依赖"障碍。这更符合初级保健中使用障碍的范围。[4]

▶ 尽管 DSM-5 发生了变化，但临床上确定是物质滥用还是依赖仍然是有用的，特别是在药物耐受和戒断问题以及与药物依赖性相关的问题上。

● 当需要更多同样的药物来达到预期效果时，就产生了耐受性，通常出现在每天服用多种药物和酒精使用者中。

● 戒断是在停用某种惯用药物后发生的一种特有的症状模式。

有物质使用障碍的患者参与和治疗——通用指南

询问酒精和药物使用应该是成人和青少年全面病史和身体检查的标准部分。常规而言，关于酒精和药物使用的问题会在病史收集后期融洽的医患关系已经建立之后再来讨论，因为这些话题通常很敏感，有此问题的患者常有戒备心理。使用患者填写的综合系统回顾表格，其中包括有关酒精和娱乐性药物使用的问题，可能改变涉及这个话题的方式和时机，但无论采取何种方式，它都不应改变你对患者所提供的信息的反应以及提出更多的问题。你应该像问其他病史一样，以坦诚和非对抗性的方式进行。

美国物质滥用和精神健康服务管理局（Substance Abuse and Mental Health Services Administration，SAMHSA）推荐 SBIRT（https: //www.samhsa.gov/sbirt），也就是筛查（Screening）、短程干预（Brief Intervention）和转诊治疗（Referral to Treatment），以帮助临床医生识别和启动与物质使用障碍患者的接触。鼓励每年对患者进行一次物质使用障碍筛查调查，包括以下两个步骤。

第一步：询问酒精和药物使用情况

酒精使用：

▶ 你偶尔喝啤酒、葡萄酒或其他含酒精饮料吗？

▶ 在过去的一年中，你有多少次一天喝酒 5 杯或以上（女性和 65 岁以上的男性喝 4 杯或更多）？（请参阅下面关于如何定义 1 杯酒的详细信息。1 杯或多杯被认为是阳性。如果呈阳性，则患者有可能发生急性事件，例如外伤和事故。）

▶ 如果分数大于 0，询问：

● 你平均每周喝多少酒？

● 在典型的喝酒日，你会喝多少？（如果 65 岁以下的健康男性每周平均饮酒量超过 14 杯，或者所有健康女性和 65 岁以上的健康男性每周饮酒超过 7 杯，患者就有慢性健康问题的风险。）

药物使用：

▶ 在过去一年中，你使用过多少次非法药物或因非医疗原因的处方药？（如果你被患者问到什么是非医疗原因时，你可以回答因为追求药物的体验或感觉而发生的药物使用，一次或多次都为阳性。）

如果酒精或药物使用筛查的结果为阳性，则进行第二步，且你的患者有酗酒和 / 或吸毒的危险。如果结果是阴性，那么强调良好的健康习惯。

第二步：用 CAGE-AID 问卷评估酒精和 / 或药物使用的严重度

下面的每个问题回答"是"得 1 分，得分大于 1 表明需要进一步诊断、讨论和 / 或转诊。

▶ 你是否感觉你有必须减少（CUT）喝酒或药物使用？

▶ 你是否因为别人批评你喝酒或药物使用而感到恼怒（ANNOYED）？

▶ 你是否因为自己喝酒或药物使用感觉不好或内疚（GUILTY）？

▶ 你是否早晨做的第一件事就是喝酒或者吸毒（清醒剂、EYE-OPENER），以此来稳定你的情绪或摆脱宿醉?

二、接下来怎么办?

下一步通常是考虑如何帮助 / 干预。初级保健工作者经常参与筛查和短程干预，致力于如表 23.1 所示的治疗和转诊。而医院和高强度日间计划 / 康复计划通常由那些领域的专家来管理。

表 23.1 ▶ 物质使用障碍的干预治疗水平

干预程度 [1]	行动	注意事项
筛查和短程干预	患者评估，然后进行简短的信息导向咨询（FRAMES，见表 23.2）	对酒精滥用有效，对其他药物滥用证据不太一致
致力于治疗参与	与不愿意参加正规治疗的患者合作	动机面询是一个常用的交流策略
转诊治疗	这通常包括将患者与自助和 / 或门诊服务联系起来	了解当地门诊社区资源是必要的。初级保健工作者继续跟踪患者并治疗合并症和 / 或提供药物治疗
住院治疗	主要用于短期的戒毒以及降低药物戒断的风险，高达 70% 的戒毒患者拒绝继续治疗 [1]	了解社区内的本地住院服务很重要
高强度日间和 / 或康复计划	提供个体或团体咨询、心理教育以及 14 天、21 天、30 天、60 天或 90 天的"十二步计划"	通常由专家发起，或从住院戒毒或其他项目的过渡

1. 咨询技术

经过一些修改，动机面询和行为改变阶段（两者均在第五章中进行了描述）以及 FRAMES 框架（表 23.2），即利用临床上的特殊发现作为切入点开始讨论物质使用的技术，都适用于有多种特定类型物质使用障碍的患者。

表 23.2 ▶ FRAMES 框架

范围	描述	示例
反馈 （Feedback）	如有可能，从具体的反馈开始，包括客观的医疗数据（如体征、实验室检查结果、血压）。描述这些数据与物质使用的关系	"每天使用大麻常常导致慢性咳嗽和频繁的呼吸道感染。" "每天喝 3～4 杯以上的酒与血压升高有关"
责任 （Responsibility）	明确说明改变的责任在于患者	"最终是由你决定是否减少饮酒。" "如果你决定不再吸大麻，我很乐意协助，但选择权在你"
建议 （Advice）	用具体的参数清楚地表达你的建议	"我建议你把饮酒量减少到每天不超过 2 杯葡萄酒。" "我建议你停止服用羟考酮治疗背痛"
选择项 （Menu of options）	如果为实现减少物质使用/节制的目标提供了多种选择，患者更有可能改变行为。通过把控制权给患者，他们会选择最适合自己的情形	"有些患者发现以下的方法对他们有用。" "一些患者服用药物来减少对阿片类药物的渴求；另一些人发现像'匿名戒毒'这样的自助团体最有帮助。"
共情 （Empathy）	用共情的语言表达你理解他们既想改变但又害怕因为减少或停止物质使用带来挑战的矛盾心理	"我听说下班后喝酒是你放松的主要方式，但在过去几个月里你感觉更加宿醉，觉得可能是戒酒的时候了。听起来戒酒值得一试，但也很有挑战性。"
自我效能 （Self-efficacy）	表达对患者能够成功的信心；询问患者曾经克服的生活挑战以及如何克服这些挑战通常是有用的	"你戒酒的愿望给我留下了深刻的印象。认识到酒精是如何扰乱你的生活需要勇气。我记得几年前，你自己戒烟了。你用来戒烟的技巧和决心也可以用来戒酒。"

资料来源：Miller WR，Hester RK. Treating alcohol problems：toward an informed eclecticism. In Hester R，Miller W，Eds. Handbook of Alcoholism Treatment Approaches：Effective Alternatives. Elmsford，NY：Pergamon Press；1989：pp 3–13；5 Searight HR. Efficient counseling techniques for the primary care physician. Prim Care Clin Office Pract. 2007；34（3）：551–570。[6]

2. 支持

"十二步计划"（twelve-step programs）或起源于戒酒协会的其他同伴团体（peer-based groups）在修改后被用于其他类型的物质使用障碍。虽然它们的结构造成对其有效性的评估难以定论，但这些方案似乎是有益的辅助治疗方式。

3. 药物治疗

旨在帮助患者减少酗酒或物质滥用问题的药物在与社会心理治疗相结合使用时是最有效的，特别是那些涉及家庭成员的治疗。下面讨论各种物质使用障碍的具体精神药理学选择。

4. 共病状态

▶ 物质滥用常常与精神疾病并存，同时有这两种问题的患者通常被称为"双重诊断"。重性抑郁障碍（MDD）常与物质滥用并存，很难将物质使用障碍所致的植物神经性、认知和行为症状与重性抑郁障碍区分开来。通常的做法是将原发性精神障碍的正式诊断至少推迟到最后一次物质使用后 30 天，除非病史表明精神障碍症状先于物质滥用出现。

▶ 吸烟在有酒精或其他物质使用障碍的人中更为常见。传统上，首先解决酒精或其他物质使用障碍。然后这些情况一旦得到控制，就要考虑戒烟。然而，最近在康复中心 / 住院物质滥用治疗项目中进行的研究表明，这两种物质使用障碍可以同时得到有效治疗。[1]

5. 减少危害

这是一种不断演变的治疗物质使用障碍的方法，其目的不是禁止对这些物质的欲望，而是减少药物和药物使用的有害后果。它挑战了零容忍这种长期以来被大多数治疗物质使用障碍作为传统基础的方法。示例包括：

▶ 短程的一次性咨询可以减少患者的饮酒量，但不能达到戒酒的目的。[8]

▶ 对大麻的使用，通过减少吸烟量或有意识地减少吸入来减少四氢大麻酚（tetrahydrocannabinol, THC）暴露。[9]

▶ 美沙酮维持治疗海洛因和处方类阿片成瘾。

▶ 对注射吸毒者来说，针头交换计划降低了感染艾滋病和其他针头传播疾病的风险。药物注射者和每天服用阿片类药物的患者在紧急情况下或过量用药时使用纳洛酮的情况也越来越多。

三、特定药物

1. 酒精

> 艾伦（Allen）是一位 50 岁的白人，在过去 7 年你为他治疗高血压。病历显示，他今天来是因为 7 天前急诊后随访拆线。急诊室的记录显示艾伦是在一次车祸时头撞在仪表板上，造成撕裂伤而就诊。记录还提到艾伦身上有酒精味。虽然艾伦的血压总体上得到了很好的控制，但今天是 156/90 mmHg。

一杯的量是多少？

图 23.1 中所画的每一种饮料量为一杯或 14 克酒精。

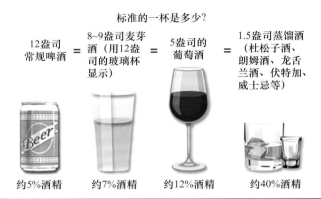

纯酒精的百分比，表达为酒精/容量，因饮料的不同而不同。
资料来源：What Is A Standard Drink? National Institute of Alcohol Abuse and Alcoholism,
https://www.niaaa.nih.gov/alcohol-health/overview-alcohol-consumption/what-standard-drink。

图 23.1 ▶ 一杯的标准定义

多少酒精为过量？

在过去的一个月里，大多数美国成年人都喝过一杯含酒精的饮料。可卡因或海洛因等许多非法药物与酒精之间的一个区别是，某种程度的酒精消费被认为是没有问题的，甚至可能对健康有益。例如，每天饮酒 2 杯以下的人，骨密度更大，患心血管疾病的风险降低。[1]

▶ 虽然没有"正常"饮酒的具体界限，但低风险饮酒是：

- 男性：每天不超过 4 杯；每周不超过 14 杯。
- 女性：每天不超过 3 杯；每周不超过 7 杯。

▶ 暴饮：一次性血液酒精水平达到 0.08 g/dL 的饮酒量：

- 女性：一般来说，2 小时内喝 4 杯。
- 男性：一般情况下，2 小时内喝 5 杯。

表明有酒精使用问题的早期临床指标是什么？

早期阶段的酗酒通常与主要的社会心理问题有关，其中包括酒驾或行为不检而被捕、人际关系问题、分居、家庭暴力、失业和打架。在过去的随访中，如果对艾伦更早地使用了酒精筛查或询问了他的社会心理问题，就可能预防这次意外。由于暴饮造成的医疗问题更多的是由于喝酒后造成的损伤，比如头部外伤、骨折、烧伤或者其他损伤。在酒精的影响下人们自杀的可能性也更大。在初级保健患者群体中，表 23.3 列出了提示有可能有酒精使用障碍的问题、体征和症状。

◤◣ **表 23.3** ▶ 提示有酒精使用障碍的问题、体征和症状	
问题、体征和症状	
● 疲劳	● 消化不良
● 失眠	● 恶心和呕吐
● 高血压发作	● 腹泻
● 肢体发麻和刺痛	● 勃起功能障碍
● 短期记忆和注意力不集中的问题	● 性欲降低

过度饮酒的医疗后果是什么？

与习惯性中度或重度酒精使用障碍相关的最严重的疾病都源于长期饮酒。生理影响在许多器官系统都有表现，常见的包括：

▶ 肝病：平均每天饮酒超过 60 g 的人 90% 会患上脂肪肝。在这群酗酒者中，有 10% ～ 35% 的人会发展成酒精性肝炎，5% ～ 15% 的人会发展成肝硬化。[1] 大约五分之一的肝脏移植与酒精相关性肝病有关。

▶ 胰腺炎：35% 的急性胰腺炎患者和 75% 的慢性胰腺炎患者有大量饮酒史。吸烟和大量饮酒同时存在的话增加了胰腺炎的风险。

▶ 神经认知障碍：长期饮酒与痴呆有关，在戒酒后可能并不可逆。

● 韦尼克脑病（wernicke encephalopathy）：由维生素 B_1（硫胺素）缺乏所致。该病通常见于有多年严重酒精使用障碍患者中，症状包括共济失调、意识模糊、体温过低和视力问题。适当的营养、补水、硫胺素替代疗法通常可以缓解症状。

● 柯萨可夫综合征（korsakoff syndrome）：常继发于韦尼克脑病，以健忘症、震颤和定向障碍为特征。戒酒和补充维生素可以改善症状，但患者可能仍有短期记忆障碍。

> 艾伦表示，工作日每天喝 4 ～ 5 听啤酒，从周五到周日晚上能喝 24 听啤酒。他说这种喝法已经有大约 6 个月了。他把自己酗酒归咎于妻子搬出去和申请离婚。"自从她离开我后，我就一团糟；我不知道该怎么办。我觉得应该少喝酒，我经常感到内疚，尤其是当我工作做得不好的时候。"

实验室检查

除了血液中的酒精含量外，大多数的实验室检查对酒精使用没有特异性，而且对早期识别饮酒的问题并不敏感。[3]

▶ 有明显饮酒史的患者平均红细胞体积（Mean Corpuscular Volume, MCV）和 γ‐谷氨酰转移酶（Gamma‐Glutamyl Transferase, GGT）常升高。

▶ 缺糖基转铁蛋白（Carbohydrate Deficient Transferrin, CDT）升高见于 8 周内每天饮酒

5 杯或更多的患者。[1]

酒精使用障碍的药物治疗[10]

虽然对门诊治疗酒精使用障碍的详细讨论超出了本文的范围，但表 23.4 中显示的一些药物对某些患者可能有帮助。

表 23.4 ▶ 治疗酒精使用障碍的有用药物	
药物	作用机制
双硫仑（戒酒硫）	该药物可抑制乙醛脱氢酶。酒精摄入 10 ～ 30 分钟后，患者会感到不适，症状包括过度换气、恶心、胸痛、心动过速以及胸部和面部潮红。该药物可用作遏制酒精的使用
纳曲酮（口服和注射型）	这种药物最初是为海洛因上瘾而研制的，它能减少酒精的强化作用和对酒精的渴求
阿坎酸	最后一次饮酒后 5 天开始；减少戒断症状并有助于维持戒酒

四、大麻

里奇（Ricky）是一名 22 岁的大学生，因咳嗽而来。他还想知道他是否患有注意力缺陷多动障碍（ADHD），因为他很难集中精力和专心于学习。通过阅读他的病历发现，在过去 18 个月里，他因呼吸道症状来过几次诊所。

在最近的州大麻合法化之前，大约 40% ～ 45% 的美国人报告至少使用过一次大麻，近 25% 的人报告在过去一个月内使用过大麻。[11]虽然联邦法律规定拥有、种植和分发大麻是非法的，除非出于研究目的。在撰写本书时，大多数州都有法律允许大麻用于医疗疾病，包括慢性疼痛、肌肉痉挛、癫痫发作和化疗引起的恶心，但是越来越多的州和哥伦比亚特区已经通过法律，将大麻娱乐性使用合法化。

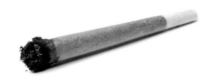

由 Picturepartners/Shutterstock.com 提供

1. 区别低风险和高风险大麻的使用

划分大麻娱乐性使用和问题性使用之间的界限常常是一项挑战，但可以遵循某些准则：

▶ 数量：虽然每天吸烟的克数或根数提供了一些粗略的使用数量估计，但与酒精相比，大麻的数量往往更难以确定。有几个因素可以解释这一点，其中包括四氢大麻酚（THC）

的含量、每根的大小、是否与别人共享，以及大麻的各种其他形式。[12] 由于可食性大麻需要更长的时间产生影响，所以非吸入式大麻的过度使用越来越令人担忧。

▶ 频率：每天或几乎每天使用都表明存在问题，特别是如果这种模式已经存在多月。

▶ 情绪影响：需要使用大麻来稳定心境的患者有更多的使用问题。[12]

▶ 戒断：习惯性使用者突然停止使用大麻，造成焦虑和失眠的反弹。

▶ 过度使用迹象：与过度使用大麻有关的症状和综合征包括：[12]

● 认知问题——专注、集中和短期记忆的缺陷

● 焦虑——慢性大麻使用的一种常见原因，当习惯性使用者突然停止使用时，焦虑反弹也是常见的。

● 慢性咳嗽和反复呼吸道感染。

● 恶心呕吐（大麻过度呕吐综合征）。

● 精神分裂症——虽然不是由吸食大麻引起的，但遗传上易患精神分裂症的人很容易过度或更早使用。大麻的使用预示着在 5 ～ 10 年内会出现明显的精神病症状。

2. 药物依赖筛查

有许多工具用来评估人们对毒品的心理依赖程度，其中之一是依赖程度使用量表（Severity of Dependence Use Scale, SDS）（表 23.5）。SDS 是为了评估对海洛因、可卡因、大麻和其他物质的依赖性而开发的，它有助于评估患者对这些物质的心理依赖程度。[13, 14] 虽然分数越高表明依赖程度越高，但是对不同人群筛查为阳性的界限仍然有分歧。通常使用的临界值为 3 分或更高。

 表 23.5 ▶ 依赖程度使用量表（SDS）：适用于大麻

请按 0 ~ 3 分回答每个问题：
0= 从来没有或几乎没有
1= 有时
2= 经常
3= 总是或几乎总是
1. 你有没有想过你的大麻使用已经失控了？
2. 错过一剂大麻的想法会让你非常焦虑或担心吗？
3. 有没有担心过你的大麻使用？
4. 你是否希望能停止使用大麻？
5. 停用或没有大麻对你有多难？

里奇表示，他每天大约吸 3 根大号的大麻，通常是他自己使用。他经常会在醒来的 1 小时内抽第 1 根，如果不吸就很难放松。他报告初次使用的年龄为 13 岁，经常使用的年龄为 17 岁。他在 SDS 第 3 项得 1 分，在第 2 和 5 项得 3 分，总分为 7 分。

注：他有明确的使用模式以及 16 岁以下首次使用大麻，加上他的 SDS 评分，他很可能有大麻依赖。关于他对多动症的担忧，他应该在停止使用大麻 30 天后接受神经认知测试。

如果无法完全戒除大麻，那么可能减少危害的策略包括：[14]

▶ 在日历上记录消费情况。

▶ 把大麻烟卷小一点。

▶ 适当延长每次吸入时的间隔时间。

▶ 尽量限制在周末使用。

五、阿片类

　　海伦（Helen）是你诊所的新病人。她37岁了。医疗助理的记录表明她来的目的是"我需要补充止痛药"。在和海伦的谈话中，你了解到她最近刚搬到这个地区。自从她在酒店做清洁时在浴室滑倒背部受伤后，她每天服用羟考酮好几次。从那以后，她需要止痛药才能正常工作。她其他的情况都很健康。她既不吸烟，也不吸毒。

　　体检时，她看起来很不错，生命体征正常。当被要求弯腰时，她表情痛苦。直腿抬高检查时，她报告稍微抬高就有疼痛。神经检查时没有单侧的发现，也没有马尾综合征的迹象。

　　20世纪八九十年代和21世纪初，随着疼痛评估成为"第五生命体征"，许多医生经历了一场大张旗鼓的疼痛管理营销之风。疼痛水平评估在大多数初级保健诊所一直持续到今天。虽然这无疑让我们看到了一个以前没有被充分认识到的问题，但以开阿片类药物来解决此问题非但没有给很多人带来益处，反而为今天美国阿片类药物泛滥奠定了基础。

　　阿片类物质是作用于体内阿片受体的物质。它们包括：

▶ 阿片制剂：罂粟植物内自然产生的吗啡和可待因等物质。

▶ 半合成阿片类：包括海洛因、氢可酮、氢吗啡酮和羟考酮。

▶ 合成阿片类：包括芬太尼、丁丙诺啡和美沙酮。

　　自1999年以来，阿片类药物的处方数量增加了4倍，[15]据估计，在初级保健机构接受长期阿片治疗的患者中，约有25%面临滥用和依赖这些药物的风险。

　　第二十章慢性疼痛回顾了疼痛管理策略。如果你考虑开阿片类药物治疗急性或慢性疼痛，那在你开处方之前考虑谁可能有滥用的风险是有帮助的。表23.6所示的阿片类物质风险评估工具可以帮助你完成这项工作。[16]

表 23.6 ▶ 阿片类物质风险评估工具

这些筛选问题旨在评估患者未来滥用阿片类药物的风险。建议在开始阿片类药物治疗前通过询问的方式填写这一问卷

标记适合你的每一项	女性	男性
物质滥用家族史		
• 酒精	1	3
• 非法药物（包括大麻）	2	3
• 处方药物	4	4
物质滥用个人史		
• 酒精	3	3
• 非法药物（包括大麻）	4	4
• 处方药物	5	5
• 年龄在 16～45 岁	1	1
• 青春期前性虐待史	3	0
精神疾病		
• 注意力缺陷障碍、强迫症、双相情感障碍、精神分裂症	2	2
• 抑郁症	1	1
总分	26	26

解释
≤3：阿片滥用低风险，4～7：中度风险，≥8：高风险

　　海伦的父亲是个酒鬼（1分）。她描述了 20～25 岁的一段时间，她"变得有点狂野"，过度饮酒导致酒后驾车违法（3分），在那段时间她还吸食了大量大麻（4分）。小时候无性虐待（0分）。3 年前，她被诊断为抑郁症，服用过氟西汀（1分），但现在不再服用。总分是 9 分，她滥用的风险很高。

　　美国疾控中心（CDC）的慢性疼痛阿片类药物处方指南指出，"临床医生应为阿片类物质使用障碍患者提供或安排基于循证的治疗"。[17] 通常的治疗形式是服药、咨询和来自家人和朋友的支持帮助。

　　虽然阿片类药物滥用和成瘾的治疗超出了本章的范围，但并没有超出许多初级保健工作者的服务范围。所有临床医生都应正确、明智地认识和治疗疼痛。此外，我们应该学会识别患者何时因物质使用障碍而出现功能损失，包括阿片类药物成瘾，并且应该学会以关怀和同情心来处理这些问题。了解用于治疗本病的药物对你是有帮助的（表 23.7），尽管大多数初级保健医生没有将物质使用障碍的药物治疗纳入他们的实践中。

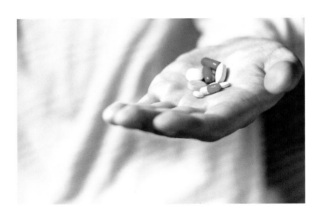

表 23.7 ▶ 阿片类滥用的药物治疗	
药物	作用机理
美沙酮 [a]（美沙酮、多洛芬）	阿片类激动剂；类似吗啡的作用
丁丙诺啡 [b]（Subutex, Buprenex, Butrans, 如果与纳洛酮联合使用 Suboxone）	与阿片受体结合，阻断阿片效应，减少阿片相关的快感
纳曲酮（Vivitrol，Revia，其他）	与 *mu* 阿片受体结合，阻断阿片的兴奋作用

[a] 只能通过专门的阿片类药物治疗项目配药；最短治疗期为 3 个月。对海洛因和其他阿片类成瘾有效。[18]

[b] 只有经过专门培训和认证的医生才能开处方；医生每年只能治疗一定数量的病人。

资料来源：Webster LR，Webster RM. Predicting aberrant behaviors in opioid-treated patients: preliminary validation of the Opioid Risk Tool. Pain Med. 2005；6（6）：432-442。

获取渠道：https://academic.oup.com/painmedicine/article-lookup/doi/10.1111/j.15264637.2005.00072.x。

获得资源

▶ 美国面临成瘾：美国卫生总署关于酒精、毒品和健康的报告。https://addiction.surgeongeneral.gov/。

▶ NIDA——国家药物滥用研究所：医生信息卓越中心 https://www.drugabuse.gov/nidamed-medical-health-professionals/centers-excellence-coe-physicianinformation。这里有采访初级保健中物质滥用患者的有用视频剪辑；包括咨询技巧。

▶ NIAAA——美国国家酒精滥用和酗酒研究所。https://www.niaaa.nih.gov/。

▶ SAMHSA——美国物质滥用和精神健康服务管理局。https://www.samhsa.gov/。

问题

1. 你在治疗一位 34 岁长期吸食大麻的女性。她问你是否认为她上瘾了。你给她测了量表（SDS），她得了 2 分。你认为对结果的哪种反应最合适？

A．这项测试表明，你在心理上并不依赖大麻，目前不需再做什么。

B．结果显示，你对大麻的依赖为中度，应该考虑不再使用。

C．结果显示你对大麻有严重的依赖，我强烈建议你现在不再使用。

D．虽然这项测试表明你在心理上并不十分依赖大麻，但我们应该考虑你使用大麻的其他因素，来确定是否达到了有问题的程度。

2. 玛丽（Mary）是一位 32 岁有慢性背痛的女士。你正在考虑将阿片类药物作为综合管理计划的一部分，并正在使用阿片类物质风险评估工具评估她滥用阿片的风险。该工具的危险因素中，哪一个具有最大的加权风险？

A．处方药滥用家族史

B．年龄

C．从前个人酗酒史

D．青春期前性虐待史

E．双相情感障碍

3. 你的患者阿夫欣（Afshin）报告，近期他与家庭成员相处困难，并在许多事情上与家庭成员发生争执。同时他有反复胸痛、轻度便秘以及少许体重增加。他不抽烟，体格检查正常，实验室检查显示平均红细胞体积（MCV）89，谷草转氨酶（AST）和谷丙转氨酶（ALT）均正常。他可能有酒精使用障碍的最有力的早期指标是什么？

A．关系处理问题

B．平均红细胞体积（MCV）和转氨酶

C．胸痛

D．体重增加

4. 萨曼莎（Samantha）是一位 18 岁的美国非裔高中四年级学生，自学龄前你就给她看病。当你筛查她酗酒及吸毒时，她说，她没有使用任何娱乐性药物，但她确实喝酒，平均每周喝 10～12 杯。她上个周末在一个聚会上喝了 4 杯或更多的酒。现在下一步最好做哪项？

A．把她介绍给巴克斯（Bacchus）医生，他治疗有酒精使用障碍的人

B．住院治疗

C．实施 CAGE-AID 问卷以确定酒精使用的严重性

D．"谢谢你和我分享这个。如果到目前为止你还没有因为喝酒造成任何问题，请小心点好了。"

5. 乔迪（Jordy）想要纳曲酮（Vivitrol）的处方来帮他戒掉用了两年的海洛因，他多年前曾服用过羟考酮。他单身，失业，最近一年一直很抑郁。以下哪一项是你对此请求的最佳反应？

A．我很高兴你想戒掉海洛因，但这种治疗需要转诊

B．我不能给你开这种药，因为它需要特殊的认证

C．纳曲酮（Vivitrol）对海洛因的治疗没有作用，但对酒精有帮助

D．我很愿意考虑你的这个要求，但同时也要评估一下抑郁症治疗的必要性

答案

问题 1：正确答案是 D。

依赖程度使用量表可用来评估对海洛因、可卡因、大麻和其他物质的依赖程度。虽然高分数清楚表明高依赖水平，但是对筛查的不同人群作为阳性筛查的界限仍然有分歧。通常使用的临界值为 3 分或更高。

问题 2：正确答案是 A。

（表 23.6）对于女性患者，阿片类物质风险评估工具给处方药滥用家族史加权 4 分，酒精滥用个人史加权 3 分，青春期前性虐待史加权 3 分，双相情感障碍加权 2 分以及年龄在 16 ～ 45 岁加权 1 分。

问题 3：正确答案是 A。

酒精使用障碍的早期阶段通常与主要的心理社会问题有关。其中包括因酒驾或行为不检而被捕、关系问题、分居、家庭暴力、失业和打架。

问题 4：正确答案是 C。

在物质使用障碍患者参与和治疗部分——一般指南中，对显示有危险性酒精和／或药物使用证据的患者进入 SBIRT 第 2 步——使用 CAGE–AID 问卷评估酒精和／或药物严重性。

问题 5：正确答案是 D。

对物质滥用与精神疾病并存的患者，重性抑郁障碍的正式诊断可能至少需要等到最后一次物质使用后 30 天。在阿片类药物滥用的药物治疗一节中指出，纳曲酮（Vivitrol）有治疗阿片类药物滥用的指针，不需要特别认证。

参考文献

1. U.S. Department of Health and Human Services (HHS). *Office of the Surgeon General, Facing Addiction in America: The Surgeon General's Report on Alcohol, Drugs, and Health*. Washington, DC: HHS; 2016.
2. Bowman S, Eiserman J, Beletsky L, et al. Reducing the health consequences of opioid addiction in primary care. *Am J Med*. 2013;126(7):565–571.
3. Searight HR. Screening for alcohol abuse in primary care: current status and research needs. *Fam Pract Res J*. 1992;12(2):193–204.
4. American Psychiatric Association. *DSM 5*. American Psychiatric Association; 2013.
5. Miller WR, Hester RK. Treating alcohol problems: toward an informed eclecticism. In Hester R, Miller W, Eds. *Handbook of Alcoholism Treatment Approaches: Effective Alternatives*. Elmsford, NY: Pergamon Press; 1989:3–13.
6. Searight HR. Efficient counseling techniques for the primary care physician. *Prim Care Clin Office Pract*. 2007;34(3):551–570.

7. Nunes EV, Levin FR. Treatment of depression in patients with alcohol or other drug dependence: a meta-analysis. *JAMA*. 2004;291(15):1887–1896.

8. Bertholet N, Daeppen JB, Wietlisbach V, et al. Reduction of alcohol consumption by brief alcohol intervention in primary care: systematic review and meta-analysis. *Arch Intern Med*. 2005;165(9):986–995.

9. Winstock AR, Ford C, Witton J. Assessment and management of cannabis use disorders in primary care. *BMJ*. 2010;340;1571.

10. Lee J, Kresina TF, Campopiano M, et al. Use of pharmacotherapies in the treatment of alcohol use disorders and opioid dependence in primary care. *BioMed Res International*. 2015:137020. http://dx.doi.org/10.1155/2015/137020.

11. Azofeifa A, Mattson ME, Schauer G, et al. National estimates of marijuana use and related indicators—National Survey on Drug Use and Health, United States, 2002–2014. *MMWR Surveill Summ*. 2016;65(11):1–28.

12. Turner SD, Spithoff S, Kahan M. Approach to cannabis use disorder in primary care: focus on youth and other high-risk users. *Can Fam Physician*. 2014;60(9):801–808.

13. Gossop M, Darke S, Griffiths P, et al. The Severity of Dependence Scale (SDS): psychometric properties of the SDS in English and Australian samples of heroin, cocaine and amphetamine users. *Addiction*. 1995;90:607–614.

14. Piontek D, Kraus L, Klempova D. Short scales to assess cannabis-related problems: a review of psychometric properties. *Subst Abuse Treat Prev Policy*. 2008;3:25–34.

15. Boscarino JA, Rukstalis M, Hoffman SN, et al. Risk factors for drug dependence among outpatients on opioid therapy in a large US healthcare system. *Addiction*. 2010;105(10):1776–1782.

16. Webster LR, Webster R. Predicting aberrant behaviors in opioid-treated patients: preliminary validation of the opioid risk tool. *Pain Med*. 2005;6(6):432–442.

17. Dowell D, Haegerich TM, Chou R. CDC Guideline for prescribing opioids for chronic pain—United States, 2016. *MMWR Recomm Rep*. 2016;65(No. RR-1):1–49.

18. Schuckit MA. Treatment of opioid-use disorders. *N Engl J Med*. 2016;375(4):357–368.

第二十四章

社区参与、健康公平和倡导

本章要点

1 ▶ 学生有能力对社区做出贡献。

2 ▶ 基于实际资产的社区开发是一种寻找资源并实行变革的方法。

3 ▶ 倡导发生在许多层面；仔细选择你的目标。

4 ▶ 评估项目的可行性和可持续性。

5 ▶ 确定自己的支持网络以维护及传达你所拥护的主张/实施方法。

医务工作者在代表患者和社区方面可以发挥重要作用。从医学预科生和医学生开始，这可以发生在我们职业生涯的每个阶段。维护患者的权益是医生工作中不成文的条例。

"医学教育从来就不是教一个人如何谋生，而是赋予他们保护大众健康的权力。"[1]

倡导者是"主张或支持某一事业或政策的人"。[2]要为某个理由、社区或患者而争取权益，医生必须了解健康的社会决定因素，了解其社区的资产和需求，并让这些需求指导他们的主张。[3]

尽管美国的人均医疗支出最多，但结果却比大多数发达国家都糟糕（见第一章）。通过改善健康的社会决定因素来促进健康公平，这可能有助于实现改善患者医疗体验、降低成本和改善人口健康的三重目标，并指导我们的倡议。[3]

一、医学生的力量与健康的社会决定因素

医学生小插图

▶ 医学生的影响：创立社区顾问委员会。

一位在一家诊所工作的医学院学生威廉姆斯（Williams）想知道他如何做才能更好地满足社区的需要。为此，他与患者、工作人员和社区组织进行了会谈。这些谈话中都提到需要提高对不同文化的敏感度，改善与社区成员的沟通。根据这些信息，他帮助诊所成立了一个社区顾问委员会，该委员会由后来的学生组织和配备人员。社区顾问委员会已成为诊所功能、标志和服务发展不可或缺的组成部分。

评估健康的社会决定因素对解决患者的健康问题至关重要，也是医学生对患者健康产生影响的重要领域。设想一个患有严重哮喘的孩子，尽管他使用了控制和急救的药物，但病情仍无法得到改善，可能还有什么别的原因吗？

获得负担得起的药物并知道如何正确使用固然至关重要，但解决儿童接触霉菌、烟雾和蟑螂的问题也同样重要。这就是你发挥巨大作用的地方。医学生往往有时间获得完整的社会史，找到阻碍和促进健康与治疗的因素。

家里的吸烟者	家里的霉菌	蟑螂

就上面提到的有哮喘的儿童，参与其治疗的医学生在她的家中发现了这些诱因，并与一个租户权利组织合作，争取为患者解决霉菌和蟑螂的问题。学生们还帮助这个家庭联系了社区支持戒烟的项目。

有许多这种机会；医学生们也可以考虑更大的社区范围，写一篇评论文章，以提醒大家认识环境中的健康危害以及租户的权利。在这个案例中，学生们开始了明信片宣传活动，把患者的声音和需求带给当地政府，最终促成了政策和租户权利的改变。

即使在有限的时间内，你也可以通过评估健康的社会决定因素来担任患者权益维护者的关键角色。当健康专业人员听到患者的生活故事时，他们会因此意识到患者所处的社会环境存在的问题。为患者的社会环境创建一个生态图[4]有助于指导下一步的宣传步骤。有些项目可能很难在 4 ～ 8 周的轮转期间完成，但是可以考虑完成项目中的一步——比如生态图本身——以此启动一个项目，或者为一个正在进行的项目做出贡献，后续工作可以由随后在诊所中轮转的医学生继续完成。

二、健康公平问题

健康公平是一种理想状态，即每个人都应该能够达到尽可能高的健康水平。不幸的是，本应可以避免的健康不公平和健康差异问题，在国家内部和国与国之间，以及在不同的社会、种族、族裔和地区团体之间，却很常见。例如，卡马拉·琼斯（Camara Jones）在《园丁的故事》（Gardener's Tale）中很好地描述了制度化的、人为的和内部结构化的特权和种族主义以及它们对健康公平的影响，在故事中，琼斯用一个花园隐喻来说明环境和特权（优质土壤、水和关注度）对健康的复合效应。[5]健康不公平受到社会和经济条件的强烈影响。

医学生小插图

▶ 开发社区参与项目。

MK. 布朗（Brown）很好奇贫困对健康的影响，他决定把社区项目的重点放在幼儿教育上。他与当地一所为低收入家庭的儿童提供服务的学校合作，对他们进行了一次需求评估，并为教师和学生设计和推出了一个基于正念减压的项目。该项目已经发展壮大，现在已经惠及儿童、教师和学龄儿童家长。

健康公平（Health Equity）[6]：实现所有人的最高健康水平。

健康不公平（Health Inequities）：可避免的、不公平和不合理的健康状况差异。

健康差异（Health Disparities）：人群健康状况的差异。

信息来源：UW ICTR, Collaborative Center for Health Equity. Community Based Participatory Research (CBPR) 101。

获取渠道：https://ictr.wisc.edu/files/CBPR101onCCHE.pdf. Accessed September 2016。

---

21 世纪初是一个激动人心的时代，有着促进健康公平的巨大潜力。在过去的两个世纪里，人类在提高自身素质和寿命方面取得了比历史上任何时代都大的进步。在汉斯·罗斯林博士（Dr. Hans Rosling）的《200 个国家，200 年，4 分钟的时间》（200 countries, 200 years, 4 minutes）里，完美地描述了这些成果。

1. 健康模式

健康的社会生态模型（www.cdc.gov/violenceprevention/overview/social-economicalmodel.html）是一组从个人开始，由人际、社区和社会圈子围绕的一系列包容性圈子。这个模型表明，个人的健康状况受到社会因素的强烈影响，包括历史、地理位置、文化，以及周围的人，包括家人、朋友和社区。例如，对于一个超重的青少年来说，他的健康状况受到家庭饮食模式、社区和经济上获得健康食品的机会、锻炼的选择、食物选择的社会及文化习惯、食物分量和含糖饮料消费的强烈影响。

流行病和人口统计学数据证实，和基因编码相比，个人的健康与邮政编码更为相关。县级健康排名的健康决定因素模型显示了在美国影响大多数人生活质量和寿命长短的各种因素的相对百分比（图 24.1）。

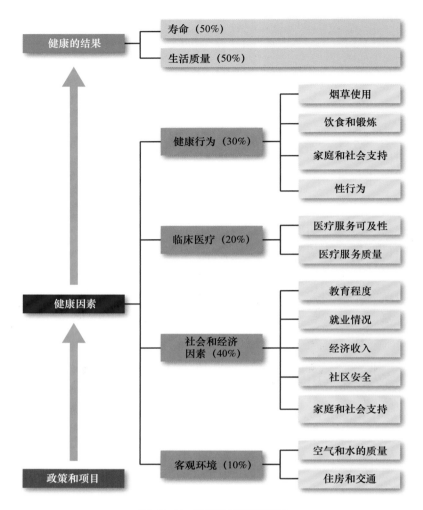

图 24.1 ▶ 健康决定因素模型

University of Wisconsin Population Health Institute. County Health Rankings & Roadmaps 2017。www. countyhealthrankings.org。

　　如图 24.1 所示，社会和经济因素对健康的影响最大（40%），这些因素反过来影响健康行为（30%）。临床医疗对健康的影响较小（20%），排之后的是客观环境对健康的影响（10%）。这些因素的相对影响因情况而异。例如，人们很容易理解生活在战乱地区的人的健康更容易受到社会和经济因素、客观环境的影响。

　　贫穷是造成健康差距的最主要因素之一，对健康和疾病有着复杂的影响。生活贫穷的人不太可能有高质量的教育、健康知识、营养食品和经常锻炼的机会；他们更可能面临长期生存的压力，居住条件差，并且暴露于环境毒素中。这些被称为毒性应激。[7] 这种由相互关联的社会和经济因素形成的复杂网络需要多方面的解决方案。作为患者权益的倡导者，医生可以与其他人一起共同发现并解决这些因素带来的健康问题。

▶ 毒性应激是环境、社会和遗传因素相互作用的结果，这些因素对个体或群体造成压力，并导致影响学习、行为和健康的生化途径的改变。[7]

▶ 童年不良经历是影响大脑和儿童发育的毒性压力源，其后果往往会持续到成年。[8]

2. 道德责任

不论患者的境遇如何，医务工作者都有责任为所有人提供治疗和促进其健康，这是医生道德责任的核心。

亚伯拉罕·弗莱克斯纳（Abraham Flexner）在 1910 年出版的关于北美医学教育研究的弗莱克斯纳报告中，呼吁以强大的生物医学科学为基础的医学教育改革。在弗莱克斯纳报告发表一百年后，一个名为"超越弗莱克斯纳"的新运动正在推动另一项广泛的医学教育改革，目的是接受医学的社会使命，并培训医务工作者成为更公平的医疗的代言人。（http://www.ncbi.nlm.nih.gov/pmc/articles/PMC3178858/）。

3. 采取行动

医务工作者向需要的人提供初级和综合卫生保健服务，对解决健康公平问题至关重要。然而，大多数国家在现时和未来都面临着医疗人力资源严重短缺的问题。美国政府对农村和城市医务工作者短缺地区制定了标准并进行跟踪。世界卫生组织（WHO）也制定了全球战略，以招聘、培训和留住医务工作者。[9]

▶ 保险覆盖范围是决定人们是否寻求医疗服务的一个主要因素。尽管最近通过《平价医疗法案》取得了进展，但 2015 年仍有 2900 多万美国人没有保险。[10] 更多的人由于高昂的自付金额、免赔金额和药物费用而难以支付医疗费用。在 2016 年总统选举和国会选举之后，《平价医疗法案》《医疗保险》《医疗补助》未来的覆盖范围仍有待最终确定。

▶ 通过合作改善获取途径：有许多公共卫生、临床、教育和社区卫生合作的例子，如穆特诺马（Multnomah）县卫生局（https://multco.us/health/public-health-practice/health-equity-initiative），密尔沃基（Milwaukee）市卫生局（http://city.milwaukee.gov/health/wisconsin-Center-for-Health-Equity#.WDOG_VxuNHR）和威斯康星（Wisconsin）大学城市医学和公共卫生培训（Training in Urban Medicine and Public Health, TRIUMPH）计划（https://www.med.wisc.edu/education/md-program/TRIUMPH/）。表 24.1 举例说明了医务工作者为促进卫生公平所能做的事情。

因为医生作为专家而被尊重，所以他们可以成为健康公平的有力倡导者。倡导可以从多个层面进行：个人、专业、卫生系统内部和公众。

表 24.1 ▶ 医务工作者如何促进卫生公平?
临床活动
• 识别、避免和解决偏见 [a]（如文化、种族、性别、年龄）
• 表达同情——不要责怪受害者
• 筛查社会和经济因素
• 与跨学科团队协调合作
• 向患者推荐社区资源
公共活动
• 提倡有益健康的政策
• 促进卫生体制改革
• 与卫生系统以外的其他人协作
• 解决社会结构暴力
• 投票！

[a] 关于医疗服务中的偏见的讨论，请参见 https://www.ncbi.nlm.nih.gov/pmc/articles/PMC3140753/。信息来源：https://www.wisconsinmedicalsociety.org/_WMS/publications/wmj/pdf/113/6/218.pdf。

三、社区参与

学生小插图

▶ 共同目的。

AJ. 布来恩（Bryant）观察到几个强大的社区组织为诊所人群提供服务的目标与诊所一致。为了支持诊所人群的利益和构建健康的环境，她组织协调了社区和诊所代表的互访。

从那以后，这些组织就致力于推荐途径的正规化，以便最好地将社区成员与所需资源连接起来。

美国疾控中心（CDC）在第一版《社区参与原则》中将社区参与定义为："与因地理位置相近、特殊兴趣或相似境遇而形成的群体合作，并通过这些群体开展工作以解决影响他们福祉的问题的过程……它往往涉及那些有助于调动资源和影响体系，改变伙伴合作关系，并能作为改变政策、方案和实施的催化剂的伙伴关系和联盟。"[11]

有效的社区参与需要锻炼和实践若干关键技能。主要的技能是：参与，倾听，资产评估，建立联系/团队发展，评估社区参与或改变的意愿，以及一致性/可靠性。表 24.2 列出了几个有助于指导社区参与的关键问题。

参与步骤	反问自己的关键问题
参与	• 你看到，听到，感觉到什么？ • 你见了谁？ • 这个街区的历史是什么？ • 他们对历史的叙述和你的观察有什么不同吗？
倾听	• 社区成员重视并认同的希望、目标和愿望是什么？ • 过去尝试过或现在正在进行的是什么？ • 有没有文学作品/出版资源可以帮助你？
资产评估	• 可用于积极改善的社区现有资产有哪些？ • 物理空间有哪些？是否有空置的建筑物或地段可以重新利用？ • 生活在社区里的人们带来了什么知识和经验？ • 现有的组织有哪些，无论是公共的、私人的还是宗教的？ • 现有的关系结构有哪些？ • 谁是非官方以及官方的社区领袖？
建立联系/团队发展	• 有谁可以帮忙？他们能花多少时间？ • 你需要什么专业知识？还缺谁？
评估社区参与或改变的意愿[a]	• 有什么资源？ • 有什么需要？ • 社区改变准备如何？ • 你的团队如何调动资源？
一致性/可靠性	• 你能花多少时间？ • 你要花多少精力？ • 项目的范围或项目中定义的部分是否与你的时间匹配？

表 **24.2** ▶ 社区参与的关键问题

[a] Tri-Ethnic Center, College of Natural Sciences, Colorado State University. Community Readiness Model。网址：http://triethniccenter. colostate.edu/communityReadiness_home.htm。

▶ 参与：第一步就是露面。与人交谈而不是做报告。社区调查，有时被称为资产测绘或"挡风玻璃调查"可被用来开启对话。在本练习中，医学生步行、骑自行车或开车前往他们希望调查的街区或社区，并思考他们看到的情况，邀请人们参与关于该地区的对话。

▶ 倾听：医学生在新领域的第一项工作是积极倾听，学会理解和欣赏，这可以通过非正式对话和/或正式调查来完成。提出明确的问题将有助于你获得更多的历史背景，并表达你学习的愿望。

▶ 资产评估：基于资产的社区发展是一种被广泛采用的、成功的社区参与方法。[12] 这种方法，可以用于审核社区的资源。这项练习可能涉及绘制一个真正的社区地图或资源列表，并可取代那些导致许多初衷良好的项目失败的传统家长式、基于赤字的方法。

▶ 建立联系/团队发展：致力于发展关系，建立一个有相似兴趣和目标的团队。请记住，当地居民是自己生活和社区的专家，对社区参与至关重要。美国疾控中心将建立联系和团队发展称为同盟建设。使用穆特诺马县健康公平透视镜（Multnomah County Health Equity Lens）帮助你确定可能需要哪些团队成员。[13]

▶ 评估社区参与或改变的意愿：与临床中的动机面询类似，对社区的系统分析可以揭示社区对特定问题准备的阶段（无意识、否认/抵抗、模糊意识、预先计划、准备、启动、稳定确认/扩展，以及高层次的社区所有权）。这一策略将使你的努力卓有成效，避免选择在你离开后可能中断的干预措施。

▶ 一致性/可靠性：致力于切实可行、资源充足的活动。履行承诺。避免一个常见的隐患，即你答应要做的事情，最后却无法完成或移交给他人。这是建立信任和关系的关键一步。这需要对你的时间和资源进行准确、忠实的评估，同时抛开任何可能的理想主义。

四、有效倡导

▶ 教育倡导。

KK. 凯利（Kelley）博士在做医学生时参与了许多社区拓展和课外活动，但她的住院实习项目并没有提供这些机会。她与同事合作，开发并实施了新的社区健康课程，用于了解他们生活、工作和服务的环境；促进跨学科服务；帮助家庭医生识别并应对影响患者健康和疾病的社会因素。

有效的倡导需要采取如表 24.3 所示的若干步骤。在最初有组织地投入时间来策划你的倡导将最有成效。

表 24.3 ▶ 有效倡导的步骤

步骤	方法
1. 选择项目	整合资产、挡风玻璃调查（巡视调查）、需求评估和准备度评估。可能是一个较大项目的一部分（例如，文献回顾、面试、招聘或项目设计）
2. 选择目标听众和方法	明确目标、可行性和目标听众，他们可能包括患者、当地机构、当地地理区域/社区、全州、全国或全球听众
3. 组建你的团队	确定团队成员并分配明确的角色和职责。领军人物是组建、壮大和维持运动的关键
4. 调动社区资源	需要调动哪些资源以及怎样调动这些资源，包括招募新的团队成员
5. 制订 SMART 目标[a]	团队的 SMART 目标一致
6. 确定时刻表	团队的时刻表一致。明确角色和责任
7. 设计与评价可持续性	采取团队合作的方法计划交接和过渡

[a] SMART：具体的（Specific），可衡量的（Measurable），可达到的（Attainable），现实的（Realistic），有明确时限的（Time bound）。

1. 接触目标人群

一旦选中你的目标人群，考虑你将如何接触该人群。无论是加入当地团体共同创造绿色空间，还是与政府或机构代表单独会晤，宣传都可以"脚踏实地"地亲力亲为。给报纸、期刊、政治代表或内部组织领导或出版商写信（并鼓励其他人也这样做）是另外一些提高你热衷于改变的问题的关注度的方法。

健康倡导的不同层次见表 24.4。

表 24.4 ▶ 健康倡导的不同层次

A	行动
个人的	反思你的内在价值观，注意对特定患者或群体的潜在或外显偏见
专业的	检查你对健康专业团队其他成员及其患者的语言、行为和处理方法
系统的	影响政策、结构和标准的制定，以改善所有人获得医疗保健的机会，并从健康公平的角度对其进行审核[a]
公众的	把你的经验带到选举中，并倡导政策改革

[a] 参考例子：https://multco.us/diversity-equity/equity-and-empowerment-lens。

2. 可持续性

把计划交接工作和项目的着手方法作为团队的工作来处理。有时时间安排可能并不总与你的日程一致，但请寻找机会与团队成员一起推进项目。确定项目在初始投资后将如何继续，以及谁将保持长期效益的势头。以下所示的"该做"和"不该做"可能有助于营造参与的氛围和支持宣传。

社区参与的注意事项和倡导的步骤

该做	不该做
▶ 建立信任关系	▶ 假设社区是均衡一致的
▶ 倾听并向社区学习	▶ 期望参与有明确项目的社区
▶ 为宣传步骤做长远打算	▶ 假设你的参与总是最好的选择
▶ 保持灵活和开放的新思路和方法	▶ 使用"学术语言"
▶ 出席且引起别人注意；定期交流	▶ 过高期望一个项目
▶ 学会管理不同或相互竞争的优先级	▶ 低估过去项目经验的影响
▶ 使用共享决策	▶ 忽略社区动态和不同的权力/决策领域
▶ 将结果返聘社区并协同解释结果	▶ 在"幕后"做决定，但要尊重秘密分享的信息
▶ 准备"退出策略"	▶ 许下不能遵守的诺言
	▶ 对可能影响项目时刻表的问题没有进行沟通

资料来源：UW ICTR, Collaborative Center for Health Equity. Community Based Participatory Research (CBPR) 101。获取渠道：https://ictr.wisc.edu/files/CBPR101onCCHE.pdf. Accessed September 2016。

五、抗压能力和社区建设

花片刻时间，闭上眼睛，想象一下你紧张的一天。这是你在一家新医院轮转的第一天，你得为几个病人查房，但你不知道他们的房间在哪里，也不知道如何登录电脑系统。除此之外，你不知道洗手间在哪里，什么时候会再吃东西，而且你前一天晚上睡得不好。这甚至还没有开始提及你家里或与家人在一起时的压力。听起来很熟悉？为了给你的患者提供最好的服务，你必须也为自己的健康着想。

你作为一名医务工作者已经很难了，但作为一名倡导者更有一系列特殊的挑战。想象一下，你处于中心，四周被自我护理、专业护理和社区所包围。使用图 24.2 的每个部分来思考一下你自己健康状况的各个方面。

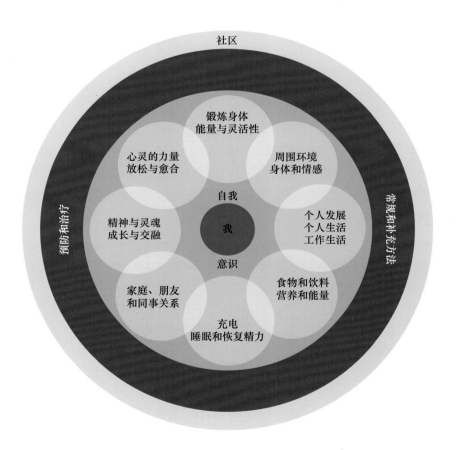

图 24.2 ▶ 全面健康

资料来源：Milovani C, Rindfleisch JA. Whole Health: Changing the Conversation. Advancing Skills in the Delivery of Personalized, Proactive, Patient-Driven Care. Veterans Health Administration Office of Patient Centered Care and Cultural Transformation. http://projects.hsl.wisc. edu/SERVICE/modules/10/M10_EO_Family_Friends_and_Coworkers.pdf。

医务工作者是为诊所、社区和病人争取权益的领导者。[14] 医务工作者作为病人权益的倡导者，如果有明确的自我目标意识，将更有成效和坚韧不拔。

1. 找到你的激情

想想你热衷于什么。如果你不确定，那就从写自传开始。不需要很长，但是想想是什么让你成为你。你可以写给自己看，也可以考虑分享给同学或诊所的人。这将有助于你集中精力，帮助你意识到什么样的工作是你认为有价值的，能赋予你意义，以及其中的原因。

2. 自我护理

你应该找一个安静的时间和地点，制订一个自理计划，并考虑每天留出 10 分钟来制订个人计划。图 24.2 中的信息可能有助于你在精神与灵魂、家庭、周围环境、个人发展、食物、休息和放松的背景下勾勒出一个画面。照顾自己还能让你与现实更为接近，并意识到其他人如同事、病人、家人和朋友的需要。

下列资源也有助于强调有需求的领域：

▶ 威斯康星大学麦迪逊综合医学网站。虽然它是为患者手册设计的，但你会找到冥想指导和探索自我照料技巧的方法：http://www.fammed.wisc.edu/integrative/。

▶ 反思性练习网站，有许多通过内省围绕自我提升设计的模块：http://ReflectivePractice.net/。

▶ 瑞克·汉森（Rick Hanson）博士的《仅做一件事：一次一个简单的练习来培养佛家思维》。这是一本指导简单正念活动的佳作。

▶ 金妮·怀特劳（Ginny Whitelaw.）的《禅宗领袖》。[15] 本书指导个人重新调整工作场所和领导能力的挑战，以恢复活力和培养更好的领导者。

▶ 凯莉·麦戈尼格尔（Kelly McGonigal）的《压力的好处：为什么压力对你有好处，以及如何娴熟处理》。

▶ 考虑使用手机应用程序、YouTube 视频或网站，指导冥想。

3. 建立专业支持

医务工作者应考虑自己是否拥有保持健康和成功所必需的私人和专业支持团队。例如，你是否定期做预防性筛查，包括巴氏涂片或免疫接种？你有没有自己的医生或者在你生病时能就诊的人？你是否研究过适合你的健康需求和兴趣的辅助医疗？在评估自己的需求时，这些都是需要考虑的。

图 24.2 还提示你考虑自己的社交群体。这可以是你的职业社群，也可以是其他社交圈，比如你的邻居、你一起锻炼的人、你做志愿者的机构和宗教团体。在你的职业义务之外，花点时间和空间去培养这些关系。

4. 茁壮成长：倡导与你自己

在你的职业生涯中，你可能需要定期对自己的生活进行重新评估，找到需要更多关注的部分。确定核心价值观将有助于你选择个人和职业生涯中的重点，并设置合适的底线，只有这样你才可能成为患者的有效代言人，并享受一个持久而令人满意的职业生涯。

问题

1. 你在评估一个哮喘控制不佳的孩子。以下哪一项可能是影响孩子病情失控的重要社会决定因素？

   A. 这孩子有哮喘加重的病史

   B. 孩子接触霉菌和二手烟

   C. 父母有哮喘病史

   D. 孩子不知如何使用喷雾剂

   E. 没有定期使用控制药物

2. 健康不平等指的是可以预防的人群之间健康状况的差异。

   A. 正确

   B. 错误

3. 以下哪些因素对美国大多数人的健康状况影响最大或贡献最大？

   A. 临床医疗

   B. 客观环境

   C. 健康行为

   D. 社会和经济因素

   E. 遗传因素

4. 你和你的带教老师正在与诊所的社区顾问委员会开会，讨论诊所下一个质量改进项目。在初次会晤中，下列哪项是最重要的技能？

   A. 你倾听、交流和尊重他人的能力

   B. 你对主要健康指标的了解

   C. 你在医学院与病人相处的经历

   D. 你对社区资源的理解

E．你评估社区参与改变意愿的能力

5．你正在做一个增加家庭医学诊所免疫接种率的项目。你已经接近轮转的尾声了。你应该考虑以下哪一项来持续这一项重要的工作？

A．在轮换结束后想办法继续参与

B．在你离开前努力完成这个项目

C．确定一个诊所成员或下一个轮科的学生来继续这一工作

D．认为带教老师会继续你的工作

答案

问题 1：正确答案是 B。

评估健康的社会决定因素对解决患者的健康问题至关重要，也是医学生影响患者健康的重要领域。以一个患有严重哮喘的孩子为例，尽管他使用了控制和急救的药物，但仍无法改善病情。还有什么别的原因吗——家里的吸烟者，家里的霉菌，或者蟑螂。

问题 2：正确答案是 A。

健康不公平是可以避免的、不公平和不合理的健康状况差异。

问题 3：正确答案是 D。

如图 24.1 所示，社会和经济因素对健康的影响最大（40%），这些因素反过来影响健康行为（30%）。

问题 4：正确答案是 A。

有效的社区参与需要锻炼和实施若干关键技能，主要的技能是：参与，倾听，资产评估，建立联系 / 团队发展，评估社区参与或改变的意愿，以及一致性 / 可行性。第一步就是参与，与人交谈而不是去说教。

问题 5：正确答案是 C。

为了项目的持续性，将计划移交、项目做法作为团队共同的工作。确定项目在初始投资后将如何继续，以及谁将保持长期效益的势头。

参考文献

1. Ehlinger E. (2016, March 30). Entry post. Available at: http://www.commissionerblog.health.state. mn.us/2016/03/national-doctors-day.html. Accessed September 10, 2016.
2. Merriam Webster internet. Accessed August 10, 2016.
3. Garg A, Boynton-Jarrett R, Dworkin PH. Avoiding the unintended consequences of screening for social determinants of health. *JAMA*. 2016;316(8):813–814.
4. Romain AM. The Patient in Context: Teaching Core Psychosocial Assessment Skills Through the Use of Ecomaps. Sparrow/MSU Family Medicine Residency Program; shared with permission through the

Society of Teachers of Family Medicine Digital Resource Library. Available at: http://www.fmdrl.org/index.cfm?event=c.AccessResource&rid=3275. Accessed October 2016.

5. Jones CP. Levels of racism: a theoretic framework and a gardener's tale. *Am J Pub Health.* 2000;90(8):1212–1215.

6. Health Equity Institute, San Francisco State University. Available at: http://healthequity.sfsu.edu/. Accessed September 2016.

7. Garner AS, Shonkoff JP. Policy statement: early childhood adversity, toxic stress, and the role of the pediatrician: translating developmental science into lifelong health. *Pediatrics.* 2012;129(1):e224–e231.

8. Centers for Disease Control and Prevention. Available at: https://www.cdc.gov/violenceprevention/acestudy/. Accessed November 2016.

9. World Health Organization. Available at: http://www.who.int/hdp/poverty/en/ and http://www.who.int/social_determinants/thecommission/finalreport/en/. Accessed September 2016.

10. Health Resources and Service Administration. Available at: https://www.census.gov/content/dam/Census/library/publications/2016/demo/p60-257.pdf. Accessed December 2016.

11. Centers for Disease Control and Prevention. *Principles of Community Engagement.* 1st ed. Atlanta, GA: CDC/ATSDR Committee on Community Engagement; 1997.

12. Kretzmann JP, McKnight JL. *Building Communities from the Inside Out: A Path Toward Finding and Mobilizing a Community's Assets.* Skokie, IL: ACTA Publications; 1993.

13. Multnomah County Office of Diversity and Equity. Available at: https://multco.us/diversity-equity/equity-and-empowerment-lens. Accessed September 2016.

14. Schmitz P. *Everyone Leads.* San Francisco, CA: Jossey-Bass; 2012:246.

15. Whitelaw G. *The Zen Leader.* Pompton Plains, NJ: Career Press; 2012:31.